HANDBUCH DER
AKUPUNKTUR

Dr. med. Gertrude Kubiena   Dr. med. Alexander Meng

HANDBUCH DER
AKUPUNKTUR

Der chinesische und der moderne Weg

Dr. med. Elisabeth Petricek   Dr. med. Ursula Petricek

Orbis Verlag

Verzeichnis der Bildquellen

Toldt C./Hochstetter F.: *Anatomischer Atlas.* 2 Bände. Hg. v. Krmpotic-Nemanic J. 27. Auflage. Urban & Schwarzenberg: München – Wien – Baltimore, 1979: Graphik 51.
Sobotta J.: *Atlas der Anatomie des Menschen.* 2 Bände. Hg. v. Staubesand J., 19. Auflage. Urban & Schwarzenberg: München – Wien – Baltimore, 1988: Graphiken 7, 26, 53.
Anatomical Atlas of Chinese Acupuncture. Shandong Science and Technology Press: Beijing, 1987: Graphiken 8, 13, 18, 22, 23, 32, 37, 41, 44, 49, 56, 60, 66, 74, 78, 81–87.
The Academy of Traditional Chinese Medicine: *An Outline of Chinese Acupuncture.* Foreign Languages Press: Peking, 1975: Graphiken 1, 2, 14–16, 19–21, 29, 30, 34, 38, 39, 45–47, 50, 52, 58, 61–63, 67–72, 75–77, 80, 106, 127.
Cheng Xinnong (Hg): *Chinese Acupuncture and Moxibustion.* Foreign Languages Press: Beijing, 1987: Graphiken 33, 88–98.

Wir danken den Verlagen für die freundliche Genehmigung zur Verwendung dieser Graphiken.

Genehmigte Sonderausgabe 2001
Orbis Verlag für Publizistik, München,
in der Verlagsgruppe Bertelsmann GmbH
www.orbis-verlag.de

© 1991 by Verlag Orac
im Verlag Kremayr & Scheriau, Wien
Einbandgestaltung: Büro Norbert Pautner, München
Illustrationen, soweit nicht anders angegeben: Gerti Gnan
Satz: Laudenbach, Wien
Druck und Bindung: Tesinska, Cesky Tesin
Printed in the Czech Republic
ISBN 3-572-01236-8

INHALTSVERZEICHNIS

Vorwort der Autoren

Das Buch sollte ursprünglich ein Skriptum für die Fortgeschrittenen-Kurse der Österreichischen Gesellschaft für Akupunktur und Auriculotherapie werden. Das vorhandene Material war überreichlich, der Orac Verlag hat sich für den Stoff interessiert, und so ist ein Buch daraus geworden.

Alle vorliegenden Akupunkturbücher verwenden Begriffe aus der Traditionellen Chinesischen Medizin (TCM). In manchen Büchern sind diese Begriffe überhaupt nicht erklärt, in manchen so langweilig und verwirrend, daß der Leser die Hoffnung, sie jemals zu verstehen, bald aufgibt.

Um Akupunktur zu erlernen, gibt es mehrere Möglichkeiten: Man kann beispielsweise Punktlokalisationen, -indikationen und Programme auswendig lernen. Vieles wird dann kryptisch bleiben. Man kann sich aber auch mit den Hintergründen beschäftigen. Das hat den Vorteil, daß man, selbst wenn man die eine oder andere Punktlokalisation vergessen hat, niemals ganz ratlos dasteht. Außerdem gibt es auch Neugierige, die einfach wissen wollen, was sich die alten Chinesen eigentlich dabei gedacht haben.

Das vorliegende Buch versucht, Punkte, Meridiane und bewährte Behandlungsempfehlungen ebenso zu bringen wie den TCM-Hintergrund zu erklären, wodurch viele Indikationen erst verständlich werden. Es soll für Akupunktur-Lernende bei uns ebenso geeignet sein wie für Kurse in China. Weiters haben wir versucht, möglichst viel Stoff in Übersichtstabellen zusammenzufassen, sodaß sich der Leser mit einem Blick informieren kann.

Zum Trost der Leser: Auch die Autoren hatten bei der Erarbeitung des Materials so manches Aha-Erlebnis.

Einen speziellen Akzent erhält das Buch durch die Besonderheit der Zusammenarbeit: in den Autoren treffen sich China und Europa. Vieles war für Dr. Alexander Chaolai Meng, der in China geboren und aufgewachsen ist, selbstverständlich. Im Gespräch mit den drei europäischen Autoren konnten – hoffentlich auch für den Leser – klare Formulierungen und Interpretationen für die Begriffe der TCM gefunden werden.

Die Nennung der Autoren im Titel erfolgt in alphabetischer Reihenfolge. Alle vier sind Mitglieder des Ludwig-Boltzmann-Institutes in Wien, Leiter Prof. Dr. Johannes Bischko und Prim. Dr. Helmut Nissel. Die Arbeit an diesem Lehrbuch war zwar mühsam, hat aber allen große Freude gemacht. Alle Autoren sind Ärzte und unterrichten Akupunktur für Ärzte in den Kursen für Akupunktur und Auriculotherapie.

Akupunktur betreiben heißt ständig lernen. Auch wir, die Autoren, lernen im Gespräch mit unseren Kolleginnen und Kollegen. Wir wollen uns an dieser Stelle bei ihnen bedanken und führen einige von ihnen nachstehend in alphabetischer Reihenfolge an: O. Bergsmann, J. Bischko, E. Brauneis, R. Bucek, P. Cwetler, J. Gleditsch, R. und M. Hoffmann, E. Kitzinger, G. König, H. Kropej, M. Krötlinger, E. Leitner, H. Liertzer, W. Nell, H. Nissel, E. Schiner, I. Wancura, H. Zeitler. Manche von ihnen sind nicht mehr auf dieser Welt, manche sind aus dem Ludwig-Boltzmann-Institut oder aus der Österreichischen Gesellschaft für Akupunktur und Auriculotherapie schon ausgeschieden. Sollten wir einen Namen ausgelassen haben, dann war das nicht Absicht und wir entschuldigen uns dafür.

Zum Abschluß noch ein Wort zur *Wiener Schule* der Akupunktur. Die Wiener Schule bemüht sich, Brücken zwischen TCM und moderner Wissenschaft herzustellen. Eine eiserne Regel ist, immer zuerst die Diagnose nach den Erkenntnissen der modernen Medizin zu erstellen und dann erst, wenn es sich als notwendig erweist, nach von uns modifizierten Regeln der TCM zu differenzieren.

Ziel der Wiener Schule ist die Integration der Akupunktur in die moderne Medizin – nicht ihre Separation –, die wissenschaftliche Erhärtung der Grundlagen der Akupunktur und die solide Ausbildung von Ärzten auf Basis der modernen Medizin. Diese Bemühungen fanden 1988 in einer Teilanerkennung der Akupunktur durch den Obersten Sanitätsrat in Österreich ihre Bestätigung.

Im Rahmen der Österreichischen Gesellschaft für Akupunktur und Auriculotherapie hat die Wiener Schule der Akupunktur schon seit 1973 die Prüfung mit Diplom eingeführt, um sicherzustellen, daß die Akupunktur in der Hand gut ausgebildeter Ärzte bleibt.

Für die Praxis der Akupunktur ist das Verständnis ihrer Besonderheit als Regulationstherapie im Rahmen der Ganzheitsmedizin und der TCM wichtig. Ein Minimum an Basiswissen ist unentbehrlich: Meridianlehre, Beherrschung von mindestens 120 Punkten, Regeln der Untersuchung und der Stichtechnik. Je weiter Sie in der Ausbildung sind, desto wichtiger ist die Verbindung zur Praxis und Erfahrung, nicht Mystik!

Ihre persönliche Erfahrung aus vielen Jahren Praxis legen dem geneigten Leser hiermit die vier Autoren vor und wünschen viel Freude mit der Akupunktur – zum Wohl der Patienten.

Dr. Gertrude Kubiena   *Dr. Alexander Meng*
Dr. Elisabeth Petricek   *Dr. Ursula Petricek*
Ludwig-Boltzmann-Institut für Akupunktur, Hüglgasse 1–3, A-1150 Wien

Wien, Sommer 1990

PS.:

Es ist uns Autoren ein Bedürfnis, uns nicht nur, wie im Vorwort geschehen, bei unseren Kolleginnen und Kollegen zu bedanken, sondern auch bei vielen anderen, die uns geholfen haben:

Für ihre Geduld danken wir unseren Ehepartnern und Freunden. Es war im letzten halben Jahr nicht leicht mit uns!

Für ihre Hilfe bei der Organisation und beim Schreiben Drs. Martina und Peter C. Hexel, Ursula und Wolfgang Puschmann, Manfred Richart, Elisabeth Weber, Ingrid Zwettler;

für die kritisch-medizinische Durchsicht des Manuskriptes Dr. med. Andrea Zikowsky;

für die germanistische Fachkorrektur Hofr. Dr. Walter Petricek;

für die Risikofreudigkeit, ein medizinisches Fachbuch zu veröffentlichen, dem Verlag Orac, insbesondere Herrn Mazakarini und Herrn Dr. Bayer;

für die schöne, mühsame Graphik Gerti Gnan;

für den aufwendigen Satz, insbesondere der Tabellen und Graphikbeschriftungen, Werner L. Laudenbach/Dr. Gitti Geiger mit ihrem Team;

für das Lektorat Dr. Theresia Klugsberger;

für das Layout und die Herstellung: Alfred Hoffmann.

12

Abkürzungsverzeichnis

A.	Arteria
AZ	Allgemeinzustand
B	Blasenmeridian
Bi	Bischko
BWD	Brustwirbeldorn
BWS	Brustwirbelsäule
ch	chinesisch
DB	Daumenbreite
DFS	Dornfortsatzspitze
Di	Dickdarmmeridian
3E	Dreifacher Erwärmer-Meridian
Dü	Dünndarmmeridian
C	Cervicalwirbel
D	dorsal/Thoracalwirbel
G	Gallenblasenmeridian
ICR	Intercostalraum
i.v	intravenös
H	Herzmeridian
HB	Handbreite
HNO	Hals-, Nase-, Ohren
HWD	Halswirbeldorn
KG	Konzeptionsgefäß = Ren Mai
KS	Kreislauf-Sexualität-Meridian (Pericard)
Kö/Wa	König/Wancura
L	Lumbalwirbel
Le	Lebermeridian
LG	Lenkergefäß = Du Mai
Lu	Lungenmeridian
LWS	Lendenwirbelsäule
LWD	Lendenwirbeldorn
M	Magenmeridian
M.	Musculus
mell.	mellitus
Mm.	Musculi
MP	Milz-Pankreas-Meridian
MTM	musculo-tendinärer Meridian
N	Nierenmeridian
N.	Nervus
Nn.	Nervi
Neu-P.	Neuer Punkt
PaM	Punkt außerhalb des Meridiansystemes
QuF	Querfinger
S	Sacralwirbel
Sut.	Suttura
PCP	primär chronische Polyathritis
PSC	prolonged sensation channels = Deqi-Gefühl
TCM	Traditionelle Chinesische Medizin
TENS	transcutane elektrische Nervenstimulation
TY	Taiyang: ein Extra-Punkt, in *Chinese Acupuncture and Moxibustion* Extra 1, in *Outline* Extra 2, bei König/Wancura PaM 9
ZNS	zentrales Nervensystem

EINLEITUNG

1 AKUPUNKTUR – ALLHEILMITTEL ODER SCHARLATANERIE?

Die Akupunktur ist – obwohl sie durch den Obersten Sanitätsrat teilweise anerkannt wurde – bei uns immer noch umstritten; auf der einen Seite gibt es Fanatiker, die die Akupunktur als Universaltherapie verkaufen, von anderen Kollegen wird sie geradezu wütend als Scharlatanerie abgelehnt. Beides ist falsch. Die Akupunktur ist sicherlich kein Allheilmittel, sie ist eine Ordnungstherapie, deren Einsatz wohl bei *Gestörtem,* nicht aber bei *Zerstörtem* sinnvoll ist.

Bevor wir aber näher auf die Akupunktur eingehen, muß einmal klar und deutlich ausgesprochen werden, daß die Akupunktur nur ein kleiner Teil der TCM ist, diese ihrerseits ist nur ein kleiner Teil eines philosophischen Systems. In unsere Medizin hat davon bisher allerdings nur die Akupunktur in größerem Ausmaß Eingang gefunden.

Was ist eigentlich Akupunktur?

Die Akupunktur verwendet Einstiche mit Gold- oder Silbernadeln an genau festgelegten Hautpunkten, die spontan- oder druckschmerzhaft sein können, bei funktionellen reversiblen Erkrankungen oder Störungen zu diagnostischen und/oder therapeutischen Zwecken.

Diese Definition der Akupunktur nach De la Fuye gilt noch immer, mit einer Ausnahme: Wir verwenden heute nicht mehr Gold- und Silber-, sondern nur mehr sterile Stahlnadeln. In China werden jetzt vereinzelt wieder Gold- und Silbernadeln verwendet.

Wie wirkt Akupunktur?

Wissenschaftlich erwiesen sind bisher folgende Akupunkturwirkungen:
- nervös-reflektorisch
- humoral-endokrin: Einfluß auf die Endorphin-, Serotonin-, Cortisonproduktion
- vasoaktive Wirkung
  a) direkt auf die Blutzirkulation
  b) Aktivierung des vasoaktiven intestinalen Polypeptides = VIP

- Muskelwirkung
  a) musculoaktive Substanzen
  b) Bewegungsketten
- Wirkung auf das Immunsystem

Obwohl wir also relativ viel über die Akupunkturwirkung wissen, können wir damit noch nicht *alle* Akupunkturphänomene erklären; beispielsweise fehlt die wissenschaftliche Erklärung für die Tatsache, warum Schulterschmerzen von einem bestimmten Punkt auf dem Unterschenkel aus besonders gut behandelt werden können, von einem Punkt knapp daneben hingegen nicht. Deshalb benützen wir bei der Akupunktur-Auswahl teilweise medizinhistorische Denkmodelle. Wir arbeiten mit den Begriffen *Akupunkturpunkt* und *Meridian*. Die Akupunkturpunkte sind wissenschaftlich nachgewiesen, die Meridiane nicht.

Charakteristika des Akupunkturpunktes:

- elektrisch vorzügliches Verhalten – Hautwiderstand herabgesetzt
- Histologie:
  a) Kellner, Bischko:
     – Rezeptoren: Meissnersche und Krausesche Körperchen, Hoyer/Grossersche Organe
     – Effektoren: glatte Muskelfasern mit Kontakt zu Lymphgefäßen
  b) Heine: „spezifisch strukturierte Bündel"; Gefäß-Nerven-Bündel 5–7 mm, Venae perforantes, hyaline Zylinder schützen Nerven

Die *Meridiane* verbinden Akupunkturpunkte wie eine Schnur die Perlen. In der chinesischen Literatur findet man eine gewisse Gemeinsamkeit der Indikationen von Punkten auf dem gleichen Meridian. Nach altchinesischer Vorstellung kreist in diesen Meridianen die Lebensenergie *Qi*. Krankheit kann unter anderem durch eine Stagnation dieses Kreislaufes verursacht werden, und die Akupunktur soll helfen, den Fluß des *Qi* wieder in Schwung zu bringen.

Anwendung der Akupunktur in Ost und West

Die Akupunktur ist eine uralte chinesische Methode. Der früheste Bericht über ihre Erfolge findet sich im Shi Ji (Historische Berichte) durch Si Ma Jian, einen Historiker der Han-Dynastie (206 v. bis 220 n. Chr.). Von Anfang an wurde Akupunktur als *Therapie* eingesetzt.

Ihren Durchbruch *in der westlichen Welt* aber verdankt die Akupunktur einer Methode, die erst 1958 in China erfunden wurde, der *Akupunkturanalgesie,* sowie vier Männern und einer Frau, nämlich James Reston, Johannes Bischko und Otto Ludwig, Andreas Wolken und einer 35jährigen Patientin.

James Reston war 1971 in Vorbereitung des Besuches von US-Präsident Nixon als Journalist in China und mußte am 17. Juni im antiimperialistischen Krankenhaus appendektomiert (Blinddarm operiert) werden. Postoperative Beschwerden etwa im Sinne eines Subileus wurden mit Akupunktur und Moxibustion behandelt. Reston erfuhr innerhalb einer Stunde „eine spürbare Erleichterung des Druckes und der Schwellung". Er publizierte seine Erfahrungen am 26. Juli 1971 in der New York Times, und damit war Akupunktur ein ernsthaftes Diskussionsthema geworden.

In Wien hatte Bischko damals schon mehr als 20 Jahre Akupunktur betrieben. Am 5. März 1972 wurde eine 35jährige Hausfrau von Dr. Wolken in der Wiener Poliklinik tonsillektomiert. Sie war Allergikerin, deshalb wagte man eine Akupunkturanalgesie. Die Patientin war mutig genug für den Versuch, der – siehe da – gelang! J. Bischko und E. Petricek waren die mutigen Akupunkteure. Am 19. April 1972 wurde die erste Akupunkturanalgesie bei einer Tonsillektomie an einem HNO-Kollegen (O. Ludwig) im Fernsehen gezeigt, und damit brach der Akupunktur-Boom im Westen los. Kein Wunder, denn hier konnte man ihre Wirkung eindeutig sehen. Kein Wunder auch, daß sich besonders viele HNO-Ärzte für die Akupunktur zu interessieren begannen, denn wer einmal versucht hat, eine Mandeloperation bei schlecht sitzender Lokalanästhesie durchzuführen, der weiß, daß er mit massiver Gegenwehr des Patienten zu rechnen hat. Und hier saß nun ein Patient vor der Kamera, ließ sich die Mandeln herausschneiden, lächelte womöglich noch dabei, mit nichts anderem als je zwei Nadeln in den Händen als Analgesie. Die Sensation war perfekt. Damals dachte man, das sei *die* Anästhesie der Zukunft, wir könnten Lokalanästhetika, ja sogar Narkosen durch Akupunktur ersetzen.

Was ist aus der Akupunkturanalgesie geworden? Sie ist bei uns fast verschwunden, zumindest die reine Akupunkturanalgesie. Warum? Weil der Schmerz nicht ganz ausgeschaltet, sondern nur gedämpft wird und weil der Aufwand beispielsweise einer Tonsillektomie unter ganz gewöhnlicher Lokalanästhesie weit geringer ist als unter Akupunkturanalgesie. Die Lokalanästhesie spritzt der Operateur selbst; die Akupunkturnadeln müssen entweder während der ganzen Operation manuell stimuliert werden – das bedeutet zwei zusätzliche Hilfspersonen –, oder man verwendet Elektrostimulation – dazu braucht man aber mindestens eine Hilfsperson. Was noch an manchen Abteilungen verwendet wird, ist die kombinierte Akupunktur-Injektions-Inhalations-Narkose. Beispielsweise wurde die erste Herztransplantation in Österreich 1983 an der Innsbrucker Universitätsklinik von Endre Leitner in einer Kombination von normaler Narkose, Ohrakupunktur und Elektrostimulation durchgeführt, der Hirnstammdurchflutungsanalgesie.

Wozu braucht man dann überhaupt die Akupunktur? Weil man mit einem Bruchteil der Narkotika auskommt. Sehr gut anzuwenden ist die Akupunkturanalgesie bei der Eröffnung eines Mandelabszesses: da kann man nämlich weder eine Narkose noch eine Lokalanästhesie geben. Die Inzision geht zwar blitzartig, trotzdem ist der Eingriff kein Vergnügen. Leider ist die Methode viel zu wenig bekannt.

Und wie ist das in China? G. Kubiena war dreimal im College für Traditionelle Chinesische Medizin in Fuzhou, Südostchina. 1986 zeigte man dort zwei Strumektomien in Akupunkturanalgesie. Die Vorbereitung war gleich wie bei jeder anderern Operation: Um bei eventuellen Komplikationen sofort eingreifen zu können, wurde eine Dauertropfinfusion mit 10% Glucoselösung in die Fußrückenvene angelegt. Anschließend wurden die Akupunkturnadeln gesetzt; bei einer Patientin vier Nadeln in Hand und Unterarm, an Di 4 und KS 6, beidseitig. Die andere Patientin erhielt Ohrakupunktur. Bei beiden Patientinnen wurde an den Nadeln anfangs manuell, später elektrisch stimuliert. In den Infusionsschlauch wurde ca. 10 Minuten vor der Operation 1 Ampulle Dolantin gespritzt. Beide Operationen verliefen komplikationslos, die Operationstechnik war äußerst sorgfältig und zart. Die Körperakupunktur schien etwas besser zu wirken als die Ohrakupunktur. Klagte die Patientin über leichte Schmerzen, wurde zusätzlich ein Akupunkturpunkt auf der Stirne massiert. Beide Patientinnen stiegen nach der Operation ohne fremde Hilfe vom Tisch. Die Methode schien für uns Zuschauer sehr zufriedenstellend.

1987 und 1989 war G. Kubiena noch zweimal am selben College mit angeschlossenen Krankenhäusern. Und es war nicht möglich, auch nur einen Patienten zu finden, der bereit war, sich in Akupunkturanalgesie operieren zu lassen: Die Patienten wollen schlafen, sie wollen von der Operation nichts sehen, nichts hören.

Eine andere Sache ist die *Akupunkturtherapie*. Heute wird sie weit mehr angewendet als die Akupunkturanalgesie. Sie zeigt nach einer retrospektiven Studie des Ludwig-Boltzmann-Institutes für Akupunktur mit den Erstpatienten der Jahre 1976–1978 (1079 Krankengeschichten, 599 verwertbare Angaben) folgendes Ergebnis: durchschnittlich 56% sehr gut/gut, 22% etwas besser, 22% nicht besser. Überdurchschnittlich gut sprechen psychosomatische Erkrankungen mit Organmanifestation z. B. in Verdauungsapparat oder Lunge an; ebenso Migräne, Kopfschmerzen und Neuralgien; Leiden des Bewegungsapparates liegen im Mittelfeld. Schlechtere Ergebnisse zeigen psychosomatische Erkrankungen ohne Organmanifestation, manche HNO-Krankheiten (angeborene kindliche Hörstörungen) und neurologische Defektzustände.

In China gibt es „Akupunktur" allein nicht einmal als Begriff, sondern nur als Teilbegriff im Wort *zhenjiu*, wobei *zhen* „nadeln" und *jiu* „Moxa-Kraut abbrennen" heißt.

Als *Monotherapie* bewährt sich die Akupunktur v. a. bei akuten, kurzdauernden Schmerzen, z. B. bei „Hexenschuß".

Selbst nebenwirkungsfrei, hilft die Akupunktur Medikamente einsparen und deren Nebenwirkungen vermeiden. Unser eigenes medizinisches Wissen in Diagnostik und Therapie zugunsten der Akupunktur zu negieren, wäre kriminell. Trotzdem braucht man in vielen Fällen neben der westlichen auch die traditionelle chinesische Diagnostik, um zu einem optimalen Therapieprogramm zu kommen. Westliche und östliche Medizin müssen einander ergänzen. Wir sind heute der Auffassung, daß Akupunktur allein oft nicht das gewünschte Ergebnis bringt, daß sie aber mit fast jeder konventionellen und komplementären Therapie zu kombinieren ist. Deshalb scheuen Sie sich, geneigte Leser, bitte nicht, aus Ihren „Therapieversagern" zu lernen und auch einmal bei Kollegen mit anderen Methoden über die Schulter zu schauen oder selbst auch andere Methoden einzusetzen oder Akupunktur zu kombinieren mit Antibiotika, Nasentropfen, Inhalationen, Heißluft, Analgetika, Moxibustion (= chinesische Wärmetherapie durch Abbrennen von Moxa-Kraut), Elektrostimulation, Massage, Schröpfen, Gymnastik, Diät, physikalischer und logopädischer Therapie, Homöopathie, Neuraltherapie, Pharmapunktur, Laser etc.

Sie werden mit der Akupunktur viele Erfolge, aber auch Mißerfolge haben. Aber betrachten Sie dabei das oberste ärztliche Gesetz: *primum non nocere*. Vergessen Sie nie diesen Merksatz und das eingangs Gesagte: *Die Akupunktur kann wohl bei Störungen, nicht aber bei Zerstörungen wirksam eingesetzt werden.*

2 TERMINOLOGIE DER AKUPUNKTUR

Aufgrund der jahrtausendealten Geschichte der Akupunktur und der Besonderheiten der chinesischen Sprache sehen sich deutschsprachige Akupunktur-Interessierte immer wieder terminologischen Problemen gegenüber. Entsprechend der französischen Akupunkturtradition wird z. B. der Punkt Di 4, der in der heute gebräuchlichen Pinyin-Umschrift als *Hegu* (Talsohle) bezeichnet wird, bei Bischko in französischer Umschrift als *Rouku* bezeichnet; oder denken wir an den Extrapunkt *Yintang* zwischen den Augenbrauen, der bei uns noch immer auf Französisch als *Point de merveille* (Wunderpunkt) bezeichnet wird.

ZU DEN EINZELNEN PROBLEMEN

Verschiedene Dialekte in China: Chinesisch ist die meistgesprochene Sprache der Welt. Es gibt 8 große chinesische Sprachgruppen, die sich in Wortschatz, Grammatik und Aussprache unterscheiden. Die chinesischen Schriftzeichen sind für alle Dialekte einheitlich. Die meisten Menschen, nämlich 750 Millionen, sprechen den Dialekt des Nordens, *putonghua,* die „Gemeinsprache", bei uns als „Mandarin" bekannt.

Wandel von Bedeutung, Grammatik und Aussprache im Laufe der Zeit: In 5000 Jahren hat sich die Sprache bedeutend verändert, wie ja auch unsere Sprache seit den Tagen des Alt- oder Mittelhochdeutschen nicht gleich geblieben ist.

18

Gelehrtensprache und Umgangssprache waren bis vor ca. 100 Jahren zwei verschiedene Sprachen: Auch ein Chinese braucht heute eine spezielle Ausbildung, um die antike Fachliteratur zu verstehen.

Die chinesische Bilderschrift – Dissoziation von Schrift und Sprache: Es ist durchaus möglich, Chinesisch zu sprechen, ohne ein Wort schreiben zu können. Aber es ist eine merkwürdige Vorstellung, daß es auch umgekehrt durchaus möglich ist, die chinesische Schrift perfekt zu beherrschen, ohne auch nur ein einziges *gesprochenes* Wort auf Chinesisch zu verstehen.
Die chinesische Schriftsprache war ursprünglich eine Bilder- und Symbolsprache, in der jede Silbe einem Wort und einem Begriff entsprach. Beispielsweise besteht das Zeichen für *qi* = „Energie", „Luft", „Funktion" und „Partikel" aus den beiden Radikalen für Gas und für Reis. In Kombination mit anderen Zeichen begegnet man dem Zeichen für Qi in vielen Begriffen.

Die Simplifizierung der Zeichen ist in China, Korea und Japan unterschiedlich: Seit den 50er Jahren ist in China eine Vereinfachung in drei Stufen durchgeführt worden. Dadurch sind manche Zeichen einfacher zu schreiben, aber das angenehme Silbe=Wort=erkennbarer-Begriff-System ist leider etwas verwässert worden. Auch hat man in Korea und Japan eigene Vereinfachungen durchgeführt, die wiederum in China unbekannt sind.

Die vier Töne – unterschiedliche Betonung einer Silbe verändert deren Sinn: Die Silbe *ma* z. B. kann je nach Betonung Mutter, Pferd, Hanf, schlagen u. v. a. heißen.

Gleich ausgesprochene Silben können unterschiedliche Bedeutung haben: Lassen Sie sich nicht zu dem Glauben hinreißen, daß die gleiche Silbe immer dasselbe bedeutet. Durch solche Fehlinterpretationen ist es immer wieder zu Übersetzungsfehlern und Fehlinterpretationen gekommen.
In diesem Buch begegnen Sie dem Phänomen beispielsweise bei den antiken Punkten, wobei der erste Punkt *jing* – Brunnen, der 4. Punkt *jing* – Strom heißt.

Eindeutig ist der Sinn einer Silbe nur aus dem Schriftzeichen zu erkennen. Und nicht einmal das stimmt immer. Zurück zu unserem Beispiel mit den fünf verschiedenen Silben *ma*: die chinesischen Schriftzeichen für diese fünf Silben sind natürlich ganz unterschiedlich. Wer Chinesisch kann, der erkennt wohl sofort das Schriftzeichen, nicht unbedingt aber die Silbe in der Umschrift!

Das gleiche Schriftzeichen kann unterschiedliche Bedeutung haben.

Unterschiedliche Umschriften je nach Landessprache: Ein Franzose wird phonetisch anders transkribieren als ein Englisch- oder Deutschsprachiger. Die moderne chinesische Umschrift *Hanyu Pinyin* ist ein Versuch der Vereinheitlichung.

Synonyme Punktebezeichnungen: Ein Punkt hat oft mehrere Namen. Verschiedene europäische Autoren haben verschiedene Namen übernommen. Das macht es für den Lernenden in China besonders schwer. Beispiele:
G 39 heißt *Xuanzhong* = „Aufgehängte Glocke" und *Juegu* = „Am Ende des Knochens".
LG 26 heißt *Shuigou* = „Wasserrinne" und *Renzhong* = „Mensch in der Mitte".

Die Numerierung der Punkte entsprechend dem Meridianverlauf: Sie ist eine Erfindung der frankogermanischen und der japanischen Akupunktur, die uns das Leben sehr erleichtert. Stellen Sie sich vor, Sie müßten sich von Anfang an für jeden Punkt einen eigenen Namen merken!
Das bewährte System wurde von China übernommen. West und Ost haben aber viele Jahre

voneinander isoliert gearbeitet; so kommt es, daß die Nummern der Punkte teilweise leider erheblich differieren, insbesondere die der Meridiane Blase, 3E, Niere, Magen, Gallenblase und Lenkergefäß. Wir haben uns in diesem Buch bemüht, Ihnen einen möglichst umfassenden Überblick über die unterschiedlichen Numerierungen zu geben.

WHO-Versuch zur Vereinheitlichung der Transkription und der Numerierung der Punkte: In den letzten 20 Jahren ist es zwischen China und dem Westen zu vermehrtem Informations- und Erfahrungsaustausch gekommen. Seit 1979 besteht ein reger Meinungsaustausch zwischen Bischko, Meng und den chinesischen Kollegen. Man diskutiert v. a. einen Vorschlag der Österreichischen Gesellschaft für Akupunktur und Auriculotherapie für die Standardisierung der Akupunkturnomenklatur. 1983 hatten zwei führende Persönlichkeiten der Akupunktur Chinas, Wang Deshen und Wang Xuetai, über Einladung unserer Gesellschaft Gelegenheit, beim ersten Weltkongress der ICMART für Akupunktur in Wien ihre Vorstellungen zu präsentieren. Wang Dechen stellte in diesem Rahmen der Weltöffentlichkeit den chinesischen Vorschlag vor. Bischko und Meng werden immer wieder zur Nomenklatur- und Numerierungsfrage konsultiert, z. B. 1989 bei der WHO-Konferenz in Genf.[1]

Die chinesische Umschrift Pinyin – einfach und doch kompliziert: Vorläufig hat man sich in China auf eine offizielle Umschrift des meistgesprochenen Dialektes, nämlich des nordchinesischen, geeinigt: Hanyu Pinyin, *hanyu* heißt Chinesisch, *pin* heißt buchstabieren, *yin* heißt Silbe, also wörtlich übersetzt „Chinesische Silben buchstabieren, umschreiben". In diesem Buch wird, wie in allen modernen chinesischen Lehrbüchern, die heute als offiziell geltende Hanyu-Pinyin-Umschrift verwendet. Bei Bischko finden Sie eine französische Umschrift, seien Sie deshalb nicht erstaunt, wenn Punkt- und Meridiannamen ein bißchen unterschiedlich aussehen.

DIE AUSSPRACHE DER PINYIN-UMSCHRIFT

Dieses Buch will beileibe kein Lehrbuch der chinesischen Sprache sein; aber vielleicht hilft es manchem Kollegen, wenn er den Schimmer einer Ahnung von der chinesischen Sprache hat.
Abgesehen von den 4 verschiedenen Betonungen der einzelnen Silben werden auch einzelne Buchstaben anders ausgesprochen, als wir es gewöhnt sind. Es folgt eine kleine Liste als Hilfestellung für die Aussprache des Hanyu Pinyin:

a	*a*
b	zwischen *b* und *p*
c	*ts,* aspirierter, stimmloser Verschluß-Reibelaut; anschließendes *i:* wie *e* in Lanze
ch	*tsch,* aspirierter, stimmloser Verschluß-Reibelaut; die gegen den harten Gaumen gekrümmte Zungenspitze mit der explosiv entweichenden Luft lokkern. Anschließendes *i:* wie *e* in Lanze
d	zwischen *d* und *t*
e	je nach Betonung der Silbe, manchmal ähnlich wie *a,* manchmal ähnlich wie *ö*
f	*f*
g	zwischen *g* und *k*

---

1 Siehe *Deutsche Zeitschrift für Akupunktur* (DZA) 1/1990.

h	zwischen *h* und *ch*
i	*i;* im Anlaut steht ein *y* davor; Achtung! Nach *ch, sh, zh, r* und nach *s, c,* und *z* ist *i* ein „Scheinvokal", d. h. wird nicht als *i* gesprochen, sondern zeigt an, daß der jeweilige Laut sozusagen stimmhaft zu sprechen ist, am ehesten als Mittelding zwischen *e* und *ö*, etwa wie das *e* in Lanze.
ian	*ien*
j	Mittelding zwischen *ds* und *dsch*, nicht aspirierter, stimmloser Gaumenreibelaut; Zungenspitze hinter untere Zähne, Zungenfläche zum harten Gaumen; kommt nur vor *i* und *u* vor; *i* bleibt *i*, *u* wird zu *ü*
k	*kh*, aspiriert
l	*l*
m	*m*
n	*n*
ng	*n(g)*, Nasallaut, etwa wie in Französisch „Salon"
o	*o*
p	*p* aspiriert
q	zwischen *tsch* und *ch*, stimmloser Gaumenreibelaut, wie *j*, aber aspiriert; kommt nur vor *i* und *u* vor; *i* bleibt *i*, *u* wird zu *ü*
r	wie das englische *r*, stimmhafter Reibelaut; anschließendes *i*: wie *e* in Lanze
s	*s;* anschließendes *i*: wie *e* in Lanze
sh	stimmloser hinterer Gaumenreibelaut, die gekrümmte Zungenspitze dem harten Gaumen, ohne ihn zu berühren, annähern. Anschließendes *i*: wie *e* in Lanze
t	*th*, aspiriert
u	*u;* nach *j, q, x: ü*
v	gibt es nicht
w	*w* mit ein bißchen u
x	stimmloser Gaumenreibelaut, vordere Zungenfläche dem Gaumen ohne ihn zu berühren, annähern. Zunge flach, Mittelding zwischen *h, s* und *sch;* kommt nur vor *i* und *u* vor; *i* bleibt *i*, *u* wird zu *ü*
y	*j;* wenn *i* oder *u* im Anlaut vorkommen, dann steht *y* davor
z	*ds;* anschließendes *i*: wie *e* in Lanze
zh	*dsch*, nicht anspirierter, stimmloser Verschluß-Reibelaut; Zungenspitze gegen den harten Gaumen krümmen, dann Luft explosiv entweichen lassen: wie *ch*, aber nicht aspiriert. Anschließendes *i*: wie *e* in Lanze

EINIGE CHINESISCHE AUSDRÜCKE, DIE HÄUFIG VERWENDET WERDEN

Hanyu Pinyin	Aussprache	Übersetzung
bai	*bai*	weiß
bai	*bai*	100
bei	*bei*	Norden
biao	*biao*	außen, Außenseite

cun	*tsun*	1 Zoll, aber auch ein individuelles Körpermaß
jing	*dsching*	Meridian
jue	*dschue*	abnehmend, ausklingend
li	*li*	innen, Innenseite
men	*men*	Tor
nei	*nei*	innen
ming	*min(g)*	strahlend, hell
qi	*t(s)chi*	Atemluft, Lebenskraft, Funktion und Partikel
shang	*schang*	oben, auf
shan	*schan*	Berg
shao	*schao*	gering, klein
shou	*schou*	Hand
tai	*thai*	sehr (groß)
ting	*tin(g)*	hören
wei	*wei*	außen
xia	*hsia*	unten, unter
xiao	*hsiao*	klein
xue	*hsüe*	Blut
yang	*jang*	Yang (gemeint ist oft die Außenseite eines Gelenkes)
yin	*jin*	Yin (gemeint ist oft die Innenseite eines Gelenkes)
yuan	*jüan*	Quelle
zhong	*dschung*	Mitte
zhongguo	*dschungguo*	Reich der Mitte = China
zu	*dsu*	Fuß

GRUNDBEGRIFFE
DER TCM

Die Wiener Schule bemüht sich, in Begriffen der modernen Medizin zu sprechen. Wenn Sie nur ein bißchen Akupunktur betreiben wollen, dann können Sie das natürlich auch ausschließlich nach bewährten Programmen machen.
Unbedingt notwendig ist dazu, daß Sie die Lokalisation der Akupunkturpunkte und die Verläufe der Meridiane kennen. *Meridiane* sind – vordergründig betrachtet – gedachte Linien oder besser Streifen an der Körperoberfläche, die *Akupunkturpunkte* mit ähnlicher Wirkung verbinden.

Historische Vorbemerkung

Im 17. Jahrhundert kamen die ersten Berichte aus China nach Europa. Bis zur Mitte des 19. Jhdt. wurde die Akupunktur hier als einfaches Nadelstechen betrieben, ohne auf die chinesischen Grundlagen einzugehen; von den 30er Jahren unserer Jahrhunderts an läßt sich eine Ausübung der Akupunktur nach den Grundlagen der japanischen und chinesischen Medizin feststellen. Seit den 60er Jahren wird in Europa versucht, die Akupunktur mit wissenschaftlichen Methoden zu untermauern. Besonderes Verdienst kommt dabei der Wiener Gruppe um Bischko zu, zu der unter vielen anderen von Anfang an Stacher und Bergsmann gehörten.
Das Verdienst der Wiener Gruppe ist nebst wissenschaftlicher Erforschung der Akupunktur die Aufbereitung des umfassenden und teilweise sehr verwirrenden Materials zu einem lehr- und lernbaren System. Die Erfahrungen der Traditionellen Chinesischen Medizin (TCM) wurden ausgewertet, abstrahiert und zu erprobten Therapiekonzepten zusammengefaßt.
In China ist die Akupunktur nur ein Teil der Traditionellen Chinesischen Medizin, die ihrerseits wieder in ein allumfassendes philosophisches System eingebaut ist. Das altchinesische Weltbild beruht auf der Vorstellung von Gleichgewichtsverhältnissen, Gleichgewicht zwischen 5 „Elementen" und Gleichgewicht zwischen Yin und Yang.
Beide, die 5-Elemente-Lehre und die Vorstellung von Yin und Yang, waren ursprünglich rein philosophische Begriffe zur Beschreibung des Universums und wurden auf alle Vorgänge im Körper übertragen. Die 5-Elemente-Lehre und ihre Übertragung auf die Vorstellung von der Entstehung des menschlichen Lebens, auf Physiologie, Pathologie und Klinik findet sich bereits 230 v. Chr. im Lehrbuch der Inneren Medizin – *Neijing*.

Yin/Yang

Die chinesische Philosophie versuchte schon im 4. Jahrhundert unserer Zeitrechnung, alle Erscheinungen der Welt durch eine Manifestation zweier entgegengesetzter und voneinander abhängiger Kategorien allen Seins zu definieren. Der beobachtete Wechsel etwa von Ebbe und Flut oder von Tag und Nacht, Licht und Schatten, männlich und weiblich

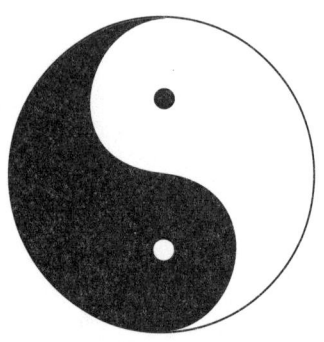

führte zu der Weltanschauung eines Dualismus, in dessen Dynamik sich Aufstieg und Niedergang der einander ergänzenden Gegensätze manifestieren. Auch die Wechselbeziehung von Gesundsein und Kranksein fällt unter diese Kategorien.

Die Chinesen bezeichnen diese beiden Gegensätze als Yin und Yang. Ursprüngliche Bedeutung: *yin* = Schattenseite eines Berges, *yang* = Sonnenseite eines Berges. Symbolisiert werden die Gegensätze durch das Zeichen der Monade. Das ist eine Kreisfläche, die durch eine Sinuskurve in zwei gleich große Flächen geteilt wird, die durch Kontrastfarben gekennzeichnet sind. Jedes Feld hat einen Punkt in der gegensätzlichen Farbe, der andeuten soll, daß es kein absolutes Yin oder Yang geben kann.

Das Ziel einer Akupunkturbehandlung ist, ein Gleichgewicht zwischen Yin und Yang herzustellen. Auch die Gegenspieler des Autonomen Nervensystems, Sympathicus (Yang) und Parasympathicus (Yin), werden in der modernen TCM in das Yin/Yang-System projiziert.

Die Begriffe Yang und Yin

Yang	*Yin*
Mann	Frau
Himmel	Erde
Tag	Nacht
Sommer	Winter
außen	innen
Fieber (Wärme)	Kälte (Frösteln)
Hyper, Fülle	Hypo, Leere
Oberfläche	Tiefe
positiv	negativ
Rücken	Bauch
links	rechts
oben	unten
Bewegung	Ruhe
Hohlorgane	Speicher-(Voll-)Organe
Haut, Bewegungsapparat	Eingeweide
tun	haben
ideelle Begriffe	materielle Begriffe
Funktion	Substanz
Quantität	Qualität

Die Yin/Yang-Polarität wird besonders deutlich in der Symbolsprache für Himmel und Erde ausgedrückt: Der Himmel wird durch einen Kreis, die Erde durch ein Quadrat dargestellt. So symbolisieren sie gegensätzliche Kräfte wie die Gegenpole eines Magneten oder Anode und Katode. (3. Jhdt. v. Chr., Orakelbuch Yi Jing)

Die Yin- und Yanglehre für die Medizin kennt 4 Regeln:
1. Gegensatz: Der ständige Kampf und die dauernde Veränderung zwischen Yin und Yang treibt die Veränderung und Entwicklung aller Dinge voran – das bedeutet Leben.
2. Abhängigkeit: Das Yang lebt vom Yin, und das Yin lebt vom Yang. Jede Seite bildet die Existenzgrundlage für die andere, und gemeinsam stehen sie für das Leben schlechthin. Auf den Menschen übertragen, entspricht der Mann dem Yang, die Frau dem Yin. Fortpflanzung – und damit Arterhaltung – wäre ohne eines der beiden unmöglich.
3. Ergänzung und Begrenzung: Wenn sich das Yang zurückzieht, vergrößert sich das Yin. Auf den Tagesrhythmus übertragen, ist das Maximum an Yang gegen Mittag und das von Yin vor Mitternacht. Auf den menschlichen Organismus übertragen entspricht die Yin/Yang-Rhythmik dem 24-Stunden-Biorhythmus von Parasympathicus und Sympathicus.
4. Umwandlung: Wenn das Yin ein Maximum erreicht, wird es zum Yang und umgekehrt. Übertragen auf die Medizin heißt das „plötzlicher Symptomenwechsel": führt beispielsweise eine schwere, akute, fieberhafte, dem Yang zugeordnete Erkrankung zu einer Schwächung des Patienten, dann spricht die TCM von einer Wandlung von Yang-Syndrom in Yin-Syndrom. Tritt umgekehrt bei einem chronischen Leiden, wobei durch Anämie und Atrophie die Reserve an Substanz stark reduziert ist, also bei einem Yin-Zustand, plötzlich Fieber auf, beispielsweise durch eine Pneumonie, dann haben wir es mit der Umwandlung von einem Yin-Zustand in einen Yang-Zustand zu tun. Eine „Umwandlung" in diesem Sinn ist ein prognostisch sehr schlechtes Zeichen.

Man muß noch ergänzend hinzufügen, daß Yin und Yang aber auch relative Begriffe sind. Ein Beispiel aus der TCM: Die Organe des menschlichen Körpers sind in Yin- und in Yang-Organe eingeteilt: die parenchymatösen Organe Herz, Niere, Leber, Lunge, Milz-Pankreas gehören zu Yin und die Hohlorgane Dünndarm, Blase, Gallenblase und Dickdarm gehören zu Yang. Alle Eingeweide aber liegen im Inneren des Körpers, und das Körperinnere ist im Gegensatz zu den äußeren Schichten des Körpers dem Yin zugeordnet. Das heißt also, daß auch die Yang-Organe im Vergleich zum Bewegungsapparat dem Yin näher liegen.

QI

Qi ist ein medizinphilosophischer Begriff, ein Denkmodell für die Vorgänge des Lebens, für Lebenskraft, Energie und Funktion. Qi kreist ununterbrochen im Körper, in den Organen und den ihnen entsprechenden Regionen der Körperoberfläche, den Meridianen, hält aber zugleich diesen Kreislauf selbst in Schwung. In unserer Ausdrucksweise sprechen wir vom *Biorhythmus.*
Erschrecken Sie nicht, wenn Sie in der Folge eine verwirrende Fülle von verschiedenen Begriffen von Qi finden. Diese Vielfalt der Interpretation entspricht der stets mehrschichtigen chinesischen Denkungsweise.
Am besten merken Sie sich von Anfang an, daß Qi für 2 Begriffe steht:

Qi = Energie, Funktion und Information; aber auch Partikel

Wie wir im Kapitel „Meridianlehre" sehen werden, erfolgt der Transport über alle uns bekannten Systeme. Blutgefäße und Lymphsystem sind für den Transport von materieller Energie in Form von Nährstoffen, Hormonen etc. zuständig; über das Nervensystem läuft ein Teil der Information ebenso wie über das Interstitium von Zelle zu Zelle, über Muskelketten von Faser zu Faser.
Die TCM spricht von der gemeinsamen Zirkulation von Qi und Blut, impliziert die

Information über das Nervensystem, erwähnt sie aber nicht. Krankheiten können den Kreislauf des Qi stören. Die Akupunktur zielt auf eine Regulation des Qi-Kreislaufs ab. Durch den Einstich und das Manipulieren der Akupunkturnadel wird das sogenannte Deqi-Gefühl ausgelöst, auf das in der TCM größter Wert gelegt wird. Es ist durch eine Art dumpfes Ziehen entlang des Meridianverlaufs zu beschreiben und ein Zeichen dafür, daß in diesem Meridian das Qi zirkuliert.

YIN-QI, YANG-QI

Bei der Lektüre chinesischer Literatur werden Sie diesen beiden Begriffen gelegentlich begegnen. Wie alle Dinge dieser Welt ist auch der Begriff Qi in Yin und Yang eingeteilt. Erinnern wir uns daran, daß Yang für Funktion und Yin für Substanz steht:

- *Yang-Qi* ist ein Synonym für Funktion, Aktivität
- *Yin-Qi* ist ein Synonym für den materiellen Anteil der Energie

Wir wissen ja, daß Energie und Information einerseits in Form von Wellen, andererseits in Form molekularer Partikel gesehen werden können.

MATERIELLES QI

- *Reines Qi,* Qingqi aus der Luft: wird über die Lunge eingeatmet und aus der Luft herausgefiltert; eine der vielen Übersetzungen von „Qi" ist übrigens „Luft, Atem".
- *Nährendes Qi,* das Substrat, das von Magen und Milz-Pankreas aus der Nahrung herausgefiltert wurde.
- *Essentielles Qi:* Aus Luft und Nahrung entstehen die vital essentiellen Stoffe, die den Menschen am Leben erhalten.

THORAX-QI ZONGQI

Die Lunge ist der Umschlagplatz der materiellen Energie, d. h. dort treffen das Blut mit dem „nährenden Qi" Yingqi und das „reine Qi" Qingqi aus der Luft zusammen. In manchen Büchern liest man dafür auch den Ausdruck „essentielles Qi". Verwirrend ist die Sache deshalb, weil man in anderen Büchern denselben Ausdruck für das "Quellen-Qi" liest. Bleiben wir also beim Ausdruck „materielles Qi", das auch als „Thorax-Qi" Zongqi bezeichnet wird.
Hauptaufgabe des Thorax-Qi Zongqi ist die Ernährung von Lunge und Herz, von deren Funktion die *Erhaltung des Individuums* abhängt: sie „regieren" nämlich Atmung, Herz, Blutgefäße und Kreislauf.

NIEREN-QI, „QUELLEN-QI" YUAN-QI

Diese Art der Lebenskraft ist ererbt und nur in bestimmtem Ausmaß vorhanden. Das Nieren-Qi ist abhängig von *jing,* einem Begriff für eine ererbte Substanz, eine Essenz (Substrat, Konzentrat), die im Lauf des Lebens aufgebraucht wird. In unserer Sprache ist damit sowohl der Hormonhaushalt als auch die Substanz der dafür verantwortlichen Organe wie Nebenniere, Hypophyse, Schilddrüse usw. gemeint. Auch die Fähigkeit zur Fortpflanzung hängt von der „Lebensessenz" Jing und dem Quellen-Qi Yuanqi ab. Es ist somit für die *Arterhaltung* entscheidend.
Die Zuordnung von Quellen-Qi und Jing zur Niere wird verständlich, wenn man weiß,

daß die TCM Nebenniere und Niere als eine Einheit, unterteilt in Feuer- und Wasserniere, sieht. Der Mensch muß sparsam mit seinem Quellen-Qi und seinem Jing umgehen, denn ein voller Ersatz ist nicht möglich. In unserer Begriffswelt sprechen wir von der „Lebenskerze", die schneller oder langsamer, jedenfalls aber unaufhaltsam aufgebraucht wird. Die TCM beschreibt Möglichkeiten einer gewissen Auffüllung der Reserven: durch Diätetik und Übungen wie *taiji* oder *qi gong* wird die aus der Atmung und Nahrung gewonnene Energie sinnvoll umgesetzt und die essentielle Lebenskraft eingespart, aktiviert und ergänzt.

Das Quellen-Qi Yuanqi beeinflußt aber auch die Aktivität der einzelnen Organe. Die TCM schreibt dem Dreifachen Erwärmer die Funktion zu, es an sie zu verteilen.

FUNKTIONELLES QI

Die inneren Organe wie Leber, Herz, Lunge, Milz-Pankreas und Magen sowie Niere funktionieren durch ihre eigene Art von Lebenskraft, die in einer bestimmten Richtung zu arbeiten hat. Sie lesen darüber Genaueres im Kapitel „Pathogenese in der TCM".

ABWEHR-QI WEIQI

Es schützt gegen das Eindringen pathogener Kräfte wie Kälte, Wind, Hitze etc. von außen. Das Abwehr-Qi ist in Haut, Muskeln und Bindegewebe lokalisiert und dient dem Schutz sowie der Ernährung der Haut. Weitere Funktionen des Abwehr-Qi sind z. B. der Schließmechanismus der Poren, die Regulation der Körperwärme, das Muskelzittern etc.

DAS QI IN DEN MERIDIANEN, „WAHRES QI", VITALES QI ZHENGQI ODER ZHENQI

Darunter versteht die TCM die Lebenskraft schlechthin. Es besteht aus allen Arten von Qi im Körper, also aus:

- *Quellen-Qi* Yuanqi: der Konstitution,
- *nährendem Qi* Yingqi: dem Substrat aus der Nahrung,
- *reinem Qi* Qingqi: dem verwertbaren Teil der Atemluft,
- *Abwehr-Qi* Weiqi: ist ein Faktor der Abwehr gegen pathogene Noxen von außen, der Allgemeinzustand und damit das Immunsystem ist der andere Abwehrfaktor.

Es ist das Qi in den Meridianen, Zhengqi, das alle Funktionen des menschlichen Körpers aufrecht erhält; es bestimmt die Funktion aller Organe, den Fluß des Blutes, seinen eigenen Fluß und ebenso den Allgemeinzustand des Menschen.

PATHOGENES QI XIEQI

Darunter vesteht man krankmachende Faktoren, die den Körper von außen oder von innen angreifen. Vom Gleichgewicht zwischen Zhenqi und pathogenem Qi hängt es ab, ob der Organismus erkrankt oder nicht.

Art des Qi	Definition, Quelle	Funktion	Organbezug	Lokalisation
Quellen-Qi Yuanqi	ererbt, „ancestrale Energie"	Fortpflanzung; Arterhaltung; Funktion aller Organe; Konstitution	wird aufbewahrt in der Niere	(Neben)niere Gewebe, Verteilung an alle Organe über den Dreifachen Erwärmer
Reines Qi Qingqi	Luft	bildet gemeinsam mit Nahrungs-Qi das Zhongqi, entspricht der postpartalen ständigen Erneuerung bzw. Auffüllung des Qi	siehe Zhongqi	
Nährendes Qi Yingqi	Nährstoffe im Blut, herausgefiltert von Magen, Milz-Pankreas	Produktion und Bewegung von Blut	nährt alle Organe	wird im Blut überallhin transportiert
Essentielles Qi	Nahrungs- und reines Qi zusammen	siehe Zhongqi und Zhengqi		
Thorax-Qi Zongqi	besteht aus Nahrungs-Qi und reinem Qi, also aus Luft und Nahrung	Ernährung von Herz, Lunge; entspricht Kreislauf, Atmung; Regulation der Körpertemperatur; Sprache, Motorik	Lunge, Herz	Gefäße, Organe
Abwehr-Qi Weiqi	Nahrung	Abwehr pathogener Faktoren von außen	nur indirekt	nicht in Gefäßen, sondern im Gewebe – Haut, Bindegewebe, Muskulatur
Qi in den Meridianen „wahres Qi" = vitales Qi Zhengqi oder Zhenqi	besteht aus allen Arten von Qi	verantwortlich für alle Lebensvorgänge	koordiniert alle Körperregionen, alle Organe, Blut und selbst das Qi, vergleichbar der eigentlichen Lebenskraft	zirkuliert in den Meridianen, erreicht damit alle Körperregionen und alle Organe

Blut

Die Zirkulation von Qi und Blut erfolgt gemeinsam. Das Blut transportiert das Verwertbare der Nahrung und Qi die Essenz. Blutarmut und Mangel an Qi gehören daher zusammen.

Körperflüssigkeit

Veränderungen in der Art oder Menge der Körperflüssigkeit zeigen Störungen bestimmter Organe an. Blut, Schweiß, Urin, Speichel usw. entstehen aus flüssiger und fester Nahrung. Ein gestörter Flüssigkeitshaushalt wie beispielsweise bei Polyurie oder Schweißausbrüchen gilt in der TCM als Qi-Schwäche. Ödeme und Schwellungen zeigen eine gestörte Beziehung innerer Organe zueinander an. Besonderes Augenmerk wird den Exkreten zugewendet, sie dienen als wichtige diagnostische Hilfsmittel.

5-Elemente-Lehre

Die 5-Elemente-Lehre ist ein philosophisches Prinzip, in dem alle Umwelterscheinungen 5 elementaren Dingen zugeordnet werden, eben den 5 Elementen:

Holz
Feuer
Erde
Metall, Mineral
Wasser

Wir kennen in der abendländischen Philosophie auch Elemente, allerdings nur 4, und diese 4 sind nur teilweise mit den chinesischen identisch: Wasser, Feuer, Luft und Erde. Bei den chinesischen Elementen fehlt die Luft – wir finden sie später als „Wind", eine der Entsprechungen des Holzes, wahrscheinlich von der Vorstellung eines sich im Wind bewegenden Baumes ausgehend. Ursprünglich kannte die chinesische Philosophie auch nur 4 Elemente, die um das Symbol für die Erde, das Quadrat gruppiert waren. Die TCM kennt aber nicht 4, sondern 5 innere Organpaare. Um diese besser zuordnen zu können, wurde die Erde aus dem Quadrat herausgenommen und als fünftes Element eingefügt. Damit alles stimmt, wurde weiters eine fünfte Jahreszeit, der feuchte Spätsommer Chinas, eingefügt.
Bei der 5-Elemente-Lehre geht es nicht um die Morphologie der einzelnen Elemente, sondern um funktionelle Zusammenhänge. Es gibt zahlreiche Beziehungen zwischen den 5 Elementen. Die wichtigste ist wohl die Vorstellung, daß stets ein Element aus dem anderen entsteht, ein Element das andere in unendlicher Reihenfolge fördert. In Übertragung auf zwischenmenschliche Beziehungen wird sie *Mutter/Sohn-Regel* genannt: Holz entsteht aus Wasser, aus Holz entsteht Feuer, aus Feuer entsteht Erde (Asche), aus Erde oder besser in der Erde entsteht Metall, aus Metall oder besser aus mineralreichem Erdreich entsteht Wasser, aus Wasser wächst Holz ...
Umgekehrt schwächen die Elemente einander, man spricht von der Beziehung Sohn/Mutter: Holz trinkt Wasser, Wasser wäscht Metall und Mineralien aus, Metall verdrängt Erde, Erde erstickt das Feuer, Feuer verzehrt das Holz, Holz verbraucht Wasser ...
Die TCM überträgt diese Beziehungen auf die inneren Organe, die Emotionen und die Meridiane, also jene Linien, auf denen wir unsere Akupunkturpunkte finden. Was diese Übertragung für eine Rolle spielt, werden Sie in den folgenden Kapiteln lesen. Einen schnellen Überblick gewinnen Sie aus der Tabelle auf S. 60 im Kapitel „Meridianlehre".

Körpermaße

Sie werden in diesem Buch bei den Punktlokalisationen immer die chinesische Maßeinheit *cun* und danach in Klammer die Angabe der Querfinger (QuF) oder der Daumenbreiten (DB) finden. Die Maße beziehen sich immer auf den Patienten – also vergleichen Sie Ihre Fingerbreite mit der des Patienten!

In der Graphik finden Sie die Maßeinheit „Cun" dargestellt. Cun ist:

■ die absolute Länge von 2,5 cm; es wird unterteilt in 10 Fen à 2,5 mm.

■ das persönliche Cun wird bei der Punktlokalisation im persönlichen Maß des Patienten gemessen. Das persönliche Cun entspricht:
a) der Daumenbreite in Nagelbetthöhe (DB),
b) dem Abstand der oberen Enden jener beiden Interphalangeal-Gelenksfalten des Mittelfinger, die sich bilden, wenn der Patient mit Mittelfinger und Daumen einen Kreis formt.
c) Weiters findet sich in der gesamten TCM-Literatur das Körper-Cun. (Siehe Graphik.) Zu seiner Ermittlung empfiehlt sich das „Gummiband nach Kitzinger". Nehmen Sie dazu ein normales weißes Einziehgummiband von 40 cm Länge und markieren Sie Abstände von je 2 cm. Sie ermitteln die regionale Cun-Zahl durch Anlegen des Gummibandes an einem Ende der zu messenden Strecke und Dehnung in der angegebenen Cun-Länge entsprechend der 2-cm-Einteilung des Bandes.

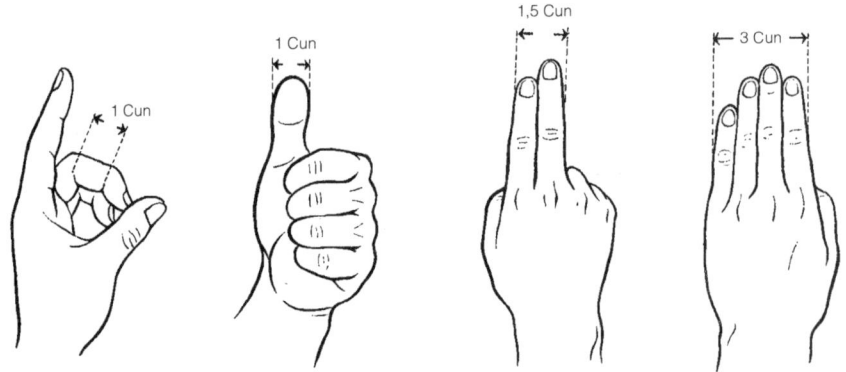

Graphik 1:
Das „persönliche" Cun

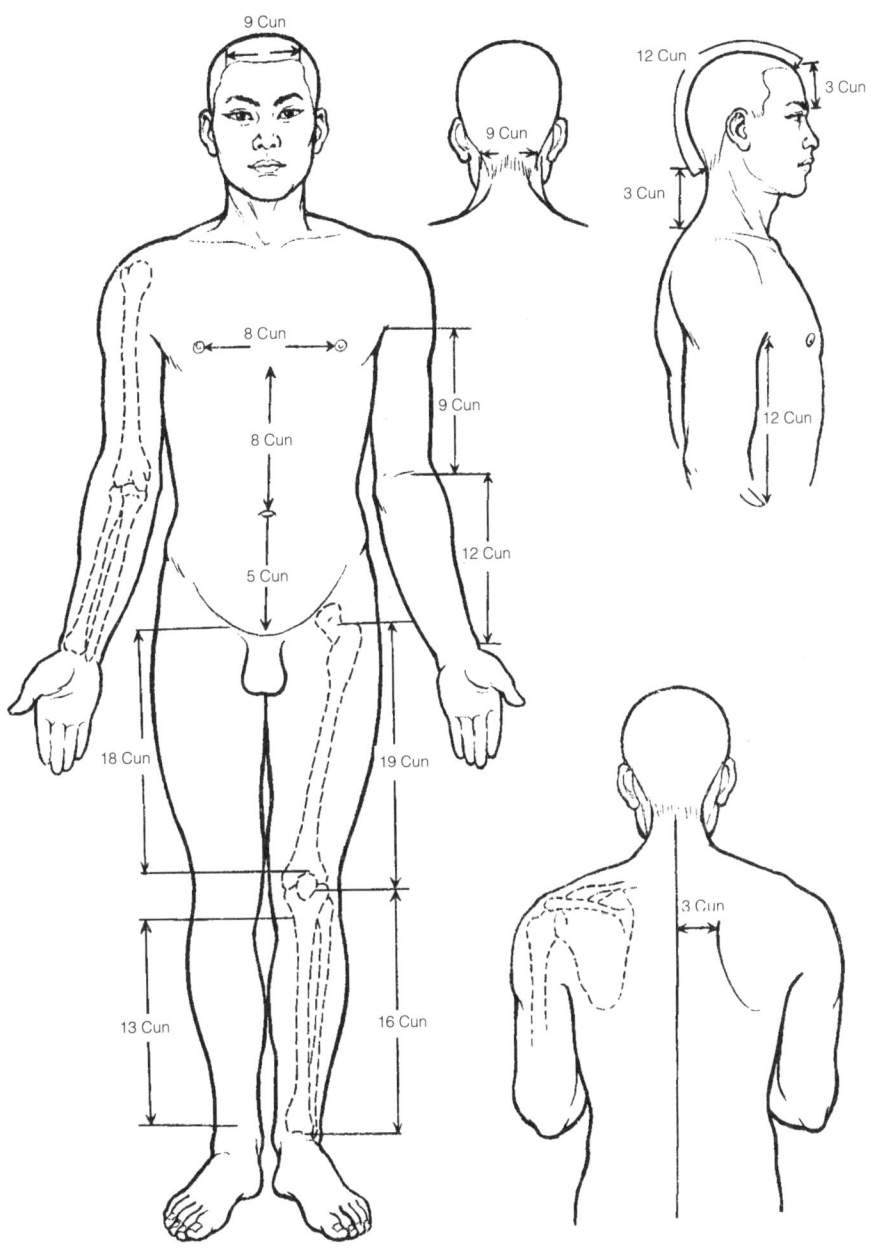

Graphik 2:
Das Körper-Cun

III

MERIDIANLEHRE

Ein Meridian ist in der Geographie eine willkürlich gedachte Verbindungslinie zwischen Nord- und Südpol, die als Bezugslinie zur Lokalisation von Orten herangezogen wird.

In der Akupunktur verstehen wir unter Meridianen ein System von Orientierungslinien für Punkte mit ähnlicher Indikation.

1 HISTORISCHER HINTERGRUND

In einer Ausgrabung der Gegend Changsha, Südchina, fand man Schriftrollen aus der Han-Dynastie (206 v. Chr. bis 220 n. Chr.), in denen 11 Meridiane beschrieben wurden. Bemerkenswert war, daß die Meridiane keinen geschlossenen Kreislauf bildeten und keinen Bezug zu den Organen hatten. Manche Autoren Chinas sind der Meinung, daß zuerst die 6 Meridiane der unteren Extremität (MP, N, Le, M, B, G) existiert haben und erst dann die 5 Meridiane der oberen Extremtität (Dü, H, Di, Lu, KS) aufgrund der Analogie konstruiert wurden. Erst in der späten Zeit des Neijing, der sogenannten „Frühlings- und Herbstperiode", wurden sie auf die heutigen 12 erweitert. Man erkannte schon damals die reflektorische Beziehung zwischen Regionen an der Körperoberfläche – eben den Meridianen – und inneren Organen. Wir sprechen heute von viscerocutanen und cutivisceralen Reflexen. Außerdem erkannte man, daß die 12 Meridiane einen geschlossenen Kreislauf bilden, der einem 24-Stunden-Rhythmus entspricht.

Aus der Betrachtung neuerer archäologischer Funde ersehen wir, daß der Begriff des Meridianverlaufes viel älter und wichtiger ist als der des Akupunktur- bzw. Meridianpunktes.

Im Gegensatz zur TCM wurde in der europäischen oder „westlichen" Akupunktur der hochspezialisierte Meridianpunkt zum wichtigsten Element für Diagnose und Therapie.

2 DER MERIDIAN IN DER TCM

Nach der Theorie der TCM werden die verschiedenen Abschnitte des Organismus durch ein Netzwerk von Kanälen, Kapillaren und Leitlinien verbunden, die auf chinesisch *jing-lo,* auf deutsch *Meridiane* genannt werden. Besser ist die englische Bezeichnung *channels and collaterals,* weil sie eher einer wörtlichen Übersetzung entspricht. Ihre Aufgabe ist die Regulation und Steuerung des Organismus über den Informationsweg (Nervensystem) und den Stoffwechsel (Blut- und Lymphgefäßsystem).

Der Meridian wird in der TCM nicht wie in manchen Schulen bei uns als isoliertes Gebilde, sondern als Teil eines Systems angesehen, das wir in der 5-Elemente-Lehre kennenlernen werden. Vorweg nur so viel: Meridiane sind Regionen des Körpers, die unter anderem mit einem inneren Organ in Verbindung stehen. Störungen des Organs projizieren sich an der Körperoberfläche im entsprechenden Meridian, und umgekehrt können wir das Organ über Punkte auf seinem zugeordneten Meridian beeinflussen – das geschieht z. B. bei Akupunktur und Massage.

Die Theorie des Meridianverlaufs entstand aus dem klinischen Alltag. Die Patienten schilderten immer wieder gleiche Verlaufslinien, auf denen sich Sensationen, z. B. Schmerz während einer Erkrankung oder nach der Stimulation von Meridianpunkten, ausbreiteten. Seit langem wissen wir auch, daß der Übende beim Autogenen Training oder *qigong* (chin. für Atem- und Konzentrationsübung) solche Meridianphänomene an sich selbst empfinden kann.

3 DER MERIDIAN IN DER MODERNEN MEDIZIN

Das anatomische Substrat der Meridiane ist bis heute nicht gesichert. Wir wissen nicht, ob noch unentdeckte Strukturen existieren oder ob Funktionen uns bekannter Systeme bis heute nicht erforscht sind. Die moderne Medizin betrachtet die Meridiane als Summe folgender Systeme:

- Blutgefäßsystem
- Lymphgefäßsystem
- peripheres und vegetatives Nervensystem
- interstitielles Bindegewebe (nach Pischinger, Heine: Ort des unspezifischen Regulationssystems)
- Muskelkette als funktionelle Einheit, kinetische Muskelkette[1]

Daraus ergibt sich, daß der Reiz aus der Umwelt von verschiedenen Rezeptoren des Körpers registriert und im Körper durch das Zusammenwirken von Nervensystem, Meridiansystem und endokrinem System in Regulationsimpulse umgewandelt wird. Diese können im physiologischen Sinn regulieren, aber auch im pathologischen Sinn zu Störungen führen.

---

1 Bergsmann O., Meng A.: *Akupunktur und Bewegungsapparat.* Heidelberg, 1982.

Das Wirkungsschema kann nach T. Y. Kuang so aussehen:

```
                          Nervensystem
                     /                    \
Reiz ——— Rezeptor ——— Meridiansystem ——— Organismus ——→
         physiologische oder pathologische Regulation
```

4 SYNTHESE DER ERKENNTNISSE DER TCM UND DER MODERNEN MEDIZIN

Die Aufgabe des Meridiansystems in der TCM ist der Transport von qi und xue – Energie und Blut. Als Körperschichte, in der diese „Kanäle" liegen, wird die Subcutis bzw. die Muskulatur angegeben. Die sogenannten Shu-Punkte (Zustimmungspunkte) auf dem Rücken und die ventral gelegenen Mu-Punkte (Alarmpunkte) sind Reflexzonen der inneren Organe; daraus ergibt sich die Verbindung von der Körperoberfläche mit dem Körperinneren. Diese segmentale Zuordnung kennt die TCM schon seit mindestens 2000 Jahren. Weiters kannte man die Therapie nach dem Gesetz der Opposition, wobei Störungen auf der rechten Körperseite durch Punktur der linken behandelt werden. Daraus kann man schließen, daß die antike TCM bereits die synaptischen Verbindungen von sensiblen und motorischen Afferenzen und Efferenzen des peripheren Nervensystems verwendete. Die altchinesische Idee des Meridiansystems war ein Netz von Kanälen, in denen Qi und Xue fließen, wobei nicht unterschieden wurde zwischen Qi (etwa Nervensystem) und Xue (Blut).

Auch zwischen Transportweg (Blutgefäße) und Informationsweg (Nervensystem) wurde nicht differenziert. Heute hingegen wird sehr wohl zwischen humoralen und nervalen Verbindungen unterschieden.

Zusammenfassung der Funktion der Meridiane in der TCM und moderne Interpretation:[1]

■ *Transport von Blut* (xue) *und Energie* (qi):
entspricht dem Blutgefäßsystem, Lymphsystem, Nervensystem

■ *Information:*
a) humoral: Stoffwechsel, Hormongeschehen
b) nerval: zentrales und peripheres Nervensystem

---

1 Vgl. Meng A.: „Die Akupunktur und chinesische Massage". *Erfahrungsheilkunde* 3/1986.
All China Society of acupuncture and moxibustion: *The first national Symposium on acupuncture and moxibustion and acupuncture anesthesia.* Peking, 1979.
All China Society of acupuncture and moxibustion: *The second national Symposium on acupuncture and moxibustion and acupuncture anesthesia.* Peking, 1984.
The first world conference on acupuncture and moxibustion. Zhang Xiang-tong, Springer Verlag, 1986.

- *Abwehr äußerer Noxen:*
  a) durch äußere Abwehrreaktionen wie z. B. Muskelzittern, Kontraktion der Arrectores pilorum bei Kälte, Gefäßerweiterung und Schwitzen bei Hitze
  b) Immunsystem und unspezifische Abwehr
- *Verbindung:*
  a) zwischen Körperoberfläche und Körperinnerem –
     cutiviscerale und viscerocutane Reflexe
  b) der Meridiane untereinander
- *dadurch Erhaltung des Gleichgewichtes:*
  a) zwischen oberflächlichen und tieferen Schichten des Körpers
  b) zwischen den Meridianen
  c) zwischen den inneren Organen
  d) zwischen Sympathikus und Parasympathikus

5 UNTERSUCHUNGEN ÜBER DIE EXISTENZ DER MERIDIANE

5.1 DAS DEQI – NADELGEFÜHL ODER PSC (PROLONGED SENSATION CHANNELS)

Die systematische Untersuchung von Gesunden und Patienten hat ergeben, daß nach Reizung eines Meridianpunktes bei etwa 2–4% der Gesunden und 13–25% der Kranken eine Meridiansensation eintritt. Darunter versteht man ein Gefühl von Wärme, Kribbeln, Muskelkater, Schwere, Druck etc. (Deqi) entlang eines oder mehrerer Meridiane. Dieses Phänomen der Deqi-Ausbreitung wird in der englischen Literatur als PSC (prolonged sensation channels) bezeichnet. Es ist unabhängig von Suggestion, und in seinem Verlauf stimmt es mit dem Meridiansystem überein.
Eine andere große Entdeckung der Gegenwart ist die große Affinität des PSC zum erkrankten Organ. Das heißt, wenn man z. B. Asthmapunkte stimuliert, soll sich das Deqi- bzw. PSC-Gefühl zu den Bronchien hin ausbreiten. Ist das der Fall, dann ist mit einem guten Resultat der Therapie zu rechnen.

ÜBERLEGUNGEN UND UNTERSUCHUNGEN ÜBER DEN TRÄGER DES DEQI-GEFÜHLS

Es scheint, als müsse man beim Phänomen des Meridians zwei Aspekte unterscheiden:
Ein Aspekt ist die Ausbreitung des Nadelgefühls (Deqi) lokal bzw. entlang des Meridianverlaufes durch Reizung der tieferen Rezeptoren, welches sich auf dem Wege der Nervenfasern bis zum ZNS ausbreitet.
Der zweite Aspekt ist die Ausbreitung des Deqi in vertikaler Richtung entsprechend der Längsmuskelketten in bestimmter Entfernung zur Einstichstelle; hier scheint sich das Deqi durch Kontraktion von Muskelfaser zu Muskelfaser fortzupflanzen.

Als beweisend für diese Theorie wird folgendes angesehen:

1. Lokale Unterkühlung, z. B. Kryoanwendung kann das PSC reversibel verlangsamen bzw. unterbrechen. Wenn die Muskelfasern das Deqi-Gefühl fortleiten können, dann wäre das eine Erklärung, warum gelegentlich trotz Unterbrechung der nervalen Verbindung wie z. B. durch Lokalanästhetika, Nervendurchtrennung etc. eine therapeutische Wirkung eintritt. Hierzu paßt auch die Überlegung Pischingers, daß das Bindegewebe eine verbindende Funktion im Bezug auf das Vegetativum hat.

2. Ein mechanischer Druck von 500 g/cm^2, exakt im Verlauf des PSC aufgebracht, kann dieses reversibel unterbrechen, ohne jegliche Veränderung der Blutzirkulation oder der Nervenleitgeschwindigkeit.

3. Die Nadelung bzw. die Pharma-Akupunktur (Injektion von Arzneien in Akupunkturpunkte) löst eine Zunahme der Infrarotstrahlung am Akupunkturpunkt und im entsprechenden Meridianverlauf aus. Das könnte ein Hinweis auf eine Aktivitätszunahme des Muskelstoffwechsels sein.

4. Überall wo Muskelfasern sind, können auch Akupunkturpunkte sein, überall wo Muskelfasern stimuliert werden, kann auch ein Deqi entstehen.

In der Praxis sehen wir, daß die Punkte außerhalb der Meridiane (PaM . . .) und die sog. Ashi-Punkte (locus-dolendi-Punkte) sich von Meridianpunkten durch kürzere und seltenere Deqi-Ausbreitung unterscheiden.
Für die Praxis sollten wir uns merken, daß eine therapeutische Wirkung zu erwarten ist, sobald der Patient ein Deqi-Gefühl hat. Wenn sich das Deqi über eine längere Strecke im Meridianverlauf ausbreitet, heißt das, es werden mehrere Rezeptoren durch die eine Nadel aktiviert. Der therapeutische Effekt wird besser sein als bei nur lokaler Deqi-Ausbreitung.

Wir halten fest: Das Deqi hat eine
- nervale Komponente,
- muskuläre Komponente,
- humorale Komponente (Bindegewebe).

Die Wechselwirkung mit der Muskelfaser, deren Stoffwechselaktivität beeinflußt wird, scheint die wichtigere Komponente zu sein.

Diese oben angeführten Arbeitshypothesen hat Li Dingzhong (Peking, 1984) wie folgt kurz zusammengefaßt:
- Der Mechanismus der Akupunkturanalgesie ist abhängig vom ZNS.
- Der Meridian ist abhängig von der Muskelfaser.

5.2 DIE SPEZIFITÄT DER AKUPUNKTURPUNKTE

Die Wechselwirkung zwischen inneren Organen und Akupunkturpunkten ist nachgewiesen. Zum Beispiel:

- Locus dolendi bei Erkrankungen innerer Organe: Druckschmerz der Punkte z. B. M 36, KG 12 und B 21 bei Magenleiden.
- Der Hautwiderstand ist an Akupunkturpunkten in Projektionszonen von Störungen innerer Organe durch unterschiedlichen Quellungszustand der Haut deutlich herabgesetzt. Diagnostische Auswertung: Bei der manuellen Untersuchung wird eine Hautfalte abgehoben, die hier deutlich dicker ist (Kiebler), der Hautwiderstand hingegen deutlich geringer (Voll, alle Punktesuchgeräte).

- Die Injektion von J 125 an Akupunkturpunkte: nach Injektion in KS 6 zeigt sich eine deutlich höhere Speicherung im Herzen, nach Injektion an M 36 eine Speicherung im Magen, an Lu 7 eine Speicherung in Lunge und Niere und an N 3 in Niere und Lunge (Cheng Baihua, 1984).

- Untersuchungen an Kaninchenohren bei Peritonitis, die durch intraabdominell verabreichtes Terpentin hervorgerufen wurde, zeigten Hautwiderstandsänderungen in den entsprechenden Ohrzonen.

Lokalanästhetika blockieren die Akupunkturwirkung. Das PSC-Gefühl bedarf der Reizung des peripheren und vegetativen Nervensystems, um ins ZNS zu gelangen und eine Empfindung bewußt zu machen. Um reflektorisch regulierend auf das Organ zu wirken, muß der Nadelreiz in den verschiedenen Ebenen des Nervensystems (spinal, supraspinal) umgeschaltet werden. Alles, was segmental und im Verlauf des Meridians auftritt, kann als reflektorisches Geschehen aufgefaßt werden. Dazu gehören physikalische, morphologische und physiologische Phänomene, wie z. B. Myogelosen, Locus dolendi, elektrischer Hautwiderstand etc. . . .

6 DAS MERIDIANSYSTEM ALS AUSDRUCK VON VIER EQUILIBREN SYSTEMEN

Das Meridiansystem beinhaltet als Informationsträger 4 gleichwertige Systeme mit verschiedenen Leitgeschwindigkeiten:[1]

- *Spinales, motorisches und sensibles Nervensystem:* rasche Gleichgewichtseinstellung des Somas. Leitgeschwindigkeit etwa 80–120 m/sek.

- *Vegetatives Nervensystem* (Sympathikus, Parasympathikus): Gleichgewicht im Bereich der Eingeweide. Leitgeschwindigkeit: 0,5–2 m/sek.

- *Endokrines System:* reguliert den gesamten Organismus, wobei das periphere und zentrale neuroendokrine System (APUD = *amine precursor uptake and decarboxylation* von Prof. Pearse, London 1979) gemeint ist. Wirkungseintritt in Minuten.

- *Meridiansystem, holographisches System:* reguliert visceral und somatisch. Leitgeschwindigkeit: 0,1 m/sek.

---

1 Meng, A.: „Die Akupunktur und chinesische Massage". *Erfahrungsheilkunde* 3/1986.

7 STÖRUNGEN IM MERIDIANSYSTEM

ZIRKULATIONSSTÖRUNGEN IM MERIDIANSYSTEM

Sie können durch folgende Faktoren entstehen: Stenosen, Stase wie Durchblutungsstörungen, Traumen, Narben etc.

„Wo der Fluß nicht mehr fließt, dort stinkt das Wasser."

Beispiel: Die Epicondylitis lateralis ist in der TCM eine Zirkulationsstörung des Meridianflusses im Bereich Di 10 (Ellenbogen) und Di 11 sowie des gesamten Dickdarmmeridians. Daraus ergibt sich auch die Beteiligung des gekoppelten Meridians und des Lenkergefäßes, das ja als Meer der Yang-Meridiane gilt und zu allen Yang-Meridianen Verbindung hat. Auf diese Weise würde die TCM die cervikale Komponente des Tennisarmes erklären.

EINDRINGEN VON EXTERNEN NOXEN DURCH DIE MERIDIANE

In der TCM sind hauptsächlich bioklimatische Faktoren (Wind, Kälte, Hitze, Feuchtigkeit, Trockenheit etc.) als Noxen ausschlaggebend.
Beispiel: der grippale Infekt. Die bioklimatischen Noxen Wind und Kälte dringen über die Körperoberfläche – die Haut (gehört zu Lu/Di) – in die Tiefe. Daher zuerst Kältegefühl, Nicht-schwitzen-Können und Gliederschmerzen; dann leichtes Fieber, Schnupfen, Bronchitis oder Pneumonie. In diesem Stadium ist das Organ schon in Mitleidenschaft gezogen, in der TCM ist die Noxe jetzt in der Tiefe, d. h. die Körperabwehr hat versagt.

PSYCHOSOMATISCHE ERKRANKUNGEN

Hier sieht die TCM eine übertriebene Schwächung oder Aktivität von Emotionen (Trauer, Freude, Kummer, Angst etc.), wodurch innere Organe geschädigt werden können.
Beispiel: das nervöse Magenleiden. Die psychogene Störung im Organ wird auf dem Weg des Meridians an die Körperoberfläche projiziert (viscerocutaner Reflex), z. B. Druckschmerz an M 36, KG 12, B 21.
So kennt die TCM typische psychosomatische Krankheitsbilder, die an Hand der Tabelle über die sogenannte 5-Elemente-Lehre studiert werden können.

8 PRAKTISCHE BEDEUTUNG DER MERIDIANE FÜR DIAGNOSE UND THERAPIE

Die Vorstellung der TCM, daß die Meridiane Kanäle sind, in denen Qi und Xue (Energie und Blut) fließen und dadurch Körperoberfläche und Körperinneres verbinden, hilft uns, die Folgen zu verstehen, wenn irgend etwas im Meridiansystem nicht funktioniert. Die

Aufgabe des Systems ist die Herstellung eines Gleichgewichtes in und zwischen allen uns bekannten Systemen:

- Blutgefäßsystem
- Lymphgefäßsystem
- peripheres und zentrales Nervensystem
- vegetatives Nervensystem
- kinetische Muskelkette
- interstitielles Bindegewebe
- Körperäußeres und Körperinneres
- Meridiane und Organe
- Meridiane untereinander
- innere Organe untereinander

Dadurch ist der Einfluß über das Meridiansystem auf die Regulation von Abwehr, Verdauung, Hormonhaushalt etc. erklärbar.

MERIDIANBEFUNDE

Die Meridiansensibilität: Die Sensibilität eines Meridians und seiner Punkte verändert sich mit dem Krankheitsverlauf. Wir können dadurch Hinweise gewinnen auf Störungen

- im Meridianverlauf,
- im zugeordneten Organ,
- im gesamten zugehörigen System (Funktionskreis) im Sinn der 5-Elemente-Lehre.

Die Sensibilität erlaubt uns auch Aussagen über das aktuelle Stadium einer Erkrankung. Z. B. wird der Punkt M 25, der Alarmpunkt des Dickdarmmeridians, im akuten Stadium einer Colitis stark druckdolent sein, bessert sich die Krankheit, nimmt die Druckempfindlichkeit ab.

Elektrische Hautwiderstandsmessungen: Der Hautwiderstand ist einerseits an den Akupunkturpunkten überhaupt geringer als an der sonstigen Haut; andererseits ist er in Projektionszonen von Störungen aufgrund höheren Flüssigkeitsgehaltes im Gewebe stärker herabgesetzt. Eine Änderung des hautelektrischen Verhaltens kann auch in den somatotopen Projektionszonen nachgewiesen werden: so werden beispielsweise indizierte Punkte der Ohrakupunktur am leichtesten mit einem Punktesuchgerät, das den dort geringeren Hautwiderstand anzeigt, gefunden.

Temperaturmessung: Temperatur im Meridian ist
bei akuter Entzündung: erhöht,
bei chronischer Erkrankung: erniedrigt.

Palpation im Meridianverlauf bzw. der Meridianpunkte: unterschiedlicher Quellungszustand der Haut (Kiebler).

DIE PULSDIAGNOSE

Sie gibt Aufschluß über Fülle und Leerzustand der Meridiane und Organe. Siehe Pulsdiagnostik, S. 267.

DIE MIKROZIRKULATION

Sie gibt Aufschluß über den Zustand der Lo- und Sekundärgefäße. Weiters erhalten wir Informationen über den Meridian- und Blutkreislauf in jedem Teil des Meridiansystems. Porkert diagnostiziert das Vordringen einer Entzündung beim Kind mittels Veränderung der Farbe des Zeigefingers. Siehe S. 266.

DAS HOLOGRAPHISCHE PRINZIP

Es gibt zahlreiche Zonen des Körpers, in denen sich der ganze Mensch als Homunkulus widerspiegelt; z. B. Reflexzonen an Ohr, Fußsohle, Hand, Mundschleimhaut, Zunge, Radialispuls, . . .
Aber auch große Gelenke haben Organbeziehung: Lunge – Ellenbogen, Leber – Achsel- und Flankenregion, Milz-Pankreas – Leistenregion, Niere – Kniekehle, . . .
Hier zeigen sich auch Störungen, die im Meridian auftreten.

DAS MERIDIANSYNDROM

Darunter versteht die TCM die Summe aller Symptome, die bei einer Erkrankung in einem Meridian auftreten und zusätzlich unter Umständen Hinweise auf Störungen im Organ geben.[1]

DAS PRINZIP DER THERAPIE ÜBER DAS MERIDIANSYSTEM

Wie wir gesehen haben, zeigen sich Störungen des Körperinneren an der Körper-oberfläche, wo wir sie diagnostizieren können. Bei der Therapie kehren wir dieses Prinzip um: wir können Störungen des Körperinneren über die Meridiane von der Körperoberflä-che aus behandeln. Aus der TCM-Diagnose ergibt sich zwingend die TCM-Therapie nach genau festgesetzten Regeln, die Sie im Kapitel „Strategie der Akupunkturbehandlung" finden.

9 MERIDIANVERLAUF UND PARTNERSCHAFTEN

Es gibt 12 Hauptmeridiane; sie verlaufen:

■ paarig angelegt,

■ links und rechts spiegelbildlich gleich,

■ als Längslinien auf dem Körper.

---

1 Weiteres siehe Kapitel XII und in den Werken: Meng A.: *Die traditionelle chinesische Mas-sage, Tuina-Therapie.* Heidelberg, 1988. Kropej H.: *Propädeutik der chinesischen Akupunk-tur.* Heidelberg, 1977.

Neben dem äußeren Verlauf hat jeder Meridian auch einen inneren Verlauf und zahlreiche Verbindungen. Für den Akupunktur-Anfänger ist natürlich der äußere Verlauf das wichtigste. Aber wenn man den inneren Verlauf und die Verbindungen kennt, dann versteht man manche Indikationen und Zusammenhänge besser.

Jeder Meridian ist in ein System eingebunden, zu dem auch ein inneres Organ gehört, und zwar:

■ zu jedem Yin-Meridian ein parenchymatöses Organ:	■ zu jedem Yang-Meridian ein Hohlorgan:
Herz	Dünndarm
Niere	Blase
Leber	Gallenblase
Lunge	Dickdarm
Milz-Pankreas	Magen

Die Yin-Meridiane verlaufen an den Extremitäten *innen*, auf dem Rump *ventral*.
Die Yang-Meridiane verlaufen an den Extremtitäten *außen* – entsprechend der Yin/Yang-Polarität. Jetzt erwartet der Leser, daß die Yang-Meridiane auf dem Rumpf hinten verlaufen. Das ist aber – in liebenswerter Inkonsequenz – leider nicht ganz so: *hinten* verläuft nur der Blasenmeridian; der Gallenblasenmeridian verläuft *seitlich* und der Magenmeridian findet sich *ventral* auf dem Rumpf.

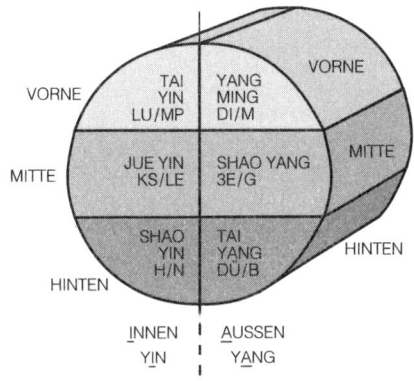

Graphik 3:
Korrespondierende Meridiane

Die nachstehende Reihenfolge der Meridiane ist keineswegs willkürlich gewählt, sie ergibt sich aus der TCM-Vorstellung, daß das Qi (Energie, Funktion und Partikel) in einem 24-Stunden-Rhythmus in den Meridianen kreist. Dabei durchläuft das Qi dreimal den ganzen Körper, immer nach dem gleichen Prinzip:

vom Thorax zur Hand
von der Hand zum Kopf
vom Kopf zum Fuß
vom Fuß zum Thorax

Betrachten wir die 12 Meridiane in ihrem Verlauf, ergibt sich das folgende Schema, wobei die Numerierung der Punkte – wohlgemerkt durch europäische Autoren! – dem Energieverlauf entsprechend gewählt wurde. Die Meridiane wechseln einander in Yin-Yin-Yang-Yang-Folge ab, der Wechsel zwischen Yin und Yang findet jeweils auf Hand oder Fuß statt.

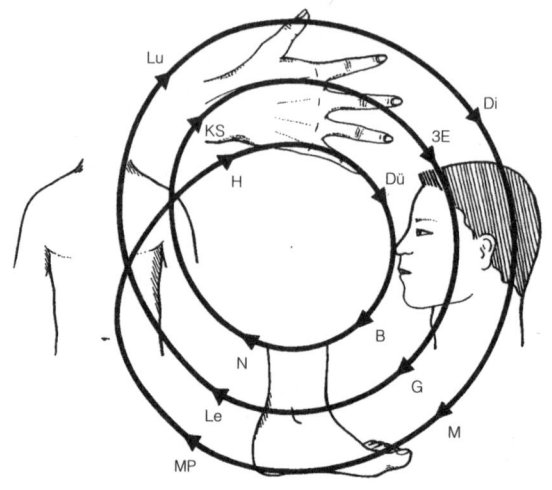

Graphik 4:
Energieumlauf-Spirale

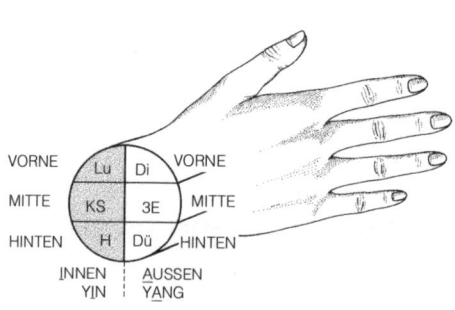

VORNE	Lu	Di	VORNE
MITTE	KS	3E	MITTE
HINTEN	H	Dü	HINTEN

INNEN   AUSSEN
YIN   YANG

Graphik 5:
Gekoppelte Meridiane nach der
Yin/Yang-Regel
an oberer Extremität

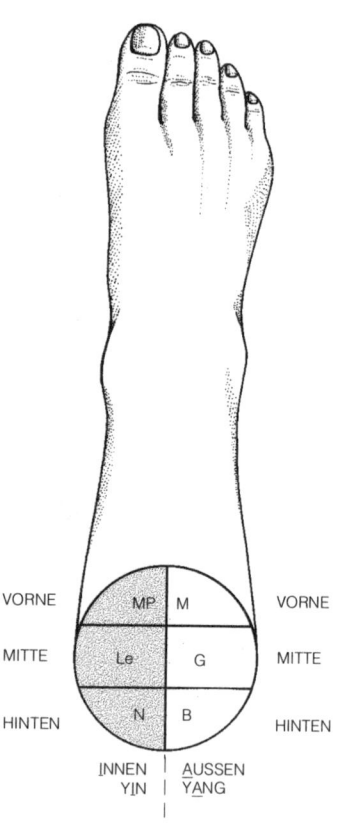

VORNE	MP	M	VORNE
MITTE	Le	G	MITTE
HINTEN	N	B	HINTEN

INNEN   AUSSEN
YIN   YANG

Graphik 6:
Gekoppelte Meridiane nach der
Yin/Yang-Regel
an unterer Extremität

Meridianpartnerschaften

YIN/YANG-INNEN/AUSSEN-REGEL

Die Meridiane schließen sich immer zu Yin/Yang-Paaren zusammen. An der Außenseite der Extremitäten verlaufen die Yang-Meridiane, die mit den entsprechenden Hohlorganen in Verbingung stehen. Wir sprechen von »gekoppelten Meridianen«.
An der Innenseite der Extremitäten verlaufen die Yin-Meridiane, die zu den entsprechenden Voll- oder parenchymatösen Organen Verbindung haben.

Mnemotechnische Hilfe:

Yin-Meridiane/innen	Yang-Meridiane/außen
Herzmeridian (H)	(Dü) Dünndarmmeridian
Nierenmeridian (N)	(B) Blasenmeridian
Kreislauf-Sexualität-Meridian (KS)	(3E) Dreifacher-Erwärmer-Meridian
Lebermeridian (Le)	(G) Gallenblasenmeridian
Lungenmeridian (Lu)	(Di) Dickdarmmeridian
Milz-Pankreas-Meridian (MP)	(M) Magenmeridian

OBEN/UNTEN-REGEL

Bei der Meridianpartnerschaft nach der Oben/Unten-Regel sprechen wir von „korrespondierenden Meridianen" und meinen damit Meridiane, die an oberer und unterer Extremität an anatomisch korrespondierender Stelle verlaufen:

AUSSENSEITE YANG-MERIDIANE				
	Arm	Bein	Gemeinsamer Name	
hinten	Dü	B	*Taiyang*	= großes Yang
Mitte	3E	G	*Shaoyang*	= kleines Yang
vorne	Di	M	*Yangming*	= strahlendes Yang

INNENSEITE YIN-MERIDIANE				
	Arm	Bein	Gemeinsamer Name	
hinten	H	N	*Shaoyin*	= kleines Yin
Mitte	KS	Le	*Jueyin*	= ausklingendes Yin
vorne	Lu	MP	*Taiyin*	= großes Yin

WEITERE BEZIEHUNGEN ZWISCHEN DEN MERIDIANEN

Die Beziehungen zwischen den 5 Elementen werden auf die Meridiane übertragen. Siehe Mutter/Sohn-Regel S. 29 und S. 290.
Außer den 12 regulären oder Hauptmeridianen gibt es noch 8 Extra-Meridiane oder „Wundermeridiane" und 2 tendino-muskuläre Meridiane, die in eigenen Kapiteln abgehandelt werden.

AKUPUNKTUR-
PUNKTE

Was tun wir eigentlich bei der Akupunktur? Wir benützen anatomisch genau definierte Punkte zu diagnostischen und/oder therapeutischen Zwecken und machen uns dabei das Prinzip der Wechselwirkung von Körperinnerem und Körperoberfläche zunutze: Störungen im Inneren des Körpers können an der Oberfläche Veränderungen hervorrufen, d. h. entsprechende Punkte an der Körperoberfläche sind bei Störungen innerer Organe druckschmerzempfindlich; und/oder in Projektionszonen des menschlichen Homunkulus, den sog. Somatotopien, zeigen sich an organ- oder regionalkorrespondierender Stelle dermatologische Veränderungen (Ohr, Mundschleimhaut). Dieses Prinzip kommt uns im diagnostischen Bereich zugute. Umgekehrt können wir Organe im Körperinneren über entsprechende Punkte oder Zonen an der Körperoberfläche erreichen. Das tun wir bei der Akupunktur durch Setzen und Manipulationen einer Nadel, aber auch bei Massage und Lasertherapie.

Wir sprechen im Westen von Akupunktur*punkten.* Das beruht – wie so vieles – auf einem Übersetzungsfehler. Das chinesische Wort heißt *xue,* und die korrekte Übersetzung lautet „Öffnung, Zugang (z. B. zu einer Höhle), Perforation, Loch, Tunnel", für die Akupunktur also „Zugang zur Tiefe". Porkert spricht von „Foramina". Man kann den Akupunkturpunkt als Tor zu einem Tunnel sehen. Diese Vorstellung wird wissenschaftlich durch die Untersuchungen Heines erhärtet: ein histologisches Substrat der Akupunkturpunkte sind hyaline Zylinder, die das durch die Körperfaszie perforierende Gefäß-Nervenbündel begleiten.

Man kann die Akupunkturpunkte in groben Zügen in 4 Gruppen und nach verschiedenen Prinzipien in zahlreiche Untergruppen einteilen. Da die Einteilung nach verschiedenen Gesichtspunkten erfolgt, scheinen manche Punkte mehrmals auf, z. B. sind alle Kardinalpunkte auch in westlichen Sinn „Meisterpunkte", und die Durchgangspunkte KS 6, 3E 5, Lu 7 und MP 4 sind auch Kardinalpunkte.

1 DIE VIER GRUPPEN VON AKUPUNKTURPUNKTEN

Punkte mit segmentalem Bezug: Alarm- und Zustimmungspunkte
Anwendung: Diagnose und Therapie

Punkte mit direktem Organbezug:
Anwendung: Diagnose und Therapie
Quell-, Lo-, Xi-, Ho-Punkte

Antike Punkte:
Anwendung: v. a. Therapie

Meisterpunkte:

■ Europäische Zusammenstellungen: Meisterpunkte im engeren Sinn
■ Chinesische Zusammenstellungen: Punkte mit Wirkung auf das ganze System oder mehrere Meridiane
Anwendung: v. a. Therapie
　　　　　　　　„8 Einflußreiche"
　　　　　　　　Kardinalpunkte
　　　　　　　　Gruppen-Lo-Punkte
　　　　　　　　Reunionspunkte

PUNKTE AUSSERHALB DES MERIDIANSYSTEMS
Abgekürzt PaM, auch Extrapunkte genannt.
Anwendung: v. a. Therapie, auch Diagnostik

NEUE PUNKTE
Ebenfalls außerhalb der Meridiane.
Anwendung: Therapie, ev. Diagnostik

SOMATOTOPIEN
Außerhalb des Meridiansystems.
Anwendung: Therapie und Diagnostik

1.1 PUNKTE AUF DEN MERIDIANEN

Seit 200 Jahren ist die Anzahl der Punkte auf den 14 Hauptmeridianen mit 361 unverändert geblieben. Der Meridian verbindet die Akupunkturpunkte wie eine Schnur die Perlen. Daß ein Punkt auf einem bestimmten Meridian liegt, gibt schon einen Hinweis auf eine mögliche Grundindikation, siehe Meridian- und Organlehre. Unter den Meridianpunkten gibt es sozusagen *gewöhnliche* Punkte, die seltener zum Einsatz kommen, und *besondere* Meridianpunkte, die häufig gebraucht werden.

Von jedem Meridianpunkt aus können wir 4 Wirkungen unterscheiden:

■ Lokal, regional, segmental:
Beispiele: KS 7 bei Carpaltunnelsyndrom, bewirkt Entspannung, Durchblutungsförde-

rung. B 17 bewirkt sowohl eine Schmerzlinderung bei lokalen Verspannungen als auch eine Verbesserung der Zwerchfellmotilität.

■ Meridianbezogene Wirkung:
Beispiele: KS 7 wirkt bei Schmerzen im Verlauf des KS-Meridians. B 17 wirkt auch bei Verspannungen im Verlauf des Blasenmeridians, z. B. im Lumbal- oder Cervicalbereich.

■ Organbezogene Wirkung:
KS 7 wird bei Stenocardien und Blutdruckstörungen verwendet. B 17 hat eine indirekte Wirkung auf das System Niere/Blase: die TCM schreibt der Niere die Funktion der Einatmung zu.

■ Besondere, punktspezifische Indikation:
Beispiele: KS 7 bei Herpes zoster, B 17 bei Anämie.
Die besonderen Indikationen lassen sich bei genauer Kenntnis aus den diversen Systemen der TCM ableiten.

Je peripherer die Punkte liegen, desto mehr allgemein regulierende und organsystembezogene Wirkung wird ihnen zugeschrieben.

1.2 DIE BESONDEREN MERIDIANPUNKTE

1.2.1 Punkte mit segmentalem Bezug

ALARMPUNKTE   („Heroldspunkte")

Chinesisch: Mu-(Mo-)Punkte, *mu* heißt „sammeln". Sie sind druckschmerzhaft bei Erkrankung im Organ. Sie stehen meist in segmentaler Beziehung zum zugehörigen Organ. Alle Alarmpunkte liegen auf dem Rumpf, *vorne,* daher heißen sie auf Englisch *mu-front-points;* am weitesten hinten liegt G 25, der Alarmpunkt der Niere, nämlich auf dem freien Ende der 12. Rippe. Darüber hinaus gibt es prinzipiell 3 Möglichkeiten zur Lokalisation von Alarmpunkten:

■ auf dem Meridian selbst

■ auf einem anderen Meridian

■ auf dem KG

Daß so viele Alarmpunkte auf dem KG liegen, hat seinen guten Grund: In der vorderen Medianen treffen sich nämlich die Ausläufer der Intercostalnerven von beiden Seiten – die Punkte auf dem KG erhalten also Informationen von ihnen und können nach beiden Seiten des Körpers wirken.

Indikationen von Alarmpunkten:

■ diagnostisch

■ therapeutisch bei Organerkrankungen:
a) bei „chronisch rebellierenden Erkrankungen" im Yin- und im Yang-Zustand oft gemeinsam mit dem entsprechenden Zustimmungspunkt,
b) bei Erkrankung von Hohlorganen (entsprechen den Yang-Meridianen Dü, B, G, Di, M) gemeinsam mit dem unteren Ho-Punkt (siehe S. 54).

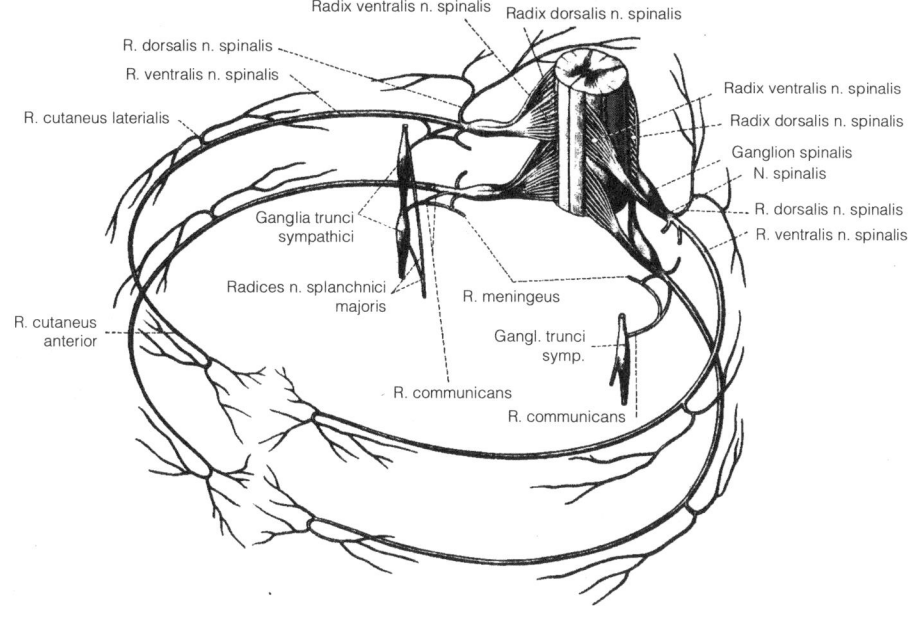

Die Abbildung zeigt:
- Radix ventralis n. spinalis
- Radix dorsalis n. spinalis
- R. dorsalis n. spinalis
- R. ventralis n. spinalis
- R. cutaneus lateralis
- Radix ventralis n. spinalis
- Radix dorsalis n. spinalis
- Ganglion spinalis
- N. spinalis
- Ganglia trunci sympathici
- R. dorsalis n. spinalis
- R. ventralis n. spinalis
- Radices n. splanchnici majoris
- R. meningeus
- R. cutaneus anterior
- Gangl. trunci symp.
- R. communicans
- R. communicans

Graphik 7:
Bildung und Verzweigung der Rückenmarksnerven im Thorakalbereich und ihr Zusammenhang mit dem Grenzstrang des Sympathicus

DIE ALARMPUNKTE

Herz KG 14: 1 QuF unter Xiphoid

Dünndarm KG 4: ⅖ der Strecke Symphyse–Nabel oberhalb der Symphyse

Blase KG 3: ⅕ der Strecke Symphyse–Nabel oberhalb der Symphyse

Niere G 25: freies Ende der 12. Rippe
Alarmpunkte anderer N 11 (KS): Oberrand des Os pubis, lateral der Medianen
Meridiane auf dem N (Zeitler: ½ Cun, Bischko: 1 QuF)

KS 2 Alarmpunkte: KS 1, N 11
KS 1 Bl: 1 QuF lateral. Mamillarlinie 4 ICR, manchmal = 1 QuF lat. Mamilla, 4. ICR, 4 QuF unter vorderer Achselfalte

3E **4 Alarmpunkte:**
a) **KG 5:** Hauptalarmpunkt; ⅗ ober Symphyse
b) **KG 7:** sexuell; ⅘ ober Symphyse = 1 QuF unter Nabel
c) **KG 12:** digestiv; Mitte Nabel–Xiphoid (ist auch Alarmpunkt des M)
d) **KG 17:** respiratorisch; 4. ICR manchmal = Mitte zwischen Mamillen

47

Gallenblase	**G 24:** Bi: vordere Axillarlinie, 6. ICR; Zeitler, Essentials: Mamillarlinie, 7. ICR, d. i. 1 ICR unter Le 14
	G 23: Bi: 5 ICR, vordere Axillarlinie; Zeitler et al.: 4. ICR, vordere Axillarlinie. Arm heben lassen; Essentials: 1 Cun = 1 schwacher QuF vor G 22: 3 Cun = 4 QuF unterhalb des Mittelpunktes der Axilla, im 4. ICR; 1 Cun = 1 schwacher QuF, davor
Alarmpunkte anderer Meridiane auf dem G	**G 25** (N): freies Ende 12. Rippe
Leber	**Le 14:** Mamillarlinie, 6. ICR
Lunge	**Lu 1:** 1 ICR unterhalb von Lu 2
Dickdarm	**M 25:** Bi.: Mitte zwischen Nabel und oberer Darmbeinkamm; Essentials: 2 Cun = 3 QuF lateral vom Nabel
Magen	**KG 12:** Mitte zwischen Xiphoidspitze und Nabel
Alarmpunkte anderer Meridiane auf dem M	M 25 (Di): 3 QuF = 2 Cun lateral neben dem Nabel
Milz-Pankreas	**Le 13:** freies Ende der 11. Rippe
Konzeptionsgefäß	trägt Alarmpunkte anderer Meridiane, besitzt aber selber keinen Alarmpunkt
Alarmpunkte anderer Meridiane auf dem KG	**KG 3** ... B
	KG 4 ... Dü
	KG 5 ... 3 E, Hauptalarmpunkt
	KG 7 ... 3 E, sexueller Alarmpunkt
	KG 12 ... 3 E, digestiver Alarmpunkt und M
	KG 17 ... 3 E, respiratorischer Alarmpunkt
	KG 14 ... Herz
Lenkergefäß	hat keinen Alarmpunkt

ZUSTIMMUNGSPUNKTE

Chinesisch: Shu-Punkte: *shu* heißt „transportieren, befördern" (Energietransport)

Lokalisation: Ausnahmslos auf dem Rücken auf dem inneren Ast des Blasenmeridians, 2 Querfinger lateral der dorsalen Medianen, über den Costovertebralgelenken.

Anwendung:

- diagnostisch: druckempfindlich bei Organerkrankung – segmentaler Bezug!
- therapeutisch: Organerkrankungen; oft zusammen mit den Alarmpunkten bei chronisch rebellierenden Erkrankungen im Yin- und im Yang-Bereich
- therapeutisch bei chronischen Erkrankungen von Yin-Organen (Herz, Niere, Leber, Lunge, Milz-Pankreas) zusammen mit dem Quellpunkt des zugeordneten Meridians

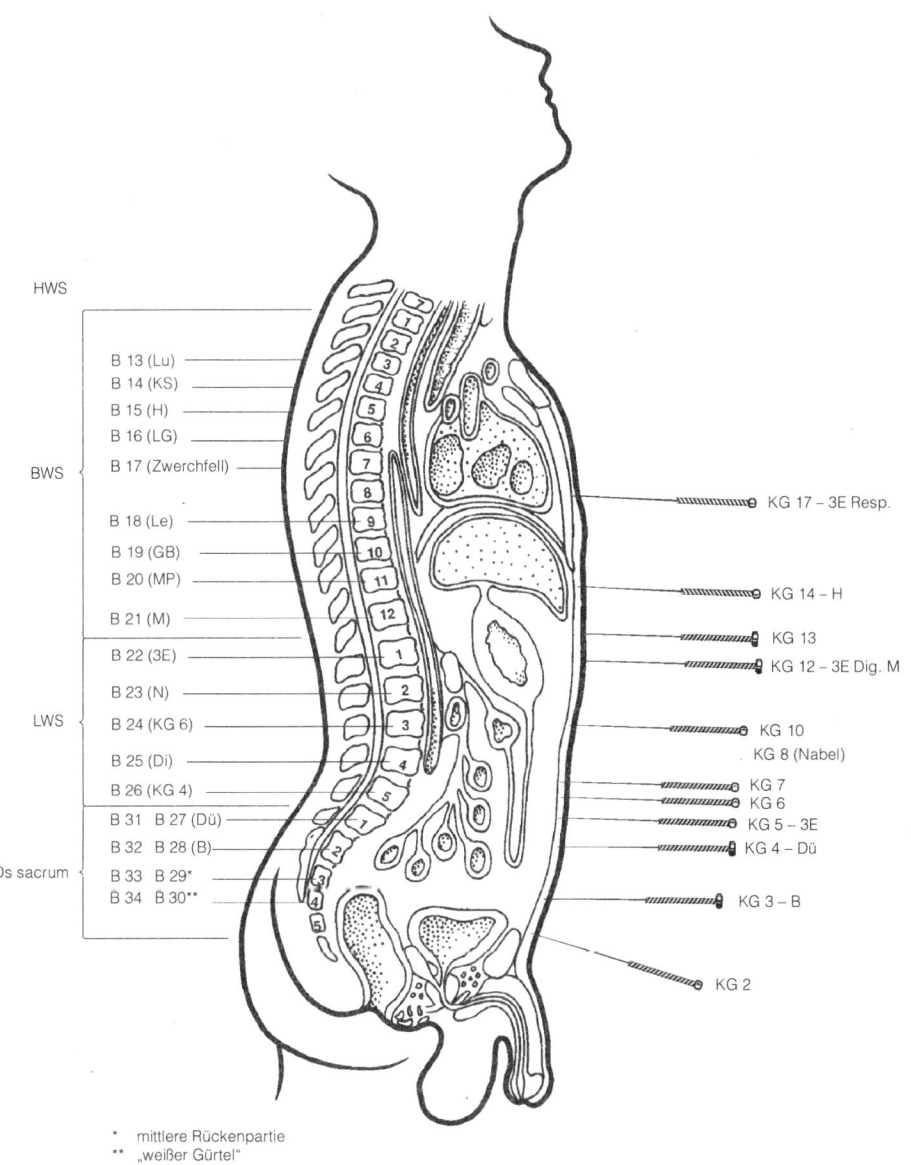

HWS

B 13 (Lu)
B 14 (KS)
B 15 (H)
B 16 (LG)

BWS   B 17 (Zwerchfell)

B 18 (Le)
B 19 (GB)
B 20 (MP)

B 21 (M)

B 22 (3E)
B 23 (N)

LWS   B 24 (KG 6)

B 25 (Di)
B 26 (KG 4)

B 31   B 27 (Dü)
B 32   B 28 (B)

Os sacrum   B 33   B 29*
B 34   B 30**

KG 17 – 3E Resp.

KG 14 – H

KG 13
KG 12 – 3E Dig. M

KG 10

KG 8 (Nabel)

KG 7
KG 6
KG 5 – 3E
KG 4 – Dü

KG 3 – B

KG 2

*   mittlere Rückenpartie
**   „weißer Gürtel"

Graphik 8:
Die zu einem Meridian gehörenden Alarmpunkte auf dem KG und die
Zustimmungspunkte auf dem Blasenmeridian liegen im gleichen Segment, ebenso
das zugehörige Organ.

1.2.2 Punkte mit Organbezug

QUELLPUNKTE

Chinesisch: *yuan* = „Quelle, Ursprung, Anfang"

Lokalisation:

■ auf ihrem Meridian
■ im Bereich der Hand und Fußgelenke

Netterweise kann man sich die Quellpunkte – mit einer unrühmlichen Ausnahme – ausrechnen: Sie liegen alle proximal von den Akren:
Yin-Meridian: der Quellpunkt ist der 3. Punkt proximal der Akren,
Yang-Meridian: der Quellpunkt ist der 4. Punkt proximal der Akren.
Ausnahme: Gallenblase: nicht G 41, sondern G 40.

Die Quellpunkte: siehe Graphik 9

H 7:	Handgelenk, distale Beugefalte, radial des Os pisiforme
Dü 4:	ulnarer Rand der Hand, proximales Ende des Os metacarpale V, Übergang „von rotem zu weißem Fleisch"
B 64:	unter der Tuberositas des Metatarsale V, Übergang „von rotem zu weißem Fleisch"
N 3:	zwischen dem Malleolus internus und der Achillessehne
KS 7:	in der Mitte der volaren Handgelenksfurche
3E 4 Bi:	Gelenksspalt zwischen Metacarpale IV und Os hamatum ch.: dorsale Handgelenksfurche, in der Verlängerung des Metacarpale IV nach proximal
G 40:	proximaler Winkel zwischen Metatarsale IV und V
Le 3:	proximaler Winkel zwischen Metatarsale I und II
Lu 9:	volare Handgelenksfurche, radial der A. radialis
Di 4:	höchste Stelle des Muskelwulstes zwischen Metacarpale I und II
M 42:	höchste Stelle des Ristes
MP 3:	proximal und unter dem Köpfchen des Metatarsale I, Übergang „von rotem zu weißem Fleisch"

Indikation: Der Quellpunkt verstärkt die Wirkung anderer gestochener Punkte und hat eine direkte Verbindung zum Durchgangspunkt des gekoppelten Meridians.

DURCHGANGSPUNKTE

Chinesisch: Luo-(Lo-)Punkt, *luo* = „verbinden"

Funktion: Der Durchgangspunkt hat eine direkte Verbindung zum Quellpunkt des gekoppelten Yin- bzw. Yang-Meridians, z. B. Durchgangspunkt H 5 hat direkte Verbindung zu Quellpunkt Dü 4.

Indikation: Nadeln sparen! „Energieausgleich". Störung in einem Meridian:

■ Quellpunkt des gestörten Meridians,
■ Durchgangspunkt des gekoppelten Meridians.

Quellpunkte   **Durchgangspunkte**

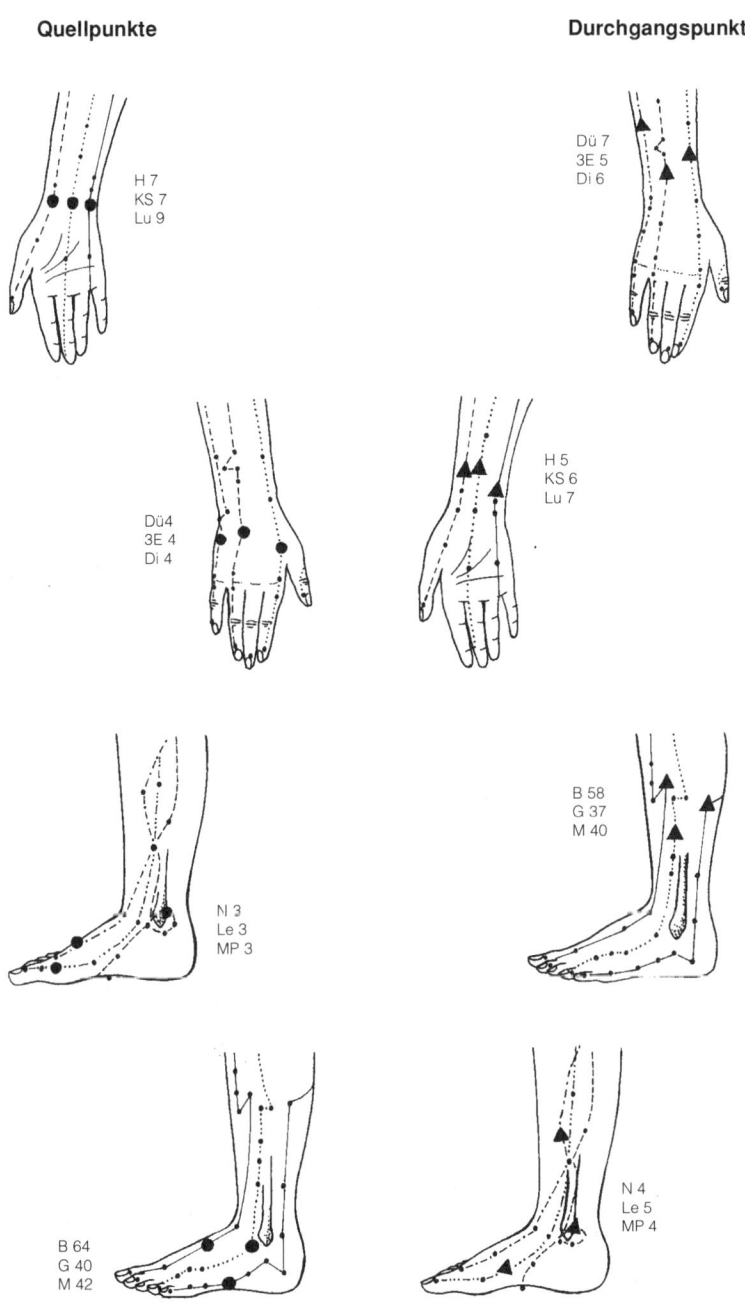

H 7
KS 7
Lu 9

Dü 7
3E 5
Di 6

Dü4
3E 4
Di 4

H 5
KS 6
Lu 7

N 3
Le 3
MP 3

B 58
G 37
M 40

B 64
G 40
M 42

N 4
Le 5
MP 4

Graphik 9:
Quellpunkte und Durchgangspunkte

Lokalisation aller Durchgangspunkte: zwischen Mittelhand bzw. -fuß und Unterarm- bzw. Unterschenkelmitte, aber immer mindestens 1 Punkt proximal vom Quellpunkt des gleichen Meridians. Siehe Graphik 9.

Durchgangspunkte: siehe Graphik 9

H 5:
: 1 Cun (1 DB) proximal der größten Handgelenksfurche, über der A. ulnaris, radiale Seite des Flexor carpi radialis.

Dü 7:
: auf einer Linie zwischen Dü 5 und Dü 8, 5 Cun (6½ QuF) proximal von Dü 5

B 58 Bi.:
: 1 Cun (1 DB) distal und lateral vom Gastrocnemiuswinkel

N 4:
: hinter und unter dem Innenknöchel, im Grübchen vor dem Sehnenansatz auf dem Calcaneus

KS 6:
: 2 Cun (2 DB) proximal der Mitte der größten Handgelenksfurche volar

3E 5:
: auch Kardinalpunkt: 2 Cun (2 DB) proximal der Mitte der größten Handgelenksfurche, dorsal

G 37:
: 5 Cun (6½ QuF) über der Außenknöchelspitze, Fibulahinterrand

Le 5:
: 5 Cun (6½ QuF) über der Innenknöchelspitze, medialer Tibiarand

Lu 7:
: auch Kardinalpunkt: 2 Cun (2 DB) proximal der Handgelenksfurche, über A. ulnaris; Daumen/Zeigefinger kreuzen lassen

Di 6:
: auf einer Linie zwischen Di 5 (Handgelenksfurche, Tabatiere), und Di 11 (Ellenbogengelenk, neben Ende der lateralen Falte) 3 Cun (4 QuF) proximal von Di 5

M 40:
: Mitte zwischen Kniegelenksspalt und höchstem Punkt des Malleolus externus knapp vor der Vorderkante der Fibula

MP 4 Bi.:
: über Innenrand des Gelenkes Metatarsale I/Os cuneiforme I; ch.: im Grübchen am Übergang von Basis zu Schaft von Metatarsale I, am Rand von rotem zu weißem Fleisch

XI-PUNKTE
Cleft-(Spalten-)Points = Akut-Punkte

Ihnen wird eine Akutwirkung bei allen akuten Störungen sowohl im Bereich ihres Meridianes als auch im zugeordneten Organ zugeschrieben. Sie sollen dort lokalisiert sein, wo „Blut und Qi ganz nahe zusammenkommen".
Jeder Meridian trägt seinen Xi-Punkt. Auch vier der Wundermeridiane (Yinqiao, Yangqiao, Yinwei, Yangwei) verfügen über einen Xi-Punkt.

Die Xi-Punkte der 12 regulären Meridiane:

H:	H 6:	einen kleinen Finger breit (½ Cun) proximal von H 7
Dü:	Dü 6:	proximal vom Handgelenk, an der radialen Seite des Processus styloides ulnae
B:	B 63:	vor und unter B 62
N:	N 5:	1 Cun (DB) unter N 3
KS:	KS 4:	5 Cun (6½ QuF) proximal der Mitte der Handgelenksfurche
3E:	3E 7:	3 Cun (4 QuF) proximal der Handgelenksfurche, am radialen Ulnarand
G:	G 36:	Hinterrand der Fibula, 7 Cun (9 QuF) oberhalb der Außenknöchelspitze
Le:	Le 6:	medialer Tibiarand, 7 Cun (9 QuF) oberhalb der Innenknöchelspitze

Lu:	**Lu 6:**	Volarseite des Unterarmes, 7 Cun (9 QuF) proximal der Handgelenks-furche auf eine Linie von Lu 9 und Lu 5
Di:	**Di 7:**	5 Cun (6½ QuF) proximal von Di 5 (Tabatiere) auf eine Verbindungs-linie von Di 5 zu Di 11
M:	**M 34:**	2 Cun (2 DB) oberhalb des laterosuperioren Patellarandes bei gebeugtem Knie
MP:	**MP 8:**	3 Cun (4 QuF) unterhalb von MP 9 auf einer Verbindungslinie MP 9 – Innenknöchel

Die 4 Xi-Punkte der Wundermeridiane:

Yangqiao Mai:	**B 59**	*Fuyang* „Außenseite des Fußknochens": 3 Cun (4 QuF) ober und etwas hinter dem Außenknöchel
Yangwei Mai:	**G 35**	*Yangjiao* „Kreuzung des Yang": an Vorderrand der Fibula, 7 Cun (1 HB plus 4 QuF) oberhalb des Malleolus externus, am Hinterrand der Fibula (hinter G 36)
Yinqiao Mai:	**N 8**	*Jiaoxin* „Vereinigung der Botschaften": 2 Cun (2 DB) oberhalb der größten Prominenz des Malleolus internus, hinter dem medialen Rand der Tibia
Yinwei Mai:	**N 9**	*Zhubin* „Deichbau": 6 Cun (8 QuF) oberhalb der größten Prominenz des Innenknöchels, hinter der medialen Tibia-kante, am tibialen Rand des M. gastrocnemius

HE-PUNKTE   siehe „Antike Punkte"

1.2.3 Reunionspunkte

Eigentlich ist der Begriff Reunions*punkt* falsch, denn es handelt sich dabei um *Zonen* der Annäherung und inneren Verbindung von Meridianen. Nicht alle Autoren geben Reunionspunkte an. Die kompletteste Zusammenstellung, auf die wir Bezug nehmen, findet man bei Zeitler. Jedenfalls kann man davon ausgehen, daß sich die Wirkung von einem Reunionspunkt über die Wirkung des eigenen Meridians hinaus erstreckt. Wir bringen die Reunionspunkte bei den einzelnen Meridianen.

1.2.4 Antike Punkte

Aus einer Zeit vor der Verwendung des Meridiansystems stammt eine andere energetische Vorstellung, nämlich die eines von den Akren nach proximal fließenden Energiestroms. Dabei wird der Strom der Energie (Qi) mit einem Fluß verglichen: in der Peripherie entspricht sie einem Brunnen, daher heißt der peripherste Punkt jedes Meridians Jing-Punkt (Brunnen). Später wird das Wasser zur Quelle oder zum Bach, daher heißt der 2. Punkt proximal der Peripherie Ying-Punkt (Quelle, Bach). Weil das Wasser weiter-strömt, heißt der 3. antike Punkt Shu-Punkt (Strom), und weil das Wasser dann zum Fluß wird, heißt der 4. antike Punkt Jing-Punkt (Fluß). Bei Knie und Ellbogen schließlich mündet der Strom ins Meer, daher heißt der 5. antike Punkt He-Punkt (Meer). Jeder dieser fünf Stationen entspricht ein antiker Punkt. Also hat jeder reguläre Meridian 5 antike Punkte, insgesamt sind es 60. Aus diesen antiken Punkten rekrutieren sich die Tonisie-rungs- und Sedativpunkte.

Chinesich	Deutsch	Lage
1. *Jing*	Brunnen	distalster Punkt an den Akren
2. *Ying*	Quelle	2. Punkt proximal der Akren
3. *Shu*	Strom	3. Punkt proximal der Akren
4. *Jing*	Fluß	zwischen 3. Punkt und Ellbogen oder Knie
5. *He*	Meer	bei Ellbogen oder Knie

Der 1., 2., und 3. Punkt sind leicht zu merken, es sind jeweils der 1., 2. und 3. Punkt proximal von den Akren. Nun ist das besonders leicht, wenn ein Meridian an Finger- oder Zehenspitzen anfängt; nicht so einfach hingegen ist es, wenn ein Meridian dort aufhört, denn dann muß man zumindest wissen, wieviele Punkte der Meridian hat, um sich die antiken Punkte ausrechnen zu können. Auch der 5. Punkt ist leicht zu merken: es handelt sich dabei um den Ho-(He-)Punkt, der immer um Knie oder Ellbogen liegt. Nur der 4. antike Punkt ist variabel: er ist irgendwo zwischen dem 3. Punkt und dem Ellbogen oder Knie zu finden.

HE-PUNKTE = HO-PUNKTE

Lokalisation: sind die antiken 5. Punkte. Das heißt aber nicht, daß sie die jeweils 5. Punkte auf dem Meridian sind, sondern daß sie immer um Knie oder Ellbogen lokalisiert sind.

He heißt auf Chinesisch „vereinigen, konzentrieren, zusammenfließen". Der Vorstellung des von den Akren proximalwärts anschwellenden „Energiestroms" folgend, fließt die Energie an den He-Punkten zusammen und bildet ein „Meer der Energie", deshalb He-Sea, also „Meerespunkte".

Indikation: He-Punkten wird eine direkte Organwirkung zugeschrieben: Erkrankung innerer Organe, Psyche, Dermatologie, Allergie.

He, -Sea- oder Ho-Punkte:		6 untere He-Punkte	
H 3	Dü 8	Dü	M 39
N 10	B 54	B	B 54
KS 3	3E 10	3E	B 53 (39)
Le 8	G 34	G	G 34
Lu 5	Di 11	Di	M 37
MP 9	M 36	M	M 36

Untere Ho- (He-)Sea-Punkte:
Untere He-Punkte:

Wir haben schon gelernt, daß man zur Behandlung der Hohlorgane gern den entsprechenden Alarmpunkt und den unteren Ho-Punkt nimmt. Was ist nun dieser untere Ho-Punkt? Die Yang-Meridiane der unteren Extremität haben ihren Ho-Punkt ohnedies „unten", also um das Knie herum. Die Yang-Meridiane der oberen Extremität aber haben ihren Ho-Punkt um den Ellbogen; sie bekommen zusätzlich einen weiteren Ho-Punkt um das Knie herum zugeordnet.

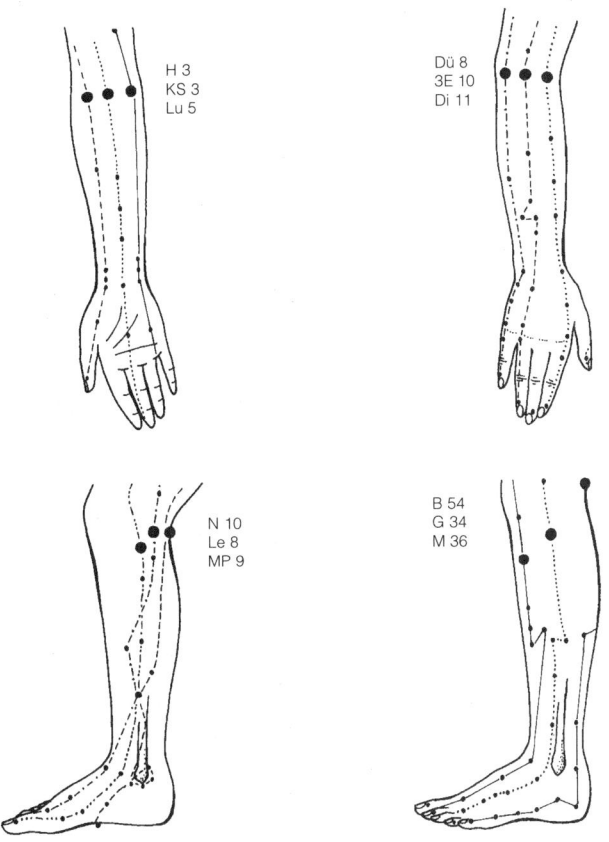

H 3
KS 3
Lu 5

Dü 8
3E 10
Di 11

N 10
Le 8
MP 9

B 54
G 34
M 36

**Untere Ho-Punkte der
Yang-Meridiane**

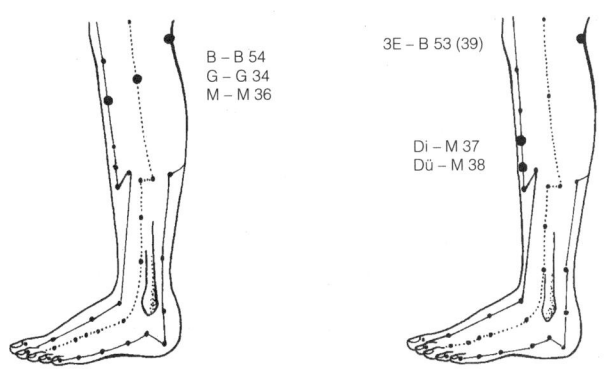

B – B 54
G – G 34
M – M 36

3E – B 53 (39)

Di – M 37
Dü – M 38

**Graphik 10:
Ho-Punkte**

Alle Tonisierungs- und Sedativpunkte liegen jeweils auf ihrem Meridian. Sie gehören zu den antiken Punkten und finden sich daher zwischen den Fingern und Ellbogen oder Zehen und Knien. Diesen Punkten wird eine tonisierende oder sedierende Wirkung zugeschrieben; s. o. Tonisiert oder sediert wird heute v. a. mittels Variation der Reizart und der Reizstärke. Jedenfalls sind sie alle auch sonst sehr wirksame Punkte, die oft auch noch andere Funktionen haben (KS 7 und H 7 sind Sedativ- und Quellpunkte, Dü 3 ist ein Tonisierungs- und ein Kardinalpunkt).

Die ihnen zugeschriebene Wirkung haben sie insbesondere zu ganz bestimmten Zeiten, aber leider nicht zu den uns bekannten Maximalzeiten. Alle 10 Jahre erscheint in China ein Kalender, der die aktuellen Zeiten für diese Spezialakupunktur ausweist. Dieser Kalender ist uns kaum zugänglich.

Wer daran interessiert ist, kann das Gedankenspiel der Berechnung der Tonisierungs- und Sedativpunkte nachvollziehen.

So berechnen Sie die Tonisierungs- und Sedativpunkte:

Jedem Meridian ist bekanntlich ein Element (5-Elemente-Lehre) zugeordnet. Jedem antiken Punkt ist ebenfalls eines der 5 Elemente zugeordnet, und zwar sind sie so angeordnet, daß sie von distal (Akren) nach proximal (Ellbogen oder Knie) die Reihenfolge der Förderung (Mutter/Sohn-Regel) einhalten. Nur leider fängt die Reihe bei den Yin-Meridianen an den Akren mit der Zuordnung des 1. Punktes (Jing) zu Holz, bei den Yang-Meridianen zu Metall an.

Mnemotechnik:

■ beim „weichen" Yin beginnt's mit weichem Holz,

■ beim „harten" Yang beginnt's mit hartem Metall.

ZUORDNUNG DER ANTIKEN PUNKTE ZU DEN 5 ELEMENTEN				
Antiker Punkt	**Element Yin-Meridian**	**Yin-Meridian**	**Element Yang-Medridian**	**Yang-Meridian**
1. Jing	Holz	Le	Metall	Di
2. Yin	Feuer	H	Wasser	B
3. Shu	Erde	MP	Holz	G
4. Jing	Metall	Lu	Feuer	Dü
5. He	Wasser	N	Erde	M

Nun hat natürlich jeder Meridian einen Punkt, der seinem eigenen Element zugehört, dieser Punkt heißt Ben-Punkt. Der Tonisierungspunkt ensprecht dem Element der „Mutter", also des Förderers, der Sedativpunkt dem Element des „Sohnes", also des Schwächenden. Am einfachsten ist es, sich zu überlegen, welches der Ben-Punkt ist; der Tonisierungspunkt liegt nämlich immer „vor", der Sedativpunkt „hinter" dem Ben-Punkt. Warum die Anführungszeichen? Weil auch die 5 antiken Punkte mit ihren Elementen in die Energiekreislaufvorstellung eingebunden sind, folgt auf den Punkt beim Ellbogen wieder der Punkt an den Akren.

Nehmen wir als Beispiel den Herzmeridian: Dem Herzen entspricht das Element „Feuer". Die Mutter des Feuers ist das Element „Holz". Der Tonisierungspunkt des Herzmeridians muß also jener antike Punkt sein, der dem Holz zugeordnet ist. Herz ist ein Yin-Meridian. Dem Holz entspricht bei den Yin-Meridianen der 1. antike Punkt, also der den Akren am nächsten gelegene. Das ist in unserem Fall H 9.

Einfacher: Ben-Punkt von H gehört zum Feuer, ist daher der 2. antike Punkt H 8; also muß der Tonisierungspunkt vorher kommen – H 9, und der Sedativpunkt nachher – also H 7.

Ein anderes Beispiel: Gesucht wird der Tonisierungspunkt der Gallenblase. Der Gallenblase entspricht das Element „Holz". Der Tonisierungspunkt ist dem Element der Mutter zugeordnet, das ist in unserem Fall „Wasser". Bei den Yang-Meridianen entspricht der 2. Punkt von den Akren dem Element „Wasser", also muß der Tonisierungspunkt der Gallenblase G 43 sein.

Einfacher: Ben-Punkt von G (Element Holz) ist der 3. antike Punkt G 42, Tonisierungspunkt muß daher der vorhergehende antike Punkt G 43 sein, Sedativpunkt der 4. antike Punkt – den muß man nachschauen, es ist G 38.

DIE ANTIKEN PUNKTE DER EINZELNEN MERIDIANE											
1. Jing	H 9	Dü 1	B 67	N 1	KS 9	3E 1	G 44	Le 1	Lu 11	Di 1	M 45	MP 1
2. Ying	H 8	Dü 2	B 66	N 2	KS 8	3E 2	G 43	Le 2	Lu 10	Di 2	M 44	MP 2
3. Shu	H 7	Dü 3	B 65	N 3	KS 7	3E 3	G 41!	Le 3	Lu 9	Di 3	M 43	MP 3
4. Jing	H 4	Dü 5	B 60	N 7	KS 5	3E 6	G 38	Le 4	Lu 8	Di 5	M 41	MP 5
5. He	H 3	Dü 8	B 54	N 10	KS 3	3E 10	G 34	LE 8	Lu 5	Di 11	M 36	MP 9

Wenn man's durchschaut hat, ist das System ja ganz einfach; nur vergißt man natürlich die Berechnungsmethode genauso schnell wie die 24 Tonisierungs- und Sedativpunkte. Die Frage ist, wie wichtig sie für uns sind. Siehe Übersichtstabelle S. 60.

1.2.5 Meisterpunkte

Meisterpunkte sind Punkte, die wegen ihrer umfassenden Wirkung als solche bezeichnet werden.

Meisterpunkte im engeren Sinn. Europäische Zusammenstellungen

Diese Zusammenstellungen von besonders wirksamen Punkten entstanden aus dem Bedürfnis, die Akupunktur dem europäisch-schulmedizinischen Denken anzugleichen. Die Akupunktur wird hier ähnlich gehandhabt wie die westliche Medizin: hier westliche Diagnose – da das Rezept für eine Punktekombination. Dieses Prinzip widerspricht zwar den Regeln der TCM, hat aber den Vorteil, daß es in der Praxis funktioniert und für den Schulmediziner am Anfang seiner Akupunkturkarriere leicht verständlich ist. Siehe Regelkreise nach Bischko/Meng auf S. 299.

BEISPIELE FÜR MEISTERPUNKTE

H 3   Depression

Dü 3   Spasmen, Schleimhaut

B 21   Magen

B 31   Klimakterium

B 38   Haematopoese

B 54   Hautkrankheiten

B 60   alle Schmerzen

B 62	zusammen mit N 6 Schlaflosigkeit
N 6	zusammen mit B 62 Schlaflosigkeit
KS 6	Erbrechen, Übelkeit
3E 4	vasomotorischer Kopfschmerz
3E 5	Rheuma
3E 15	Wetterfühligkeit, Hygrometer!, Arme
G 30	Ischias und Paresen der Beine
G 34	Muskulatur
G 41	große Gelenke
Le 14	Nausea
Lu 7	alles Geschehen im Thorax
Lu 9	Gefäßkrankheiten, Arrhythmien
Lu 11	Halskrankheiten
Di 1	Zahnschmerzen
Di 3, 4	Akne
Di 11	Paresen obere Extremität
Di 15	obere Extremität
M 36	Hyper-/Hypotonie, Hormonhaushalt, Magen-Darmtrakt Psyche – „göttlicher Gleichmut", „großer Heiler der Füße und Knie"
MP 4	alle Durchfälle
MP 5	bindegewebige Schwäche
MP 9	weibliche Genitale, Mictio
KG 6	Schwindel, Energie
LG 4	Sexualpunkt
LG 13	Erschöpfungen
LG 20	geistige Erschöpfung, Konzentrationsschwäche

EUROPÄISCHE PUNKTESAMMLUNGEN NACH INDIKATIONENI

Stoffwechselpunkte: wirken erfahrungsgemäß auf den Stoffwechsel und sind bei dermatologischen und allergischen Krankheiten, auch Asthma bronchiale, wirksam. Selbstverständlich wird man niemals blindlings alle 8 Stoffwechselpunkte in einem Programm verwenden, sondern sorgfältig auswählen, welche Punkte sozusagen passen – auf Grund ihrer Lokalisation oder ihrer spezifischen Organindikation: z. B. B 54, wenn in der Kniekehle Ekzemherde sind, oder Le 13 bei pankreasbedingten Stoffwechselstörungen.
Di 2, 3, 4, N 2, 6, Le 13, B 54, B 58,
Schleimhautpunkte: Di 4, Dü 3,
spasmolytisch wirksame Punkte: Le 2, 3, Dü 3 sowie
hormonelle Punkte: B 31, LG 4, KG 3, 4, 5, 6, G 3, N 11

Chinesische Meisterpunkte

Unter diesem Titel fassen wir hier Gruppen von Punkten zusammen, die gleichzeitig auf mehrere Meridiane oder auf ganze Organsysteme wirken.

KARDINALPUNKTE: „CONFLUENTIAL POINTS"

Genaueres über die Kardinalpunkte und ihre Besonderheiten lesen Sie im Kapitel über die Wundermeridiane. Vorweg nur soviel: Ihre besondere Wirkung besteht in der Einschaltung der „Wundermeridiane". Sie stellen die Verbindung zwischen mehreren Meridianen her.

Besonders wirksam ist der paarweise Einsatz von Wundermeridianen, wobei ein Paar stets aus je 2 Yang- oder aus 2 Yin-Wundermeridianen besteht.

Die Wirkung der Akupunktur mit Kardinalpunkten ist eine dreifache:

- Wirkung des einschaltenden Meridianpunktes
- Wirkung der benützten Meridiane
- Wirkung der zugehörenden Partner (z. B. Yin/Yang-Regel)

Für den Anfänger: Nicht am Anfang oder am Ende stechen!
Indikation: Multimorbidität
Lokalisation: Zwischen Finger/Zehen-Grundgelenken mit distalem Unterarm/Unterschenkel-Bereich.

Kardinalp.	Regul. Meridian	Außerordentl. Meridian	Indikation Region
Dü 3	Dü + H	LG	ZNS, Insult; Lende; Nacken,
B 62	B + N	Yanqiao Mai	Schulter, Rücken, innerer Lidwinkel
3E 5	3E	Yangwei Mai	Anfall, Muskel, Gelenke; Flanke,
G 41	G + Le	Dai Mai	retroaurikulär, Wange, äußerer Lidwinkel
KS 6	KS	Yinwei Mai	Blut, Luft, vorne, Herz als Organ,
MP 4	MP + M	Chong Mai	Thorax, Magen
Lu 7	Lu	Ren Mai = KG	Brust, Thorax, Hals, Lunge, Uro-
N 6	N	Yinqiao Mai	genitale

DIE ACHT EINFLUSSREICHEN PUNKTE – „INFLUENTIAL POINTS"

Sie wirken auf Organsysteme.

System	Punkt	Beispiel
Vollorgane (Zang)	Le 13	Milzschwäche
Hohlorgane (Fu)	KG 12	Erbrechen, Diarrhoe
Atmungsorgane	KG 17	Husten, Asthma
Blut	B 17	Hämatemesis, Anämie
Muskeln, Sehnen	G 34	Muskelatrophie
Blutgefäße	Lu 9	Hypotonie
Knochen	B 11	Gelenksschmerzen
Mark	G 39	Apoplexie

GRUPPEN LO-PUNKTE beeinflussen mehrere Meridiane gleichzeitig.

KS 5: *Jian Shi*
„Der Zwischengesandte"

3 Cun proximal der distalsten Handgelenksfurche zwischen den Sehnen des Flexor carpi radialis und des M. palmaris longus

3E 8: *San Yang Lo*
„Lo der 3 Yang des Armes"

4 Cun (1 HB) oberhalb der Handgelenksfalte, zwischen Ulna und Radius

MP 6: *San Yin Jiao*
„Treffpunkt der 3 Yin des Beines"

3 Cun proximal der Spitze des medialen Knöchels am Hinterrand der Tibia

G 39: *Xuan Zhong*
„Aufgehängte Glocke"

3 Cun oberhalb des Außenknöchels, am Hinterrand der Fibula

1.2.6 Übersichtstabelle über besondere Meridianpunkte

BESONDERE MERIDIANPUNKTE					
Meridian	**H**	**Dü**	**B**	**N**	**KS**	**3E**

Meridian	H	Dü	B	N	KS	3E
Tonisierungspunkt	H 9	Dü 3	B 67	N 7	KS 9	3E 3
Sedativpunkt	H 7	Dü 8	B 65	N 1*	KS 7	3E 10
Quellpunkt	H 7	Dü 4	B 64	N 3	KS 7	3E 4
Durchgangspunkt	H 5	Dü 7	B 58	N 4	KS 6	3E 5
Zustimmungspunkt	B 15	B 27	B 28	B 23	B 14	B 22
Alarmpunkt	KG 14	KG 14	KG 3	G 25	KS 1 N 11	KG 5 KG 7 KG 12 KG 17
Kardinalpunkt	–	Dü 3	B 62	N 6	KS 6	3E 5
Xi-Punkt	H 6	Dü 6	B 63	N 5	KS 4	3E 7
Stoffwechselpunkt	–	–	B 54 B 58	N 2* N 6	–	–

Meridian	G	Le	Lu	Di	M	MP
Tonisierungspunkt	G 43	Le 8	Lu 9	Di 11	M 41	MP 2
Sedativpunkt	G 38	Le 2	Lu 5	Di 2**	M 45	MP 5
Quellpunkt	G 40	Le 3	Lu 9	Di 4	M 42	MP 3
Durchgangspunkt	G 37	Le 5	Lu 7	Di 6	M 40	MP 4
Zustimmungspunkt	B 19	B 18	B 13	B 25	B 21	B 20
Alarmpunkt	G 23 G 24	Le 14	Lu 1	M 25	KG 12	Le 13
Kardinalpunkt	G 41	–	Lu 7	–	–	MP 4
Xi-Punkt	G 36	Le 6	Lu 6	Di 7	M 34	MP 8
Stoffwechselpunkt	–	Le 13	–	Di 2 Di 3** Di 4	–	Le 13

* lt. Bischko sind N 1 und N 2 Sedativpunkte
** lt. Bischko sind Di 2 und Di 3 Sedativpunkte

2 PUNKTE AUSSERHALB DES MERIDIANSYSTEMS (PaM)

Sie werden in einem eigenen Kapitel abgehandelt. Siehe S. 224.

3 NEUE PUNKTE

Siehe Seite 224.

4 SOMATOTOPIEN

Wohlbekannt ist die Tatsache, daß sich der gesamte menschliche Körper wie ein Homunkulus ins Ohr projiziert. Wir nützen diese Tatsache bei der Ohrakupunktur aus. Solche Projektionen des Homunkulus, wo sich Akupunkturpunkte für alle Körperregionen auf engstem Raum dem Körperschema entsprechend finden, gibt es auch in anderern Körpergegenden. Sie heißen Somatotopien und werden in verschiedensten Sonderformen der Akupunktur sowohl zur Diagnose als auch zur Therapie verwendet.

- Nasenakupunktur
- Wangenakupunktur
- Mundschleimhautakupunktur
- Handakupunktur
- Vaginalakupunktur
- Schädelakupunktur
- Fußzonenreflexmassage

MERIDIANE UND PUNKTE – TOPOGRAPHIE UND INDIKATION

1 FUNKTIONSKREIS HERZ/DÜNNDARM

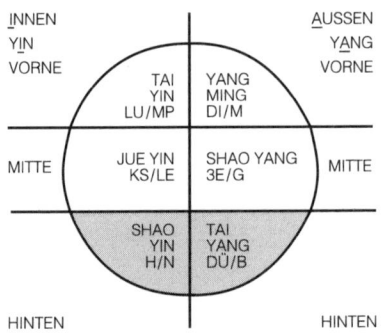

Graphik 11:
Meridianverteilung an den Extremitäten –
Energieumlauf von 12 h bis 20 h (11–19 h)
H, Dü, B, N verlaufen an den Extremitäten hinten

Hauptfunktion:

■ Westliche Medizin: Vegetativum, Herz, Kreislauf

■ TCM: Verteilen von Blut und Nährstoffen

Schicht (Ti):   Gefäßsystem, Subcutis

Vegetative Funktion: Herz-Kreislauf

Komplexe Funktion: Großhirn, Geist, Esprit, Schlaf, Sprache

Schmerzcharakter: brennend

1.1 HERZMERIDIAN

H: „Shaoyin der Hand" = Kleines Yin der Hand; 9 Punkte

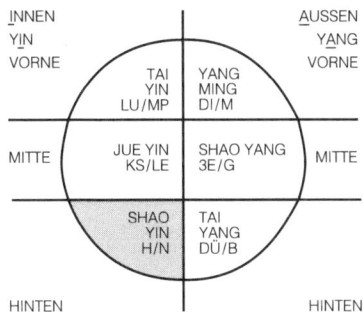

Graphik 12:
Meridianverteilung an den Extremitäten – Herzmeridian auf dem Arm

Partner:

■ gekoppelt nach der Innen/Außen-Regel (Yin/Yang): Dü

■ korrespondierend nach der Oben/Unten-Regel (Yin/Yin): N

Besondere Meridianpunkte:

Alarmpunkt:	KG 14
Zustimmungspunkt:	B 15
Durchgangspunkt (Lo-P.):	H 5 zu Dü 4
Quellpunkt:	H 7 zu Dü 7
Tonisierungspunkt:	H 9
Sedativpunkt:	H 7
Meisterpunkte:	Meng: H 3 – Depression

Zeiten: Maximalzeit: 12–14 h

Hauptindikation:

■ Bischko: Psyche

■ TCM:
a) Beschwerden im Meridianverlauf
b) Erfolgsorgan „Herz" = Herz, Kreislauf, v. a. aber „Herz" im übertragenen Sinn, also Seele, Geist und Großhirn, daher Indikation: ZNS, Großhirn, postapoplektische Zustandsbilder, Sprachstörungen, Schlaf, Hysterie. Und natürlich Schmerzen im Meridianverlauf, Kreislauf, Herz (Angina pectoris, Arrhythmie)

Die proximalen Punkte haben vorwiegend psychische, die peripheren Punkte mehr somatische Indikationen: vergleiche H 3, H 7, H 9.

Äußerer Verlauf:

Vom Thorax (H 1 in der Axilla) über den Arm ulnar, innen, hinten (H 3 neben dem medialen Ende der Ellbogenfalte); über den Unterarm ulnar und volar; über die Handgelenksfurche knapp radial vom Os pisiforme; an der Handfläche entlang der Radialseite des Os metacarpale V zum Kleinfinger, wo er im letzten Abschnitt auf die dorsale Seite dreht, zu seinem Endpunkt H 9, neben dem radialen Nagelwinkel des kleinen Fingers.

Innerer Verlauf und Verbindungen:

- Der Meridian beginnt im Herzen, von wo er durch die Lunge zu seinem 1. oberflächlichen Punkt H 1 in der Axilla verläuft.

- Innen aufsteigend vom Herzen beiderseits des Ösophagus zu den Augen.

- Absteigend durch das Zwerchfell zum Dünndarm.

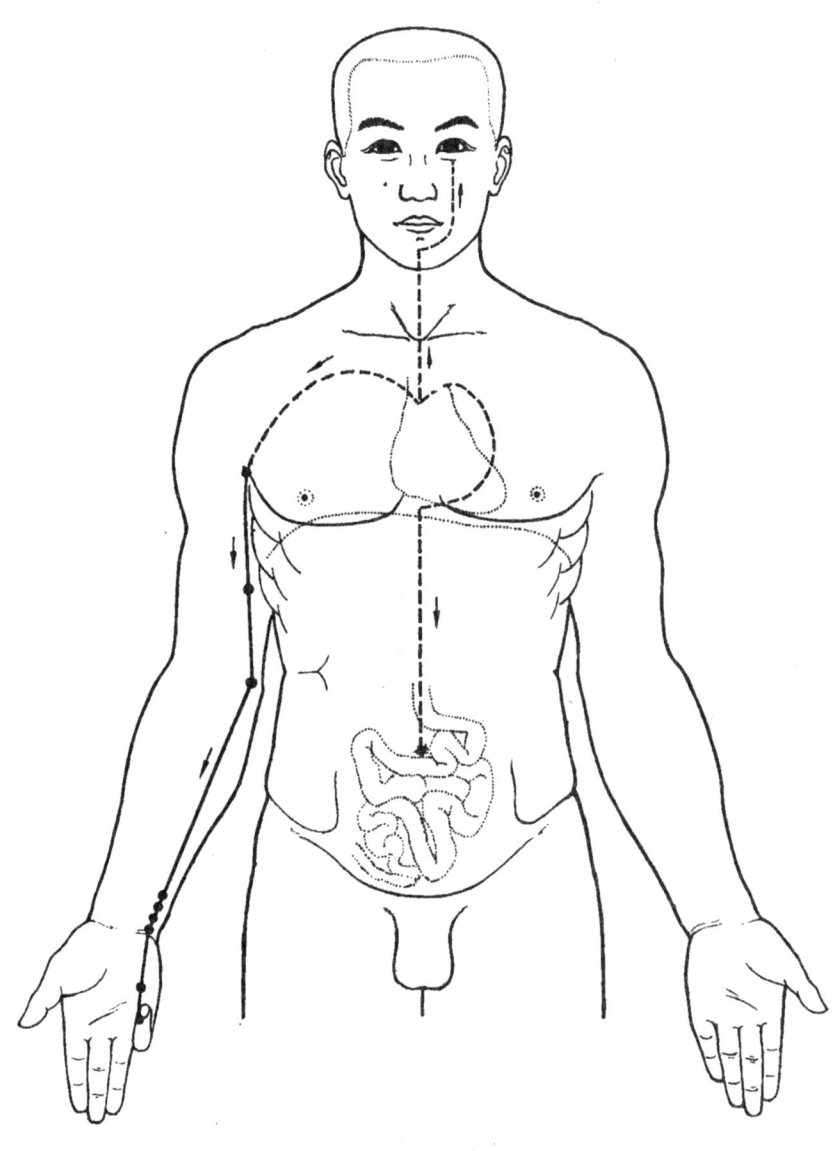

Graphik 13:
Innerer Verlauf des Herzmeridians

H 1 *Jiquian* „Tiefste Quelle" Punktur: senkrecht, 0,5–3 cm	Bi.: 3. ICR, vordere Paraxillarlinie; ch.: Mitte der Axilla, medial der A. axillaris	Schmerzen in Herz, Thorax, intercostal, Arm, Schulter, Ellbogen ev. mit Kältegefühl
H 2 *Qingling* „Junger Geist, Lebenskraft" Ying-Punkt (Quelle) Punktur: senkrecht, 0,75–1,25 cm	bei gebeugtem Ellbogen 3 Cun (4 QuF) oberhalb des medialen Endes der Ellbogenfalte (H 3)	Schmerzen präcordial, Hypochondrium, Schulter, Arm
H 3 *Shaohai* „Kleines Meer, Kleiner Stausee der Energie" Bi.: Lebensfreude Ho-Punkt Punktur: senkrecht, 1–2,5 cm	bei maximaler Armbeugung zwischen Ende der Ellbogenfalte und Epicondylus ulnaris	Tremor, parästhes. Schmerzen in Ellbogen (Epicondylitis), Händen, Vorderarmen, Thorax, Axilla, Mamma; depressive Verstimmung, Schwäche; funktionelle Herzbeschwerden
H 4 *Lingdao* „Freie Passage des Geistes" 4. antiker Punkt Punktur: senkrecht, 0,5–1 cm	1½ Cun (2 QuF) proximal der volaren Handgelenksfurche, radial der Sehne des M. flexor carpi radialis	Schmerzen, Neuralgien in Unterarm, Hand- und Ellbogengelenk; Herzschmerzen mit Übelkeit; Stottern, Sprachhemmung, Angst, Depressionszustände
H 5 *Tongli* „Verbindung mit dem Inneren" Lo-Punkt zu Dü 4 Punktur: senkrecht, 0,5–1 cm	1 Cun (1 DB) proximal von H 7	Arm, Handgelenk; Herz- u. Kreislaufstörungen, labile Hypertonie mit Angst, motorische Sprachstörungen, Augenflimmern, Angst, Schwäche, Freudlosigkeit, übergroße Selbstkritik, Prüfungsangst, Lampenfieber
H 6 *Yinxi* „Schlucht des Yin" Xi-Punkt Punktur: senkrecht, 0,5–1 cm	½ Cun (½ DB) proximal von H 7	Schmerzen Handgelenk, Herzgegend, Nachtschweiß, Angst, Depressionen (Yang-Depression = exogene Depression); Kopfschmerzen
H 7 *Shenmen* „Göttliches Tor, Pforte des Geistes/Esprits" Yuan = Quellpunkt, Sedativpunkt; 3. antiker Punkt (Shu = Strom); Punktur: senkrecht, 0,5–1 cm	ulnare Handgelenksfalte, radiale Seite des Os pisiforme	Hitzegefühl in den Palmae manus, gleichzeitig kalte Füße; Handgelenke; Herzbeschwerden, Rhythmusstörungen, Nervosität, Lampenfieber, Prüfungsangst, Depression mit Schlafstörung
H 8 *Shaofu* „Kleiner Hof" 2. antiker Punkt (Yin = Bächlein) Punktur: senkrecht, 0,5–1 cm	palmar, zwischen Metacarpale IV und V. Bei Faustschluß zeigt die Kleinfingerspitze auf H 8	rheumatische Gelenkschmerzen, brennende Handflächen, Herz, Thorax, Angst, Enuresis

H 9 *Shaochong*
„Geringer Angriffspunkt"
Tonisierungspunkt, 1. antiker Punkt (Jing = Brunnen)
Beginn des MTM des Herzmeridians
Punktur: senkrecht oder schräg, ca. 2,5 mm

neben dem radialen Nagelwinkel des kleinen Fingers

Schock, Kollaps, akuter Insult, „Leichenträgerpunkt", Hypotonie; Nervosität, Angst; Kontrakturen Arm; Thorax, Herzrhythmus, Schmerz

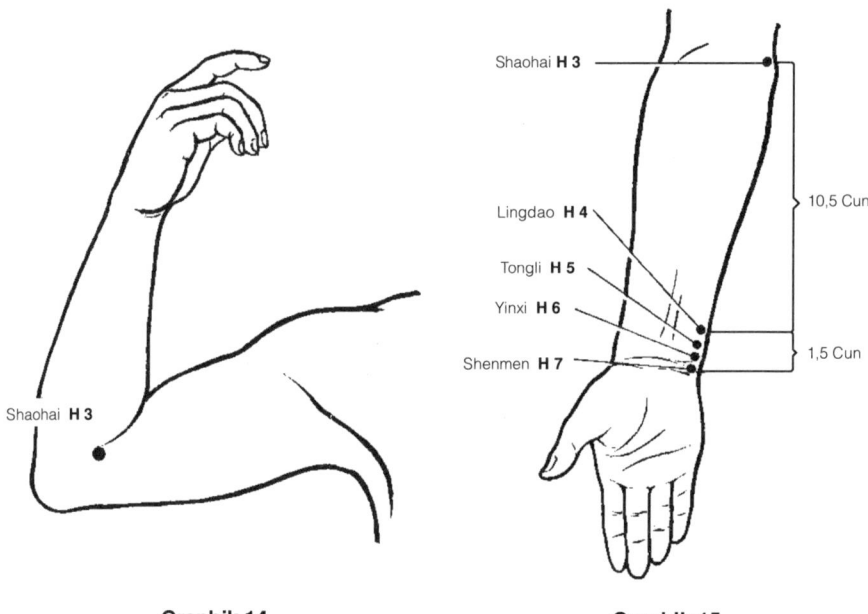

Graphik 14

Graphik 15

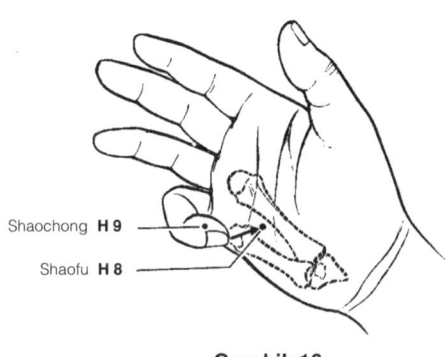

Graphik 16

1.2 DÜNNDARMMERIDIAN

Dü: „Taiyang der Hand" = Großes Yang der Hand; 19 Punkte

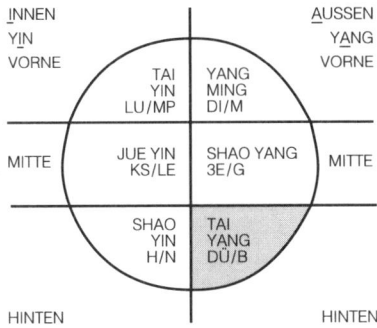

Graphik 17:
Meridianverteilung an den Extremitäten – Dünndarmmeridian auf dem Arm

Partner:

■ gekoppelt nach der Innen/Außen-Regel (Yin/Yang): H

■ korrespondierend nach der Oben/Unten-Regel (Yang/Yang): B

Besondere Meridianpunkte:

Alarmpunkt:	KG 4
Zustimmungspunkt:	B 27
Durchgangspunkt (Lo-P.):	Dü 7 zu H 7
Quellpunkt:	Dü 4
Kardinalpunkt:	Dü 3 eröffnet LG
Tonisierungspunkt:	Dü 3
Sedativpunkt:	Dü 8
Reunionspunkte:	Dü 10 mit Yangwei Mai und Yangqiao Mai
	Dü 12 mit Di, 3E und G
	Dü 17 mit G
	Dü 18 mit 3E, Sekundärgefäß zu B
	Dü 19 mit 3E und G
Meisterpunkte:	Dü 3 – Spasmen, Schleimhaut
Kreuzungspunkte:	Bischko: Dü 15 = 3E 16 = G 21

Zeiten: Maximalzeit: 14–16 h

Hauptindikation:

■ Bischko: Spasmolyse

■ TCM:
a) alle Beschwerden im Meridianverlauf: Schmerzen, Paresen, Parästhesien im Bereich von Arm, Wangen-, Zahn- und Ohren
b) Thorax, Mamma: besonders die peripheren Punkte sind wirksam bei Intercostalneuralgie, Mastitis, Lactationsbeschwerden
c) Schleimhaut:
– Respirationstrakt, Hals
– Auge: Conjunctivitis, Chalacion, Gerstenkorn etc.

d) spasmolytisch
e) Ohr: Taubheit, Tinnitus, Hörsturz
f) Verdauungsapparat: Übelkeit, Obstipation, Diarrhoe
g) Psyche
h) Fieber

Äußerer Verlauf:

Von der Hand – Dü 1 neben ulnarem Kleinfingernagelwinkel über den Arm außen, an der Hand ulnar („Grenze zwischen weißem und rotem Fleisch") entlang des kleinen Fingers, Handgelenk, Proc. styl. ulnae: ulnar-dorsal aufwärts über die Olecranonrinne (Dü 8) den Arm aufwärts, über hintere Achselfalte (Dü 9) aufwärts bis unmittelbar unterhalb des Acromions (Dü 10); von hier eine Zacke nach caudal und medial in die Mitte der Fossa infraspinata der Scapula (Dü 11). Wieder aufwärts zur lateralen Halspartie, wo Dü 15 in der Gegend des Trapeziusknicks sehr nahe an die Punkte 3E 16 und G 21 herankommt (lt. Bischko identisch). Laterale Halspartie, Wange (DÜ 18). Endpunkt: Dü 19 vor dem Ohrläppchen.

Innerer Verlauf und Verbindungen:

- Verbindung zu LG 13 Bi = LG 14 ch, von dort in die Fossa supraclavicularis, zum Herzen, durch das Zwerchfell zum Magen und zu seinem zugehörigen Organ Dünndarm.

- Von der Fossa supraclavicularis (M 12) aufsteigend Teilung im Wangenbereich in 2 Äste:
  a) zum lateralen Augenwinkel und zum Innenohr.
  b) Wange (Dü 18), entlang der Nase zum medialen Lidwinkel (B 1) – Verbindung mit dem Blasenmeridian.

DIE PUNKTE DES DÜNNDARMMERIDIANS

Dü 1 *Shaoze* „Kleiner Teich, Sumpf" Beginn des MTM Jing-Punkt (Brunnen) Punktur: senkrecht, 2 mm	neben dem ulnaren Nagelwinkel des Kleinfingers	Torticollis, Scapula; Salivation; Auge; Halsschmerzen; Mamma
Dü 2 *Qiangu* „Vorderes Tal" Ying-Punkt (Quelle) Punktur: senkrecht, 0,75–1,25 cm	bei lockerer Faust proximal über dem Metacarpophalangealgelenk V	taube Finger, Fieber, Tinnitus, Kopfschmerzen
Dü 3 *Houxi* „Hintere Talmulde, hintere Schlucht" Kardinalpunkt (LG), Tonisierungspunkt, Shu-Punkt (Strom) Punktur: Richtung Handfläche, 1–1,75 cm	hinter dem Ende der Falte, die sich bei Faustschluß an der Außenseite der Hand über dem Metacarpophalangealgelenk bildet (Handtellerquerfalte)	Schmerzen, Krämpfe, Kontrakturen, Neuralgien Finger, Hand, Arm, Schulter, Thorax (Intercostalneuralgie, obere BWS!); Auge, Ohr, Zustände nach Apoplexie und Poliomyelitis; Epilepsie, Krämpfe, Tremor, Scheitelkopfschmerz, Depression

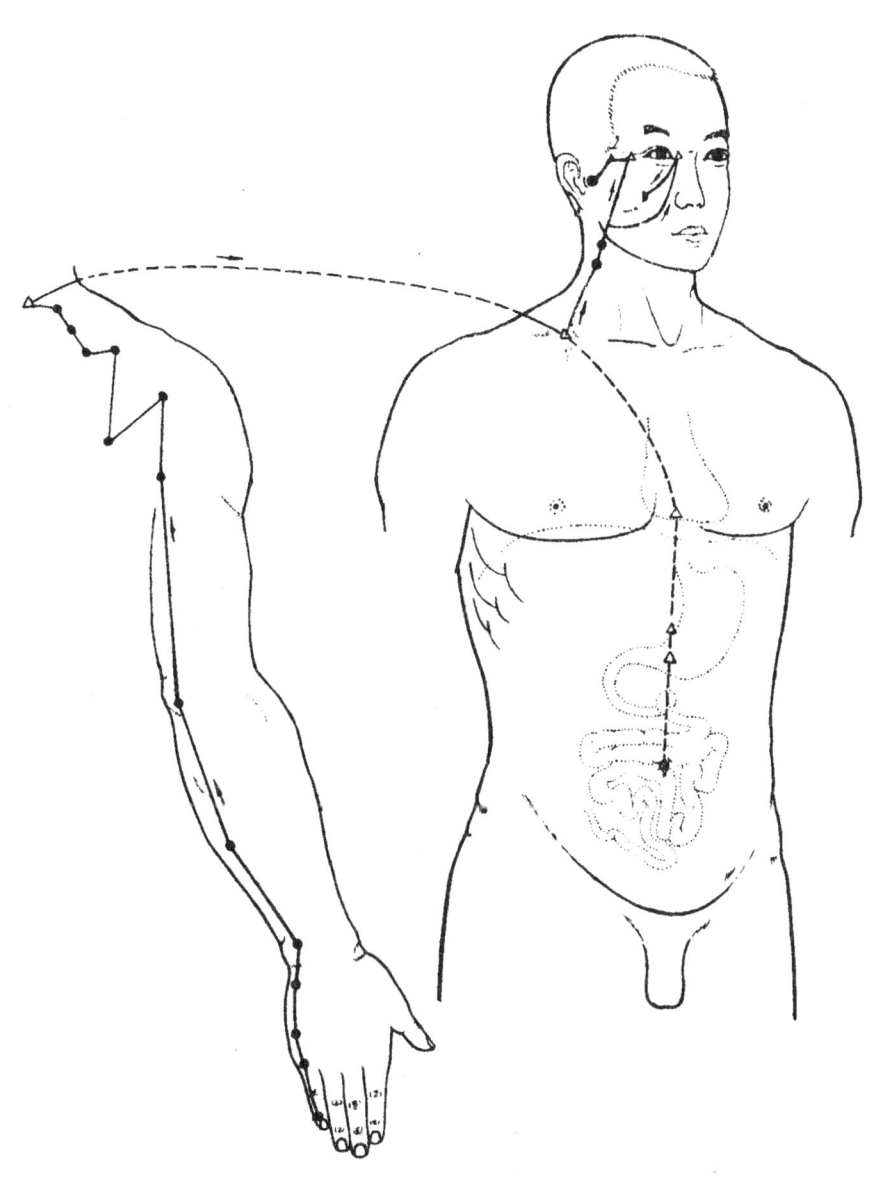

Graphik 18:
Innerer Verlauf des Dünndarmmeridians

Dü 4 *Wangu* „Handgelenksknochen" Quellpunkt Punktur: senkrecht, 0,5–1 cm	Ulnarseite der Hand, Über- gang von rotem zu weißem Fleisch, an der Basis des Os metacarpale V/Gelenks- spalt zum Os hamatum	Schmerzen, Entzündungen, Arthralgien, Schwäche der oberen Extremität; Schreib- krampf; Kopf- und Augen- schmerzen, ständiger Tränen- fluß; Tinnitus; Brechreiz, Chole- cystopathien; Fieber
Dü 5 *Yanggu* „Yang-Tal, Sonnental" Jing-Punkt (Fluß) Punktur: senkrecht, 0,5–1 cm	ulnare Seite der Handge- lenksfurche, distal vom Pro- cessus styloides ulnae, pro- ximal vom Os triquetrum	Schwellungen, Schmerzen Au- ßenseite von Arm und Hand nach Gipsabnahme; Schulter, Nacken, Thoraxseite; Kiefer, Submandibularregion; Tinni- tus, Schwerhörigkeit, Fieber; Übererregbarkeit während Krankheitsverlauf
Dü 6 *Yanglao* „Pflege des Alters, zufriede- nes Alter" Xi-Punkt Punktur: senkrecht, ca. 1 cm	in einer Vertiefung knapp proximal und radial des Pro- cessus styloides ulnae	obere Extremität, Schulter– Nacken, wenn der Arm nicht gehoben werden kann; Hemi- plegie, Lumbago; unscharfes Sehen
Dü 7 *Zhizheng* „Mitte des Armes" Durchgangspunkt Punktur: senkrecht, 1–2 cm	dorsolateral auf dem Unter- arm, 5 Cun (6½ QuF) proxi- mal von Dü 5; auf einer ge- dachten Verbindungslinie zwischen Dü 5 und Dü 8	Faustschluß nicht möglich durch Fingerschmerzen; Nak- ken, Ellbogen; Fieber mit Durst; Auge; Darmkoliken, spastische Obstipation, Diar- rhoe; Psychosoma: Neurasthe- nie (Sexualneurose), Reizbar- keit, depressive Verstimmung, Tachycardieneigung
Dü 8 *Xiaohai* „Kleines Meer" Sedativpunkt, Ho-Punkt Punktur: senkrecht, 1 cm	bei gebeugtem Ellbogen in der Mulde zwischen Olecra- non ulnae und Epicondylus humeri, ½ Cun (1 Kleinfin- gerbreite) von der Olecra- nonspitze entfernt	Epicondylitis, dorsolateral Nak- ken, Schulter, Arm; Wangen- schwellung, Zahnschmerzen mit Gingivitis; Fieber mit Kälte- gefühl, verschwommenes Se- hen, Trismus, Epilepsie, Kon- vulsionen; Spasmen, Schmer- zen im Unterbauch; Geistes- krankheiten
Dü 9 *Jianzhen* „Schulterbewegung" Punktur: senkrecht, 1–2,5 cm	1 Cun (1 DB) oberhalb des Endes der Achselfalte, bei herabhängendem Arm	dorsale Schulterschmerzen („Schürzenbandpunkt"); Tinni- tus, Schwerhörigkeit
Dü 10 *Naoshu* „Schulterpunkt" Reunionspunkt mit Yang- qiao Mai und Yangwei Mai Punktur: senkrecht, 1–2 cm	am Unterrand der Spina scapulae, senkrecht ober- halb von Dü 9	Schmerzen, Schwäche in Schulter, Arm, Nacken; Augen- und Kopfschmerzen, ophthal- mische Migräne, Schreib- krampf
Dü 11 *Tianzong* „Göttliches Prinzip, Himmli- sche Ahnen" (= Name eines Sternes) Punktur: senkrecht, 1–2 cm	in der Mitte der Fossa infra- spinata, auf Höhe des 5. BWD; bildet mit Dü 9 und Dü 10 ein gleichseitiges Dreieck	Schmerzen Nacken, Schulter, Arm, Wange, Kinn; Mamma prämenstruell, Stillperiode, mangelhafte Lactation

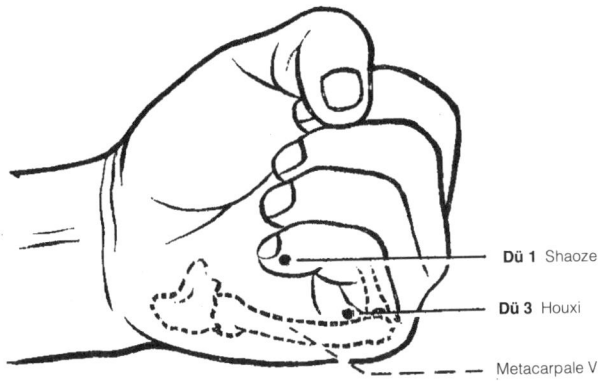

Dü 1 Shaoze

Dü 3 Houxi

Metacarpale V

Graphik 19

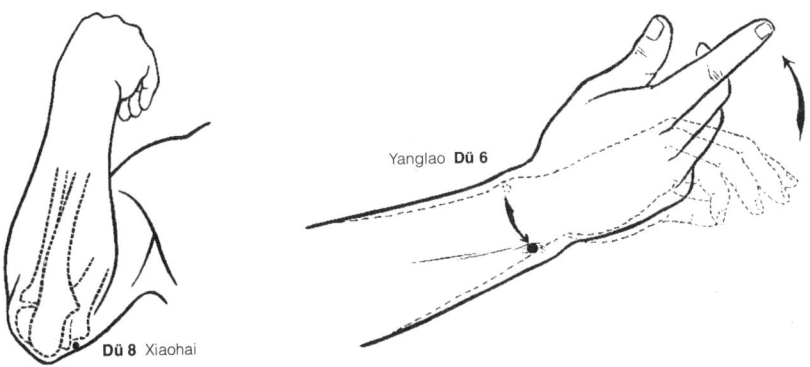

Yanglao **Dü 6**

Dü 8 Xiaohai

Graphik 20

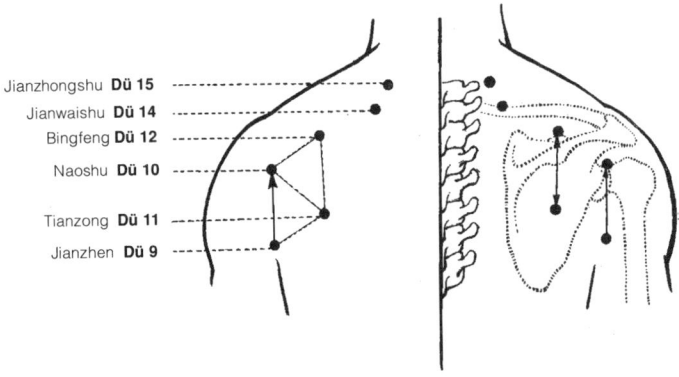

Jianzhongshu **Dü 15**

Jianwaishu **Dü 14**

Bingfeng **Dü 12**

Naoshu **Dü 10**

Tianzong **Dü 11**

Jianzhen **Dü 9**

Graphik 21

Dü 12 *Bingfeng* „Empfang des Windes" (= Name eines Sternes) Reunionspunkt mit Di, 3E, G Punktur: senkrecht, 1–1,5 cm	Mitte der Fossa suprascapu- laris	Spezialpunkt bei Schulter- schmerzen, die das Armhe- ben behindern
Dü 13 *Quyuan* „Biegung der Mauer" (= Name eines Sternes) Punktur: senkrecht, 1 cm	im medialen Anteil der Fos- sa supraspinata, wo die Spi- na scapulae eine Krüm- mung aufweist (Name!); in der Mitte zwischen Dü 10 (am Unterrand der Scapula, senkrecht über der Achsel- falte) und 2. BWD	Schmerzen, Verspannungen, Kontrakturen im Schulterbe- reich, Kältegefühl
Dü 14 *Jianwaishu* „Äußerer Zustimmungs- punkt der Schulter" Punktur: schräg, 1–1,5 cm	obere Scapula-Region; 3 Cun (4 QuF) lateral des 1. BWD	Schulter, Nacken
Dü 15 *Jianzhongshu* „Schultermitte" Zustimmungspunkt für die mittlere Schulterregion, lt. Bischko Kreuzungspunkt mit 3E 16 und G 21 Punktur: schräg, 0,75–1,75 cm	2 Cun (2 DB) lateral vom 7. Halswirbel-DFS	Nacken, Schulter, Rücken; Bronchitis, Asthma bronchiale; verschwommenes Sehen, Tin- nitus, Halsschmerzen
Dü 16 *Tianchuang* „Himmelsfenster" Punktur: senkrecht, 0,75–1,75 cm	am Hinterrand des M. ster- nocleidomastoideus, in Hö- he Oberrand des Schild- knorpels, in gleicher Höhe Di 18 und M 9; hinter und et- was unter dem Kieferwinkel	Nacken-, Schulterschmerzen, Torticollis; Trismus; Wangen- schwellung – Lymphgefäße! Angina; motorische Aphasie; Hörsturz
Dü 17 *Tianzong* „Himmelsanlitz" Reunionspunkt mit G Punktur: senkrecht, 0,75–1,75 cm	hinter dem Unterkieferwin- kel, am Vorderrand des M. sternocleidomastoideus un- ter dem Ohrläppchen	Pharynx/Larynx-Raum: Angi- na, Tonsillarabszesse, Pharyn- gitis, Laryngitis, Lympadenitis cervicalis (Lymphgefäße!), Trismus, Globusgefühl; Taub- heit, Tinnitus
Dü 18 *Quanliao* „Grube des Backenkno- chens" Reunionspunkt mit 3E, Se- kundärgefäß zu B 1, Meister- punkt Trismus Punktur: senkrecht, 1–2 cm	am Vorderrand des M. mas- seter am Schnittpunkt einer Vertikalen durch den äuße- ren Augenwinkel mit dem Unterrand des Jochbeins: Zähne zusammenbeißen oder Mund weit aufmachen lassen	Ankylostoma, Sinusitis maxilla- ris, V/2-Neuralgie, Facialispa- rese, Tic, Zahnschmerzen Oberkiefer, Lidzucken
Dü 19 *Tinggong* „Palast des Gehörs" Reunionspunkt mit G und 3E Punktur: senkrecht, 1–2 cm	bei leicht geöffnetem Mund Grübchen zwischen Tragus und Kiefergelenk	alle Otitiden, Hypakusis, Tinni- tus; Laryngitis; Arthritis des Kiefergelenkes; Ohr!

2 FUNKTIONSKREIS BLASE/NIERE

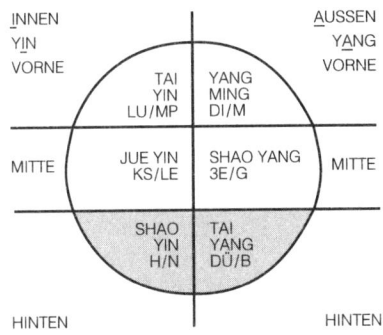

Graphik 22:
Meridianverteilung an den Extremitäten – Energieumlauf von 12 bis 20 h (11–19 h)
H, Dü, B, N verlaufen an den Extremitäten hinten

Hauptfunktion:

■ Westliche Medizin: Ausscheidung

■ TCM: Basis der Konstitution, Lebenskraft, Vitalität, Sexualität, Aktivität; Wasserhaushalt, Ohr, Knochen, Knochen- und Rückenmark, Zähne

Schicht (Ti):	Knochen
Vegetative Funktion:	Einatmen, drei untere Öffnungen, d. h. Pforten für Ausscheidung und Genitale
Willkürliche Funktion:	willkürliche Bewegung
Komplexe Funktion:	Aktivität
Schmerzcharakter:	Kältegefühl, -empfindung, -angst

2.1 BLASENMERIDIAN

B: „Taiyang des Fußes" = Großes Yang des Fußes; 67 Punkte

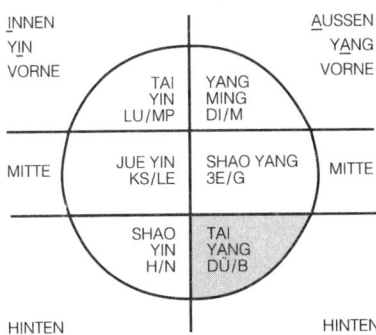

Graphik 23:
Meridianverteilung an den Extremitäten – Blasenmeridian auf dem Bein

Partner:

- gekoppelt nach der Innen/Außen-Regel (Yin/Yang): N
- korrespondierend nach der Oben/Unten-Regel (Yang/Yang): Dü

Besondere Meridianpunkte:

Alarmpunkt:	KG 3
Zustimmungspunkt	B 28
Durchgangspunkt (Lo-P.):	B 58
Quellpunkt:	B 64
Kardinalpunkt:	B 62
Tonisierungspunkt:	B 67
Sedativpunkt:	B 65
Stoffwechselpunkt:	B 54, B 58 (lt. Bi)
Reunionspunkte:	nach Zeitler: B 1 mit Dü, M,
	Yinqiao Mai, Yangqiao Mai
	B 11 mit LG, Dü, 3E (Knochen, Rheuma)
	B 12 mit LG
	B 31 mit G 30
	B 36 (41) mit Dü
	B 63 mit Yangwei Mai
Meisterpunkte:	B 31 – Klimakterium
	B 38 – Haematopoese
	B 54 – Hautkrankheiten
	B 60 – alle Schmerzen
	B 62 + N 6 – Schlaflosigkeit
	B 21 – Magen

Hauptfunktion:

- Bischko: Ausscheidungsmeridian
- TCM: Toxinausscheidung, Schmerzen im Meridianverlauf

Hauptindikation:

Man denke an den Meridianverlauf und an die Zustimmungspunkte: Auge, Kopf, Nacken, Rücken, Lende, Extremitäten; chronische Erkrankungen der Yin-Organe (Zustimmungspunkte auf Blasenmeridian plus Quellpunkt entsprechend dem erkrankten Yin-Organ).

Äußerer Verlauf:

Vom nasalen Augenwinkel über Stirn, Schädel (2 QuF neben der Medianen), Nacken, Rücken (2 Bahnen, 2 und 4 QuF lateral der Medianen), Mitte der Glutealfalte. Auf dem Bein verläuft er als hinterster Meridian gerade abwärts, durch die Mitte der Fossa poplitea (B 54 Bi/B 40 ch.) weiter gerade abwärts bis zum Winkel zwischen den beiden Gastrocnemiusköpfen (B 57); dort leichter Knick nach außen (fibular) – B 58 liegt am Außenrand des M. gastrocnemius, von dort gerade abwärts zum Knöchel – B 60 liegt zwischen Malleolus externus und Achillessehne; weiter abwärts bis zur Grenze zwischen rotem und weißem Fleisch, entlang der er am Außenrand des Fußes entlang des Calcaneus, der Fußwurzel und des Metatarsale V verläuft, um am fibularen Nagelwinkel der kleinen Zehe mit B 67 zu enden.

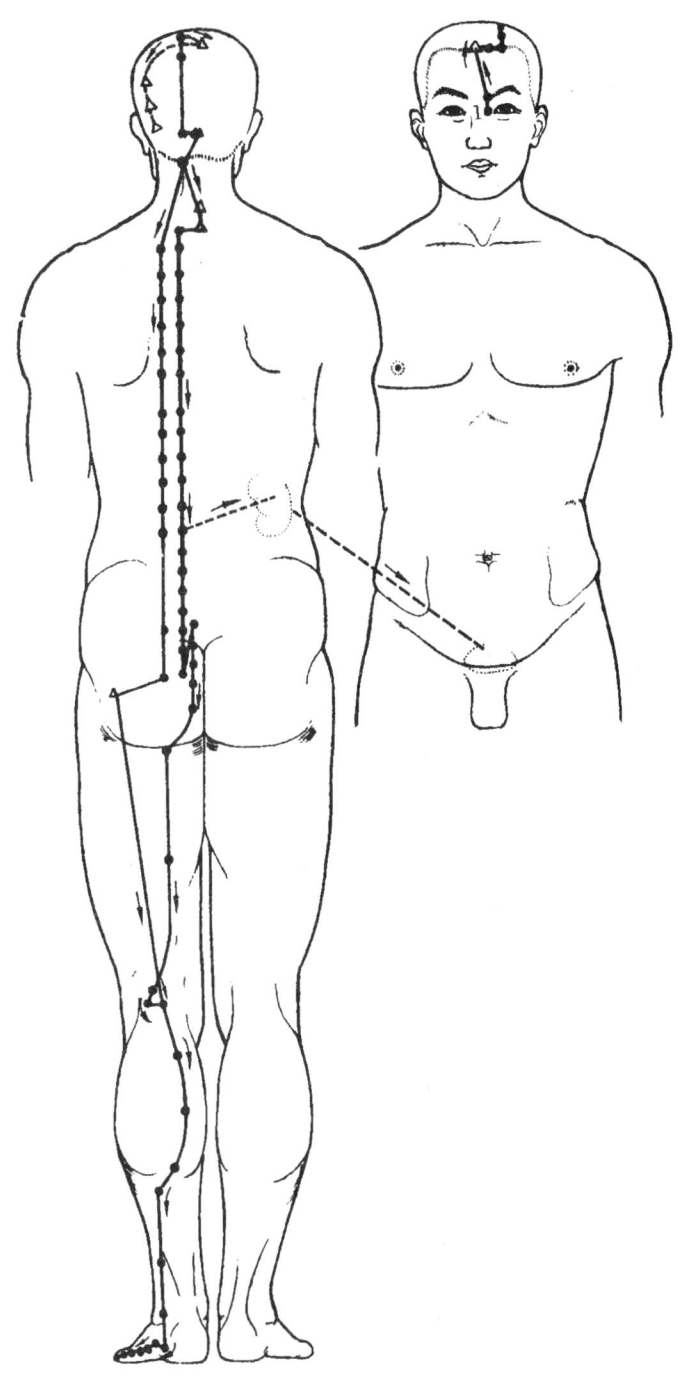

Graphik 24:
Innerer Verlauf des Blasenmeridians

Was wir so einfach als Blasenmeridian beschreiben, besteht aus 5 Verzweigungen, die teils an der Oberfläche, teils in der Tiefe verlaufen.

■ Vom medialen Augenwinkel aufwärts zu Stirn, Scheitel.

■ Vom Scheitel quer zur Schläfe.

■ Vom Scheitel ins Schädelinnere, tritt am Nacken an die Oberfläche, über die Schulter zur Innenseite des Oberarmes, dann 2 QuF lateral der dorsalen Medianen abwärts zur Lende, wo er mit Niere und Blase in Beziehung tritt (innerer = medialer Ast).

■ Von der Lende paravertebral über das Gesäß nach caudal zur Kniekehlenmitte (innerer = medialer Ast).

■ Der uns bekannte äußere = laterale Ast verläuft 4 QuF lateral der dorsalen Medianen vom Schulterblatt abwärts zum Gesäß; dort lateral (Hüftgelenk) und auf dem Oberschenkel etwas lateral der Medianen abwärts bis zur Kniekehle, wo er den 4. Ast trifft. Vereinigt ziehen sie dann über die Wadenmitte abwärts bis zum Gastrocnemiuswinkel, dort leichter Knick nach lateral zum Außenrand des M. gastrocnemius, weiter abwärts über Knöchelregion und Fußaußenrand zum lateralen Nagelfalzwinkel der kleinen Zehe, wo eine Verbindung zum Nierenmeridian besteht.

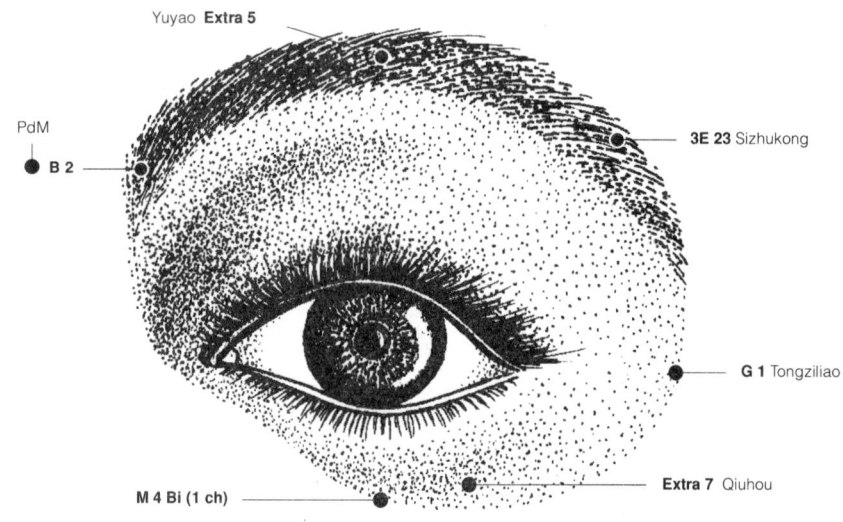

Graphik 25

DIE PUNKTE DES BLASENMERIDIANS

Alle B-Punkte auf dem Kopf wirken auf Auge, Nase, Nebenhöhlen, Ohr und Zentralnervensystem (Epilepsie) sowie bei Kopfschmerzen.

B 1 *Jingming*
„Glanz des Augapfels"
Reunionspunkt mit Dü, M,
Yangqiao- u.Yinqiao Mai
Punktur: 0,7–1,75 cm entlang des Orbitarandes; Nadel nicht manipulieren
kein Moxa!

Nasoorbitalwinkel
Brillenstütze!

B 1 und B 2 praktisch gleiche Indikationen: Conjunctivits acuta, chronica; Augentränen bei Wind, Chalazion; Neuritis N. optici, Myopie, Hypermetropie, Katarakt; Sinusitis frontalis, ethmoidalis
Trigeminusneuralgie, 1. Ast

B 2 *Zhanzhu* „Wurzel des Bambus" Punktur: subcutan, horizontal von unten oder seitlich; oder bluten lassen (Dreiecksnadel), 0,75–1,25 cm	mediales Ende der Augenbrauen, über den Foramina supraorbitalia; Schnittpunkt Augenbraue/Lidwinkel	wie B 1; B 2 speziell: Niesreiz; mit PdM = Point du merveille (Mitte der Nasenwurzel) = lt. Bi Extra-P. Yintang, mit B 2 vorderes magisches Dreieck: Vorderkopfschmerz, Migräne, Sinusitis
B 3 *Meichong* „Über der Augenbrauenmitte" Punktur: schräg, 1 cm	senkrecht oberhalb von B 2, ½ Cun (½ DB) innerhalb der Stirnhaargrenze	wie B 1 und B 2; Schwindel, epileptiforme Anfälle
B 4 *Quchai* „Abweichende Krümmung" Punktur: schräg subcutan, 1 cm	seitlich von B 3, ½ Cun (schwacher QuF) innerhalb der Stirnhaargrenze, 1½ Cun (2 QuF) lateral der Medianen	wie B 3; und Epistaxis, Quinckesches Ödem; Herz-, Thoraxschmerzen (Schädelakupunktur)
B 5 *Wuchu* „An 5. Stelle" Punktur: schräg subcutan, 1 cm	1 Cun (1 DB) innerhalb der Stirn-Haargrenze, 1½ Cun (2 QuF) lateral der Medianen (LG 23 Bi)	wie B 4 und Thorax
B 6 *Chengguang* „Erbe des Lichtes, Vermehrung des Glanzes" Punktur: schräg subcutan, 1 cm	2½ Cun (etwas mehr als 3 QuF) innerhalb der Stirn-Haargrenze, 1½ Cun (2 QuF) lateral der Medianen	wie B 3, v. a. Rhinitis, Anosmie; Schwindel, Brechreiz; Facialisparese, auch zentral., Thorax
B 7 *Tongtian* „Himmelspassage" Punktur: schräg subcutan, 1 cm	1½ Cun (2 QuF) lateral vom höchsten Punkt des Scheitels (= LG 20)	wie B 3
B 8 *Luoque* „Ende der Netzbahnzweige, Grenze der Gefäße" Punktur: schräg subcutan, 1–1,75 cm	1½ Cun (2 QuF) occipital von B 7	wie B 3
B 9 *Yuzhen* „Jadekissen = Occiput" Punktur: schräg subcutan, 1–1,75 cm	1½ Cun lateral der dorsalen Medianen, in Höhe des Oberrandes der Protuberantia occipitalis externa	wie B 3
B 10 *Tianzhu* „Säule des Himmels" Punktur: senkrecht, 1–2 cm	Trapeziusansatz an der Protuberantia occipitalis externa	stark vagoton; Durchblutung des Schädels; Kopfschmerzen, Scheitel, Hinterkopf; Occipitalneuralgie; Cervicalsyndrom; Torticollis; obere Luftwege, Pharyngitis, Laryngitis, Anosmie, Rhinitis; Auge: Tränenfluß, Conjunktivitis; Schwindel beim Öffnen der Augen; Neurasthenie, Hysterie

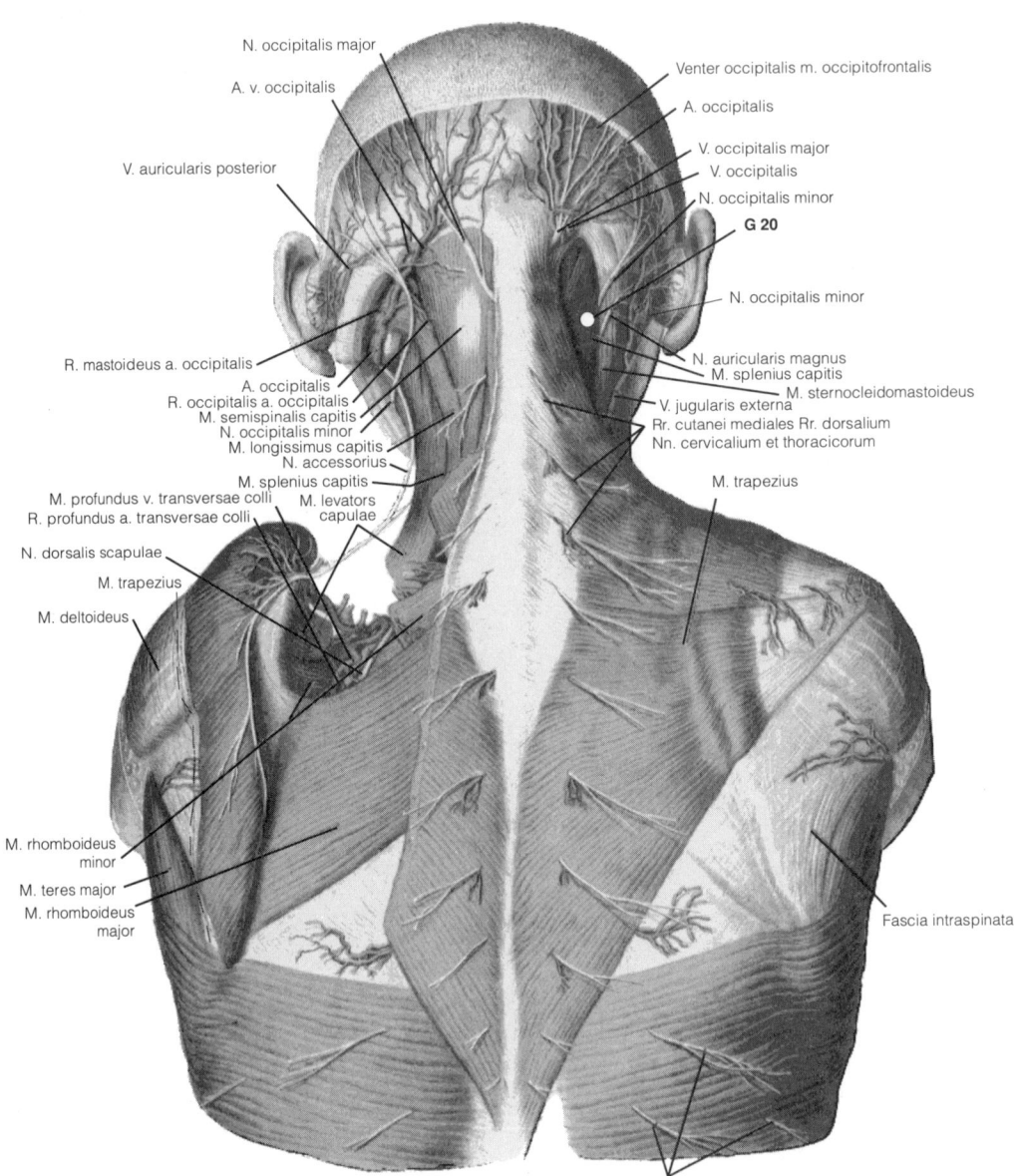

N. occipitalis major

A. v. occipitalis

V. auricularis posterior

Venter occipitalis m. occipitofrontalis

A. occipitalis

V. occipitalis major

V. occipitalis

N. occipitalis minor

G 20

N. occipitalis minor

R. mastoideus a. occipitalis

A. occipitalis

R. occipitalis a. occipitalis

M. semispinalis capitis

N. occipitalis minor

M. longissimus capitis

N. accessorius

M. splenius capitis

M. profundus v. transversae colli

R. profundus a. transversae colli

M. levators capulae

N. dorsalis scapulae

M. trapezius

M. deltoideus

N. auricularis magnus

M. splenius capitis

M. sternocleidomastoideus

V. jugularis externa

Rr. cutanei mediales Rr. dorsalium

Nn. cervicalium et thoracicorum

M. trapezius

M. rhomboideus minor

M. teres major

M. rhomboideus major

Fascia intraspinata

Rr. cutanei laterales rr. dorsal. nn. thoracicorum

Graphik 26:
Nervenaustritt im Bereich des Rückens

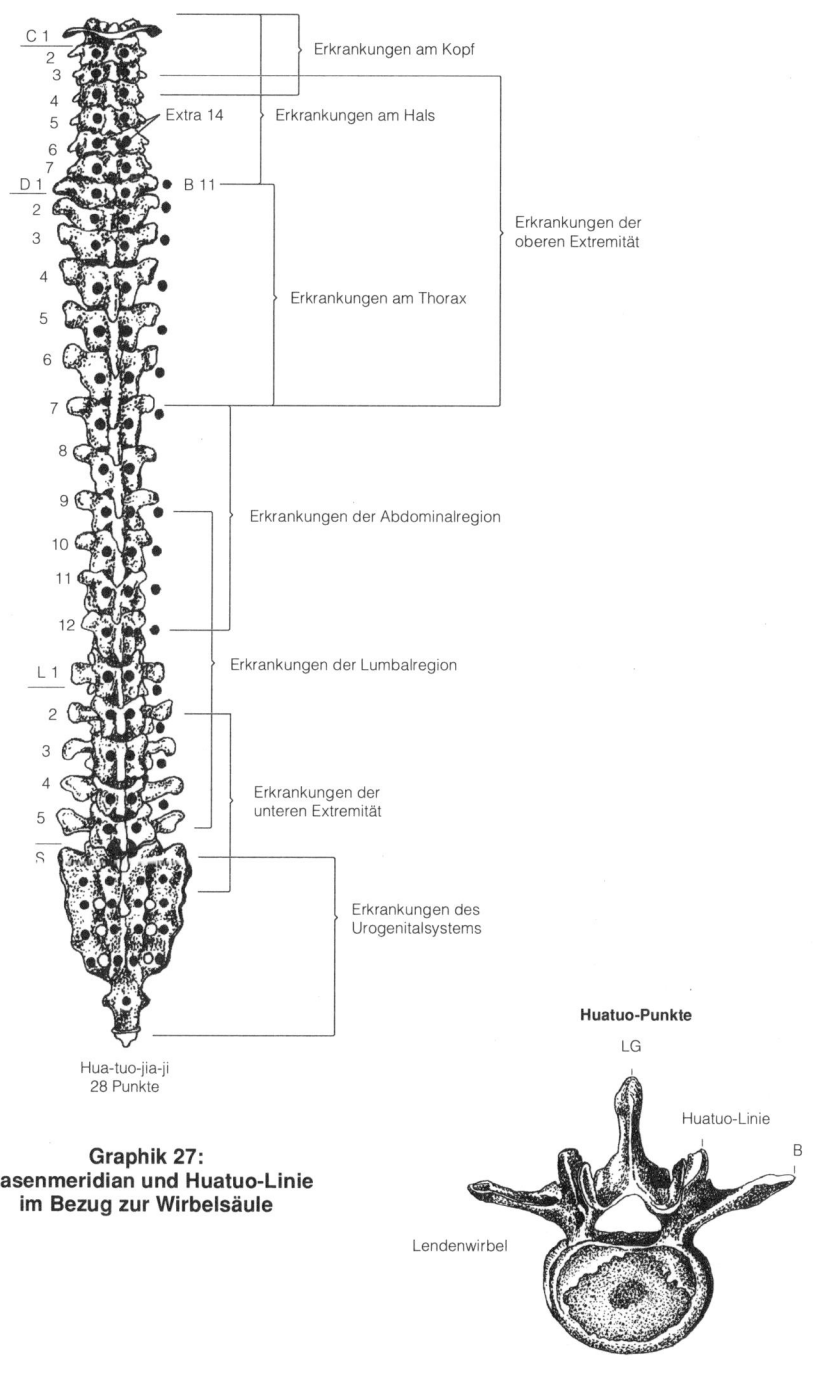

C 1
2
3
4
5
6
7
D 1
2
3
4
5
6
7
8
9
10
11
12
L 1
2
3
4
5
S

Extra 14

B 11

Erkrankungen am Kopf

Erkrankungen am Hals

Erkrankungen am Thorax

Erkrankungen der
oberen Extremität

Erkrankungen der Abdominalregion

Erkrankungen der Lumbalregion

Erkrankungen der
unteren Extremität

Erkrankungen des
Urogenitalsystems

Hua-tuo-jia-ji
28 Punkte

Graphik 27:
Blasenmeridian und Huatuo-Linie
im Bezug zur Wirbelsäule

Huatuo-Punkte

LG

Huatuo-Linie

B

Lendenwirbel

Graphik 28:
Querschnitt Lendenwirbel

Auf dem Rücken hat der Blasenmeridian 2 Äste und noch dazu über dem Sacrum eine Zacke nach medial. Wir finden also auf dem Rücken oft 2, im Zackenbereich sogar je 3 B-Punkte horizontal nebeneinander links und rechts.

Der äußere Ast (B 36–B 49) entspricht der äußeren Grenze der Erectormuskulatur und wird ca. 4 QuF lateral der dorsalen Medianen gefunden. Bei locker herabhängenden Armen lokalisiert man den äußeren Ast mit Hilfe einer Senkrechten entsprechend dem Innenrand der Skapula.

Der innere Ast (B 11–B 35) liegt genau in der Mitte zwischen dem äußeren Ast und der Medianen; er entspricht den Costovertebralgelenken.

Entsprechend den Austrittsstellen der Intercostalnerven in der Mitte zwischen dem inneren Ast und der dorsalen Medianen (1 QuF lateral des LG) finden sich lokal bedeutsame Punkte auf der sogenannten Hua-Tuo-Linie, benannt nach einem chinesischen Arzt; wir finden auf dem Rücken also von der Medianen nach lateral folgende längsverlaufende Linien:

	Meridian	anatomische Entsprechung
dorsal median:	LG	Dornfortsätze
1 QuF lateral:	Thorax, Lende: Hua-Tuo-Punkte Sacrum: Zacke, B 31–B 35	Intercostal- nervenaustritt
2 QuF lateral:	B, innerer Ast	Costovertebralgelenk
4 QuF lateral:	B, äußerer Ast	Rand des Erector

Je jünger der Patient, je akuter das Leiden, desto medialer die Punkte auf dem Rücken wählen.

Die Rückenpunkte des Blasenmeridians werden neben den Dornfortsätzen – bei Bischko zwischen den Querfortsätzen – lokalisiert.

In der Praxis spielt sich die Punktesuche auf dem Rücken so ab, daß man nach ausführlichem Gespräch mit dem Patienten zuerst palpiert, die Beschaffenheit und Verschieblichkeit der Haut untersucht und nach druckschmerzhaften Punkten sucht. Entsprechend wird man das Therapieprogramm wählen. Trotzdem soll man wissen, welche Punkte wo sind: die Druckschmerzhaftigkeit in einer bestimmten Region kann einen Hinweis auf Erkrankung eines inneren Organes geben.

Es ist nicht immer leicht, alle Dornfortsätze zu tasten; aber einige findet man mit Hilfe eindeutiger anatomischer Orientierungspunkte leicht, die anderen kann man interpolieren.

Anatomische Orientierungspunkte auf dem Rücken:

DFS C 7/LG 13 Bi	Vertebra prominens, verschwindet beim Dorsalflektieren *nicht*!
DFS D 3/B 13	in der Höhe der Spina scapulae
DFS D 7/B 17	in der Höhe des Angulus scapulae inferior
Raum zwischen DFS L 3/L 4 B 24	auf der Höhe des höchsten Punktes des Darmbeinkammes

PROBLEME MIT LOKALISATION UND NUMERIERUNG

■ Probleme mit der Lokalisation: Die Punkte B 36 bis B 54 tragen in Europa und in China unterschiedliche Nummern.

a) Bischko und Bachmann numerieren die Punkte des medialen Astes inklusive der medianen Zacke von B 11 bis B 35 und beginnen mit dem äußeren Ast wieder oben, neben D 2 mit B 36. In der Glutealfalte liegt B 50, dann wird fortlaufend bis in die Kniekehle zu B 54 weiternumeriert.

b) Die chinesische Numerierung setzt nach dem untersten Punkt der Zacke des inneren Astes B 36, gleich nach unten über B 36 in der Glutealfalte bis in die Kniekehle mit B 40 fort, der laterale Ast trägt die Punkte B 41 bis B 54.

c) Auch in der europäischen Literatur gibt es einige weitere Unklarheiten, z. B. nennt Bischko den einen Punkt B 39, der bei allen anderen Autoren als B 38 bezeichnet wird.

d) Nicht leichter wird die Orientierung durch die unterschiedliche Numerierung des LG, das uns ja als Markierung dienen soll.

Allerdings herrscht auch bei den internationalen Gremien noch keine Einigkeit – also:

Wir numerieren derzeit nach Bischko und ergänzen die chinesische Nummer in Klammer.

■ Probleme mit der Lokalisation – verschiedene Höhenangaben:
a) Europäische Autoren wie Bischko et al. lokalisieren die B-Punkte „zwischen den Querfortsätzen" von jeweils 2 Segmenten.
b) In der chinesischen Literatur werden die B-Punkte „neben der Dornfortsatzspitze" beschrieben. Dadurch ergeben sich erhebliche Unterschiede in der Höhe, wie Kitzinger graphisch dargestellt hat.

Leichter zu tasten sind die Dornfortsätze. Deshalb verwenden wir sie als Kriterium zur Aufsuchung der Punkte des LG und des Blasenmeridians. Übrigens ergab eine Analyse sämtlicher Punkte auf dem Rücken, daß sich die Indikationen jeweils über 5 bis 6 Segmente überlappen. Diese angenehme Feststellung soll aber nicht dazu verleiten, die Punkte auf dem Rücken schlampig zu lernen!

INDIKATIONEN DER PUNKTE DES BLASENMERIDIANS IM RÜCKENBEREICH

■ Lokal/regional: Schmerzen – Myalgien, Neuralgien, Intercostalneuralgien, Herpes zoster in der jeweiligen Region, also regional-segmental.
a) alle Blasenpunkte auf dem Rücken bei entsprechenden regionalen Schmerzen;
b) B 11–B 15 bei Nacken-, Schulter-, Schulterblatt- und hohem Rückenschmerz;
c) B 22–B 36 und B 46–B 50 bei Lumbalgien, die caudaleren Punkte, etwa vom 2. Sacralloch (entsprechend B 28 bzw. B 32 und B 48) abwärts auch bei Ischialgien.

■ Allgemein: Von B 13 abwärts finden sich auf dem inneren Ast des Blasenmeridians die Zustimmungspunkte sämtlicher Meridiane bzw. Organe. Wenn Sie die chinesische Organlehre beherrschen, dann wissen sie schon eine ganze Menge über die Indikation des jeweiligen Zustimmungspunktes.

Grob unterteilend kann man von drei Etagen der Zustimmungspunkte sprechen. Sie entsprechen den 3 Abschnitten des Dreifachen Erwärmers:

				Blasenmeridian				
DFS	**LG**		**Zacke**	**Inn. Ast**	**Zust. Punkt**	**äußerer Ast**		**Indikation**
	China	Bischko				China	Bischko	
D 1	LG 13		.	B 11	–			*Oberer 3E*
D 2		LG 12		B 12	–	B 41	B 36	Lunge, Herz,
D 3	LG 12			B 13	Lu	B 42	B 37	Kreislauf, Ge-
D 4		LG 11		B 14	KS	B 43	B 38	schehen im
D 5	LG 11	LG 10a		B 15	H	B 44	B 39	Thorax
D 6	LG 10	LG 10		B 16	LG	B 45	B 40	
D 7	LG 9			B 17	*	B 46	B 41	
D 8		LG 9		–!				*Mittlerer 3E*
D 9	LG 8			B 18	Le	B 47	B 42	Aufschließung,
D 10	LG 7			B 19	G	B 48	B 43	Verwertung der
D 11	LG 6			B 20	MP	B 49	B 44	Nahrung,
D 12		LG 6a		B 21	M	B 50	B 45	Geschehen im
L 1	LG 5	LG 6		B 22	3 E	B 51	B 46	Oberbauch
L 2	LG 4			B 23	N	B 52	B 47	*Unterer 3E*
L 3		LG 4		B 24	KG 6			Bauch, kleines
L 4	LG 3			B 25	Di			Becken;
L 5		LG 3		B 26	KG 4			Trennung von
					–			Verwertbarem
S 1			B 31	B 27	Dü			und Wertlosem,
S 2			B 32	B 28	B	B 53	B 48	Urogenitale,
S 3			B 33	B 29	**			Hormon-
S 4			B 34	B 30	***	B 54	B 49	geschehen
Hiatus sacr.	LG 2	LG 2						
Os cocc. Spitze	LG 1	LG 1	B 35					

* Zwerchfell
** mittlere Rückenpartie
*** „weißer Gürtel"

SPEZIELLE TOPOGRAPHIE UND INDIKATION DER AKUPUNKTURPUNKTE AUF DEM RÜCKEN AM BEISPIEL DES BLASENMERIDIANS

Zur besseren Orientierung werden die nebeneinander liegenden Punkte auf dem Rücken in einer gemeinsamen Tabelle gebracht. Die Lokalisation ist immer gleich: Sie finden in der linken Kolonne die Nummer der jeweiligen Dornfortsatzspitze, weiters von links nach rechts jeweils den allfälligen Punkt auf LG, innerem Ast, äußerem Ast des Blasenmeridians. Im Sacralbereich kommt noch vor dem inneren Ast die Zacke des Blasenmeridians, d. h. jene Punkte B 31–B 35, 1 QuF lateral der dorsalen Medianen, direkt in den Foramina sacralia.

Beziehung zum Geschehen im Thorax: Alle Punkte wirken auf Geschehen im Thoraxraum, Lunge, Herz, Kreislauf.

Punktur:
- medialer Ast: alle Punkte, B 11 – B 21:   schräg, 1–1,75 cm
- lateraler Ast: alle Punkte, B 36 – B 41:   senkrecht, 0,75–1,25 cm

Lokalisation:
Die Punkte des Blasenmeridians werden immer neben den jeweiligen Dornfortsatzspitzen lokalisiert. Die Punkte des inneren Astes liegen 1,5 Cun (2 QuF) lateral der dorsalen Medianen. Die Punkte des äußeren Astes liegen 3 Cun (4 QuF) lateral der dorsalen Medianen.

DFS	LG	Blasenmeridian Innerer Ast	Zust.-P.	Äußerer Ast	Indikation
D 1	LG 13 ch	**B 11** *Dazhu* „Großes Weberschiffchen"	–	–	Nacken, Lunge, Knochen
D 2	LG 12 Bi	**B 12** *Fengmen* „Tor des Windes"	–	**B 36 Bi** **B 41 ch** *Fufen* „Am Rande des Muskels" Reunionspunkt mit Dü	Nacken, Lunge, HNO
D 3	LG 12 ch	**B 13*** *Feishu* Zustimmungspunkt der	Lu	**B 37 Bi** **B 42 ch** *Pohu* „Sitz des Mutes"	Nacken, Schulterblatt, Lunge, HNO, Haut
D 4	LG 11 Bi	**B 14** Bi *Jueyinshu* Zustimmungspunkt von	KS	**B 38 Bi**** **B 43 ch** *Gaohuang* „Zustimmungspunkt der Lebenszentren"	Thorax, Lunge, Herz, Epilepsie, Gedächtnisstörung, Hämatopoese
D 5	LG 10a Bi LG 11 ch	**B 15** *Xinshu* Zustimmungspunkt des	H	**B 39 Bi**** **B 44 ch** *Shentang* „Halle des Geistes"	Schulter, Nacken, Thorax, Herz, Husten, Oberbauch, Roemheld, Singultus, Neurasthenie, Entwicklungsstörungen
D 6	LG 10 Bi LG 10 ch	**B 16** *Dushu* Zustimmungspunkt des	LG	**B 40 Bi** **B 45 ch** *Yixi!* „O weh!"	Thorax, Oberbauch, Lungen- und Herzkrankheiten, Singultus, Peristaltik
D 7	LG 9 ch	**B 17** *Geshu* Zustimmungspunkt für	Zwerchfell	**B 41 Bi** **B 46 ch** *Geguan* „Zwerchfell als Grenze"	Thorax, Lunge, Atmung, Herz, Zwerchfell, Roemheld, Allgemeinzustand

Numerierung nach Bischko: „Bi"; wo es unterschiedliche Numerierungen gibt, sind die chinesischen Nummern mit „ch" bezeichnet.

*   Trick B 13: über den kontralateralen Trapeziusknick mit Zeigefinger zur Wirbelsäule greifen lassen – Mittelfinger zeigt auf B 13.

** Problempunkte: B 38, 39; Bischko nannte einen Punkt B 39, der in der europäischen Literatur überall als B 38 beschrieben ist. Er ist bei Katzenbuckelhaltung am Schnitt der Skapula mit der Oberkante der 4. Rippe zu punktieren. China: Der Punkt heißt *Gaohuang*, trägt die chinesische Nummer B 43 und ist 4 QuF lateral der Dornfortsatzspitze D 4. Wir bezeichnen ihn in der Liste als B 38; B 39 in der Liste ist also nicht Bischko-Numerierung! Wichtig ist, daß Sie sich merken, jener Punkt, der 4 QuF lateral der Medianen in Höhe von D 4 liegt, hat hämatopoetische und roborierende Wirkung.

BLASENMERIDIAN IM UNTEREN THORAXBEREICH

Beziehung zum Geschehen im Thorax: Alle Punkte wirken auf Thorax, Hustengeschehen im Oberbauch, Epigastrium, Aufschließung der Nahrung.

Punktur:
- medialer Ast: alle Punkte, B 18 – B 21:   senkrecht, 1–1,75 cm;
                                   B 22:   senkrecht, 1–2 cm
- lateraler Ast: B 42 (47 ch) – B 46 (B 51 ch):   senkrecht, 0,75–1,25 cm

Lokalisation:
Die Punkte des Blasenmeridians werden immer neben den jeweiligen Dornfortsatz-spitzen lokalisiert. Die Punkte des inneren Astes liegen 1½ Cun (2 QuF) lateral der dorsalen Medianen. Die Punkte des äußeren Astes liegen 3 Cun (4 QuF) lateral der dorsalen Medianen.

DFS	LG	Innerer Ast	Blasenmeridian Zust.-P.	Äußerer Ast	Indikation
D 8	LG 9 Bi		–	–	
D 9	LG 8 ch	**B 18** *Ganshu* Zustimmungspunkt der	Le	**B 42** Bi **B 47** ch *Hunmen* „Seelentor"	Leber, Galle, Husten, Muskeln, Auge, Epistaxis
D 10	LG 7 ch	**B 19** *Danshu* Zustimmungspunkt der	G	**B 43** Bi **B 48** ch *Yanggang* „Präzisierung" des Yang	Galle, Leber, Schwäche, Muskeln, Milchbrechen der Kleinkinder; Thorax: Krampfhusten
D 11	LG 6 ch	**B 20** *Pishu* Zustimmungspunkt von	MP	**B 44** Bi **B 49** ch *Yishe* „Haus der Gedanken"	Oberbauch, Magen, Dyspepsie, Meteorismus, Binde-gewebe
D 12	LG 6a Bi	**B 21** *Weishu* Zustimmungspunkt des	M	**B 45** Bi **B 50** ch *Weicang* „Speicher des Magens"	Magen, Leber, Colitis, Ulcus
L 1	LG 6 Bi LG 5 ch	**B 22** *Sanjiao* shu = Zustimmungs-punkt von	3E	**B 46** Bi **B 51** ch *Huangmen* „Tor der Lebens-zentren"	Thorax, Ober- und Unterbauch

Numerierung nach Bischko: „Bi"; wo es unterschiedliche Numerierungen gibt, sind die chinesischen Nummern mit „ch" bezeichnet.

Beziehung zum Urogenitale: Alle Punkte wirken auf Bauch, kleines Becken, Trennung von Verwertbarem und Wertlosem.

Punktur:
- medialer Ast: alle Punkte, B 23 – B 36:   senkrecht, 3–4 cm!
- lateraler Ast: B 47:   senkrecht, 1,2–2,5 cm

Lokalisation:
Die Punkte des Blasenmeridians werden immer neben den jeweiligen Dornfortsatz-spitzen lokalisiert. Die Punkte des inneren Astes liegen 1½ Cun (2 QuF) lateral der dorsalen Medianen. Die Punkte des äußeren Astes liegen 3 Cun (4 QuF) lateral der dorsalen Medianen.

DFS	LG	Blasenmeridian Innerer Ast	Zust.-P.	Äußerer Ast	Indikation
L 2	LG 4 ch	**B 23** *Shenshu* Zustimmungspunkt der	N	B 47 Bi B 52 ch *Zhishi* „Sitz des Willens"	Nebenniere!!, Cortison!, Hormone!, Sex Genitale, Diarrhoe
L 3	LG 4 Bi	**B 24** *Qihaishu* Zustimmungspunkt von	KG 6		LWS, Niere, Energiemangel, aton. Diarrhoe
L 4	LG 3 ch	**B 25** *Dachangshu* Zustimmungspunkt des	Di		Dickdarm, Colitis, Diarrhoe, Obstipation
L 5	LG 3 Bi	**B 26** *Guanyuanshu* Zustimmungspunkt von	KG 4		Genitale! Energie

Numerierung nach Bischko: „Bi"; wo es unterschiedliche Numerierungen gibt, sind die chinesischen Nummern mit „ch" bezeichnet.

LG 4 wird von Bischko unter dem Dornfortsatz des 3. LWD angegeben, B 23 aber neben dem 2. BWD. In der gesamten anderen Literatur wird LG 4 zwischen L 2 und L 3 und B 23 daneben angegeben.

Trick: Die Crista iliaca ist in gleicher Höhe wie der Raum zwischen L 3 und L 4.

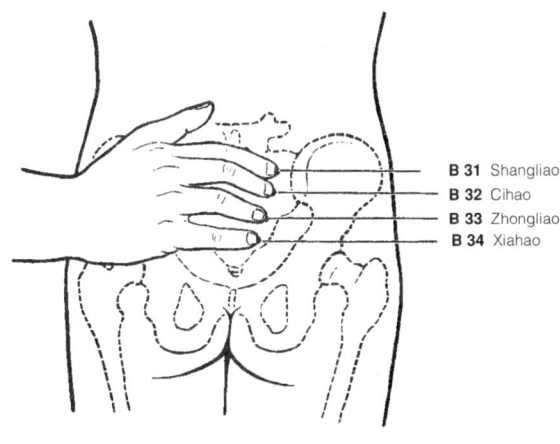

B 31 Shangliao
B 32 Cihao
B 33 Zhongliao
B 34 Xiahao

Graphik 29

Beziehung zu Urogenitale, Darm, Perineum: Alle Punkte über dem Sacrum wirken auf tiefen Rückenschmerz, äußeres und inneres Genitale, Anus, Unterbauch.

Punktur:
- alle Punkte auf beiden Ästen senkrecht, 2–3 cm
- Ausnahme B 35: 1,25–2,5 cm

Lokalisation:
Die Punkte des Blasenmeridians werden immer neben den jeweiligen Dornfortsatzspitzen lokalisiert. Die Punkte des inneren Astes liegen 1½ Cun (2 QuF) lateral der dorsalen Medianen. Die Punkte des äußeren Astes liegen 3 Cun (4 QuF) lateral der dorsalen Medianen.

DFS	LG	Zacke, alle Punkte in For. sacr.	Blasenmeridian Innerer Ast	Zust. P.	Äußerer Ast	Indikation
S 1		**B 31** *Shangliao* „Obere Grube"	**B 27** *Guan yuanshu* Zustimmungspunkt des	Dü		Hormone Klimax, Hämorrhoiden, Descensus, Obstipation
S 2		**B 32** *Ciliao* „Nächste Grube"	**B 28** *Pangguangshu* Zustimmungspunkt der	B	**B 48 Bi** **B 53 ch** *Baohuang* „Umhüllung des Uterus"	Wasserhaushalt, Diabetes mellitus, Urogenitale, Obstipation, Diarrhoe, LWS
S 3		**B 33** *Zhong liao* „Mittlere Grube"	**B 30** *Zhonglushu* Zustimmungspunkt	Mitte des Erector trunci		Harnretention, Meteorismus, Urogenitale, LWS
S 4		**B 34** *Xialiao* „Untere Grube"	**B 30** *Baihuanshu* Zustimmungspunkt für Perineum	Weißer Ring „Meditation"	**B 49 Bi** **B 54 ch** *Zhibian* „Seite des 4. Wirbels"	gynäkologische Erkrankungen, Obstipation, Diarrhoe, Harnverhaltung
am Hiat. sacr.	LG 2 Bi LG 2 ch	nur LG, kein B-Punkt				
Os cocc. Spitze	LG 1 Bi LG 1 ch	**B 35** *Huihuang* „Vereinigung des Yang" kleinfingerbreit neben Os-coccygis-Spitze				Hämorrhoiden, Prolaps, Diarrhoe, Impotenz, Fluor; Kreuzschmerz bei Regel

Numerierung nach Bischko: „Bi"; wo es unterschiedliche Numerierungen gibt, sind die chinesischen Nummern mit „ch" bezeichnet.

Trick: B 31 aufsuchen: Die beiden Grübchen der Michaelisschen Raute palpieren und leicht nach caudal und medial gleiten, hier palpiert man das Foramen sacrale. Siehe Graphik 29.

Blasenmeridian: Punkte auf dem Bein

Indikation:

Die Punkte auf dem Bein werden verwendet als allgemeine und lokale Schmerzpunkte, in Geburtshilfe und Gynäkologie ebenso wie bei Blasen- und Nierenleiden. Wie der Anfangsteil des Blasenmeridians zeigt auch sein Endteil starke Wirkung auf Auge, obere Luftwege, den Kopf sowie das Zentralnervensystem.

DIE PUNKTE DES BLASENMERIDIANS

B 50 Bi, B 36 ch *Chengfu* „Trägerzone" Ischialgie-Spezialpunkt Punktur: senkrecht, 2,5–3,75 cm	in der Mitte der Glutealfalte (Valleyscher Druckpunkt)	Ischialgie, Kreuz-, Rückenschmerzen; Hämorrhoiden
B 51 Bi, B 37 ch *Yinmen* „Pforte des Reichtums" (Muskeln) Punktur: senkrecht, 2,5–5 cm	Mitte der Rückseite des Oberschenkels, 6 Cun (8 QuF) unter B 50 Bi (B 36 ch), auf Verbindungslinie zwischen B 50 (B 36 ch) und B 54 (B 40 ch)	Kreuz-, Rückenschmerzen, Ischialgie, Paresen des Beines
B 52 Bi, B 38 ch *Fuxi* „Gleitet an der Wasseroberfläche" Punktur: senkrecht, 1–2,5 cm	1 Cun (1 DB) oberhalb des lateralen Endes der Kniegelenksfalte, an der Innenseite der Sehne des M. biceps; aufsuchen bei leicht gebeugtem Knie	Paresen und Schmerzen in Bein, Cystitis, Harnverhaltung, spastische Obstipation
B 53 Bi, B 39 ch *Weiyang* „lateral von B 54" unterer Ho-Punkt 3E Punktur: senkrecht, 1–2,5 cm	lateral von B 54 Bi (B 40 ch), lateral in der Kniegelenksfalte, an der Innenseite der Bizepssehne	alle Leiden im Bein, Wadenkrämpfe; Kreuzschmerzen; Nierenkolik, Schwächezustände
B 54 Bi, B 40 ch *Weizhong* „Mittlerer Speicher" Ho-Punkt der Blase, Stoffwechselpunkt, Testpunkt für Gonarthralgien Punktur: senkrecht, 1–2,5 cm; Bluten lassen	in der Mitte der Kniegelenksquerfalte, zwischen den Sehnen der Mm. semitendinosus und biceps	alle Leiden von Bein, Knie! Lumbalgie, Ischialgie; Miktionsbeschwerden, Antihistaminwirkung, Hautkrankheiten, Conjunctivitis
B 55* *Heyang* „Vereinigung des Yang" Punktur: senkrecht, 1,75–2,5 cm	2 Cun (2 DB) unterhalb der Kniekehle, unter B 54 Bi (B 40 ch)	Schmerzen und Durchblutungsstörungen in Bein und Lende; Hypermenorrhoe nach der Menarche; Hernie
B 56 *Chengjin* „Muskelstütze, Moxa" Punktur: senkrecht, 2–3 cm	4 Cun (ca. 1 Handbreit) unter B 54 Bi (B 40 ch); in der Mitte zwischen B 55 und B 57	Wadenkrämpfe, Kontrakturen im Unterschenkelbereich. Schmerzen in Rücken, Lende und Bein; akute Lumbalgie; Hämorrhoiden, Obstipation

* Numerierung ab B 55 wieder einheitlich!

B 57 *Chengshan* „Stützender Berg" heißt auch *Yufoc* „Sieht aus wie Fischbauch" M. gastrocnemius Punktur: senkrecht, 2–3 cm	im Winkel zwischen den beiden Mm. gastrocnemii; Zehenstand (Ballett); Mitte zwischen B 54 und B 60	Wadenkrämpfe, Durchblutungsstörungen, Schmerzen Unterschenkel, Ferse, Fuß; tiefer Rückenschmerz; Verdauungsstörungen, Hämorrhoiden, Prolaps
B 58 *Feiyang* „Aufschwung des Yang" Lo-Punkt, Stoffwechselpunkt Punktur: senkrecht, 1,75–2,5 cm	a) 7 Cun (9½ QuF) oberhalb von B 60 b) 1 Cun (1 DB) distal und lateral von B 57 c) Linie Außenknöchel/Kniegelenksspalt halbieren; B 58 am lateralen Rand des M. gastrocnemius auf M. soleus. Querschnitt durch Unterschenkel 4.30 h bzw. bei 7.30 h	Beine, Füße, Knie: Muskelschwäche, Muskelkontrakturen, Sensibilitäts- und Durchblutungsstörungen, Claudicatio; Peroneuslähmung, Rheuma, Arthrose, Arthritis, Wadenkrämpfe; Schmerzen in der Lende; Hämorrhoiden; Augenflimmern; Conjunctivitis, Nasenbluten, verstopfte Nase
B 59 *Fuyang* „Nahe den 3 Yang des Beines" (Annäherungsstelle) Punktur: senkrecht, 1,25–2,5 cm	3 Cun (4 QuF) oberhalb des und etwas hinter dem Außenknöchel, senkrecht über B 60	Beschwerden in Bein, Ferse, Knöchel, lumbosacral, Ischialgien; Hüfte; Nacken; „schwerer Kopf"
B 60 *Kunlun* Name eines Berges in Tibet, heißt auch „Meisterpunkt aller Schmerzen im Verlauf des Meridians" Jing-Punkt (Fluß) Punktur: senkrecht, 1,25–2,5 cm Nicht bei Problemschwangerschaft! Abortusgefahr!	Calcaneus, Mitte zwischen Achillessehne und höchster Erhebung des Außenknöchels	alle Schmerzen, Schwellungen, Paresen im Meridianverlauf, Bein, Knöchel (Gipsabnahme), Ischialgie, Rücken, Niere, Schulter, Nacken, Kopf; Epistaxis, Epilepsie (Kinder); Stoffwechselstörung durch sitzende Lebensweise; Augenschmerzen, -flimmern, Geburtserleichterung
B 61 *Pucan* „Hilfe der Diener" Punktur: senkrecht, 0,75–1,25 cm	1½ Cun (2 QuF) unter B 60	Name: Wenn man zum Gehen Hilfe braucht; Schmerzen in der Knöchelgegend, Kraftlosigkeit in den Beinen

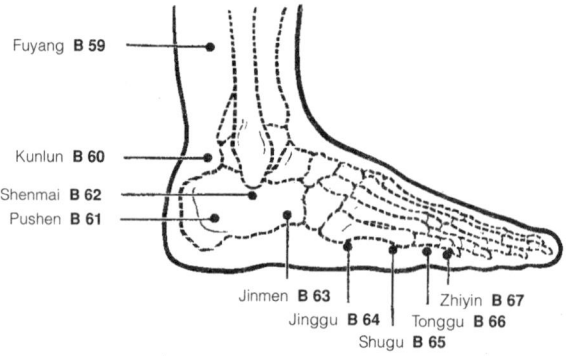

Fuyang **B 59**

Kunlun **B 60**
Shenmai **B 62**
Pushen **B 61**

Jinmen **B 63**
Jinggu **B 64**
Shugu **B 65**
Zhiyin **B 67**
Tonggu **B 66**

Graphik 30

B 62 *Shenmai, Yangkeo*
„Gefäß der Streckung, Fersen-Yang"(*keo* = Ferse)
Kardinalpunkt Yangqiao Mai (Yang Keo), Meisterpunkt der Schlaflosigkeit und der nicht lokalisierbaren Schmerzen mit N 6
Punktur: senkrecht, 0,75–1,25 cm

Bi.: 2 QuF unter Spitze des Außenknöchels, Farbumschlag der Haut
ch.: Grübchen unmittelbar unter Außenknöchel

Schmerzen, Paresen, Kontrakturen im Bein; Tinnitus, Schwindel, meniereforme Anfälle (Ohr = „Öffner" für Niere/Blase); Wind- und Wetterfühligkeit, Epistaxis; epileptiforme Anfälle; Schlaflosigkeit, prämenstruelle Nervosität, Demenz

---

B 63 *Jinmen*
„Goldtor"
Reunionspunkt mit Yangwei Mai, Xi-Punkt
Punktur: senkrecht, 0,75–1,25 cm

in der Vertiefung zwischen Calcaneus und Cuboid, ca. 1 Cun (1 DB) schräg vor und unter B 62

Sprunggelenk und Knöchel: Schmerzen und Ödeme. Bein; Muskelspasmen; Knie; Stirnkopfschmerzen; Schwerhörigkeit; Epilepsie, bes. bei Kleinkindern

---

B 64 *Jinggu*
„Markanter Knochen"
Quellpunkt
Punktur: senkrecht, 0,75–1,25 cm

Name! Lateraler Fußrand, hinter Tuberositas ossis metatarsalis V, Farbumschlag der Haut

Schmerzen: Lende, Nierenregion, Bein, Rücken, Nacken; zersprengende Kopfschmerzen; Artikulationsschwierigkeiten; Epilepsie; starke, unstillbare Epistaxis

---

B 65 *Shugu*
„Knochenbindung"
Sedativpunkt, Shu-Punkt (Strom)
Punktur: senkrecht, 0,75–1,25 cm

in Verlängerung der bei max. Plantarflexion der Zehen entstehenden Falte proximal des Grundgelenkes der kleinen Zehe bzw. des Köpfchens von Metatarsale V, Haut-, Farbumschlag; Pendant: Hand Dü 3

Gefühl „wie abgestorben" im Bein; Schmerzen von Lende, Hüfte, Niere bis Fuß, Nacken, Torticollis, Kopfschmerzen, Schwerhörigkeit; Epilepsie, Müdigkeit, Augenflimmern, Verwirrtheit

---

B 66 *Zutonggu*
„Zum Talgrund, Talpassage"
Ying-Punkt (Quelle)
Punktur: senkrecht, 0,5–0,75 cm

am Außenrand des Fußes, über dem Gelenksspalt des Kleinzehengrundgelenkes (plantarflektieren), Farbumschlag der Haut

Schmerzen: Kopf, Nacken, Augen; Schwäche des M. spincter ani, dyspeptische Beschwerden; Epistaxis

---

B 67 *Zhiyin*
„Ankunft beim Yin"
Tonisierungspunkt
Punktur: oberflächlich, 0,25 cm

neben dem äußeren Nagelwinkel der kleinen Zehe (Skizze)

Geburtserleichterung, verzögerte Placentalösung, Malposition; heiße Fußsohlen, Arthralgien des Fußes; Blasenatonie, Harninkontinenz, Sphincterschwäche; Augenflimmern, Schleier vor den Augen, Konjunktivitis, Stirnkopfschmerzen; Epistaxis; Schwellungen der Nasenschleimhaut; Schwerhörigkeit, Tinnitus; Hyotonie; Erschöpfung; Angst, Bronchitis mit Beklemmungsgefühl

2.2 NIERENMERIDIAN

N: „Shaoyin des Fußes" = Kleines Yin des Fußes, 27 Punkte

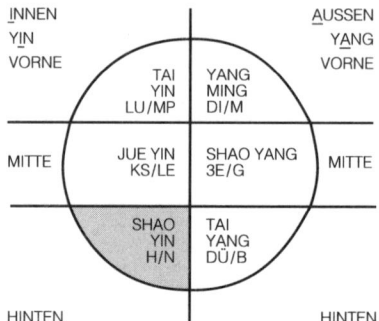

Graphik 31:
Meridianverteilung an den Extremitäten – Nierenmeridian auf dem Bein

Partner:

■ gekoppelt nach der Innen/Außen-Regel (Yin/Yang): B
■ korrespondierend nach der Oben/Unten-Regel (Yin/Yin): H

Besondere Meridianpunkte:

Alarmpunkt:	G 25
Alarmpunkte anderer Meridiane:	N 11 für KS
Zustimmungspunkt:	B 23
Durchgangspunkt (Lo-P.):	N 4 zu B 64
Quellpunkt:	N 3
Kardinalpunkt:	N 6, Einschaltung des Yinqiao Mai
Tonisierungspunkt:	N 7
Sedativpunkt:	N 1, N 2
Stoffwechselpunkt:	N 2, N 6
Reunionspunkte:	Zeitler: N 11 bis N 21 alle mit Chong Mai
Meisterpunkte:	N 6 zusammen mit B 62 – Schlaflosigkeit
Kreuzungspunkte:	lt. Bischko N 8 = MP 6 = Le 5 a ch.: Annäherung
Xi-(Akut-)Punkt:	N 5 von N, N 8 von Yinqiao Mai, N 9 von Yinwei Mai

Zeiten: Maximalzeit: 18–20 h

Hauptindikation:

■ Bischko: Dissimilation und Kreislauf – „Niere" beinhaltet nämlich auch Nebenniere.
■ TCM:
  a) Beschwerden im Meridianverlauf
    – Unterbauch und kleines Becken
    – Lumbalgien
    – Thorax: Husten, Dyspnoe; die Funktion „Einatmen" wird der Niere zuge-
    schrieben!
    – Pharynx, Zungengrund: innerer Verlauf!

90

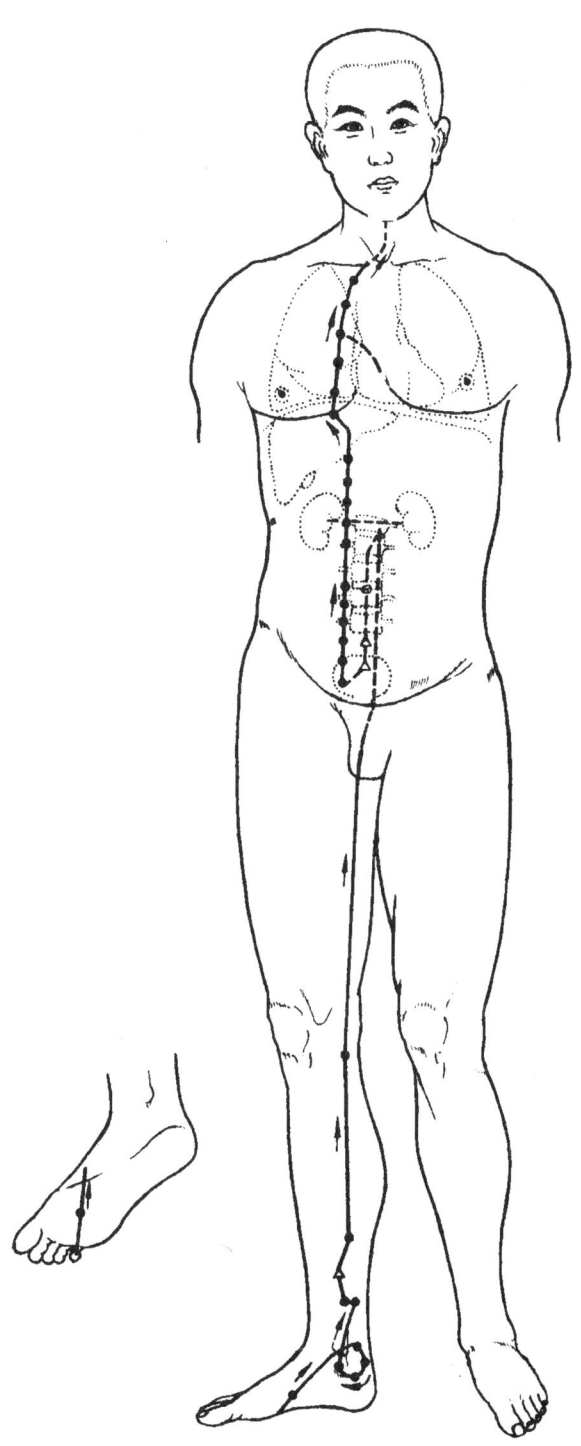

Graphik 32:
Innerer Verlauf des Nierenmeridians

b) Störungen der Organe Niere und Blase
c) „Wasserniere": Störungen des Wasserhaushalts wie Ödeme, Diarrhoe, Obstipation, Schweißregulation, abnormer Harndrang
d) Niere gilt als Basis der Vitalität, der genetisch festgelegten Lebenskraft, Sexualität, körperliche und geistige Aktivität: Begriff der „Feuerniere" bedeutet das gesamte Hormongeschehen:
   – Nebenniere: Müdigkeit, geschwächter Allgemeinzustand, Cortisonbedarf, daher auch rheumatische Erkrankungen
   – Genitaldrüsen: Über- und Unterfunktion und deren Folgen; Sexualstörungen
e) Kontrolle der unteren Körperöffnungen, der Sexual-, Geburts-, Harn- und Stuhlwege. Der Dickdarm ab der Flexura coli lienalis wird dem Funktionskreis Niere/Blase zugeordnet
f) Die Niere „regiert" die Knochen und das Mark = Knochenmark-Hämatopoese Rückenmark und Hirn (chinesisch: Meer des Markes) – ZNS!
g) „Öffner" der Niere ist das Ohr – Schwindel, Tinnitus.

Äußerer Verlauf:

Vom Fuß – N 1 liegt zwischen den Fußballen – über das Bein an der Innenseite, als hinterster Yin-Meridian aufwärts, als medialster Meridian neben dem KG über den Bauch, zum Thorax, Endpunkt N 27 am Sternoclaviculargelenk.

Innerer Verlauf und Verbindungen:

■ Über das Perineum zu LG 1, von dort innen entlang der Wirbelsäule aufwärts bis in die Niere; Verbindung mit der Blase; im Bereich von KG 3, KG 4 Verbindung mit dem Konzeptionsgefäß.

■ Aus der Niere aufwärts über die Leber und durch das Zwerchfell zur Lunge, entlang des Ösophagus zur Zungenwurzel.

■ Ein Zweig geht von der Lunge zum Herzbeutel, verbindet sich dort mit dem Kreislauf-Sexualität-(Pericard-)Meridian und verteilt sich dann diffus im Thorax.

Indikation der Punkte auf dem Bein:

■ Harnwege-Cystitis, Nephritis etc., vom Knöchel bis Knie eher weibliches, vom Knie aufwärts mehr männliches Genitale.

■ Psyche und Hormone: Schlafstörungen bei Nacht, Müdigkeit am Tag.

■ Einfluß auf das obere Ende des Nierenmeridians: HNO-Indikationen.

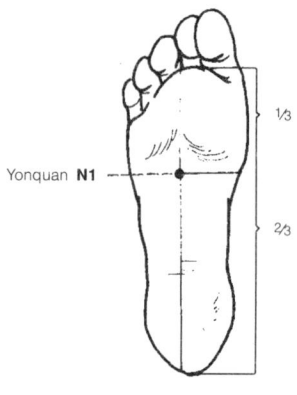

Yonquan **N1**

1/3

2/3

Graphik 33

N 1 *Yongquan* „Sprudelnde Quelle" Sedativpunkt, Jing-Punkt (Brunnen) Punktur: senkrecht, 0,75–1,25 cm	Schnittpunkt beider Zehenballen mit Fußsohle; Grübchen bei Plantarflexion	Reanimationspunkt, Kollaps, Sonnenstich; schweißtreibend, Schmerzen in Zehen und Vorderfuß; „restless legs"; Niere, Blase; Lunge, Zeitler: „brutale Herzschmerzen"; unstillbare Epistaxis; starke Kopfschmerzen auf der Scheitelhöhe; Epilepsie, Hysterie; Milchmangel
N 2 *Rangu* „Hitze des Tales" 2. Sedativpunkt, Stoffwechselpunkt, Ying-Punkt (Quelle) Punktur: senkrecht, 0,75–1,25 cm	Innenseite des Fußes, Grübchen unter Tuberositas Ossis navicularis	schweißhemmend, Schwellung von Vorfuß, Innenknöchel und Rist; rheumatische Beschwerden in den Beinen; „burning feet"; Nieren-, Blasen-, Genitalaffektionen, Pruritus vulvae; kindliche Epilepsie, Angst; Neigung zu voreiligen Entscheidungen (Bi.) Blutgerinnungsstörungen, Hämatome
N 3* *Taixi* „Leuchtendes Meer" Quellpunkt, Shu-Punkt (Strom) Spezialpunkt gegen Zahnschmerzen Punktur: senkrecht, 0,75–1,25 cm	zwischen stärkster Vorwölbung des Malleolus medialis und Achillessehne	Paresen, Schmerzen in Fuß, Unterschenkel, tiefem Rücken; Nephropathien, Cystitis, Harninkontinenz, Enuresis; Vaginitis; Mensturationsstörungen; Spermatorrhoe. Impotenz; Diabetes mellitus mit Durst; Bronchitis; Müdigkeit, Schlafregulation: Schlafsucht am Tag, Schlaflosigkeit; Spezialpunkt gegen Zahnschmerzen
N 4* *Dazhong* „Große Reunion" Lo-Punkt Punktur: senkrecht, 0,75–1,25 cm	Oberrand des Calcaneus, ½ Cun hinter dem Innenknöchel	kältescheue Patienten; Schmerzen Ferse, Lende; Blasenstörungen, Asthma, Hysterie
N 5* *Shuiquan* „Wasserquelle" Punktur: senkrecht, 0,75–1,25 cm	1 Cun (1 DB) unter N 3	Miktionsstörungen; Dysmenorrhoe junger Frauen; Beschwerden bei Descensus; verschwommenes Sehen

* *Achtung! Die Numerierung der Punkte N 3 bis N 5 ist unterschiedlich bei verschiedenen Autoren!* H. o. angeführt wird die Akupunktur-Standardnomenklatur der WHO, Regional Office for the Western Pacific. Trick zum Merken: Auf dem rechten Knöchel liegen N 3, 4, 5, 6 genauso angeordnet wie diese Ziffern auf der Uhr.

N 6 *Zhaohai* „Feuer des Meeres" Kardinalpunkt für Yinqiao Mai, Stoffwechselpunkt; mit B 62 Meisterpunkt Schlaflosigkeit, nicht lokalisierbare Schmerzen Punktur: senkrecht, 0,75–1,25 cm	1 Cun (1 DB) unterhalb der Spitze des Innenknöchels Wien: 2–3 QuF unter Spitze des Innenknöchels	äußeres und inneres Genitale; Mensturationsstörungen, Impotenz, Frigidität, aber auch sexuelle und sonstige Übererregbarkeit; Beschwerden durch Descensus und Hernien, Pruritus vulvae; Klimakterium; alle Beschwerden, die sich in Zusammenhang mit der Periode verschlechtern; Obstipation; Epilepsie; Halsschmerzen
N 7 *Fuliu* „Wiederkehr des Abflusses" Tonisierungspunkt, Jing-Punkt (Fluß) Punktur: senkrecht, 1,25–1,75 cm	am Vorderrand der Achillessehne, hinter dem M. flexor digitorum longus, 2 Cun (2 DB) ober der größten Prominenz des Malleolus internus, also ober N 3	Muskelschwäche, Paresen, Durchblutungsstörungen des Beines; Schmerzen Lumbalregion; Dysurie, Haematurie; Nephritis; Orchitis; Nachtschweiß, Ödeme; Zahnschmerz, Hypersalivation
N 8 *Jiaoxin* „Vereinigung der Botschaften, wechselseitiges Vertrauen" Xi-Punkt von Yinqiao Mai Punktur: senkrecht, 1,25–1,75 cm	auf gleicher Höhe aber vor N 7: 2 Cun (2 DB) ober der größten Prominenz des Innenknöchels, hinter dem medialen Tibiarand (Wien: 4 QuF); alle 3 Yin-Meridiane der unteren Extremtität sind ganz nahe beisammen. Bi.: N 8 = MP 6 = Le 5a ch.: MP 6 ist 3 Cun (4 QuF) ober dem Knöchel am Hinterrand der Tibia, also 1 Cun (1 DB) oberhalb von N 8; kein Punkt auf Le	Dysurie, Harnverhaltung; Orchitis; Penisschmerzen; Unterbauch: alle Formen der Herniensschmerzen; Durchblutung des kleinen Beckens

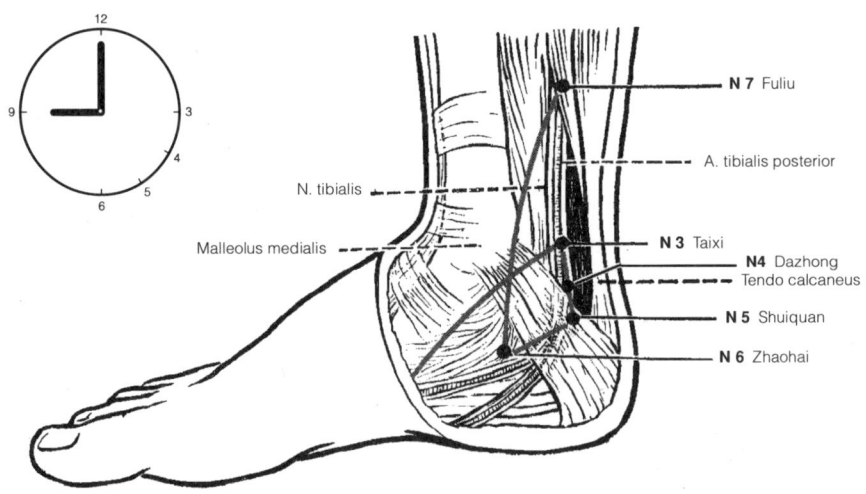

Graphik 34

N 9 *Zhubin* „Deichbau" Xi-Punkt von Yinwei Mai Punktur: senkrecht, 1,25–1,75 cm	6 Cun (8 QuF) oberhalb des Innenknöchels, 2 Cun (2 DB) hinter der medialen Tibiakante, am tibialen Rand des medialen Gastrocnemiusbauches	Wadenkrämpfe, Regelstörungen
N 10 *Yingu* „Tal des Yin" He-Punkt (Meer) Punktur: senkrecht, 2–2,5 cm	bei gebeugtem Knie in der Kniegelenksfalte medial, zwischen den Sehnen des M. semitendineus und des M. semimembranaceus; medial von B 54 (40)	Schmerzen Innenseite Bein, Oberschenkel, Knie; alle Erkrankungen des Genitale, besonders des männlichen: Impotenz, Prostatitis, Miktionsbeschwerden; Fluor, Hypermenorrhoe; Hernien; Hypersalivation
N 11 *Henggu* „Querer, horizontaler Knochen" Reunionspunkt mit Chong Mai Bi.: Alarmpunkt KS Punktur: senkrecht, 1,25–2,5 cm	am Oberrand des Os pubis, Bi.: 1 QuF, ch.: ½ Cun (½ DB) lateral der Medianen neben KG 2	Schmerzen äußeres Genitale; Regulation der Sexualität: Übererregbarkeit und Mangelzustände; Depressionen mit Angstgefühl

Indikation der N-Punkte auf dem Rumpf: Unten: Urogenitale, Lumbalgie; Mitte: Bauch-, Magenschmerzen; oben: Lunge, Asthma, Psyche.

N 12* *Dahe* „Großer Glanz" Reunionspunkt mit Chong Mai Punktur: senkrecht, 1,25–2,5 cm	1 Cun (1 DB) oder ⅕ ober Symphyse, neben KG 3	v. a. männliches Genitale, Schwäche
N 13 *Qixue* „Punkt der Vitalenergie" Beinamen: „Tor der Kinder" und „Zugang zur Gebärmutter" Reunionspunkt mit Chong Mai Punktur: senkrecht, 1,25–2,5 cm	2 Cun (2 DB) oder ⅖ ober der Symphyse, neben KG 4	Einfluß auf Lebensenergie, Geburt; Menstruationsstörungen, Sterilität, Harnwegsinfekt, Fluor
N 14 *Siman* Zeitler: „Vierte Füllung" (4. Punkt ober Symphyse) Reunionspunkt mit Chong Mai Punktur: senkrecht, 1,25–2,5 cm	3 Cun (4 QuF) oder ⅗ ober Symphyse, neben KG 5	Bauchschmerzen, Genitale, Schwäche

* Von N 12 aufwärts wird die Entfernung von den Medianen unterschiedlich angegeben:
Horizontal: N 12–N 21: Bi.: ½ QuF, ch.: 1 Cun (1 DB) oder 1½ QuF lateral der Medianen. Bischko teilt die Strecke von Nabel bis Symphyse in 8 Teile, Kitzinger benützt sein bewährtes Gummiband.

N 15 *Zhongzhu* „Mittlerer Zusammenfluß" Reunionspunkt mit Chong Mai Punktur: senkrecht, 1,25–2,5 cm	neben KG 7, d. h. ⅘ der Strecke Symphyse–Nabel oberhalb der Symphyse	Menstruationsstörungen, Ob- stipation, Unterbauchschmer- zen, Lumbalgie
N 16 *Huangshu* „Zustimmungspunkt *(shu)* der Eingeweide" Reunionspunkt mit Chong Mai Punktur: senkrecht, 1,25–2,5 cm	in Nabelhöhe = KG 8	Magenkrämpfe, Obstipation, Hernie, Singultus, Menstrua- tionsstörungen; Nabelkoliken
N 17 *Shanqu* „Hemmung der Verdauungs- störungen" Reunionspunkt mit Chong Mai Punktur: senkrecht, 1,25–2,5 cm	⅖ ober Nabel neben KG 10	Magenkrämpfe, Völlegefühl, Diarrhoe, Obstipation
N 18 *Shiguan* „Steingrenze" Reunionspunkt mit Chong Mai Punktur: senkrecht, 1,25–2,5 cm	⅜ ober Nabel, neben KG 11	Magenkrämpfe, Obstipation, Roemheld, Singultus, Spas- men des Ösophagus; postpar- tale Schmerzen
N 19 *Yindu* „Hauptstadt des Yin" Reunionspunkt mit Chong Mai Punktur: senkrecht, 1,25–2,5 cm	Mitte der Strecke Nabel–Xi- phoid neben KG 12	Magenschmerzen mit Aus- strahlung in Herz- und Flanke; Oberbauchschmerzen mit KG 12, 11, 13; Roemheld, Me- teorismus, Pleuritis
N 20 *Futonggu* *fu:* Abdomen, *tong:* Passa- ge, *gu:* Nahrung Reunionspunkt mit Chong Mai Punktur: senkrecht, 1,25–2,5 cm	⅝ ober Nabel, neben KG 13	Bauchschmerzen, Pleuritis
N 21 *Youmen* „Versunkenes Tor" Zeitler: pars cardiaca des Magens Reunionspunkt mit Chong Mai Punktur: senkrecht, 0,75–1,25 cm	Bi.: 6. ICR, Winkel zw. 6. und 7. ICR ch.: ½ Cun (½ DB) lateral der ventralen Medianen, ⅛ unter Xiphoidspitze neben KG 14	Intercostalneuralgie, Span- nungsgefühl im Thorax und Epigastrium, Roemheld, Me- teorismus; Hyperemesis grav., Singultus
N 22** *Bulang* „Seitenschiff" Punktur: senkrecht, 0,75–1,25 cm	5. ICR, neben KG 16	Bronchitis, Pleuritis, Krampfhu- sten, Magenschmerzen, Appe- titlosigkeit

N 23 *Shenfeng* „Göttliche Grenze" Punktur: senkrecht, 0,75–1,25 cm	4. ICR, neben KG 17, zwischen den Mamillen**	Intercostalneuralgie, Mastitis, Bronchitis, Pleuritis; Gastritis
N 24 *Lingxu* „Markt des Geistes" Punktur: senkrecht, 0,75–1,25 cm	3. ICR, neben KG 18**	Intercostalneuralgie, Mastitis, Bronchitis, Pleuritis; Gastritis, Erbrechen
N 25 *Shencang* „Obdach des Geistes" Punktur: senkrecht, 0,75–1,25 cm	3. ICR, neben KG 19**	Intercostalneuralgie, Bronchitis, Erbrechen
N 26 *Yuzhong* „Prunkvolles Zentrum" Punktur: senkrecht, 0,75–1,25 cm	2. ICR, neben KG 20**	Intercostalneuralgie, Bronchitis, Erbrechen
N 27 *Shufu* „Halle, Werkstatt der Zustimmung" Punktur: senkrecht, 0,75–1,25 cm	am Unterrand des Sterno-claviculargelenkes; auf gleicher Höhe wie KG 21 (KG 22 ch)**	Asthma, mit Verschlimmerung durch Kälte und Feuchtigkeit; Stauungsbronchitis; Ösophagusspasmen; Psychasthenie, Neurasthenie lt. Bischko genügt hier eine Nadel (früher in Gold) links

** Von N 22 aufwärts werden alle N-Punkte bei Bischko „auf einer Linie ober B 21" beschrieben; China: 2 Cun = 3 QuF lateral der Medianen.

TOPOGRAPHISCHE BEZIEHUNGEN DER AKUPUNKTURPUNKTE AUF DEM RUMPF

Lokalisation	KG = Alarmpunkt		N = Alarmpunkt	MP	M	Le
Symphyse Oberrand	KG 2		N 11[+] KS	MP 12	M 30	
⅕ ober Symph.*	KG 3	B	N 12[+]			
⅖ ober Symph.*	KG 4	Dü	N 13[+]		M 28	
⅗ ober Symph.*	KG 5	3 E	N 14[+]		M 27	
⅘ ober Symph.*	KG 6	–				
1 QuF unter Nabel	KG 7	3E, sex.	N 15[+]	MP 14	M 26	
Nabelhöhe	KG 8	–	N 16[+]	MP 15	M 25	
⅛ ober Nabel**	KG 9				M 24	
2/8 ober Nabel**	KG 10		N 17[+]		M 23	Le 13
⅜ ober Nabel**	KG 11		N 18[+]	MP 16	M 22	
Mitte ober Nabel	KG 12	3E, dig. M	N 19[+]		M 21	
⅝ ober Nabel**	KG 13	–	N 20[+]		M 20	
6/8 ober Nabel**	KG 14 ch	H	N 21 ch[++] Bi: im Knorpelwinkel zwischen 6./7. Rippe		M 19	
⅛ unter Xiphoidspitze**	KG 15 Bi					
Xiphoidspitze	KG 15 Bi					Le 14
Übergang Sternum/ Xiphoid, 5. ICR	KG 16		N 22[+++]	MP 17	M 18	
4. ICR, Brustwarzen	KG 17	3E resp.	N 23[+++]	MP 18	M 17	
3. ICR	KG 18	–	N 24[+++]	MP 19	M 16	
2. ICR	KG 19	–	N 25[+++]	MP 20		
Ansatz 2. Rippe	KG 20	–	N 26[+++]			
Ansatz 1. Rippe	KG 21	–	N 27			
Jugulum	KG 22 ch KG 21 Bi					

* Punktlokalisation des KG auf dem Unterbauch in Fünfteln (⅕) der Strecke zwischen Symphyse und Nabel

** Punktlokalisation des KG auf dem Oberbauch in Achteln (⅛) der Strecke zwischen Nabel und Xiphoid (Gummiband nach Kitzinger!)

[+] Der Abstand von der ventralen Medianen wird für die Punkte N 11 bis N 20 bei Bischko mit 2½ QuF, in der chinesischen Literatur mit ½ Cun (1 Kleinfingerbreite) angegeben.

[++] N 21 Bischko: Im Winkel zwischen den Knorpeln der 6. und 7. Rippe, also mindestens 3 QuF lateral der ventralen Medianen. Chinesische Lokalisation: ½ Cun lateral der ventralen Medianen.

[+++] Alle Punkte von KG 22 bis KG 26 liegen bei Bischko und in der chinesischen Literatur ziemlich gleich 2 Cun (3 QuF) lateral der ventralen Medianen.

3 FUNKTIONSKREIS KREISLAUF-SEXUALITÄT/DREIFACHER ERWÄRMER

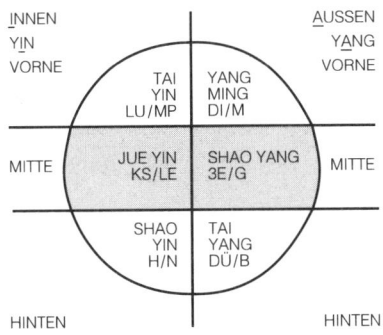

Graphik 35:
Meridianverteilung an den Extremitäten –
Energieumlauf von 20 h bis 4 h (19–3 h): KS, 3E, G, Le

KS und 3E verlaufen auf dem Arm in der Mitte – KS als Yin-Meridian innen, 3E als Yang-Meridian außen. KS und 3E sind historisch relativ junge Meridiane, die erst später den fünf anderen Funktionskreisen hinzugefügt wurden. Wir sprechen von „funktionellen Meridianen", d. h. sie sind nicht zusätzlichen Organen zugeordnet, sondern es entspricht dem

Vollorgan (*zang* = Bewahrer):   KS, das Pericard, „Hülle", „Hüter des Herzens"

Hohlorgan (*fu* = Sammler):   3E, digestive, respiratorische und urogenitale Komponente – man spricht von oberem, mittlerem und unterem 3E

Hauptfunktion:

■ Westliche Medizin: Vegetativum, Kreislauf

■ TCM: Kreislauf

Schicht (Ti):   Gefäßsystem, Subcutis

Vegetative Funktion: Herz-Kreislauf

Komplexe Funktion: Geist und Seele

Schmerzcharakter: brennend

3.1 KREISLAUF-SEXUALITÄT-MERIDIAN

KS: „Jueyin der Hand" = Ausklingendes Yin der Hand; in der sonstigen europäischen
Literatur: Pericardium; Yin-Meridian, 9 Punkte

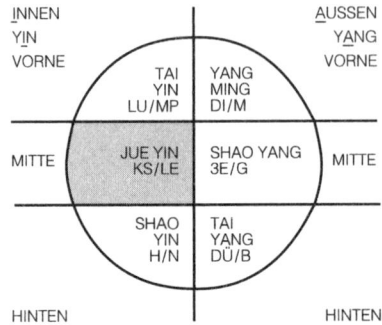

Graphik 36:
Meridianverteilung an den Extremitäten – Kreislauf-Sexualität-Meridian auf dem Arm

Partner:

■ gekoppelt nach der Innen/Außen-Regel (Yin/Yang): 3E

■ korrespondierend nach der Oben/Unten-Regel (Yin/Yin): Le

Besondere Meridianpunkte:

Alarmpunkt:	KS 1, N 11
Zustimmungspunkt:	B 14
Durchgangspunkt (Lo-P.):	KS 6 zu 3E 4
Quellpunkt:	KS 7
Kardinalpunkt:	KS 6 für Yinwei Mai
Tonisierungspunkt:	KS 9
Sedativpunkt:	KS 7
Reunionspunkte:	Zeitler: KS 1 mit Le und G
	KS 9 für die Gefäße bei Kollaps, Ohnmacht und hypotonen Krisen
Gruppen-Lo-Punkt:	KS 5
Xi-(Akut-)Punkt	KS 4

Zeiten: Maximalzeit: 20–22 h

Hauptindikation:

■ Bischko: Kreislauf, Sexualität

■ TCM: Der Name in der europäischen Literatur – Pericard – weist auf die Hauptwirkung
hin: „Äußerer Schutz des Herzens" – d. h. Schutz für Herz und Kreislauf. Erfolgsorgan
ist das Herz und damit der Kreislauf.
Dem Herzen sind – weil es das wichtigste Organ für das menschliche Leben ist – gleich
zwei Meridiane zugeordnet: der Herzmeridian und der Kreislauf-Sexualität-Meridian.
Der Herzmeridian ist für die Funktionen des Herzens im übertragenen Sinn zuständig:
Seele, Cortex, alles, was den Menschen vom Tier unterscheidet. Der Kreislauf-Sexualität-Meridian versorgt das Herz als Organ.

100

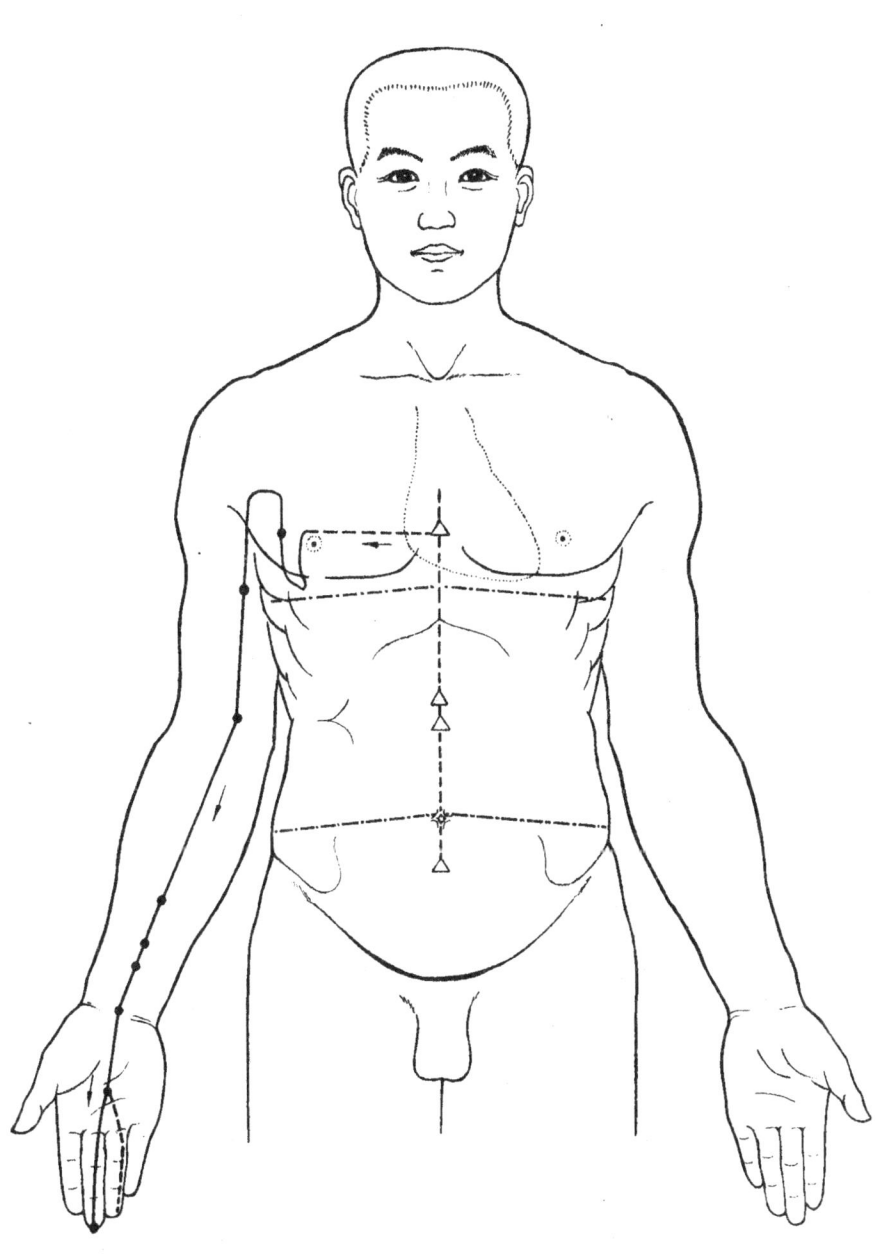

Graphik 37:
Innerer Verlauf des Kreislauf-Sexualität-Meridians (Pericard)

101

Im proximalen Anteil des Kreislauf-Sexualität-Meridians, KS 1, KS 2 überwiegen lokale Indikationen und Beschwerden im Thoraxbereich. Weiter distal:

- Beschwerden im Meridianverlauf
- Beschwerden, die vorne aufsteigend empfunden werden:
  a) Übelkeit, Erbrechen, Beschwerden in Epigastrium und Magen
  b) Herz- und Kreislaufbeschwerden
- ZNS-Symptomatik: Krampfzustände
- Psychiatrie: Reizbarkeit, Psychasthenie, Neurasthenie
- Hitzesymptomatik: Hitze ist in der Klassik der zugehörige äußere Faktor, daher fieberhafte Zustände, Entzündungen, Malaria, Hitzschlag

Äußerer Verlauf:

Der Kreislauf-Sexualität-Meridian verläuft vom Thorax-KS 1 im 4. ICR, 1 Cun (1 DB) lateral der Mamilla über die Achsel auf die Innenseite des Armes, wo er über die Mitte der Cubita und der Handwurzel zum Ringfinger zieht.
Freuen Sie sich, wenn Sie bis hierher gelernt haben! Da der Kreislauf-Sexualität-Meridian dem Herzen zugeordnet ist, verläuft er parallel zum Herzmeridian, und die Punkte auf den beiden Meridianen liegen praktisch immer auf gleicher Höhe, z. B. H 3 und KS 3 um den Ellbogen, H 7 und KS 7 in der Handgelenksfurche usw.

Innerer Verlauf und Verbindungen:

Der Meridian beginnt mitten im Thorax, wo er mit dem Herzbeutel in Verbindung tritt, zieht abwärts durch das Zwerchfell. Er hat Verbindungen zu den drei Etagen des Dreifachen Erwärmers, die 3 Funktionen entsprechen: Atmung, Verdauung und Urogenitale/Endocrinum. Ein Zweig zieht vom Inneren des Thorax in Höhe des 4. ICR. 1 Cun (1 DB) lateral der Mamilla an die Oberfläche – das ist unser Punkt KS 1. Von hier zieht der Meridian, wie wir wissen, aufwärts zur Achsel, und wie beschrieben als mittlerer Meridian an der Beugeseite des Armes zwischen H- und Lu-Meridian zum Mittelfinger. Von der Handfläche geht ein Zweig zum Ringfinger, wo der 3E-Meridian beginnt.

DIE PUNKTE DES KREISLAUF-SEXUALITÄT-MERIDIANS

KS 1 *Tianchi* „Himmelsteich" Alarmpunkt des KS, Reunionspunkt mit G, Le Punktur: schräg, 0,5–1 cm; tiefe Punktur verboten!	4. ICR 1 Cun (1 DB) lateral der Medioclavicularlinie bzw. der Mamilla	Schwellung, Schmerz lokal, axillär; Schmerzen, Beklemmungsgefühl in Thorax, Hypochondrium
KS 2 *Tianquan* „Himmelsquelle" Punktur: senkrecht, 1,25–1,75 cm	auf dem Oberarm, 2 Cun (2 DB) distal der vorderen Axillarfalte, zwischen den beiden Köpfen des M. biceps	Schmerzen im Oberarm, medial; Thorax seitlich; Husten
KS 3 *Quze* „Gewundener Teich" He-Punkt Punktur: senkrecht, 1,25–1,75 cm	bei abgewinkeltem Ellbogen in den Ellbogenquerfalte, ulnar der Bizepssehne (radial der Bizepssehne liegt Lu 5)	Schmerzen in Ellbogen, Arm, Hand; Tremor der Hände; Tachycardie, Palpitationen, Pseudostenocardien; Magenschmerzen, Erbrechen, Reizbarkeit, fieberhafte Erkrankungen

KS 4 *Ximen* „Grenztor" Xi-Punkt Punktur: senkrecht, 1,25–2,75 cm	5 Cun (6½ QuF) proximal vom Mittelpunkt der palmaren Handgelenksfurche zwischen den Sehnen der Mm. flexor carpi radialis und palmaris longus	Mastitis, Pleuritis; Haematemesis, Epistaxis; Tachycardie, Angina pectoris; Neurasthenie; Dermatosen (Entzündung, Hitze)
KS 5 *Jianshi* „Der Zwischengesandte" Jing-Punkt (Fluß) Punktur: senkrecht, 1,25–2,75 cm	3 Cun (4 QuF) proximal der Mitte der palmaren Handgelenksfurche zwischen den Sehnen der Mm. flexor carpi radialis und palmaris longus	Schmerzen in den Armen; Erbrechen; Tachycardie, Fieber, Epilepsie
KS 6 *Neiguan* „Innengrenze" Kardinalpunkt für Yinwei, Lo-Punkt Punktur: senkrecht oder in Richtung 3E 5 durchstechen; 1.25–2 cm	2 Cun (2 DB) proximal der Mitte der palmaren Handgelenksfurche zwischen den Sehnen der Mm. flexor carpi radialis und palmaris longus	Paresen oberer Extremität, Kontrakturen und Schmerzen in Arm und Ellbogen; Schmerzen in der seitlichen Thoraxgegend; Stenocardien, Palpitationen; Magenschmerzen, Foetor ex ore, Übelkeit, Erbrechen verschiedenster Genese, z. B. bei Migräne, Hyperemesis gravidarum etc.; Neurasthenie, Epilepsie; Lymphstau nach Mamma-Operationen

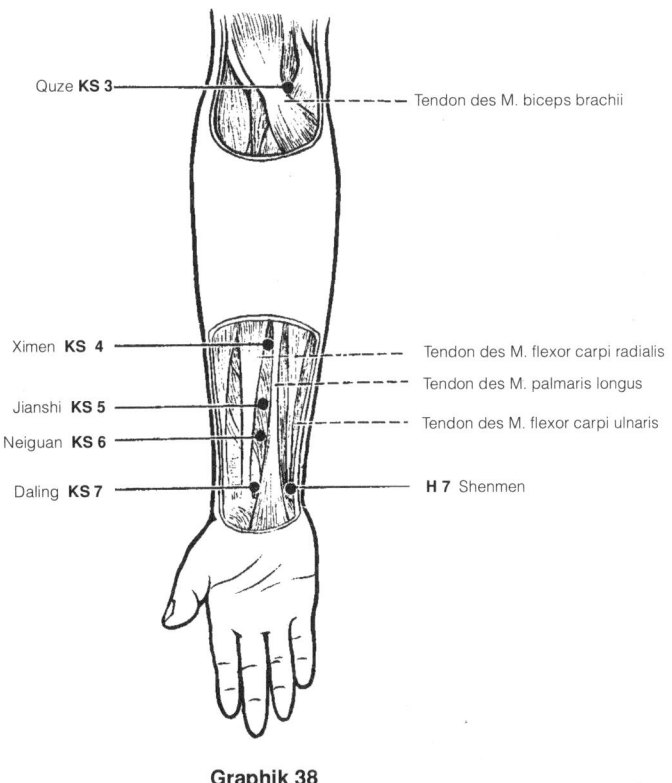

Quze **KS 3** — Tendon des M. biceps brachii

Ximen **KS 4** — Tendon des M. flexor carpi radialis

Jianshi **KS 5** — Tendon des M. palmaris longus

Neiguan **KS 6** — Tendon des M. flexor carpi ulnaris

Daling **KS 7** — **H 7** Shenmen

Graphik 38

KS 7 *Daling* „Großer Hügel" Quellpunkt, Sedativpunkt; Shu-Punkt (Strom) Punktur: senkrecht, 0,75–1,25 cm	in der Mitte der palmaren Handgelenksfurche zwischen den Sehnen der Mm. flexor carpi radialis und palmaris longus	lokal Handgelenk, Schreibkrampf, Metacarpaltunnelsyndrom, heiße Handflächen; sonst wie KS 6 und Intercostalneuralgie, Herpes zoster v. a. auf dem Thorax; Verwirrtheitszustände (passagere Kreislaufstörungen); Foetor ex ore
KS 8 *Laogong* „Palast der Arbeit" Ying-Punkt (Bach) Punktur: senkrecht, 0,75–1,25 cm	Mittelfinger einbiegen: Spitze zeigt auf KS 8, also zwischen Metacarpale II und III	Metacarpaltunnelsyndrom, Dupuytren, Lähmungen und Schmerzen Thoraxseite, Herz, Erbrechen, Stomatitis, schlechter Mundgeruch, Lähmungen, kindliche Krampfzustände, Coma apoplecticum; psychische Erkrankungen; Sonnenstich
KS 9 *Zhongchong* „Mittlere Strömung" Tonisierungspunkt, Jing-Punkt (Brunnen), Schockpunkt, Reunionspunkt für die Gefäße Punktur: senkrecht, 0,25 cm	Bi.: neben dem radialen Nagelwinkel des Mittelfingers ch.: im Zentrum der Mittelfingerspitze, 1 Fen (2,5 mm) vom Nagel entfernt	hitzende Handflächen; Herz; Schmerzen, Stenocardien; Kreislauf: Hypotonie, Schockpunkt, Bewußtlosigkeit; Aphasie schwere Zunge; Krampfanfälle bei Kindern; Reizbarkeit; Hitzschlag

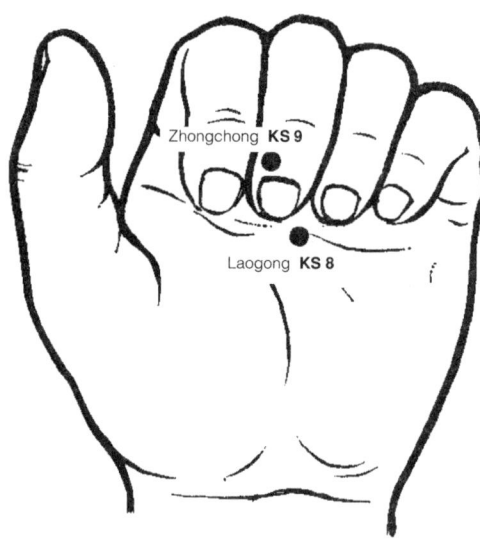

Graphik 39

3.2 MERIDIAN DES DREIFACHEN ERWÄRMERS

3E: „Shaoyang der Hand", Sanjiao = Kleines Yang der Hand, Dreifacher Erwärmer;
Yang-Meridian, an der Streckseite in der Mitte des Armes, 23 Punkte

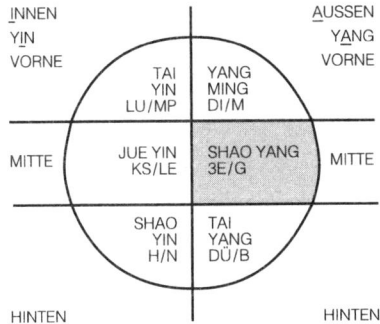

Graphik 40:
Meridianverteilung an den Extremitäten –
Meridian des Dreifachen Erwärmers auf dem Arm

Partner:

■ gekoppelt nach der Innen/Außen-Regel (Yin/Yang): KS
■ korrespondierend nach der Oben/Unten-Regel (Yang/Yang): G

Besondere Meridianpunkte:

4 Alarmpunkte:	1.) KG 5 – Hauptalarmpunkt
	2.) KG 7 – sexuell
	3.) KG 12 – digestiv
	4.) KG 17 – respiratorisch
Zustimmungspunkt:	B 22
Durchgangspunkt (Lo-P.):	3E 5 zu KS 7
Quellpunkt:	3E 4
Kardinalpunkt:	3E 5 – Einschaltung des Yangwei Mai
Tonisierungspunkt:	3E 3
Sedativpunkt:	3E 10
Reunionspunkte:	3E 13 und 3E 15 mit Yangwei Mai
	3E 17 mit G
	3E 20 und 3E 22 mit G und Dü
	3E 23 mit G
Gruppen-Lo-Punkt:	3E 8 für die 3 Yang der Arme (= Dü, 3E, Di)
Meisterpunkte:	3E 4 – vasomotorischer Kopfschmerz
	3E 5 – Rheuma
	3E 15 – Wetterfühligkeit, Hygrometer!, Arme
Kreuzungspunkte:	Bischko: 3E 16 = G 21 = Dü 15
	3E 22 = G 3
Xi-(Akut-)Punkt:	3E 7

Zeiten: Maximalzeit: 22–24 h

Hauptindikation:

■ Bischko: funktioneller Meridian, drei Funktionen: Atmung, Verdauung, Urogenitale

■ TCM:
a) Beschwerden im Meridianverlauf, Erkrankungen von Ohr und Kopf wie Tinnitus, Taubheit, Augenkrankheiten, Schmerzen retroauriculär, Schläfenkopfschmerz, Migräne, hintere Schulterpartie
b) Intercostalneuralgie, Flankenschmerz
c) Koordination der Funktion von Atmung, Verdauung, Urogenitale. Meng: ähnliche Aufgabe wie der Ductus thoracicus, verbindet alle Eingeweide
d) Wetter-, Windempfindlichkeit

Äußerer Verlauf:

Von der Hand (3E 1 neben dem ulnaren Nagelwinkel des Ringfingers) zwischen Metacarpale IV und V über die Hand, dann über den Arm, außen, in der Mitte, zwischen Di- und Dü-Meridian aufwärts, über Olecranonspitze, Schulterhöhe, Nacken, Mastoid, das Ohr umrundend, zwischen Ohr und G-Meridian nach vorne bis zur Incisura intertragica superior, Endpunkt am lateralen Brauenrand. In frühen Bischko-Auflagen zuerst zum lateralen Brauenrand (3E 21), Endpunkt vor der Incisura intertragica (3E 23).

Innerer Verlauf und Verbindungen:

Beginn wie beschrieben. Im Schulterbereich hat er Verbindungen zu Dü 12 und LG 13 (LG 14 Bi, DFS C 7 ch), zu G 21. Bei M 12 (Fossa supraclavicularis) geht ein Ast ins Körperinnere, zuerst zum Mediastinum – KG 17 –, dann tritt er durch das Zwerchfell und nimmt Verbindung zu den 3 genannten Abschnitten Atmung, Verdauung, Urogenitale auf. Er hat 2 Verzweigungen:

■ Von KG 17 kommt der 3E zurück zu M 12 und tritt hier wieder an die Oberfläche, wie wir wissen, zieht er jetzt weiter über den Hals zur retroauriculären Region, dann zur Schläfe; hier nimmt er bei G 6 und G 4 Verbindung mit dem Gallenblasenmeridian auf. Dann zieht er nach unten über die Wange und endet in der Infraorbitalregion, wo er zu Dü 18 eine Verbindung hat.

■ Aus der retroauriculären Region zieht ein Ast ins Ohr, tritt ventral vom Ohr wieder an die Oberfläche und hat eine Verbindung zu Dü 19; von Dü 19 zieht der Ast über die Wange aufwärts zu G 3 und endet am lateralen Ende der Augenbraue.

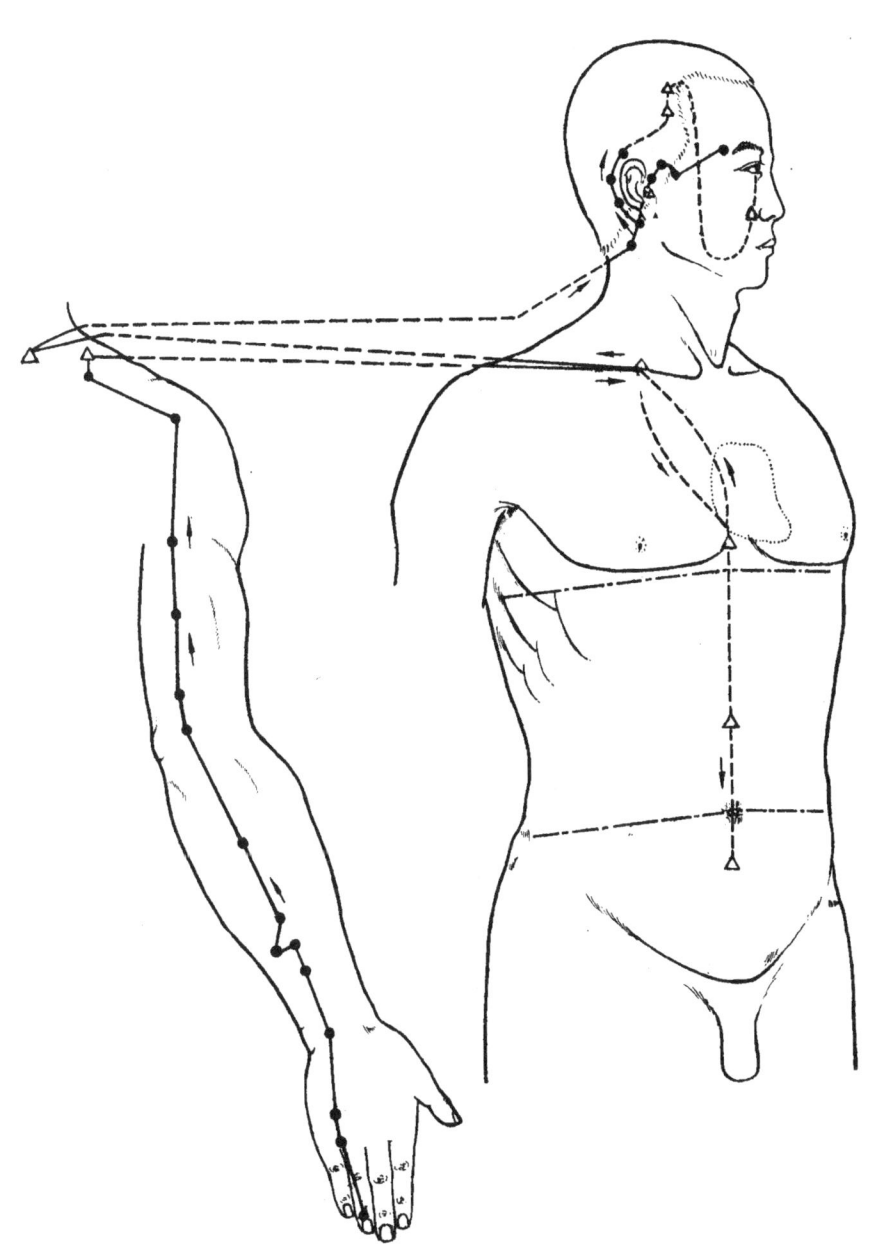

Graphik 41:
Innerer Verlauf des Dreifachen-Erwärmer-Meridians

3E 1 *Guanchong* „Grenzangriffspunkt" Jing-Punkt (Brunnen) Beginn des MTM des 3E Punktur: oberflächlich, 0,25 cm oder bluten lassen	neben dem ulnaren Nagelwinkel des Ringfingers	Schmerzen in Arm und Ellbogen mit Behinderung beim Heben des Armes; Infekt: Kopfschmerzen, Laryngitis, Pharyngitis, rote Augen; „steife Zunge"; Reizbarkeit; Fieber
3E 2 *Yemen* „Flüssigkeitstor" Ying-Punkt (Quelle) Punktur: schräg nach proximal, 0,75–1,25 cm	Interdigitalfalte zwischen 4. und 5. Finger, ½ Cun (½ DB) proximal	Hand- und Armschmerzen; akuter Infekt mit Kopfweh, roten Augen, Halsschmerzen; Zahnschmerzen der Schneidezähne; Schwerhörigkeit; Malaria
3E 3 *Zhongzhu* „Mitte des Tümpels" Tonisierungspunkt Shu-Punkt (Strom) Punktur: senkrecht, 0,75–1,25 cm	zwischen Os metacarpale IV und V auf dem Handrükken im Grübchen proximal des Metacarpophalangealgelenkes bei geballter Faust	Kopf-, Hand- und Arm-, Nakken-, Rückenschmerzen; Halsschmerzen; Schwerhörigkeit; Tinnitus; Rekonvaleszenz
3E 4 *Yangchi* „Teich des Yang" Quellpunkt, Meisterpunkt des vasomotorischen Kopfschmerzes Punktur: senkrecht, 0,75–1,25 cm	Bi.: Handrücken, Grübchen über Gelenksspalt Os Metacarpale IV/Os hamatum ch.: Grübchen lateral der Sehne des M. extensor digitorum longus in Höhe der Handgelenksfurche	Schmerzen, Verletzungen in Handgelenk (Gipsabnahme!), Arm, Schulter; Katerkopfschmerz – auch Massage hilft; Schwerhörigkeit
3E 5 *Waiguan* „Außengrenze" Durchgangspunkt, Kardinalpunkt, Meisterpunkt der kleinen Gelenke Punktur: senkrecht, 1,25–2,5 cm	2 Cun (2 DB) proximal der Mitte der dorsalen Handgelenksfurche, gegenüber von KS 6	Rheuma! Paresen der Arme; cervicaler Hexenschuß: parietaler Kopfschmerz, Migräne; Wetterfühligkeit; hitzende Dermatosen; Erkältung; Schwerhörigkeit; Schwitzen
3E 6 *Zhigou* „Graben des Armes" Jing-Punkt (Fluß) Punktur: senkrecht, 2–3 cm	3 Cun (4 QuF) proximal der Mitte der dorsalen Handgelenksfurche	Schmerzen in Schulter, Armen, Achsel, Thorax, Pleuritis; Lähmungen, Parodonditis, Schwerhörigkeit, Tinnitus; Obstipation
3E 7 *Huizong* „Begegnung der Ahnen" (Hauptströmungen) Xi-Punkt Punktur: senkrecht, 1,25–2,5 cm	auf gleicher Höhe wie 3E 6 aber ulnar von 3E 6, an der Radialseite der Ulna	Schmerzen im Arm; Tinnitus, Schwerhörigkeit, oberer Thoraxschmerz, Epilepsie
3E 8 *Sanyangluo* „Lo der 3 Yang" Gruppen-Lo-Punkt der 3 Yang des Armes: M, 3E, Dü Punktur: senkrecht, 1,25–2,5 cm	4 Cun (4 DB) proximal der Mitte der dorsalen Handgelenksfurche	Schweregefühl, Schmerzen im Arm, Taubheit, Aphasie

3E 9 *Sidu* „Vier Wasserläufe" Punktur: senkrecht, 1,25–2,5 cm	auf Linie von Mitte der Handgelenksfurche zum Olecranon, 5 Cun (6½ QuF) distal vom Olecranon	Schmerzen, Lähmungen des Armes; Kopfschmerz, Tinnitus, Hörsturz, Zahnschmerzen (Schneidezähne Unterkiefer); Nephritis
3E 10 *Tianjing* „Himmelsbrunnen" Sedativpunkt, He-Punkt Punktur: senkrecht, 0,75–1,25 cm	bei leicht gebeugtem Ellbo- gen im Grübchen 1 Cun (1 DB) oberhalb des Olecra- non.	Torticollis; Ellbogen-, Arm-, Schulter-, Nacken-, Thorax- schmerzen; Bronchitis, Schlaf- losigkeit durch Kummer; Ek- zem; Migräne; Epistaxis, Zug- luft, Tinnitus
3E 11* *Qinglengyuan* „klarkühle Quelle" Punktur: senkrecht, 0,75–1,25 cm	1 Cun (1 DB) proximal von 3E 10	Schulter- und Kopfschmerzen
3E 12* *Xiaoli* „Ableitung der Hitze" Punktur: senkrecht, 1,25–1,75 cm	Mitte der Linie zwischen 3E 10 und 3E 14, bzw. 4 Cun (4 DB) distal der hin- teren Achselfalte, Mitte der Rückseite des Oberarmes	Kopfschmerz nach Erkältung, steifes Genick
3E 13* *Naohui* „Vereinigung der Naopunk- te" (Schulterpunkte) Reunionspunkt mit Yangwei Mai Punktur: senkrecht, 1,25–2,0 cm	auf der Linie zwischen 3E 10 und 3E 14, am Hinter- rand des M. deltoideus, in Höhe des Endes der Achsel- falte	Schulter-, Armschmerzen, Läh- mungen, Fieber, Lymphadeni- tis colli, Kropf
3E 14 *Jianliao* „Schultergrube" Punktur: senkrecht, 1,75–2,5 cm	bei gehobenem Arm im Grübchen hinter und unter dem Acromion, zwischen dem mittleren und dem hin- teren Anteil des M. deltoi- deus (vorne Di 15)	Behinderungen beim Armhe- ben durch Schulterschmerzen
3E 15 *Tianliao* „Himmelsgrube" Reunionspunkt mit Yangwei Mai, Meisterpunkt der Arme und der Wetterfühligkeit (Bi); Druckpunkt bei Tonsilli- tis, Narben nach Tonsillekto- mie, hintere Mandibula- Weisheitszähne (Petricek) Punktur: senkrecht, 0,75–1,25 cm	Bi.: Schultermitte, Trapezius- rand, individuell variabel, manchmal tiefer ch.: am Angulus superior scapulae, Mitte zwischen G 21 (höchster Punkt der Schulter, Mitte zwischen Acromion und 7. HWD) und Dü 13 (im medialen Anteil der Fossa supraspinam, bei der Krümmung der Spina scapulae!)	„Hygrometrischer Punkt" (De la Fuye), Rheuma, Schmer- zen, Neuralgien, Paresen von Schulter, Nacken, Arm; Hinter- kopfschmerz
3E 16 *Tianyou* „Vergittertes Himmelsfen- ster" Punktur: senkrecht, 0,75–1,25 cm	Bi.: identisch mit G 21, Dü 15 am Trapeziusknick ch.: am Hinterrand des M. sternocleidomastoideus, in Höhe des Angulius mandi- bulae, unter 3E 17	steifes Genick, Halsschmer- zen, Tinnitus, Schwerhörigkeit, Hörsturz, Quincke-Ödem

* Die Punkte 3E 11, 12 und 13 liegen auf einer Linie zwischen 3E 10 (Grübchen 1 Cun oberhalb vom Olecranon) und 3E 14 (Grübchen hinter und unter Acromion).

3E 17 *Yifeng* „Schutz vor dem Wind" Reunionspunkt mit G Punktur: senkrecht, 1,75–2,5 cm	unter und hinter dem Unterrand des Ohrläppchens, in der Grube zwischen Mandibula und Processus mastoideus	Rhinitis, Sinusitis, macht die Nase sofort frei; Tinnitus, Schwerhörigkeit, Facialisparese, Trigeminusneuralgie, Parotitis, Kiefergelenk-Arthritis, Zahnschmerzen, Augenkrankheiten
3E 18 *Chimai* (Qimai) „Gespannte Schlagader" Punktur: oberflächlich subcutan, 0,75–1,25 cm oder bluten lassen	in der Mitte des Processus mastoideus	Schwerhörigkeit, Tinnitus; Sehstörungen; Epilepsie; Auge
3E 19 *Luxi* „Atmung und Ruhe des Schädels" Punktur: schräg, 0,75–1,25 cm	1 Cun (1 DB) oberhalb der Mitte des Processus mastoideus (3E 18)	Tinnitus, Schwerhörigkeit, Ohrenschmerzen; Kopfschmerzen, Conjunctivitis, kindliche Konvulsionen
3E 20 *Jiaosun* „Spitze der Ohrmuschel" Reunionspunkt mit Dü und G Punktur: oberflächlich subcutan, 0,75–1,5 cm	direkt über der Spitze der Ohrmuschel, an der Haargrenze	Otitis, Perichondritis der Ohrmuschel, Zahnschmerzen (Schneidezähne), steifes Genick, Kiefergelenk, Augenerkrankungen
3E 21 *Ermen* „Tor des Ohres" Reunionspunkt mit G, Dü, Meisterpunkt des Ohres (in frühen Bischko-Auflagen 3E 23 Punktur: senkrecht, 0,75–1,5 cm	bei offenem Mund im Grübchen oberhalb des Condylus der Mandibula, in Höhe der Inicisura supratragica	Arthritis des Kiefergelenkes; alle Bereiche des Ohres: Otitis externa, media; Tinnitus, Schwerhörigkeit, Schwindel, Meniere; Facialisparese, Trigeminusneuralgie; Trismus, Zahnanalgesie (Molare-Oberkiefer); Epistaxis
3E 22 *Erheliao* „Ohrgrube der Harmonie" Reunionspunkt mit G, Dü Bi.: Kreuzungspunkt mit G 3 Punktur: schräg, 0,25–0,75 cm, Achtung! Arterie!	vor und ober 3E 21, vor dem oberen Ohrmuschelansatz, innerhalb der Haargrenze hinter der A. temporalis. ½ QuF oberhalb der Mitte des Jochbogens	Kopfschmerz, Migräne, v. a. mit hormoneller Komponente, Kiefergelenk; Trismus; Facialisparese, Trigeminusneuralgie, Schwindel, Tinnitus
3E 23 *Sizhukong* „Seidenbambus" (in frühen Bischko-Ausgaben 3E 23) Reunionspunkt mit G Punktur: oberflächlich subcutan, 0,75–1,25 cm	in einer Vertiefung am lateralen Ende der Augenbraue	alle Augenkrankheiten, Conjunctivitis, Schielen, Kopfschmerz, Migräne, Facialisparese; Erkrankungen des Ohres; Epilepsie

4 FUNKTIONSKREIS GALLENBLASE/LEBER

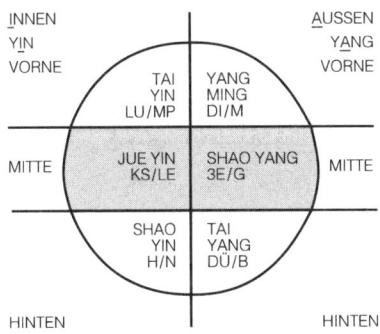

Graphik 42:
Meridianverteilung an den Extremitäten –
Energieumlauf von 20 bis 4 h (19–3 h): KS, 3E, G, Le

Hauptfunktion:

■ Westliche Medizin: Vegetativum, Stoffwechsel

■ TCM: Blutspeicher

Schicht (Ti):	Sehnen, Muskel als Bewegendes
Vegetative Funktion:	Durchblutung
Komplexe Funktion:	Bewegung, Drehung
Schmerzcharakter:	*feng* = Wind, wie der Wind, unberechenbar, anfallsartig, plötzlich auftretend, wechselnd; aber auch krampfartig, Koliken

4.1 GALLENBLASENMERIDIAN

G: „Shaoyang des Fußes" = Kleines Yang des Fußes; Yang-Meridian; 44 Punkte

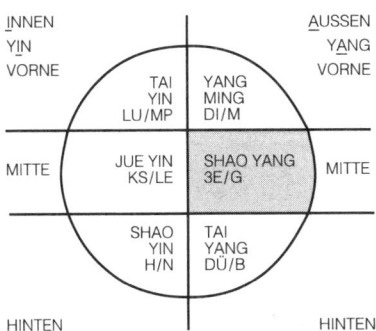

Graphik 43:
Meridianverteilung an den Extremitäten – Gallenblasenmeridian auf dem Bein

Partner

- gekoppelt nach der Innen/Außen-Regel (Yin/Yang): Le
- korrespondierend nach der Oben/Unten-Regel (Yang/Yang): 3E

Besondere Meridianpunkte:

Alarmpunkt:	G 23, 24
Alarmpunkt v. anderem Meridian:	G 25 (N)
Zustimmungspunkt:	B 19
Durchgangspunkt (Lo-P.):	G 37 zu Le 3
Quellpunkt:	G 40
Kardinalpunkt:	G 41 – Einschaltung des Dai Mai
Tonisierungspunkt:	G 43
Sedativpunkt:	G 38
8 Einflußreiche:	G 39 (auch Gruppen-Lo-Punkt) – Mark: Knochen- und Rückenmark, Hirn G 34 – Knochen und Sehnen
Reunionspunkte:	G 1 mit 3E und Dü G 3, 4 und 5 mit 3E, M und Di (= Yang Ming) G 7 mit 3E, Dü, B G 10 mit Dü und B G 11 mit 3E und B G 12 mit B und Dü G 13 mit Yangwei Mai G 14 mit 3E, M, Di, Yangwei Mai G 15 mit 3E, B, Yangwei Mai G 16, 17, 18, 19 mit Yangwei Mai G 20 mit 3E und Yangwei Mai G 21 mit 3E und M G 23 mit B G 24 mit MP und Yangwei Mai G 29 mit Yangwei Mai G 30 mit B G 35 Yangwei Mai
Gruppen-Lo-Punkte:	G 39 für B, M, G
Meisterpunkte:	G 34 – Muskulatur G 39 – Knochenmark, Rückenmark, Hirn G 41 – große Gelenke G 30 – Ischias, Paresen der Beine
Kreuzungspunkte:	Bi.: G 3 = 3E 22, G 21 = 3E 16 = Dü 15, G 24 = MP 21
Xi-(Akut-)Punkt:	G 36

Zeiten: Maximalzeit: 0–2 h

- Bischko: Psyche und Spasmolyse

- TCM: Schmerzen im Meridianverlauf, Gallenerkrankungen, Ohrenkrankheiten, Tinnitus, Schwindel, Stimmungslage

Äußerer Verlauf:

Charakteristisch für den Gallenblasenmeridian ist der gezackte Verlauf an der Kopf- bzw. Körperseite.
Von G 1 (am lateralen Orbitarand) vor das Ohr (Incisura intertragica), zur Schläfe, um das Ohr nach hinten zum hinteren Anteil des Mastoids (G 12), dann wieder nach vorn zur Stirn (G 14) und dann wieder gerade auf einer der Pupillenmitte entsprechenden Linie (2½ QuF lateral der Medianen) nach hinten zum lateralen Trapeziusansatz am Occiput (G 20).
Von hier senkrecht abwärts (zwischen B und 3E) zum Nacken, in der Gegend des Trapeziusknicks berühren bzw. überkreuzen sich 3 Yang-Meridiane: Bischko verlegt dorthin die Punkte G 21, 3E 16 und Dü 15. Lt. chinesischer Literatur ist ihre Lokalisation zwar etwas verschieden, aber sicher ist, daß um den Trapeziusknick eine energetisch sehr wichtige Zone liegt.
Der Gallenblasenmeridian verläuft nun nach vorne, kreuzt am oberen Trapeziusrand den Dickdarmmeridian, verläuft lateral vom Magenmeridian über das Schlüsselbein in die Axilla.
Von hier zackt er zuerst nach vor zur Mamillarlinie G 24 ch (7. ICR), dann nach hinten zum freien Ende der 12. Rippe (G 25) und von hier wieder nach vorne unten, über den Darmbeinkamm zur Spina iliaca ventralis superior und dann wieder nach hinten, hinter den Trochanter major femoris.
Vom Trochanter zieht der Gallenblasenmeridian – wie die Lampas an einer Uniformhose – an der Außenseite des Beines ziemlich gerade hinunter, über das Fibulaköpfchen, entlang des Vorderrandes der Fibula zum Fußrücken, zwischen den Metatarsalia IV und V zu seinem Endpunkt G 44 neben dem lateralen Nagelwinkel der 4. Zehe.

Innerer Verlauf und Verbindungen:

Es werden 5 Verbindungen beschrieben:

- Beginn am lateralen Augenwinkel aufwärts zum Schläfenwinkel, umrundet das Ohr, verläuft über den Hals ventral vom Dreifachen-Erwärmer-Meridian zur Schulter, wo er den 3E überkreuzt, und tritt bei M 12 in der Fossa supraclavicularis ins Körperinnere.

- Von der retroauriculären Region ins Innere des Ohres, tritt vor dem Ohr wieder an die Oberfläche und zieht zur lateralen Orbitaregion.

- Von der lateralen Orbitalregion geht ein Ast nach caudal zum Vorderrand des M. masseter auf der Mandibula (Daying, M 8 Bi, M 5 ch) und tritt hier zu 3E in Beziehung. Von hier verläuft er wieder aufwärts zum Unterrand der Orbita, dann wieder nach caudal über den Unterkieferwinkel (Jiache, M 3 Bi., M 6 ch) zur Fossa supraclavicularis (M 12) und von hier ins Körperinnere. Er verläuft abwärts durch das Zwerchfell, nimmt Beziehung zu Leber und Gallenblase auf, verläuft weiter abwärts zur Leistenregion (M 30), umrundet die Genitalregion und wendet sich dann nach lateral zum Trochater femoris.

- Von der Fossa supraclavicularis (M 12) zur Achsel, entlang der Flanke abwärts zum Trochanter femoris (G 39), abwärts entlang des Beines lateral bis G 39. Dann überkreuzt dieser Ast die Fibula und gelangt vor dem Malleolus externus über den Fußrücken zum lateralen Nagelwinkel der 4. Zehe.

- Auf dem Fußrücken zweigt ein Ast ab, zieht zwischen großer und 2. Zehe und tritt am medialen Nagelwinkel der Großzehe mit dem Lebermeridian in Verbindung.

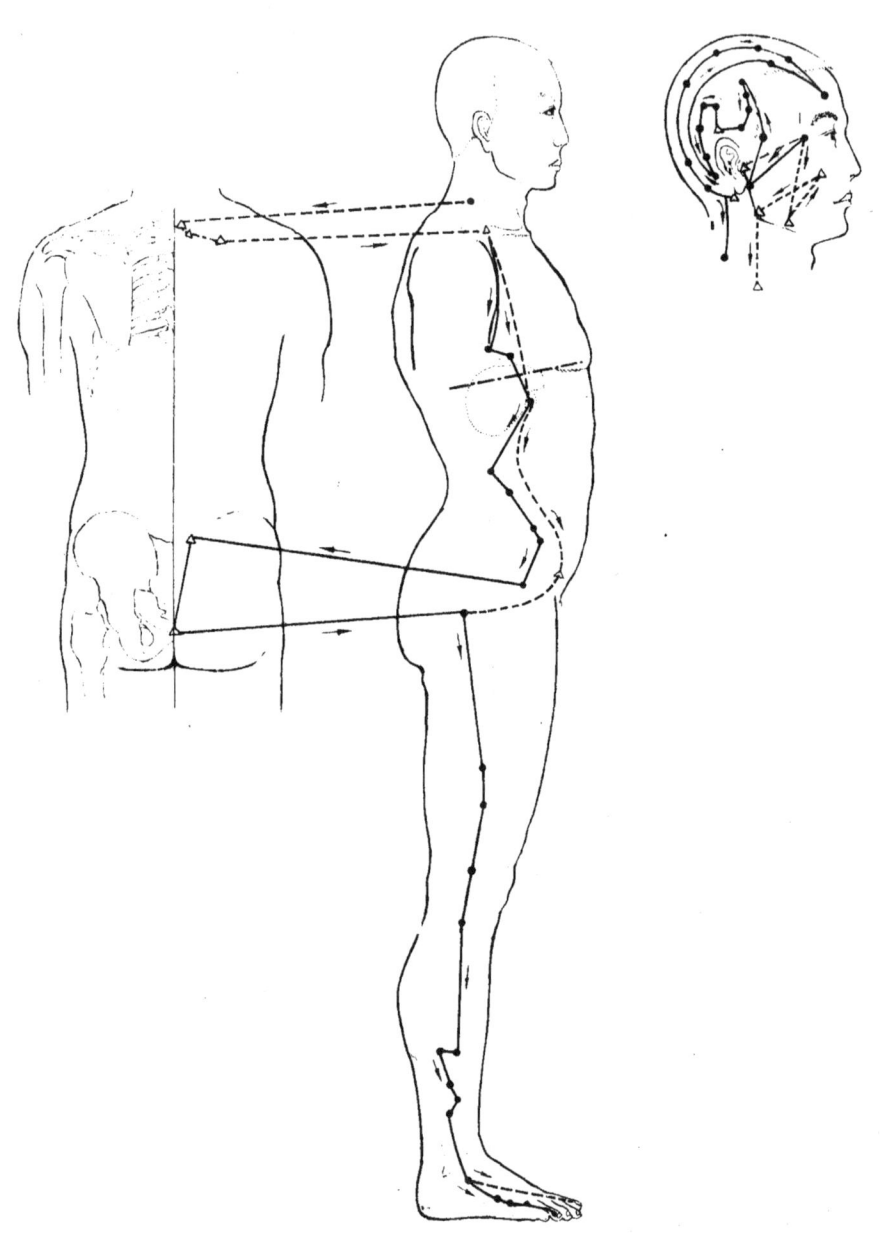

Graphik 44:
Innerer Verlauf des Gallenblasenmeridians

G 1 *Tongziliao*
„Pupillengrube"
Reunionspunkt mit 3E, Dü
Punktur: schräg subcutan
nach lateral, 0,75–1,25 cm

½ Cun (½ DB) lateral vom
äußeren Augenwinkel, am
Außenrand der Orbita

Migräne, Visus, Lacrimation,
Conjunctivitis

G 2 *Tinghui*
„Hören können"
Punktur: senkrecht,
1,25–1,75 cm

bei offenem Mund im Grüb-
chen vor der Incisura intertragica, hinter Ram. asc.
der Mandibula

Arthritits Mandibulargelenk,
Mumps, Trismus, Zahnschmerzen, Tinnitus, Hypakusis,
Schwindel, Migräne, depressive Stimmung

G 3 *Shangguan*
„Oberer Zugang"
Reunionspunkt mit 3E, M, Di
Punktur: senkrecht,
0,75–1,25 cm, nicht tiefer
stechen!
Cave! Lt. Bischko Regelver-
schiebung möglich, nicht in
Schwangerschaft stechen!

Bi.: wie 3E 22 ½ QuF über
der Mitte des Arcus zygomaticus
ch.: Oberrand des Arcus zygomaticus, senkrecht oberhalb einer Vertiefung zwischen Arcus zygomaticus
und Incisura mandibulae
(= M 2 Bi, M 7 ch, aufsu-
chen bei geschlossenem
Mund)

Trismus, Zahnschmerzen, Tinnitus, Hypakusis, Schwindel,
Migräne, Otitis

G 4 *Hanyan*
„Kiefer bewegen"
Reunionspunkt mit 3E, M, Di
Punktur: subcutan, 0,75–
1,25 cm, nach posterior

Haaransatzlinie der Schläfe,
im vorderen Teil des beim
Kauen bewegten M. tempo-
ralis

Migräne, Tinnitus, Epilepsie,
Visus, motorische Aphasie

G 5 *Xuanlu*
„Schwebender Kopf"
Reunionspunkt mit 3E, M, Di
Punktur: subcutan, 0,75–
1,25 cm, nach posterior

Höhe der Suttura parietalis,
1 Cun (1 DB) unter G 4,
knapp innerhalb der Haar-
grenze, über der Arterie
temporalis superficialis

Migräne, Gesichtsschwellung,
Schmerzen äußerer Lidwinkel,
alle Augenleiden, Neurasthenie

G 6 *Xuanli*
„Schwebende Balance"
Punktur: subcutan, 0,75–
1,25 cm, nach posterior

wo Sutt. frontoparietalis und
frontosphenoidalis und
sphenoparientalis zusam-
menkommen, zwischen G 4
und G 7

wie G 5

G 7 *Qubin*
„Schläfenlocke"
Reunionspunkt mit 3E, Dü, B
Punktur: subcutan, 0,75–
1,25 cm, nach posterior

Schnittpunkt einer Horizon-
talen durch Ohr – Apex und
Vertikalen durch Vorderrand
der Ohrmuschel, am circum-
auriculären Haaransatz

Migräne, Temporalisspasmen,
Trismus, Backenschwellung,
Trigeminusneuralgie

G 8 *Shuaigu*
„Ende des Tales"
Reunionspunkt mit Dü, B
Punktur: subcutan, horizon-
tal, 0,75–1,25 cm

Bi.: 1 QuF über, 2 QuF dorsal der Ohrmuschelspitze
ch.: 1½ Cun (2 QuF) über
der Ohrmuschelspitze

Migräne, dumpfer Schädel
nach Alkohol, Tinnitus, Schwindel, unstillbares Erbrechen

G 9 *Tianchong* „Ansturm des Himmels, freie Passage zum Himmel" Reunionspunkt mit Dü, B Punktur: subcutan, horizontal, 0,75–1,25 cm	1½ Cun (2 QuF) über und ½ Cun (½ DB) hinter der Ohrspitze	Zahnschmerzen, Gingivitis, Epilepsie, Kropf
G 10 *Fubai* „Durchscheinende Helligkeit" Reunionspunkt mit Dü, B Punktur: subcutan, horizontal, 0,75–1,25 cm	hinter Ohrmuschel, über und hinter dem Processus mastoideus, auf Kreuzung zwischen horizontaler Linie durch Augenbraue, vertikale durch Hinterrand des Mastoids	Kopfschmerz, Tinnitus, Zahnschmerz, Bronchitis
G 11 *Touqiaoyin* „Öffnungen des Yin am Kopf" Reunionspunkt mit 3E, B Punktur: subcutan, horizontal, 0,75–1,25 cm	zwischen G 12 (zuerst aufsuchen) und G 10	Kopf-, Nacken-, Ohrenschmerzen, Tinnitus, Bronchitis
G 12* *Wangu* „Vollendeter Knochen" Reunionspunkt mit B, Dü Punktur: schräg, 0,75–1,25 cm	hinter und unter dem Mastoid, Ansatz des M. sternocleidomastoideus, Kopf vor und nach kontralateral drehen lassen	Kopf-, Hals-, Zahn-, Nackenschmerzen, Schlafstörungen, Schwindel, Tinnitus
G 13 *Benshen* „Ursprung des Shen" (Geist) Reunionspunkt mit Yangwei Mai Punktur: schräg, nach posterior, 0,75–1,25 cm	½ Cun (½ DB) innerhalb des Haaransatzes, senkrecht oberhalb des lateralen Augenwinkels = 3 Cun (4 QuF) lateral von LG 24	Episepsie, Kopfschmerz, verschwommenes Sehen, Epilepsie
G 14** *Yangbai* „Reines, blankes Yang" Reunionspunkt mit 3E, M, Di, Yangwei Mai Punktur: subcutan, Richtung Braue, 0,75–1,25 cm	1 Cun (1 DB) über Brauenmitte, Mediopupillarlinie	Stirnkopfschmerz, Augenkrankheiten, Facialisparese, Trigeminusneuralgie; Bi.: Testpunkt für Gallenkrankheiten
G 15** *Toulinqi* „Träneneinstand" Reunionspunkt mit 3E, B, Yangwei Mai Punktur: schräg nach oben, 0,75–1,25 cm	½ Cun (½ DB) innerhalb des Haaransatzes	verstopfte Nase, Augenkrankheiten, Apoplexie, Schwindel, Epilepsie
G 16 *Muchuang* „Augenfenster" Reunionspunkt mit Yangwei Mai Punktur: schräg nach posterior, 0,75–1,25 cm	1½ Cun (2 QuF) innerhalb des Haaransatzes	Augenkrankheiten, Kopfschmerz, Schwindel, Gesichts- und Kopfschwellungen, verstopfte Nase; Apoplexie

G 17 *Zhenying* „Kaiserliches Gemach" Reunionspunkt mit Yangwei Mai Punktur: schräg nach posterior, 0,75–1,25 cm	in Höhe des frontalen Ohrmuschelansatzes	Kopf-, Zahnschmerzen, Augenflimmern
G 18 *Chengling* „Empfang des Geistes" Reunionspunkt mit Yangwei Mai Punktur: schräg nach posterior, 0,75–1,25 cm	lateral der Protuberantia occipitalis, direkt über G 20	Kopfschmerzen, Erkältung, Epistaxis, verstopfte Nase, Bronchitis
G 19 *Naokong* „Kopfleere" Reunionspunkt mit Yangwei Mai Punktur: schräg nach abwärts, 0,75–1,25 cm	G 20 aufsuchen, 1½ Cun (2 QuF) oberhalb	wie G 18 und Asthma, Lichtempfindlichkeit, zum Augenschließen zwingender oder heftiger Kopfschmerz, Tinnitus
G 20 *Fengchi* „Teich des Windes" Reunionspunkt mit 3E und Yangwei Mai Punktur: Richtung Nasenspitze, 1,25–2,0 cm	Bi.: unterer Occipitalrand, knapp hinter dem Mastoid ch.: zwischen M. sternocleidomastoideus und lateralem Trapeziusansatz am unteren Occipitalrand	Erkältung, Schwindel, Kopf-, Nackenschmerzen, Augenerkrankungen, Rhinitis, Tinnitus, Apoplexie, Verwirrtheit Bi.: sympaticotone Wirkung, B 10 parasympatisch, zusammen „vegetative Basis"
G 21 *Jianjing* „Brunnen der Schulter" Reunionspunkt mit M, 3E, Yangwei Mai Kreuzungspunkt lt. Bischko mit Dü 15, 3E 16 Punktur: senkrecht, 0,75–1,25 cm Nicht in Schwangerschaft!	Bi.: seitlich am Hals, am Trapeziusknick ch.: am höchsten Punkt der Schulter, Mitte zwischen Acromion und 7. HWD	Schulter-, Rücken-, Nackenschmerzen, Mastitis, schwere Geburt, Koordinationsstörungen
G 22 *Yuanye* „Quelle in der Achsel" Punktur: schräg, 0,75–1,25 cm	Arm heben lassen, mittlere Axillarlinie, Höhe 4. ICR = 3 Cun (4 QuF) unterhalb des Mittelpunktes der Axilla	Pleuritis, Intercostalneuralgie, axilläre Lymphadenitis, Schmerzen in Schulter, Rücken, Hypochondrium
G 23 *Zhejin* „Flankenmuskel" sekundärer Alarmpunkt von G; Reunionspunkt mit B Punktur: schräg, 0,75–1,25 cm	ch.: Präaxillarlinie, 4. ICR; 1 Cun (1 DB) vor und etwas unter G 22	Pleuritis, Asthma, Erbrechen, Sodbrennen, Hypersalivation, ins Schulterblatt ausstrahlende Koliken
G 24 *Riyue* „Sonne und Mond" Hauptalarmpunkt von G; Reunionspunkt mit MP, Yangwei Mai Punktur: schräg, 0,75–1,25 cm	ch.: vertikale Mamillarlinie, 7. ICR Bi.: vordere Axillarlinie, 5. ICR	Magenschmerzen, Gallenkrankheiten, Singultus, Flatulenz, Fettunverträglichkeit, Schulterschmerzen

G 25 *Jingmen* „Tor der Hauptstadt" Alarmpunkt von N Punktur: senkrecht, 0,75–1,25 cm	Unterrand des freien Endes der 12. Rippe	Nierenerkrankungen, Nephritis, Roemheld; Lumbago, Intercostalneuralgie, Schmerzen von Hernien und im Bein
G 26 *Dai Mai* „Gürtelgefäß" Teil des Gürtelgefäßes Punktur: senkrecht, 1,25–2,0 cm	vordere Axillarlinie, vor dem höchsten Punkt des Darmbeinkammes in Nabelhöhe	Spezialpunkt für gynäkologische Erkrankungen, Cystitis, Schmerzen Hypochondrium, Rücken, Lende
G 27 *Wushu* „Die Mitte der Zahl 5" Teil des Gürtelgefäßes Punktur: senkrecht, 1,25–2,5 cm	Bi.: auf dem Darmbeinkamm, zwischen G 26 und G 28 – aber G 28 entspricht G 27 ch! ch.: 3 Cun (4 QuF) unter Nabelhöhe (Höhe von KG 4), vor der Spina iliaca anterior superior	wie G 26, gynäkologische Erkrankungen!
G 28 *Weidao* „Verbindungsweg" Teil des Gürtelgefäßes Punktur: senkrecht, 1,25–2,5 cm	½ Cun (½ DB) unter der Spina iliaca anterior (G 27) superior	wie G 26 und Obstipation
G 29 *Juliao* „Grube des Sitzens" Reunionspunkt mit Yangwei Mai Punktur: senkrecht, 1,25–2,5 cm	Mulde in der Mitte der Verbindungslinie zwischen Spina iliaca anterior superior und höchstem Punkt des Trochanter femoris, bei gebeugtem Hüftgelenk am Ende der Leistenfalte	Unterbauchschmerzen, Urogenitale, Schulterschmerzen
G 30 *Huantiao* „Ring beim Sprung" Reunionspunkt mit B Meisterpunkt Ischialgie und Paresen der Beine Bi.: Testpunkt für Knochenerkrankungen Punktur: senkrecht, 3,25–6,25 cm	ch.: auf Verbindungslinie zwischen Trochanter major und Hiatus sacralis, am Übergang von unterem zu mittlerem Drittel Bi.: am vorspringendsten Punkt des Trochanter, beim stehenden Patienten etwas weiter dorsal; also näher am Trochanter als chin. Lokalisation	v. a. Ischialgie, Lumbalgie; Schmerzen, Paralyse, Parästhesien der Beine, Kreuz-, Hüft-, Knieschmerzen; Dermatosen mit Bläschen, Erythema nodosum
G 31 *Fengshi* „Markt des Windes" Punktur: senkrecht, 1,75–3,0 cm	seitlich auf dem Oberschenkel, wo die Offiziersstreifen sitzen und wohin der Mittelfinger bei locker herabhängenden Armen zeigt	Meralgia parästhetica, Lähmungen, Schwäche der Beine; Verschlechterung durch Wind, Zugluft
G 32 *Zhongdu* „Mittlerer Wasserlauf" Punktur: senkrecht, 1,75–2,5 cm	ch.: 1 Cun (1 DB) unter G 31 Bi.: Mitte zwischen G 30 Bi und G 34	Ischialgie, Sensibilitätsstörungen, Muskelschwäche

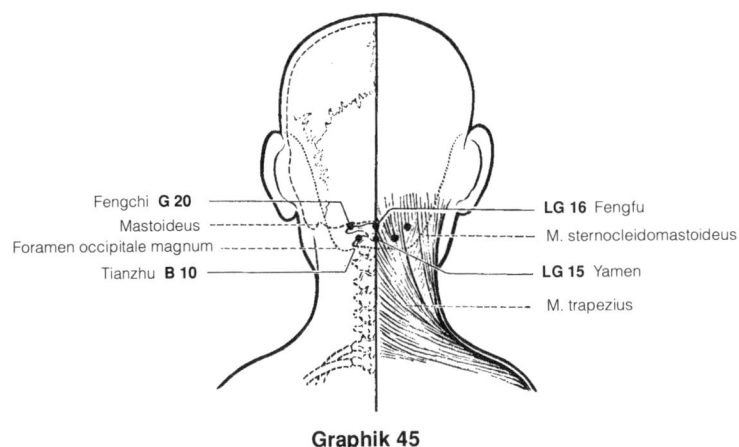

Fengchi **G 20**
Mastoideus
Foramen occipitale magnum
Tianzhu **B 10**

LG 16 Fengfu
M. sternocleidomastoideus
LG 15 Yamen
M. trapezius

Graphik 45

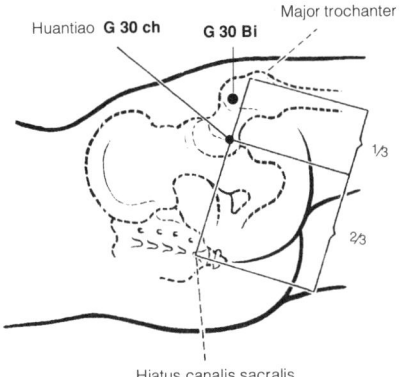

Huantiao **G 30 ch**   **G 30 Bi**   Major trochanter

1/3

2/3

Hiatus canalis sacralis

Graphik 46

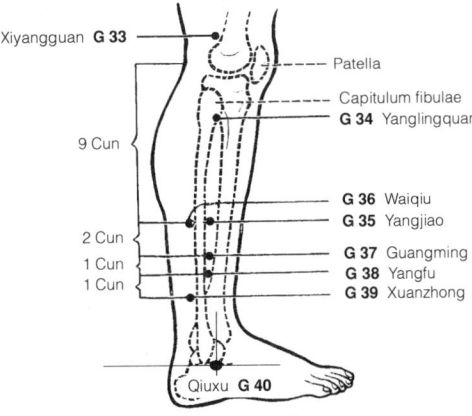

Xiyangguan **G 33**

Patella
Capitulum fibulae
G 34 Yanglingquan

9 Cun

G 36 Waiqiu
G 35 Yangjiao
G 37 Guangming
G 38 Yangfu
G 39 Xuanzhong

2 Cun
1 Cun
1 Cun

Qiuxu **G 40**

Graphik 47

119

G 33 *Xiyangquan* „Yangseite des Kniegelenkes" Punktur: senkrecht, 1,25–2,5 cm	bei gebeugtem Knie in der Vertiefung oberhalb des Condylus lateralis femoris, 1 Cun (1 DB) ober Kniegelenksspalt, 3 Cun (4 QuF) ober G 34	Kniegelenksbeschwerden, Paresen, Sensibilitätsstörungen im Bein
G 34 *Yanglingquan* "Quelle des Yang-Hügels" 8 Einflußreiche: Sehnen He-Punkt; Meisterpunkt der Muskulatur Punktur: senkrecht, 2–3 cm	bei gebeugtem Knie in der Vertiefung vor und unter dem Fibulaköpfchen	Schmerzen im Knie, Ischialgie, Lähmung, alle Muskelschwächen, -spasmen, Parästhesien; durchblutungsfördernd; Gallenerkrankungen, seitliche Thoraxschmerzen, Obstipation
G 35 *Yangjiao* „Kreuzung des Yang" Reunionspunkt mit Yangwei Mai Punktur: senkrecht, 1,25–2,0 cm	am Vorderrand der Fibula, 7 Cun (1 HB plus 4 QuF) oberhalb des Malleolus lateralis; chines. Literatur: Lokalisation von G 35 und G 36 manchmal vertauscht!	Schmerzen im Knie und Thorax, Nacken, Schwäche im Fuß; Wutanfälle
G 36 *Waiqiu* „Äußerer Hügel" (M. gastrocnemius) Xi-Punkt Punktur: senkrecht, 1,25–2,0 cm	auf gleicher Höhe wie G 35, aber am Hinterrand der Fibula, 1 Cun (1 DB) hinter G 35; siehe G 35!	Lähmungen des Beines, Wadenkrämpfe; Kopfschmerzen; Hepatitis; Wutanfälle
G 37 *Guangming* „Strahlendes Licht" Durchgangspunkt Punktur: senkrecht, 1,75–2,5 cm	5 Cun (6½ QuF) oberhalb des Außenknöchels; ch.: am Vorderrand der Fibula; Zeitler, Kö/Wa: Hinterrand der Fibula	laterale Beinschmerzen; Gallen- und Lebererkrankungen; Migräne; Nachtblindheit, Opticusatrophie; Schmerzen mit Dehnungsgefühl im Thorax
G 38 *Yangfu* „Stütze des Yang, seitliche Stütze" Sedativpunkt; Jing-Punkt (Fluß) Punktur: senkrecht, 1,25–1,75 cm	4 Cun (1 HB) oberhalb des Außenknöchels; ch.: am Vorderrand der Fibula; Zeitler, Kö/Wa: Hinterrand der Fibula	Arthritis, Lähmungen, Parästhesien in Bein, Knie; Migräne; cervicale Lymphadenitis
G 39 *Xuanzhong* „Aufgehängte Glocke" 8 Einflußreiche: Mark Punktur: senkrecht, 0,75–1,25 cm	3 Cun (4 QuF) oberhalb des Außenknöchels ch.: am Vorderrand der Fibula; Zeitler Kö/Wa: Hinterrand der Fibula	Schmerzen in Knie, Knöchel, Kreuz, N. ischiaticus, Rücken, Thorax, Nacken; wandernde Gelenksschmerzen, Rheuma; Lähmungen; cholerisches Gemüt
G 40 *Qiuxu* „Zwischen Hügel und Hautwulst" Quellpunkt! Wunderpunkt bei lateralen Thoraxschmerzen! Punktur: senkrecht, 1,25–2 cm	am Schnittpunkt einer Horizontalen durch die Spitze und einer Senkrechten vorne, durch die größte Circumferenz des Außenknöchels, über dem Calcaneocuboidgelenk	alle Beschwerden um den Köchel (Gipsabnahme!); Ischialgie; Schmerzen im Thorax lateral, bei Rippenfraktur, Intercostalneuralgie, Herpes zoster; Nackenschmerzen, Lymphadenitis; Gallenkrankheiten

G 41 *Zulinqi* „Passagebehinderung" Kardinalpunkt (Dai Mai); Meisterpunkt der großen Ge- lenke; Shu-Punkt (Strom) Punktur: senkrecht, 0,75–1,25 cm	im proximalen Winkel zwi- schen Os metatarsale IV und V	alle Beschwerden von Fußrük- ken, Bein und Thorax lateral; Mastitis; Lymphadenitis axilla- ris; Dysmenorrhoe; seitliche Migräne; Augenflimmern, Con- junctivitis
G 42 *Diwuhui* „Vereinigung mit den ande- ren 5 Meridianen am Bein" Punktur: senkrecht, 0,75–1,25 cm	zwischen Metatarsale IV und V, ½ Cun (½ DB) vor G 41	Schmerzen, Schwellung des Fußrückens, Lumbago, Masti- tis, Tinnitus
G 43 *Xiaxi* „Enge des Tales" Tonisierungspunkt; Ying- Punkt (Quelle) Punktur: senkrecht, 0,75–1,25 cm	in der Schwimmhautfalte zwischen 4. und 5. Zehe, näher dem Grundgelenk der 4. Zehe	Intercostalneuralgie; Schwer- hörigkeit, Tinnitus, Schwindel, Otitis; Conjunctivitis; Migräne; Hypertonie, fieberhafte Erkran- kungen
G 44 *Zhuqiaoyin* „Öffnung des Yin am Fuß" Beginn des MTM Jing-Punkt (Brunnen) Punktur: oberflächlich, 0,25 cm	neben dem lateralen Nagel- winkel der 4. Zehe	Intercostalneuralgie; Hörsturz; Conjunctivitis; Migräne; Asth- ma; Laryngopharyngitis; Hy- pertonie

* Gallenblasenmeridian läuft nach G 12 über den Schädel wieder nach vorne.
** Gallenblasenmeridian läuft wieder über den Schädel nach hinten, die Punkte G 15 bis G 20 liegen alle
auf einer Linie von G 14 (Mediopupillarlinie!) zu G 20, der in der chinesischen Literatur am lateralen Trapeziusansatz am unteren Occipitalrand lokalisiert wird.

4.2 LEBERMERIDIAN
Le: „Jueyin des Fußes" = Ausklingendes Yin des Fußes; Yin-Meridian, 14 Punkte

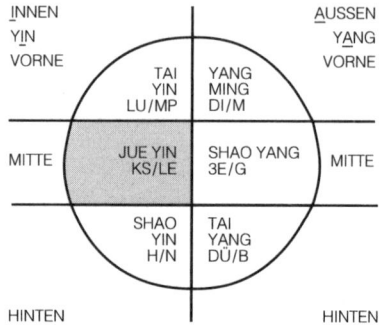

Graphik 48:
Meridianverteilung an den Extremitäten – Lebermeridian auf dem Bein

Partner:

■ gekoppelt nach der Innen/Außen-Regel (Yin/Yang): G

■ korrespondierend nach der Oben/Unten-Regel (Yin/Yin): KS

Besondere Meridianpunkte:

Alarmpunkt:	Le 14
Zustimmungspunkt:	B 18
Durchgangspunkt (Lo-P.):	Le 5 zu G 40
Quellpunkt:	Le 3
Tonisierungspunkt:	Le 8 (9)
Sedativpunkt:	Le 2
Stoffwechselpunkt:	Le 13
Reunionspunkte:	Le 13 mit G Le 14 mit MP und Yinwei Mai
8 Einflußreiche:	Le 13 – Konzentrationspunkt für die 5 Vollorgane (zugehörig: Yin-Meridiane) Lu, MP, H, N, Le
Meisterpunkte:	Le 14 – Nausea
Kreuzungspunkte:	Bischko: Le 12 = M 31 = MP 11a
5. Ho-Punkt (Meer):	Le 8
Xi-(Akut-)Punkt:	Le 6

Zeiten: Maximalzeit: 2h–4h

Hauptindikation:

■ Bischko: Assimilation

■ TCM
a) Beschwerden im Meridianverlauf
b) Neuromotorik, Depression, Hypomanie
c) Auge
d) Die Leber gilt als Blutspeicher, ist verantwortlich für den glatten Fluß des Blutes. Daraus erhellt die Indikation bei „Blutkrankheiten", d. s. Zustände, die etwas mit Blut zu tun haben: z. B. Blutung bei Menstruation, Blutdruck etc.

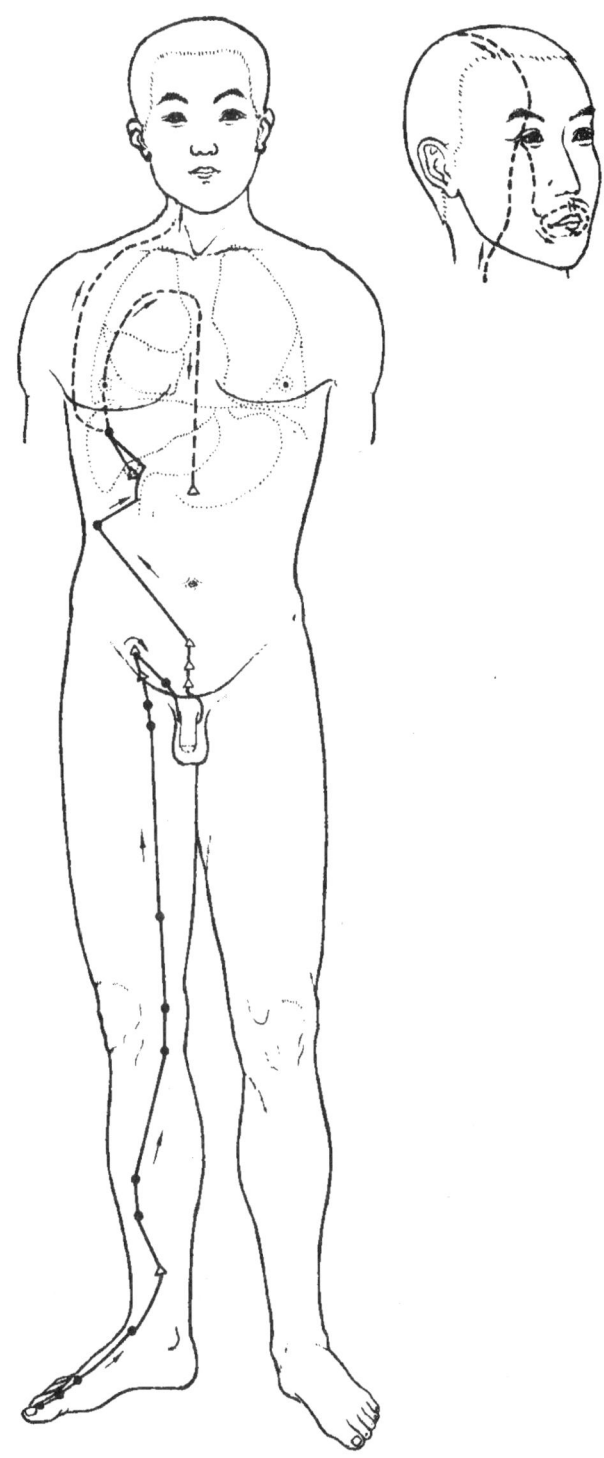

Graphik 49:
Innerer Verlauf des Lebermeridians

123

Vom Fuß, wo Le 1 neben dem lateralen (= fibularen) Nagelwinkel liegt, über den Knöchel als vorderster der drei Yin-Meridiane des Beines, auf dem Bein innen, meist in der Mitte zwischen Nierenmeridian und Milz-Pankreas-Meridian aufwärts, auf dem Bauch lateral vom Magenmeridian, überkreuzt sich zweimal mit dem Milz-Pankreas-Meridian und endet auf dem Thorax, im 6. ICR, in der Medioclavicularlinie.

Innerer Verlauf und Verbindungen:

Bevor der Lebermeridian über die Leiste nach oben verläuft, umkreist er die Genitalregion und tritt in den Unterbauch ein, verläuft zu beiden Seiten des Magens aufwärts und tritt in Beziehung zu Gallenblase und Leber. Dann tritt er durch das Zwerchfell, verzweigt sich im Brustkorb in der Flankenregion, steigt weiter aufwärts, dann entlang des Rachens, wo er über Sekundärgefäße mit dem harten Gaumen und der Retrobulbärregion verbunden ist. Er steigt dann weiter auf zur Stirn und hat hier eine Verbindung zum LG. 2 Verzweigungen:

- Von der retrobulbären Region geht ein Ast nach unten zur Wange und umkreist die Innenfläche der Lippen.
- Von der Leber geht ein Ast durch das Zwerchfell aufwärts zur Lunge und nimmt dort Verbindung mit dem Lungenmeridian auf – hier schließt sich sozusagen der Kreislauf der Meridiane.

DIE PUNKTE DES LEBERMERIDIANS

Le 1 *Dadun* „Großer Hügel" Beginn des MTM der Leber; Jing-Punkt (Brunnen) Punktur: oberflächlich, 0,25 cm	neben dem lateralen Nagel-winkel der Großzehe	Unterbauchbeschwerden; Pro-lapsneigung, Menstruations-störungen, Enuresis, Schmer-zen durch Hernien; abnormer Schlafbedarf
Le 2 *Xingjian* „Passage, Heilung" Sedativpunkt; Ying-Punkt (Quelle) Punktur: schräg, 0,75–1,25 cm	Schwimmhautfalte zwischen 1. und 2. Zehe, laterales En-de des Großzehengrundge-lenkes	Kontrakturen und Spasmen lo-kal; Spasmolyse! Menstrua-tionsstörungen, Kopfschmer-zen; Schlaflosigkeit, Epilepsie, Auge; Reizbarkeit, Eßlust
Le 3 *Taichong* „Großes Treffen" Quellpunkt, Shu-Punkt (Strom) Punktur: senkrecht, 0,75–1,25 cm	auf dem Fußrücken, im pro-ximalen Winkel zwischen Metatarsale II und III	wie Le 2 und Herzschmerzen; Obstipation; Hämorrhoiden; Gastritis, Migräne mit Licht-empfindlichkeit
Le 4 *Zhonfeng* „Mitte von 2 Hügeln" Jing-Punkt (Fluß) Punktur: senkrecht, 0,75–1,25 cm	1 Cun (1 DB) vor dem Knö-chel, zwischen den Sehnen der Mm. tibialis anterior und extensor hallucis longus	Fußgelenk und Durchblutungs-störungen, kalte Füße; Lumba-go, Dysurie, Pollutionen
Le 5 *Ligou* „Ende der Rinne" Durchgangspunkt Punktur: senkrecht, 0,75–1,25 cm	am medialen Tibiarand ch.: 5 Cun (6½ QuF) ober-halb des Außenknöchels Bi.: 2 QuF unter der Mitte zwischen oberer Tibiakante und Innenknöchel	Schmerzen im Bein, Menstrua-tionsstörungen, Dysurie; Haut-jucken

Le 6 *Zhongdu* „Hauptstadt der Mitte" Xi-Punkt Punktur: oberflächlich, subcutan, 1,25–2 cm	7 Cun (1 HB plus 4 QuF) ober dem Außenknöchel knapp hinter dem medialen Tibiarand	Schmerzen in den Gelenken des Beines, im Unterbauch und durch Hernien: Menstruationsstörungen, Blutung post partum
Le 7 *Xiguan* „Kniegelenk" Punktur: senkrecht, 0,75–2.5 cm	hinter und unter dem medialen Condylus der Tibia, 1 Cun (1 DB) hinter MP 9 ch	mediale Kniebeschwerden
Le 8 *Ququan* „Quelle an der Biegung" Bi.: Le 9 Tonisierungspunkt: He-Punkt Punktur: oberflächlich, subcutan, 1,25–2 cm	am medialen Ende der Kniegelenksfalte, vor der Sehne des M. semimembranaceus (dahinter N 10)	mediale Kniebeschwerden; Prolaps, Pruritus vulvae, Pollutionen; Dysurie
Le 9 *Yinbao* „An der medialen Seite" (Yin) Punktur: senkrecht, 1,25–1,75 cm	4 Cun (1 HB) ober dem Epicondylus medialis des Femur, zwischen M. gracilis und M. sartorius	Lumbago; Menstruationsstörungen; Harninkontinenz
Le 10 *Zuwuli* „Fünf Meilen"; *zu* = Fuß, *wu* = 5 Eingeweide, *li* = freie Passage Punktur: senkrecht, 1,25–2,5 cm	3 Cun (4 QuF) unter M 30 ch (2 Cun [2 DB] lateral der Mitte der Symphyse)	Schmerzen im Oberschenkel medial, Unterbauch; Harnretention, Enuresis; Pruritus genitalis, Scrotalekzem

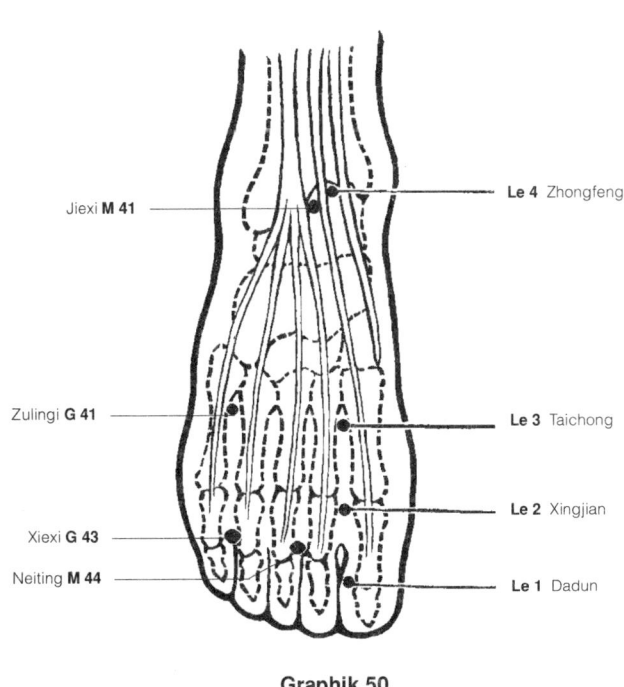

Jiexi **M 41**

Zulingi **G 41**

Xiexi **G 43**

Neiting **M 44**

Le 4 Zhongfeng

Le 3 Taichong

Le 2 Xingjian

Le 1 Dadun

Graphik 50

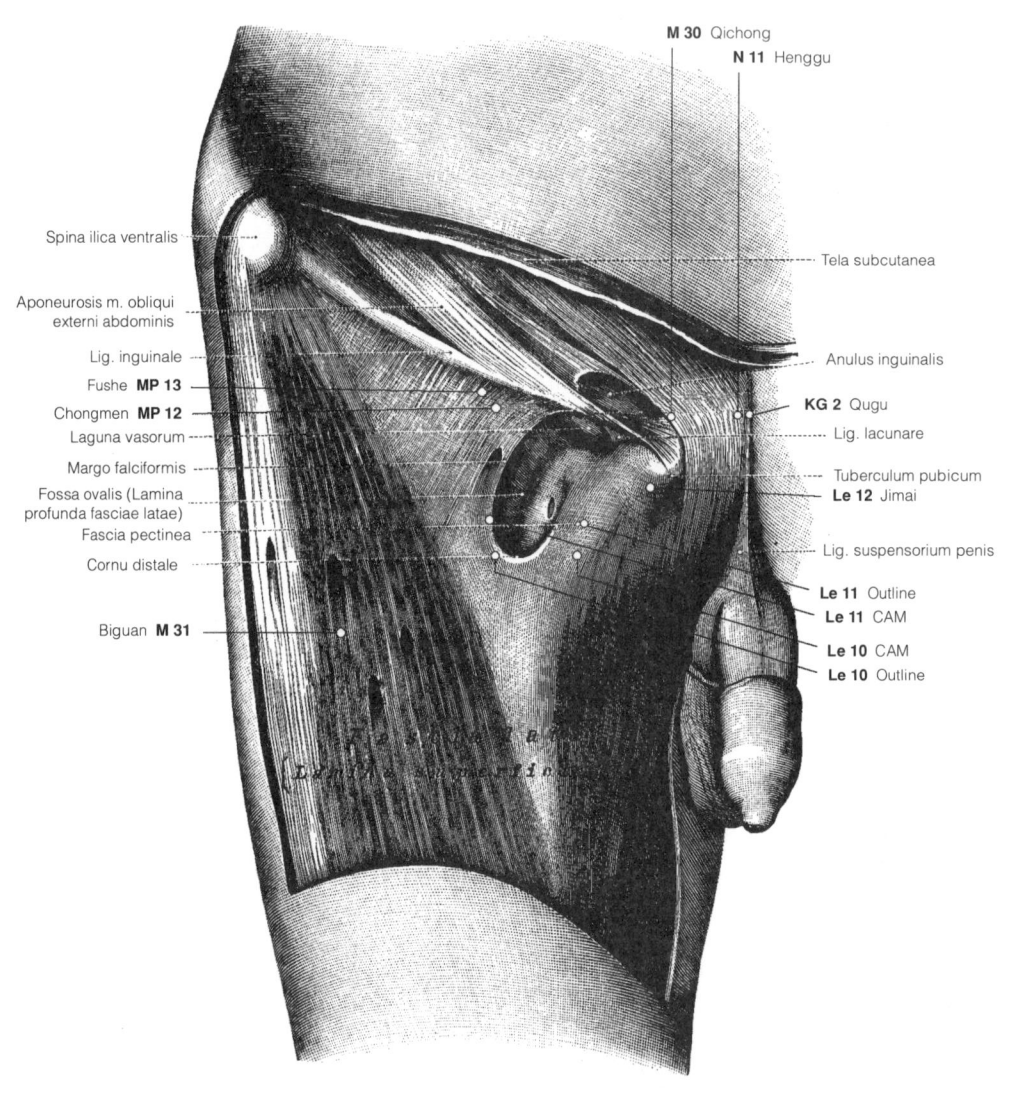

M 30 Qichong
N 11 Henggu

Spina ilica ventralis

Aponeurosis m. obliqui
externi abdominis

Lig. inguinale
Fushe **MP 13**
Chongmen **MP 12**
Laguna vasorum
Margo falciformis
Fossa ovalis (Lamina
profunda fasciae latae)
Fascia pectinea
Cornu distale

Biguan **M 31**

Tela subcutanea

Anulus inguinalis

KG 2 Qugu
Lig. lacunare
Tuberculum pubicum
Le 12 Jimai

Lig. suspensorium penis

Le 11 Outline
Le 11 CAM
Le 10 CAM
Le 10 Outline

Graphik 51:
Differenzen in der Lokalisation der Punkte der Leistenregion in der chinesischen
Literatur (*Outline* und CAM – *Chinese Acupuncture and Moxibustion*)

Le 11 *Yinlian* „Enge des Yin" Punktur: senkrecht, 1,25–2,5 cm	2 Cun (2½ QuF) unter M 30 (siehe Le 10) bzw. 1 Cun (1 DB) unterhalb der Inguinalfalte, am lateralen Rand des M. abductor longus; Puls der A. femoralis!	Durchblutung des Beines! Prolaps, Hernien, Schmerzen im äußeren Genitale, Menstruationsstörungen
Le 12 *Jimai* „Pochende Ader" Kreuzungspunkt nach Bi.: M 31, MP 2a Punktur: Moxa-Zigarre empfohlen; Stich nicht empfohlen!	2½ Cun (3½ QuF) lateral der Medianen, vor und unter der Spina ossis pubis Bi.: distaler Winkel des Skarpaschen Dreiecks Wien: Winkel zwischen M. sartorius und M. adductor longus	Durchblutung von Bein und kleinem Becken; Schmerzen im äußeren Genitale, Uterusprolaps, Hydrocele
Le 13 *Zhangmen* „Pforte der Sperrmauer" Alarmpunkt von MP; 8 Einflußreiche: parenchymatöse Organe; Reunionspunkt mit G; Stoffwechselpunkt Punktur: senkrecht, 1,25–2 cm	Moxa empfohlen! Unterrand des freien Endes der 11. Rippe	Intercostalneuralgie, Spannungsgefühl im Bauch, Verdauungsstörungen, Übelkeit, Leber- und Pankreasinsuffizienz, Meteorismus, Diarrhoe, Anorexie

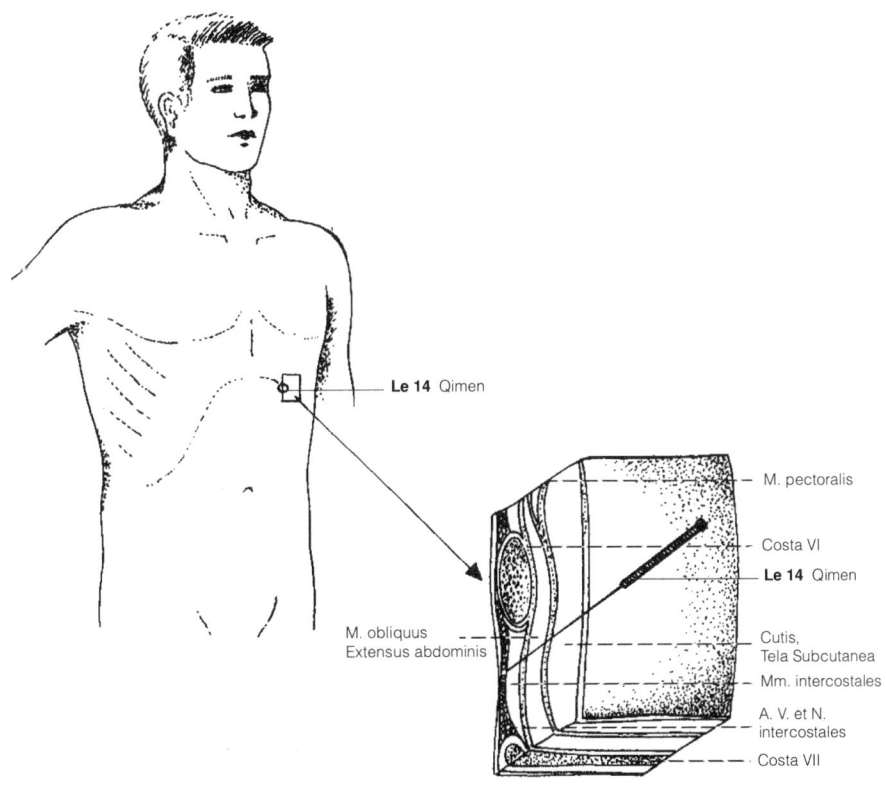

Le 14 Qimen

M. pectoralis

Costa VI

Le 14 Qimen

M. obliquus Extensus abdominis

Cutis, Tela Subcutanea

Mm. intercostales

A. V. et N. intercostales

Costa VII

Graphik 52

Le 14 *Qimen*	Medioclavicularlinie, 6. ICR,	wie Le 13 und Spezialpunkt
„Tor der Periode"	direkt unter der Mamilla	gegen Seekrankheit, Hyper-
Alarmpunkt, Reunionspunkt		emesis gravidarum
mit MP; Yinwei Mai		
Punktur: schräg,		
0,75–1,25 cm		
Cave pleuram! siehe		
Graphik 52		

Zur Klärung der in der Literatur etwas verwirrenden Angaben werden hier die Punkte Le 12, M 31, MP 11 und MP 12 zusammengefaßt (siehe auch Graphik 45).

M 31 ch liegt in Höhe des Perineums, auf einer Verbindungslinie zwischen Spina iliaca anterior superior und lateralem Oberrand der Patella.

Le 12 ch liegt 2½ Cun (3½ QuF) lateral der Medianen, vor und unter der Spina ossis pubis.

MP 11 ch liegt bei gebeugtem Knie an der Innenseite des Oberschenkels, 8 Cun (2 Handbreiten) oberhalb des medialen Anteiles des Patellaoberrandes, in der Vertiefung der Adductoren.

MP 12 ch liegt 3½ Cun (4½ QuF) lateral der Mitte des Symphysenoberrandes, neben KG 2, in der Leistenbeuge, lateral der A. femoralis.

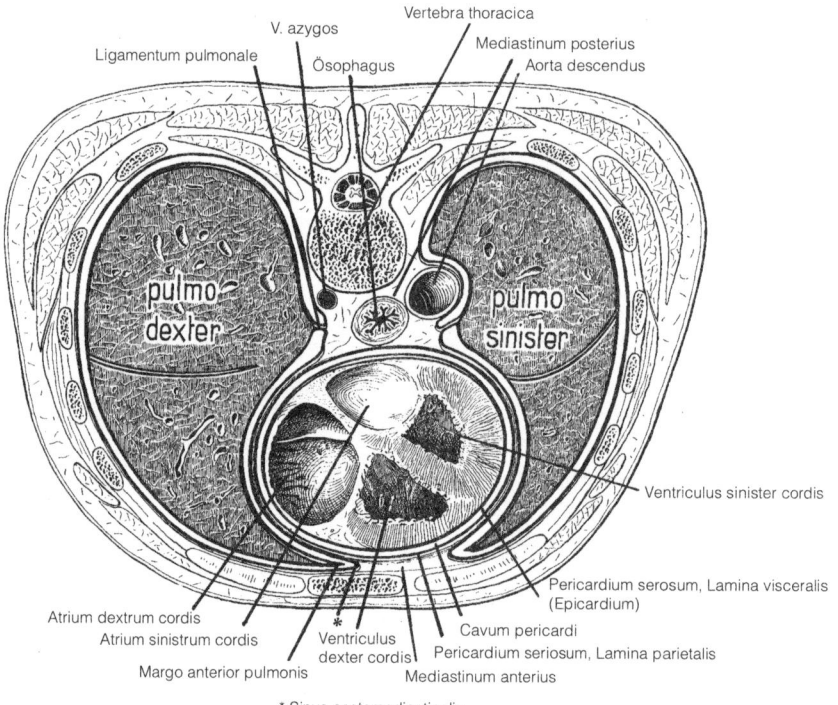

Graphik 53:
Schnitt kaudal des Lungenhilius

5 FUNKTIONSKREIS LUNGE/DICKDARM

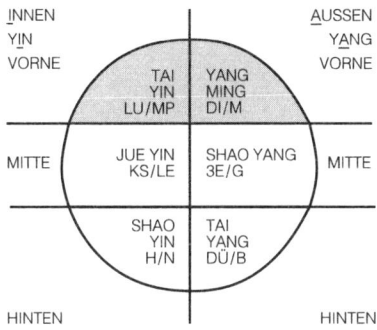

Graphik 54:
Meridianverteilung an den Extremitäten – Energieumlauf von 4 h bis 12 h (3 bis 11 h):
Lu, Di, M, MP – alle vier Meridiane liegen auf den Extremitäten ganz vorne

Hauptfunktion:

■ Westliche Medizin: Vegetativum, Gasaustausch, Atmung

■ TCM: Trennung von Verwertbarem und nicht Verwertbarem – Luft, Nahrung

Schicht (Ti):	Haut- und Hautanhangsgebilde
Vegetative Funktion:	Atmung; Bereitstellung von Vitalenergie (Qi, O_2)
Komplexe Funktion:	Trauerarbeit – weinen, seufzen
Schmerzcharakter:	trocken, juckend

5.1 LUNGENMERIDIAN
Lu: „Taiyin der Hand" = Großes Yin der Hand; Yin-Meridian; 11 Punkte

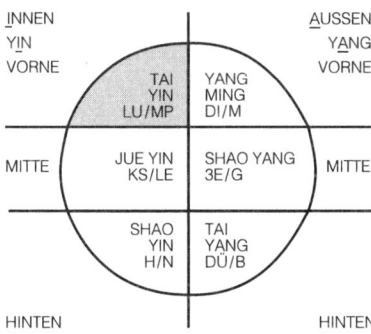

Graphik 55:
Meridianverteilung an den Extremitäten – Lungenmeridian auf dem Arm

■ gekoppelt nach der Innen/Außen-Regel (Yin/Yang): Di

■ korrespondierend nach der Oben/Unten-Regel (Yin/Yin): MP

Besondere Meridianpunkte:

Alarmpunkt:	Lu 1
Zustimmungspunkt:	B 13
Durchgangspunkt (Lo-P.):	Lu 7 zu Di 4
Quellpunkt:	Lu 9
Kardinalpunkt:	Lu 7 – eröffnet KG
Tonisierungpunkt:	Lu 9
Sedativpunkt:	Lu 5
Reunionspunkte:	Zeitler: Lu 1 mit MP
8 Einflußreiche:	Lu 9 – vasculäre Erkrankungen
Meisterpunkte:	Lu 11 – Halskrankheiten (Bischko)
	Lu 7 – alles Geschehen im Thorax (Meng)
	Lu 9 – Gefäßkrankheiten, Arrhythmien
Xi-(Akut-)Punkt:	Lu 6

Zeiten: Maximalzeit: 4–6 h

Hauptindikation:

■ Bischko: Respirationstrakt, alle Stauungen, Haut. Die dermatologische Wirkung erklärt Bischko mit der Ausscheidungsfolge: Was Blase und Darm nicht ausscheiden können, wird durch die Atemluft und letztlich durch die Haut ausgeschieden.

■ TCM:
a) der gesamte Respirationstrakt – von der Nase (= Öffner) über Pharynx, Larynx bis zur Alveole, vom Schnupfen über Halsweh, Heiserkeit bis zum Asthma
b) Haut und Anhangsgebilde – die Haut ist die zugeordnete Schicht!
c) Beschwerden im Meridianverlauf und im Thorax

Äußerer Verlauf:

Beginnt im 1. ICR unterhalb der Fossa infraclavicularis, verläuft kurz aufwärts zur Fossa infraclavicularis (Lu 2), auf die Innenseite des Oberarmes, wo er innen als vorderster Meridian radial durch die Cubita und über die A. radialis zum Daumen zieht. Dort endet er nach Bischko neben dem ulnaren (zeigefingerseitigen), nach chinesischer Literatur neben dem radialen Nagelwinkel.

Innerer Verlauf:

Entspringt aus dem mittleren 3E (Magen), verläuft nach caudal, tritt dort mit dem Dickdarm in Beziehung, läuft zurück zur Cardia, durch das Zwerchfell zur Lunge, entlang der Bronchien zu seinem 1. oberflächlichen Punkt Lu 1 im 2. ICR.

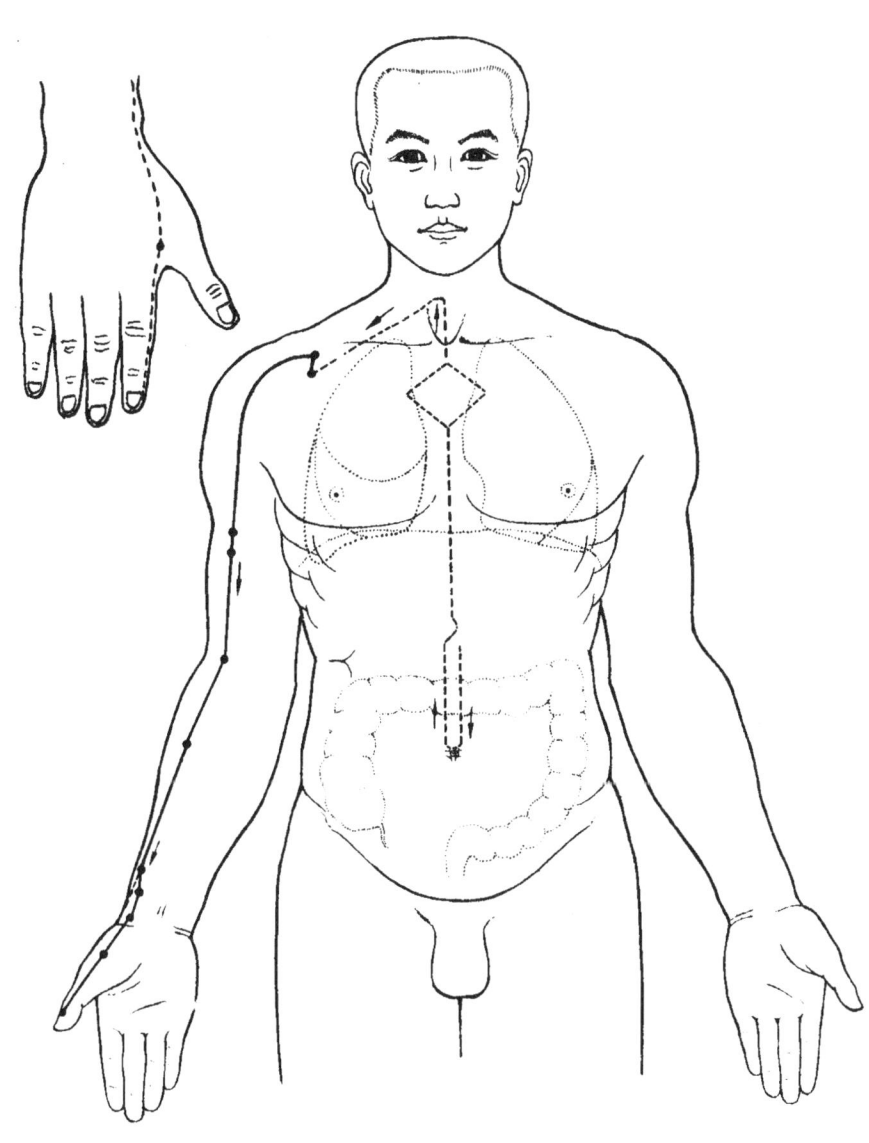

Graphik 56:
Innerer Verlauf des Lungenmeridians

Lu 1 *Zhongfu* „Mitte der Eingeweide", „Haus des Qi des Thorax" Alarmpunkt; Reunionspunkt mit MP Punktur: schräg nach lateral, 1,25–2 cm, senkrecht höchstens 0,4 mm – Pleura!	zuerst Lu 2 aufsuchen, direkt im nächsten ICR darunter; lt. Bischko ist es der 3. ICR, lt. TCM der 1. ICR	Asthma, Husten, Schmerzen in Lunge, Schulter, Rücken, Thorax; Spannungsgefühl im Thorax, juckende Dermatosen
Lu 2 *Yunmen* „Tor der Wolken" Punktur: schräg, 1,25–2 cm, senkrecht höchstens 0,4 mm – Pleura!	an der Unterkante der Clavicula, vor der Schulter, oder 6 Cun (8 QuF) lateral der Medianen	wie Lu 1
Lu 3 *Tianfu* „Palast des Himmels" Punktur: senkrecht, 1,25–2,5 cm	Außenseite des M. biceps, 3 Cun (4 QuF) unterhalb der Achselfalte; Zeitler: Bizeps an Nasenspitze drücken lassen, zeigt auf Lu 3	Asthma, Nasenbluten, Schmerzen im Arm medial
Lu 4, *Xiabai* „Darunter weiß", d. h. am Übergang zum hellen Anteil des Armes Punktur: senkrecht, 1,25–2,5 cm	Außenseite des M. biceps, 4 Cun (1 HB) unterhalb der Höhe der Achselfalte	Asthma, Schmerzen im Arm medial, Thorax
Lu 5 *Chize* „Ellbogenteich" Sedativpunkt; He-Punkt Punktur: senkrecht, 1,25–2,5 cm Moxa meiden!	Ellenbeuge, radial der Bizepssehne, wo der Anfänger versucht i. v. zu stechen	Asthma, Husten, Schmerzen der Lunge, Schulter, Rücken, Thorax; Spannungsgefühl im Thorax lokal: Tennisellbogen, Kontrakturen, Schmerzen, Paresen im Meridianverlauf; Laryngitis, Pharyngitis; Dermatosen, v. a. lokal und im Gesicht; Enuresis; nächtliche Beschwerden
Lu 6 *Kongzui* „Äußerste Höhlung" Xi-Punkt Punktur: senkrecht, 1,25–2,5 cm	7 Cun (1 HB plus 4 QuF) oberhalb der Handgelenksfurche, auf einer Linie von Lu 5 (Ellenbeuge – radial der Bizepssehne) zu Lu 9 (Handgelenksquerfurche, über A. radialis)	Kontrakturen, Schmerzen, Paresen im Meridianverlauf, Ellbogen; Nacken; Kopfschmerzen; Asthma, Husten; schweißtreibend (Erkältung!)
Lu 7 *Lieque* „Gott des Donnerwetters" Durchgangspunkt; Kardinalpunkt (KG); Meisterpunkt der Stauung Punktur: schräg aufwärts, 0,75–1,25 cm	1½ Cun (2 QuF) proximal der queren Handgelenksfurche, über der A. radialis. Daumen kreuzen lassen, Zeigefinger auf A. radialis zeigt auf Lu 7, Mittelfinger auf Radius zeigt auf Di 6.	Schmerzen, Paresen im Meridianverlauf, Kopfschmerzen (Bi.: kontralateral); Asthma, Husten; Trigeminusneuralgie, Facialisparese

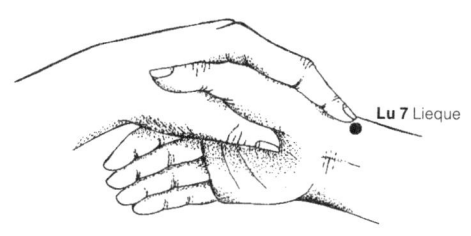

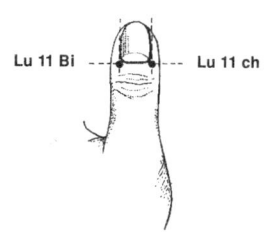

Graphik 57

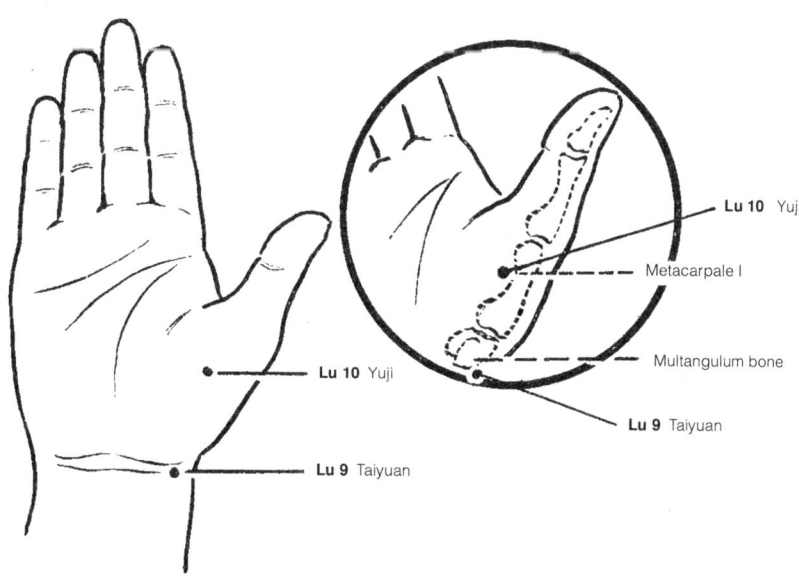

Graphik 58

133

Lu 8 *Jingqu* „Abfluß aus dem Meridian" Jing-Punkt (Fluß) Punktur: senkrecht, 0,25–0,75 cm	radial der A. radialis, 1 Cun (1 DB) proximal der queren Handgelenksfurche	Husten, Halsschmerzen, Schmerzen im Handgelenk; Parästhesien der Finger, heiße Hände, schweißtreibend bei Fieber
Lu 9 *Taiyuan* „Großer Abgrund" Quellpunkt; Tonisierungs- punkt; Shu-Punkt (Strom) 8 Einflußreiche: Blutgefäße Punktur: senkrecht, 0,5–0,75 cm	in der queren Handgelenks- furche, radial der A. radialis	lokale Leiden von Hand, -ge- lenk; Schmerzen in Arm, Schulter, Thorax; Asthma, chronische Bronchitis, Durst, Migräne, Gefäßerkrankungen
Lu 10 *Yuji* „Grenze des Daumen- ballens" (Fischbauch sieht so aus) Ying-Punkt (Quelle) Punktur: senkrecht, 1,25–2 cm	am Farbumschlag der Haut, Mitte des Os metacarpale I	lokal Tendovaginitis, Rhizarth- rose; Husten, Asthma, Fieber; schweißtreibend (Erkältung!)
Lu 11 *Shaoshang* „Kleiner Shang" (= Tonart der 5 Elemente) Jing-Punkt (Brunnen) Meisterpunkt der Halskrank- heiten; Beginn des MTM Punktur: senkrecht, 0,25 cm oder bluten lassen	neben dem Nagelwinkel des Daumens Bi.: ulnar, ch.: radial	alle Halsschmerzen, Fieber, Kollaps, Respirationsstörun- gen; Epistaxis, Roemheld-Syn- drom, post Insult, Manie

5.2 DICKDARMMERIDIAN

Di: „Yangming der Hand" = „Noch strahlendes" Yang der Hand; Yang-Meridian, 20 Punkte

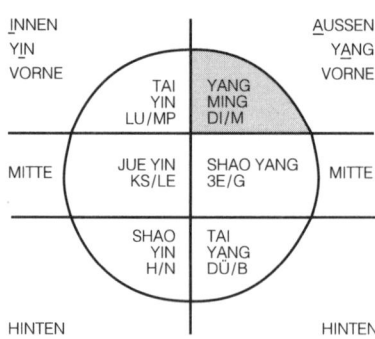

Graphik 59:
Meridianverteilung auf den Extremitäten – Dickdarmmeridian auf dem Arm

Partner:

■ gekoppelt nach der Innen/Außen-Regel (Yin/Yang): Lu

■ korrespondierend nach der Oben/Unten-Regel (Yang/Yang): M

Alarmpunkt:	M 25
Zustimmungspunkt:	B 25
Durchgangspunkt (Lo-P.):	Di 6 zu Lu 9
Quellpunkt:	Di 4
Tonisierungspunkt:	Di 11
Sedativpunkt:	Di 2 und 3 (n. Bischko)
Stoffwechselpunkt:	Di 2, 3, 4 (n. Bischko)
Reunionspunkte	Zeitler: Di 14 mit M, Yangwei Mai Di 15 und 16 mit Yangqiao Mai Di 20 mit M
Meisterpunkte:	Bischko: Di 1 – Zahnschmerzen Di 15 – alle Leiden der oberen Extremität, Schulter! Meng: Di 11 – Paresen obere Extremität Di 3 und 4 – Akne
Xi-(Akut-)Punkt:	Di 7

Zeiten: Maximalzeit: 6–8 h

Hauptindikation:

■ Bischko: Schleimhaut, Ausscheidung

■ TCM: Fortleitung und Ausscheidung, Trennung von Verwertbarem:
a) Schmerzen im Meridianverlauf: Hand, Arm, Kopf, Gesicht, Zahnschmerz; Erkrankungen der Nase, Heiserkeit; Abdomen, Darmstörungen
Sonstige Veränderungen: Paresen, auch postapoplektische hemiparetische Zustände, Neuralgien, Parästhesien in Hand, Ellbogen, Schulter, Gesicht
b) von Nase bis Alveole, gesamter HNO- und Pulmologie-Bereich
– siehe Organlehre! Di ist Partner von Lu!
Besonders Anfang und Ende des Meridians wirken auf Nase, Nebenhöhlen, Tonsillen, Larynx und Pharynx, also auch auf den Epipharynx und somit sogar bei Schwerhörigkeit, falls durch Tubenkatarrh verursacht, aber auch bei Asthma bronchiale und sonstigen Lungenerkrankungen, besonders bei gleichzeitig bestehender Rhinitis allergica oder vasomotorica oder Sinusitis.
c) Haut: Dermatosen aller Art, v. a. juckend oder im Gesicht (Organlehre: Haut = zugeordnete Schicht)
d) Migräne, Kopfschmerzen, besonders bei Projektion in den Gesichtsschädel und bei Nebenhöhlenaffektionen
e) Darm: Colitis, spastische und atonische Obstipation werden v. a. von Di 4 und den Punkten um den Ellbogen aus beeinflußt
f) Augenleiden: von Hand, Unterarm und Gesichtspunkten aus beeinflußbar

Äußerer Verlauf:

Von der Hand (Di 1) neben dem daumenseitigen Nagelwinkel des Zeigefingers über den Arm, außen (Yang!) als vorderster Meridian über das radiale Ende der Ellbogenfalte, Vorderrand des M. deltoideus, vordere Schulterpartie zum Kopf, wo er am Oberende der Nasolabialfalte endet. Laut TCM kreuzt der Dickdarmmeridian im Bereich der Oberlippe auf die kontralaterale Seite und endet dort mit Di 20.

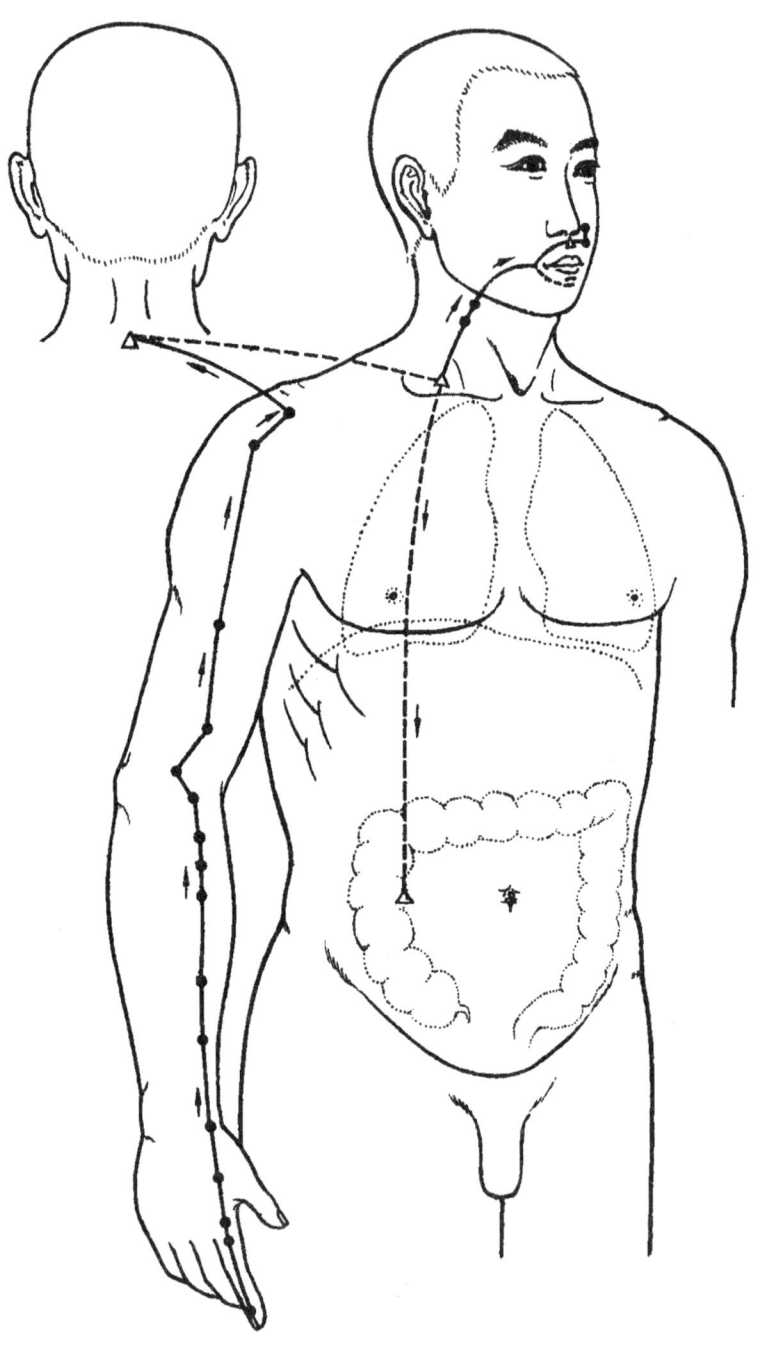

Graphik 60:
Innerer Verlauf des Dickdarmmeridians

Von Di 15 zieht er am Vorderrand des Acromions zum 7. Halswirbel (LG 13 Bi, LG 14 ch), steigt über die Fossa supraclavicularis zur Lunge ab, nimmt nach Passieren des Zwerchfelles mit dem Dickdarm Kontakt auf.

DIE PUNKTE DES DICKDARMMERIDIANS

Di 1 *Shangyang*
„Beginn des Yang" (Tonart der 5-Elemente-Lehre) Meisterpunkt gegen Zahnschmerzen; Beginn des MTM-Di, Jing-Punkt (Brunnen)
Punktur: senkrecht oder schräg, 0,25 cm oder bluten lassen.

neben dem daumenseitigen Nagelwinkel des Zeigefingers

Parästhesie der Finger; Schulter-Arm-Syndrom, obere Luftwege von Nase bis Alveole; Zahnschmerzen, Stomatitis, Gingivitis; Tinnitus; Akne des Gesichtes mit Lu 7, Fieber

---

Di 2 *Erjian*
„Zweites Fingerglied" Sedativpunkt; Stoffwechselpunkt; Ying-Punkt (Quelle)
Punktur: senkrecht, 0,5–0,75 cm

im Grübchen, das bei Faustschluß mit eingelegtem Daumen distal vom Zeigefingergrundgelenk entsteht, am Farbumschlag der Haut

wie Di 3, oft mit Di 3 gemeinsam

Di 3 *Sanjian*
„Drittes Fingerglied" Stoffwechselpunkt; Shu-Punkt (Strom); Meisterpunkt bei Akne
Punktur: senkrecht, 1,25–2 cm, schräg nach ulnar

in dem Grübchen, das bei Faustschluß (Daumen innen) proximal vom Grundgelenk des Zeigefingers entsteht (Farbumschlag der Haut)

spasmolytisch, Beschwerden in Hand, Unterarm, Schulter; Laryngitis, Pharyngitis, Tosillitis, Angina; Stomatitis, Glossitis, Parodonditis, Ostitis nach Zahnextraktionen, Enterocolitis, Ösophagusspasmen; alle Hauterkrankungen, Akne! Fieber, Diurese

---

Di 4 *Hegu*
„Talsohle", auch „Rachen des Tigers" genannt Quellpunkt; Stoffwechselpunkt; Hauptanalgesiepunkt obere Körperhälfte; Meisterpunkt bei Akne
Punktur: senkrecht, 1,25–2,75 cm
In Schwangerschaft verboten!

auf dem Handrücken, etwas distal vom Winkel, den die Metacarpalia I und II bilden, näher an Metacarpale II.
Tricks:
a) Daumen und Zeigefinger gestreckt aneinander pressen; Di 4 am höchsten Punkt des Muskelwulstes zwischen Metacarpale I und II
b) Daumen und Zeigefinger spreizen, Daumen der anderen Hand auf die Hautfalte zwischen Daumen und Zeigefinger legen (diese Falte heißt „Tigermund"): Daumenspitze zeigt auf Di 4

Mit Le 3: energetisch stark wirksame Indikation:
wie Di 3 und Hauptpunkt bei Kopfschmerzen, Migräne Vorderkopf; alle Beschwerden im Meridianverlauf, Schmerzen, Neuralgien, Spasmen, Paresen an den Händen, Armen, Schultern; Dupuytrensche Kontraktur; Schnupfen! Epistaxis; Sinusitis; Asthma bronchiale ev. plus Rhinitis allergica oder Sinusitis; Trigeminusneuralgie, Facialisparese; Augen- und Ohrenleiden; Obstipation, Colitis mit Diarrhoe; Amenorrhoe, Hypomenorrhoe, Geburtsbeschleunigung; juckende Dermatosen, übermäßiges Schwitzen; AZ anhebend- Rekonvaleszenz! Neurasthenie

Di 5 *Yangxi* „Yangseitiges Bächlein" Jing-Punkt (Fluß) Punktur: senkrecht, 0,75–1,25 cm	radial an der Handrücken- Querfalte, in einer Mulde zwischen den Sehnen des M. extensor pollicis brevis und des M. extensor carpi radialis longus Trick: Handgelenk des Pa- tienten zwischen zwei Fin- ger nehmen, die man radial und ulnar anlegt; Handge- lenk beugen lassen, so loka- lisiert man die Gelenksfur- che am besten. Ulnar liegt nun Dü 5, radial Di 5 unter dem palpierenden Finger	Schmerzen, Kontrakturen, Schwellungen, besonders nach Gipsabnahme, in Hand- gelenk und Unterarm; HNO- Bereich; Dyspepsie; juckende Dermatosen, Pruritus, beson- ders bei Kleinkindern; Urtica- ria; Zahnschmerzen
Di 6 *Pianli* „Seitliche Strecke, seitliche Bahn" Durchgangspunkt Punktur: senkrecht, 1,25–2 cm	an der Radialseite des Un- terarmes, am äußeren Rand des Radius, 3 Cun (4 Quer- finger) proximal der Hand- gelenksfalte Trick: Daumen kreuzen, so daß der Zeigefinger über den Handrücken auf den Puls greift – Spitze des Mit- telfingers zeigt auf Di 6, Spit- ze des Zeigefingers auf Lu 7	Schmerzen, Kontrakturen, Schwellungen, Lähmungen der oberen Extremität, beson- ders des Unterarmes; stärkt die Kraft von Daumen und Zei- gefinger. Nase, Rachen: Epi- staxis, Tonsillitis; Pharyngitis; Kopfschmerz, Facialisparese; Sehstörungen; Tinnitus; Spasti- sche Colitis, Obstipation; Öde- me; Zahnschmerzen, Logorr- hoe
Di 7 *Wenliu* „Warmer Strom" Xi-Punkt Punktur: senkrecht, 1,25–2,75 cm	auf der Verbindungslinie Di 5 – Di 11, 5 Cun (6½ QuF) oberhalb der Handgelenksfurche, d. h. oberhalb von Di 5 Trick: Hand und Unterarm auf die ulnare Seite aufle- gen lassen; Faust machen lassen – es zeigt sich der Muskelwulst des M.extensor digitorum communis, den die Chinesen „Kopf einer Schlange" nennen. An der Spitze dieser Muskelmasse liegt Di 7	Schmerzen in Arm und Schul- ter; Tonsillitis; Pharyngitis; Sto- matitis, Glossitis, Parodontitis; Kopfschmerz, Gesichtsschwel- lungen; Bauchschmerzen, Meteorismus
Di 8 *Xianlian* „Unterer Armvorsprung, untere Armregion" Punktur: senkrecht, 1,25–2,75 cm	auf der Verbindungslinie Di 5 – Di 11, 4 Cun (ca. 1 HB) unter Di 11	Schmerzen in Arm und Ellbo- gen, Kopf, Schwindel; Bauch- schmerzen
Di 9 *Shanglian* „Oberer Armvorsprung, obere Armregion" Punktur: senkrecht, 1,25–2,75 cm	2 Cun (2 DB) distal von Di 11, am äußeren Rand des Muskelwulstes des M. extensor digitorum commu- nis	Schmerzen, Paresen, Paräs- thesien in Arm, Schulter, Bein; Kopfschmerzen, Bauch- schmerzen

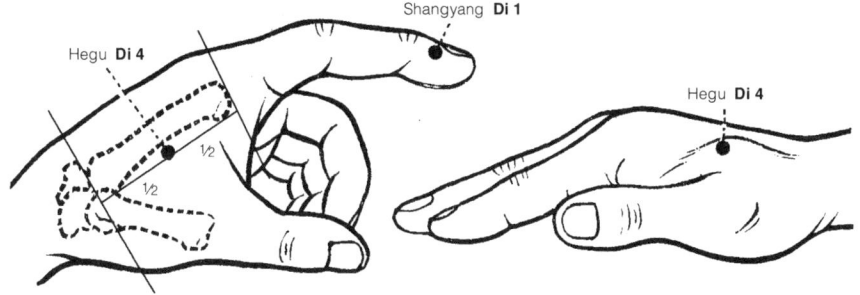

Graphik 61

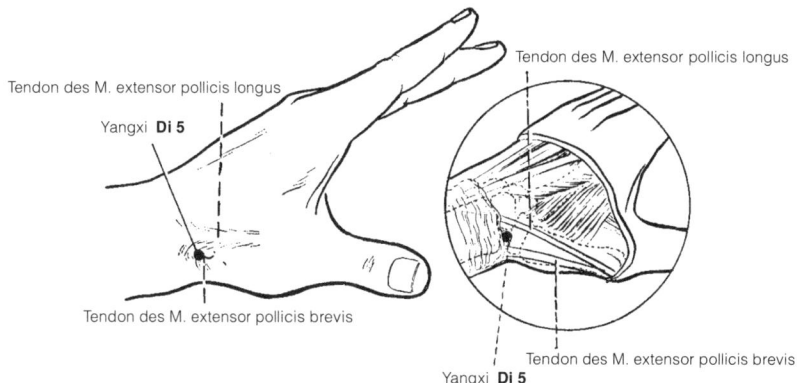

Graphik 62

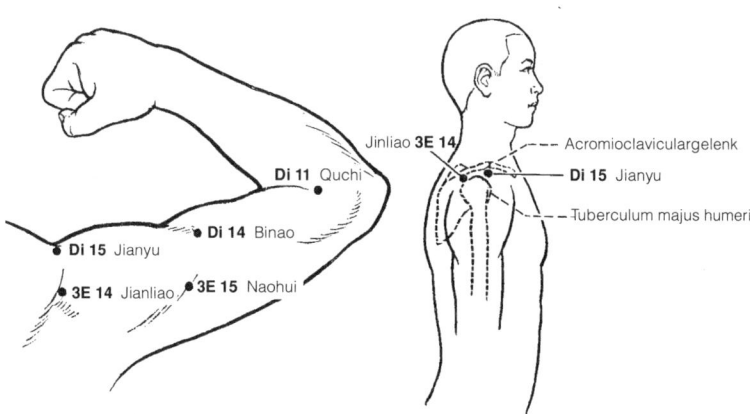

Graphik 63

Di 10 *Shousanli* „3-Meilen-Punkt des Armes" „Bruder" auf dem Bein: M 36 – beide stark roborierend Punktur: senkrecht, 2–3 cm	Unterarm radial, 3 Cun (4 QuF) distal von Di 11, in der Muskelmasse der Extensoren	lokal: Ellenbogen, Paresen, Schulter; Rachen, Mund: Kopfschmerz, Migräne; Facialisparese, Trigeminusneuralgie; Tinnitus, Colitis, Obstipation; Ödeme; Zahnschmerzen
Di 11 *Quchi* „Krümmung, Bogen, Windung des Teiches" Tonisierungspunkt; He-Punkt Punktur: senkrecht, 2,75–3,75 cm	bei maximal gebeugtem Arm am radialen Ende der Ellbogenfalte	lokal: Gelenksschmerzen obere Extremität, Tennisarm; obere Luftwege; Migräne, Cephalea, Hemiplegie mit Paresen im Meridianverlauf; Schwerhörigkeit; Obstipation, Magen, Ösophagus: Spasmen; quälender Pruritus, Dermatosen, Fieber, Rückenschmerzen
Di 12 *Zhouliao* „Grube des Ellbogens" Punktur: senkrecht, 1,25–2,75 cm	bei gebeugtem Ellbogen 1 Cun (1 DB) oberhalb von Di 11, 2 Cun (2 DB) oberhalb des Epicondylus lateralis, am Rande des M. brachio-radialis	Schmerzen, Kontrakturen, taubes Gefühl in Ellbogen und Arm, besonders bei Schwierigkeit, den Arm zur Seite zu heben
Di 13 *Shouwuli* „5-Meilen-Punkt des Armes" Punktur: senkrecht, 1,25–2,75 cm Moxa!	3 Cun (4 QuF) oberhalb von Di 11, auf der Verbindungslinie Di 11 (lat. Ende Ellenbogenfalte) – Di 15 (Grübchen vor Acromioclaviculargelenk)	schwere febrile Erkrankungen: Tbc, Lymphadenitis colli; Rheuma, Lähmungen; Schmerzen, Rheuma in Ellbogen und Arm; Husten, Bronchopneumonie; peritonitische Reizzustände, Erbrechen
Di 14 *Binao* „Muskel, Fleisch des Armes" Reunionspunkt mit M, Yangwei Mai Punktur: oberflächlich senkrecht, schräg aufwärts 2–3,75 cm	an der Außenseite des Oberarmes, knapp ober und vor dem Ansatz des M. deltoideus Wien: am Ansatz des M. deltoideus	Schulter-Arm-Syndrom, Schwierigkeiten beim Seitwärtsheben des Armes, auch nach Insult; Augenleiden
Di 15 *Jianyu* „Spalt des Schulterknochens" Meisterpunkt für Paresen der oberen Extremität; Reunionspunkt mit Yangqiao Mai Punktur: oberflächlich senkrecht, schräg aufwärts 2–3,75 cm	bei seitwärts gehobenem Arm im ventralen der beiden Grübchen unter dem Acromioclaviculargelenk zwischen vorderem und mittlerem Drittel des M. deltoideus (im dorsalen Grübchen liegt 3E 14)	Schulter-Arm-Syndrom, Omarthritis, Bursitis calcarea; erschwertes Seitwärtsheben des Armes, Verschlechterung durch Bewegung. Paresen des Armes – auch nach Insult; Dermatosen, Exantheme, Schwitzen
Di 16 *Jugu* „Langer Knochen" Reunionspunkt mit Yangqiao Mai Punktur: senkrecht, 1,25–1,75 cm	bei seitwärts gehobenem Arm in einem Grübchen zwischen dem acromialen Ende der Clavicula und der Spina scapulae	Erkrankungen von Schulter und Arm, Zahnschmerzen v. a. Oberkiefer; Lungenstauung; Konvulsionen der Kleinkinder, Ödeme

Di 17 *Tianding* „Himmlisches Gefäß" Punktur: senkrecht, 0,75–1,25 cm	am Hinterrand des M. ster- nocleidomastoideus, 3 Cun (4 QuF) lateral der ventralen Medianen, Höhe Unterkante des Adamsapfels (am Vor- derrand des Muskels wenig höher M 10: Höhe Mitte des Schildknorpels	Pharyngitis, Tonsillitis, Schluck- beschwerden, Laryngitis, Hei- serkeit, Globusgefühl
Di 18 *Futu* „An der Vorwölbung mit Pul- sation" Punktur: senkrecht, 0,75–1,25 cm	in Höhe der Prominentia la- ryngea, zwischen sternalem und clavicularem Anteil des M. sternocleidomastoideus; an der Vorderseite des Mus- kels auf gleicher Höhe M 9	Laryngitis, Pharyngitis, Tra- cheobronchitis, Husten mit viel Auswurf, Globusgefühl
Di 19 *(Kou)heliao* „Grube des Getreides" Punktur: schräg, 0,5–0,75 cm Moxa verboten!	in der Nasolabialfalte, in Höhe des Unterrandes des Nasenflügels. Laut neuerer chinesischer Literatur kreuzt der Di-Meridian bei LG 26 die Mediane, um seinen 19. und 20. Punkt (kontralateral zu erreichen)	mit Di 20 Hauptpunkt für Be- handlung von Nasen- und Ne- benhöhlen: Rhinitis acuta, chronica, allergica, vasomoto- rica, Heuschnupfen, Polyposis nasi; Sinusitis, insbesondere maxillaris; rezidivierende Epi- staxis
Di 20 *Yinxiang* „Gefäß des Aufsteigens" Punktur: 1,25 cm Moxa verboten!	Bi.: Oberende der Nasolabi- alfalte (ch. Extra-Punkt Bi- tong ch.: Nasolabialfalte, in Höhe der Mitte des Nasenflügels	wie Di 19, dazu Affektionen des Tränenkanals, Analgesie der oberen Frontzähne: Di 20, Di 4, M 6, ev. KG 24

6 FUNKTIONSKREIS MAGEN/MILZ-PANKREAS

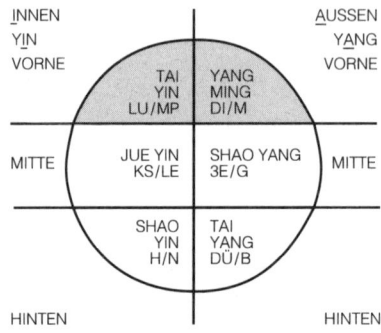

Graphik 64:
Meridianverteilung an den Extremitäten – Energieumlauf von 4 bis 12 h (3–11 h):
Lu, Di, MP, M – alle vier Meridiane liegen auf den Extremitäten ganz vorne

Hauptfunktion:

- Westliche Medizin: Vegetativum, Verdauung, Resorption
- TCM: Nahrungsaufnahme und -verwertung

Schicht (Ti):	Bindegewebe, Muskulatur im Sinne von Körperform
Vegetative Funktion:	Verdauung, Verwertung der Nahrung, physikalischer Aspekt der Nahrungsaufschließung
Komplexe Funktion:	Essen
Schmerzcharakter:	schwer, feucht, wie mit Flüssigkeit gefüllt

6.1 MAGENMERIDIAN

M: „Yangming des Fußes" = „Noch strahlendes" Fuß-Yang; Yang-Meridian, 45 Punkte

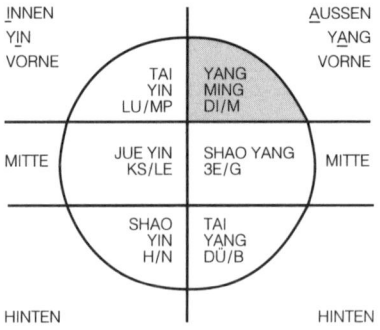

Graphik 65:
Meridianverteilung an den Extremitäten – Magenmeridian auf dem Bein

Partner:

- gekoppelt nach der Innen/Außen-Regel (Yin/Yang): MP
- korrespondierend nach der Oben/Unten-Regel (Yang/Yang): Di

Besondere Meridianpunkte:

Alarmpunkt:	KG 12
Alarmpunkt anderer Meridiane:	M 25 – Di
Zustimmungspunkt:	B 21 (auch Meisterpunkt des Magens)
Durchgangspunkt (Lo-P.):	M 40 zu MP 3
Quellpunkt:	M 42
Tonisierungspunkt:	M 41
Sedativpunkt:	M 45
Reunionspunkte:	M 1 Bi (M 4 ch) mit G M 4 Bi (M 1 ch) mit KG und Yangqiao Mai
Meisterpunkte:	M 36: Bischko: „göttlicher Gleichmut, großer Heiler der Füße und Knie"; Meng: Hormonhaushalt, Hyper-, Hypotonie
Kreuzungspunkte:	Bischko: M 18 = Le 14 M 31 = Le 12 = MP 11a
He-Punkt:	M 36
Untere He-Punkte:	M 37 – Di M 39 – Dü
Xi-(Akut-)Punkt:	M 34

Zeiten: Maximalzeit: 8–10 h

Hauptindikation:

- Bischko: psychisch ausgleichend, Verdauung, Kreislauf
- TCM:
  a) Beschwerden im Meridianverlauf
  b) Verdauungsfunktion

Äußerer Verlauf:

Er beginnt seitlich am Gesichtsschädel; im Anfangsteil differente Numerierungen:

- Bischko: Mit M 1 Bi beginnend in der Schläfengrube, fast senkrecht zum Unterkiefer hinablaufend bis M 3 Bi; ein zweiter Ast beginnt am unteren Orbitalrand mit M 4 Bi, verläuft in der Pupillarlinie über Wange und Mandibula caudalwärts.
- Neue chinesische Literatur: Beginn mit M 1 ch (M 4 Bi) am Unterrand der Orbita, verläuft zum Unterkiefer von M 1 ch (M 4 Bi) bis M 5 ch (M 8 Bi). Von M 5 ch (M 8 Bi) läuft ein blind endender Ast aufwärts bis zum Oberrand der Schläfengrube zu M 8 ch (M 1 Bi).

Ab M 9 ist die Numerierung wieder einheitlich.

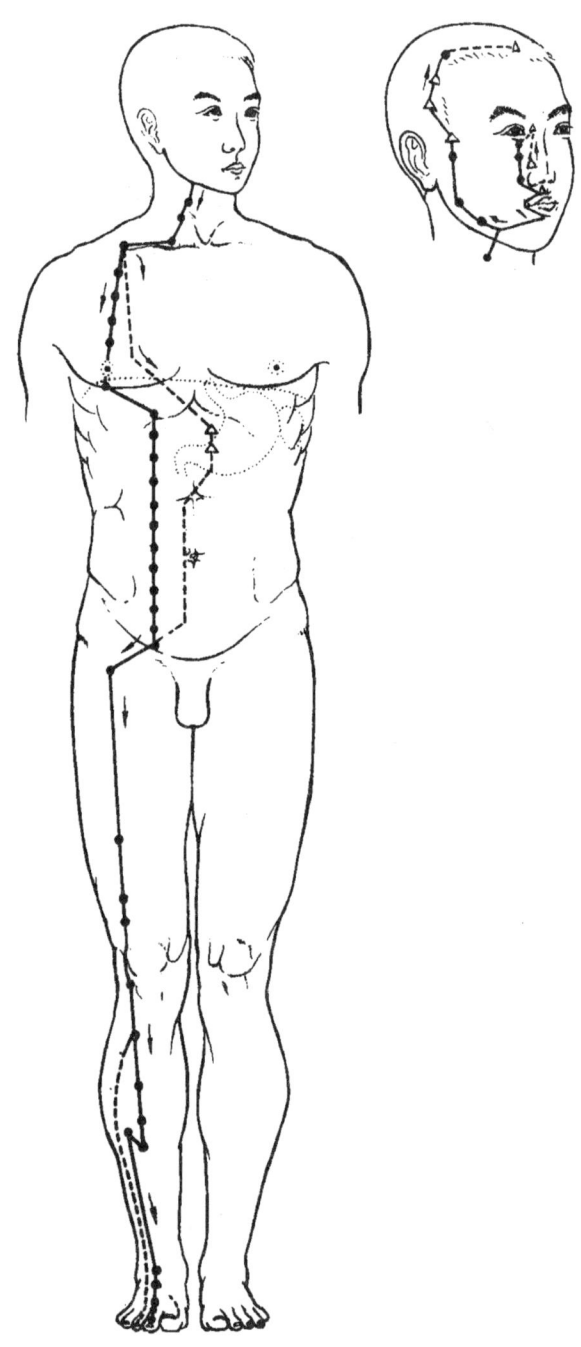

Graphik 66:
Innerer Verlauf des Magenmeridians

Chinesisch		Bischko		Bischko		Chinesisch
Chengqi	M 1	M 4	Touwei	M 1	M 8
Sibai	M 2	M 5	Xiaguan	M 2	M 7
Juliao	M 3	M 6	Jiache	M 3	M 6
Dicang	M 4	M 7	Chengqi	M 4	M 1
Daying	M 5	M 8	Sibai	M 5	M 2
Jiache	M 6	M 3	Juliao	M 6	M 3
Xiaguan	M 7	M 2	Dicang	M 7	M 4
Touwei	M 8	M 1	Daying	M 8	M 5

Der Magenmeridian verläuft anterolateral über den Hals, über die Mitte der Clavicula caudalwärts, in der Mamillarlinie bis zum 6. ICR, zu M 18 Bi (= Le 14 Bi). Von hier an nähert sich der Magenmeridian der Medianen, so daß er auf dem Rumpf medial vom Milz-Pankreas-Meridian verläuft. Er überquert die Leistenbeuge und verläuft auf dem Bein außen, vorne, lateral vom Milz-Pankreas, über die Mitte der Streckseite des Fußgelenkes (M 41), dann über die höchste Wölbung des Ristes, zwischen Os metatarsale II und III, und endet mit M 44 neben dem lateralen Nagelwinkel der 2. Zehe.

Innerer Verlauf und Verbindungen:

Der Magenmeridian tritt dreimal aus der Oberfläche in die Tiefe.
1. Im Gesicht: beginnt bei Di 20, d. h. neben dem Nasenflügel, verläuft zuerst aufwärts zu B 1, dann abwärts neben der Nase, Eintritt in die Gingiva des Oberkiefers; umläuft die Lippen an der Oberfläche, kommuniziert mit KG 24 (Mentolabialfalte).
2. Im Gesicht: von M 1 Bi = M 8 ch Ast zur Stirnmitte.
3. Von M 12 (Fossa supraclavicularis) innerer Ast abwärts, parallel zum äußeren, durch das Zwerchfell zum zugehörigen Organ Magen, Verbindung mit der Milz. Verläuft weiter abwärts, lateral vom Nabel, tritt bei M 30 an die Oberfläche.
4. Bei M 36 (unter Knie) innerer Ast etwas lateral des oberflächlichen Verlaufes zur fibularen Seite der 3. Zehe.
5. Vom Fußrücken zweigt noch ein Ast ab und zieht an den medialen Nagelfalzwinkel der großen Zehe (MP 1).

DIE PUNKTE DES MAGENMERIDIANS[1]

M 1 Bi, M 8 ch *Touwei*
„Kopfverteidigung" (Hörner)
Reunionspunkt mit G
Punktur: senkrecht, 1,25–2,5 cm, entlang des Infraorbitalrandes, nicht stark manipulieren, Blick nach oben!

im Stirn-Schläfenwinkel, 3 Cun (4 QuF) oberhalb und 1 QuF hinter dem Orbital-Jochbeinwinkel

Kopfschmerz, Trigeminusneuralgie, Facialisparese, Augenschmerzen, Tränen bei Wind, Myopie, Lidspasmen, Opticusatrophie

M 2 Bi, M 7 ch *Xiaguan*
„Untere Grenze"
Punktur: senkrecht, 0,5–0,75 cm, nicht tiefer!

bei geschlossenem Mund in einem Grübchen vor dem Processus artic. mandibulae, unterhalb des Arcus zygomaticus

Kiefergelenksbeschwerden, Zahnschmerzen; Schwerhörigkeit, Tinnitus, Otalgie; Trigeminusneuralgie, Facialisparese, Tic

M 3 Bi, M 6 ch *Jiache*
„Kieferknochen"
Punktur: senkrecht, 0,75–1,25 cm

1 QuF vor und ober dem Unterkieferwinkel, wo der M. masseter beim Kauen vorspringt

Trismus, Zahnschmerzen Unterkiefer; Trigeminusneuralgie, Facialisparese, Tic; Stottern; Speichelsteine, Parotisaffektionen

1 Zur Lokalisation einzelner Punkte siehe Graphiken Nr. 67–73, S. 150, 151.

M 4 Bi, M 1 ch *Chengqi* „Gefäß für Tränen" Reunionspunkt mit KG, Yangqiao Mai Punktur: senkrecht, am Orbitalrand ca. 1 cm unterhalb des Bulbus Cave! Moxa verboten, nicht stark manipulieren	beim Blick geradeaus in der Mediopupillarlinie am Unterrand der Orbita	alle Augenkrankheiten, Trigeminusneuralgie, Facialisparese
M 5 Bi, M 2 ch *Sibai* „Vierfache Helle" Punktur: senkrecht, 0,75–1,25 cm	Grübchen über dem Foramen infraorbitale	wie M 4 und Sinusitis, Akne, Parotitis, Analgesie Augenoperationen
M 6 Bi, M 3 ch *Juliao* „Tiefe Grube" Reunionspunkt mit Yangqiao Mai Punktur: senkrecht, 0,75–1,25 cm	auf dem Schnittpunkt der Mediopupillarlinie mit einer Horizontalen durch den Unterrand des Nasenflügels	wie M 4 und Rhinitis, Sinusitis, Epistaxis, Cheilitis
M 7 Bi, M 4 ch *Dicang* „Speicher der Erde" Reunionspunkt mit Yangqiao Mai, M, Di Punktur: 0,75–1,25 cm in Richtung Kieferwinkel	1 QuF neben dem Mundwinkel	wie M 4, Spezialpunkt bei Facialisparese und Augenlid: Unterlidschmerzen, -spasmen, Tränenfluß
M 8 Bi, M 5 ch *Daying* „Großes Willkommen" Punktur: oberflächlich, schräg, 0,75–1,5 cm	am Vorderrand des Masseteransatzes auf der Mandibula – Backe aufblasen lassen – über der Taststelle der A. facialis	Facialisparese, Augenschmerzen durch fehlenden Lidschluß, Trigeminusneuralgie, Zahnschmerzen Unterkiefer, Trismus, Analgesiepunkt für Unterkiefer zusammen Di 4, KG 24
M 9 *Renying* „Willkommen des Menschen" Punktur: senkrecht, 0,75–1,25 cm	am Vorderrand des M. sternocleidomastoideus, in Höhe der Prominentia laryngea (dahinter, zwischen den beiden Anteilen des Muskels, liegt Di 18), in der Tiefe pulsiert die A. carotis	Heiserkeit, Kropf, Dysphagie, Halsschmerzen, Asthma; Hypertonie
M 10 *Shuitu* „Hervorsprudelndes Wasser" Punktur: senkrecht, 0,75–1,25 cm	in Höhe der Mitte des Schildknorpels, am Vorderrand des M. sternocleidomastoideus	Sängerpunkt! Heiserkeit, Halsschmerzen; Asthma
M 11 *Qishe* „Saal des Atems" Punktur: senkrecht, 0,75–1,25 cm	am Oberrand der Clavicula, am Übergang vom Schaft zum Köpfchen, zwischen dem claviculären und sternalen Ansatz des M. sternocleidomastoideus; Nissel/Schiner geben diese Lokalisation für M 12 an	Arthritis des Sternoclaviculargelenkes, steifes Genick, Lymphadenitis; Husten, Asthma

M 12 *Quepen* TCM-Bezeichnung für die Fossa supraclavicularis Punktur: senkrecht, 0,75–1,25 cm	in der Mitte der Fossa super- clavicularis in der Mamillar- linie	Intercostalneuralgie; Asthma; Sodbrennen (auch nach Wein- genuß); Dysphagie
M 13 *Qihu* „Tor des Qi" (Atems) Punktur: schräg, 0,75–1,25 cm	unter dem Mittelpunkt der Clavicula	Intercostalneuralgie, Asthma, Singultus, Appetitlosigkeit
M 14 *Kufang* „Vorratskammer" Punktur: schräg, 0,75–1,25 cm Cave Pleura!	Medioclavicularlinie, 1. ICR, Höhe KG 20	Singultus, Schmerzen und Völ- legefühl im Thorax, Brust- und Rippenschmerzen, Husten
M 15 *Wuyi* „Vordach des Zimmers" Punktur: schräg, 0,75–1,25 cm	Medioclavicularlinie, 2. ICR, lateral von KG 19	Mastopathie; Bronchitis; Völle- gefühl im Thorax
M 16 *Yingchuang* „Fenster der Brust" Punktur: schräg, 0,75–1,25 cm	Mamillarlinie, 3. ICR, lateral von KG 18	Mastitis, Schmerzen und Völle- gefühl in Thorax und Epigastri- um; Durchfälle; Asthma
M 17 *Ruzhong* „Mitte der Brust" nicht stechen, nur Orientie- rungspunkt!	Mamillarlinie, 4. ICR, Mitte der Brustwarze, in Höhe von KG 17	
M 18* *Rugen* „Wurzel der Brust" Punktur: schräg, 0,75–1,25 cm	Mamillarlinie, 5. ICR, in Höhe von KG 16	Mastitis, Milchmangel; Asth- ma, Husten
M 19 *Burong* „Kein Fassungsvermögen" Punktur: senkrecht, 1,25–2 cm	2 Cun (2 DB) seitlich der Modianen, im 7. ICR bzw. 6 Cun (8 QuF) über dem Nabel, neben KG 14	Spannungsgefühl im Bauch, Magenschmerzen, Anorexie
M 20 *Chengman* „Anschließende Fülle" Punktur: senkrecht, 1,25–2,5 cm	2 Cun (2 DB) seitlich der Medianen, 5 Cun (1 HB plus 1 QuF) oberhalb des Nabels, neben KG 13	Magenschmerzen, Übelkeit, Hypersalivation, Hernien- schmerzen
M 21 *Liangmen* „Tor des Zaunes des Vater- hauses" (Cardia) Punktur: senkrecht, 2–2,5 cm	2 Cun (2 DB) seitlich der Medianen, neben KG 12, Höhe Mitte der Strecke zwi- schen Nabel und Xyphoid	Magenschmerzen, Ulcus duo- deni und ventriculi, Anorexie, Colitis
M 22 *Guanmen* „Geschlossene Pforte" Punktur: senkrecht, 2–2,5 cm	2 Cun (2 DB) seitlich der Medianen, neben KG 11, 3 Cun (4 QuF) über dem Nabel	Spannungsgefühl im Bauch, Meteorismus, Anorexie, Diar- rhoe, Ödeme

* Ab jetzt wendet sich der Meridian von der Mamillarlinie nach medial und verläuft 2 Cun (3 QuF) lateral der
  Medianen

M 23 *Taiyi* „Größte Einheit" Punktur: senkrecht, 1,75–2,5 cm	2 Cun (2 DB) seitlich der Medianen, neben KG 10, 2 Cun (2 DB) über dem Nabel	wie M 21
M 24 *Huaroumen* „Pforte des glatten Fleisches" Punktur: senkrecht, 1,75–2,5 cm	2 Cun (2 DB) seitlich der Medianen, neben KG 9, 1 Cun (1 DB) über dem Nabel	Magenschmerzen, Erbrechen, psychische Störungen, Obsti- pation
M 25 *Tianshu* „Himmlischer Antrieb" Alarmpunkt des Di Punktur: senkrecht, 1,75–3 cm	2 Cun (2 DB) seitlich der Medianen, neben KG 8, dem Nabel Bi.: in der Mitte einer Linie vom Nabel zum oberen Darmbeinkamm	Colitis, Diarrhoe, Obstipation, Übelkeit, Gastritis
M 26 *Wailing* „Äußerer Hügel" Punktur: senkrecht, 1,75–3 cm	2 Cun (2 DB) seitlich der Medianen, neben KG 7, 1 Cun (1 DB) unter dem Nabel Bi.: Mitte der Strecke Na- bel/Spina iliaca anterior superior	Bauchschmerzen, Hernien, Dysmenorrhoe
M 27 *Daju* „Große Macht" Punktur: senkrecht, 1,75–3 cm	2 Cun (2 DB) seitlich der Medianen, neben KG 5 und N 14, 2 Cun (2 DB) unter dem Nabel	Spannungsgefühl im Unter- bauch, Dysurie, Dys- menorrhoe, Hernienschmer- zen, Darmspasmen, Pollutio- nen
M 28 *Shuidao* „Weg des Wassers" Punktur: senkrecht, 1,75–3 cm	2 Cun (2 DB) seitlich der Medianen, neben KG 4, 3 Cun (4 QuF) unter dem Nabel	wie M 27, vor allem Miktions- beschwerden
M 29 *Guilai* „Rückkehr" (des Qi) Punktur: senkrecht, 1,75–3 cm	2 Cun (2 DB) seitlich der Medianen, neben KG 3 und Ni 12, 4 Cun (1 HB) unter dem Nabel	Menstruationsbeschwerden, entzündliche Prozesse im kleinen Becken, Impotenz; Pro- laps, Hernie; Sterilität durch Uterusschwäche
M 30 *Qichong* „Ansturm der Energie" Punktur: senkrecht, 1,25–2 cm	am oberen Schambeinrand, 2 Cun (2 DB) lateral der Me- dianen, neben KG 2 und N 11	Erkrankungen des äußeren und inneren Genitales, Placen- taretention; Energiemangel
M 31 *Biguan* „Grenze des Schenkels" Punktur: senkrecht, 2,5–3,75 cm	auf Höhe des Perineums, auf einer Verbindungslinie zwischen Spina iliaca ante- rior superior und lateralem Oberrand der Patella Bi.: wie Le 12, Winkel zwi- schen M. satorius und M. adductor longus	Lymphadenitis inguinalis; Durchblutungsstörungen, Spasmen, Kontrakturen, Sensi- bilitätsstörungen im Bein, Knie; Lumbago

M 32 *Futu* „Vorwölbung", „Kauernder Hase" (Muskelmasse des M. quadriceps femoris) Reunionspunkt für Arterien und Venen Punktur: senkrecht, 2,5–3,75 cm	6 Cun (8 QuF) oberhalb der Obergrenze der Patella auf dem M. rectus femoris	wie M 31; Erkrankungen der inneren und äußeren Genitalien, Urtikaria
M 33 *Yinshi* „Stadt des Yin" Punktur: senkrecht, 1,75–2,5 cm	bei gebeugtem Knie 3 Cun (4 QuF) oberhalb des lateralen Patellaoberrandes (Vertiefung beim Knie)	Arthritis des Kniegelenkes, Lähmungen des Beines, Muskelkater
M 34 *Liangqiu* „Gipfel des Hügels" (Patella) Xi-Punkt Punktur: senkrecht, 1,75–2,5 cm	bei gebeugtem Knie, 2 Cun (2 DB) oberhalb des lateralen Patellaoberrandes	Erkrankungen des Kniegelenkes und des Beines vorne; Mastitis; Gastritis; Diarrhoe
M 35 *Dubi* „Kalbsnüstern" Punktur: senkrecht, 1,25–2,5 cm	bei gebeugtem Knie in einer Mulde am Unterrand der Patella lateral vom Lig. patellae, medial vom Ligament liegt PaM 145	Erkrankungen von Kniegelenk und Umgebung
M 36 *Zusanli* 3-Meilen-Punkt des Beines Beinamen: „Göttlicher Gleichmut", „Großer Heiler der Füße und Knie" Meisterpunkt für Hormongeschehen, Blutdruck; He-Punkt Punktur: senkrecht, 1,25–3 cm	1 QuF lateral der vorderen Tibiakante, 2 QuF unterhalb des Unterrandes des Fibulaköpfchens (G 34)	alle Leiden in Knie und Bein, insbesondere Lähmungen; Magenschmerzen; Diarrhoe, Obstipation; Asthma; Schwächezustände; Schlaflosigkeit; Hyper-, Hypotonie; Hormongeschehen; starker energetischer Punkt, Mastitis; Dermatosen
M 37 *Shangjuxu* „Obere Lücke" unterer He-Punkt des Di Punktur: senkrecht, 1,25–3 cm	1 QuF lateral der Tibiakante, 4 Cun (6 QuF) unterhalb der Höhe des Unterrandes des Fibulaköpfchens; 3 Cun (4 QuF) unter M 36	Lähmungen, Erkrankungen des Beines; Appendicitis (Notfall), Diarrhoe, Obstipation, Schwindel
M 38 *Tiaokou* „Große Lücke" Wunderpunkt für die Schulter Punktur: senkrecht, 1,25–2,5 cm	1 QuF lateral der Tibiakante, 7 Cun (1 HB plus 4 QuF) unterhalb der Höhe des Unterrandes des Fibulaköpfchens; Streckenmitte zwischen höchstem Punkt des Malleolus extensor und Kniegelenkspalt	Schmerzen in Knie und Fußgelenken; heiße Füße; Akutpunkt bei vorderen Schulterschmerzen
M 39 *Xiajuxu* „Untere Lücke" unterer He-Punkt des Dü Punktur: senkrecht, 1,25–2,5 cm	1 Cun (1 DB) unterhalb von M 38	Lähmungen des Beines; Intercostalneuralgie; Orchitis; Colitis, Enteritis; Schweißmangel, trockene Haut und Lippen

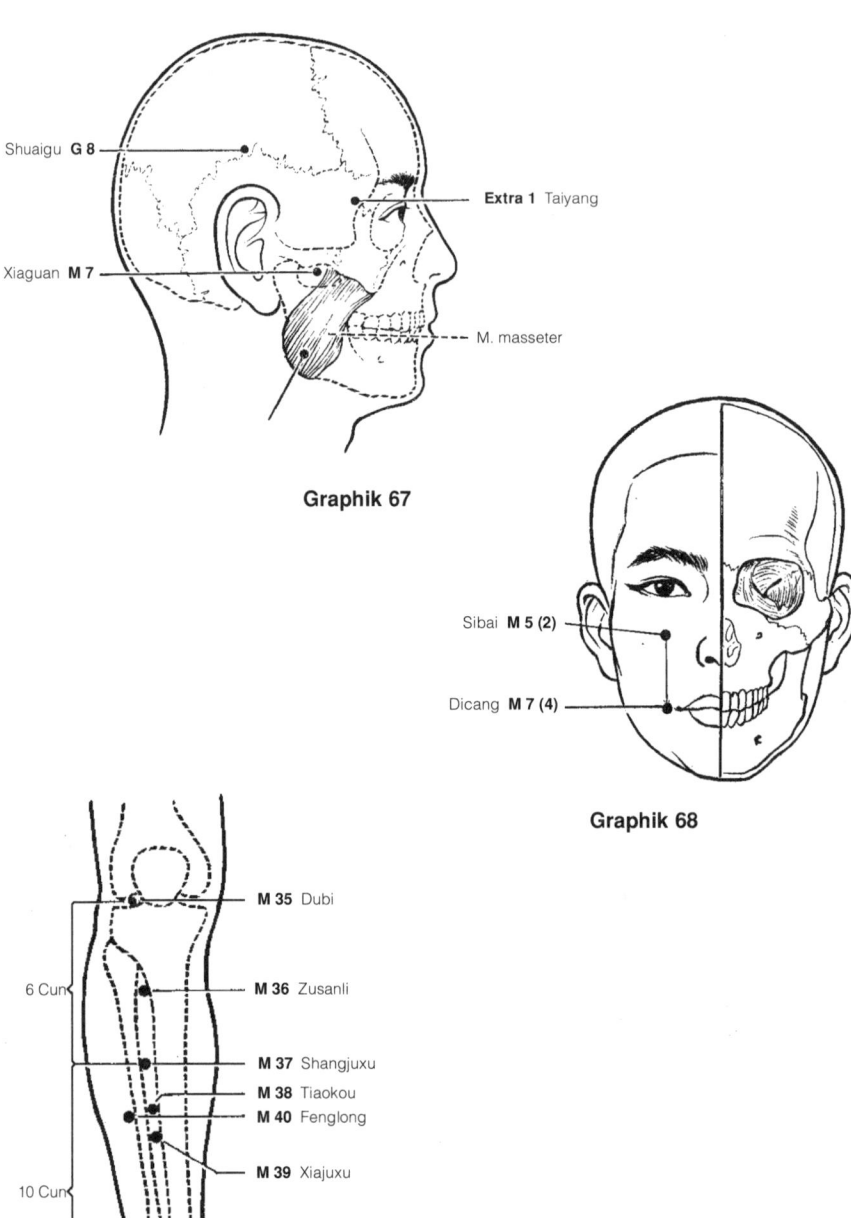

Shuaigu **G 8**

Extra 1 Taiyang

Xiaguan **M 7**

M. masseter

Graphik 67

Sibai **M 5 (2)**

Dicang **M 7 (4)**

Graphik 68

M 35 Dubi

6 Cun

M 36 Zusanli

M 37 Shangjuxu

M 38 Tiaokou

M 40 Fenglong

M 39 Xiajuxu

10 Cun

Graphik 69

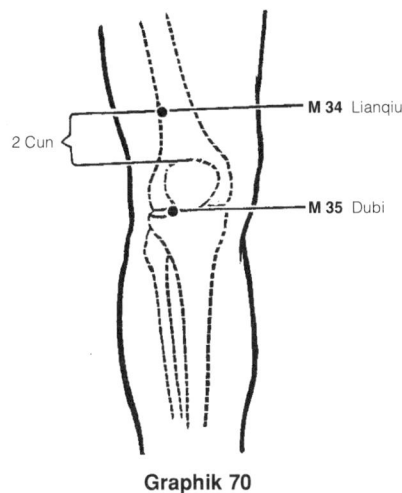

Graphik 70

2 Cun

M 34 Lianqiu

M 35 Dubi

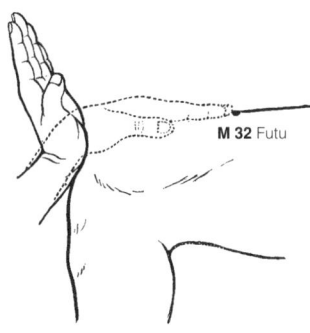

Graphik 71

M 32 Futu

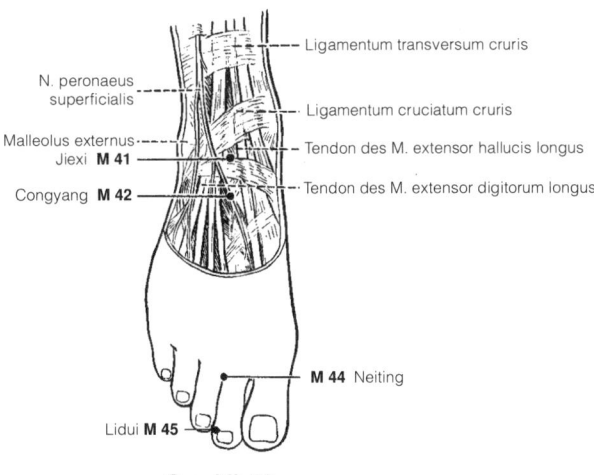

Graphik 72

Ligamentum transversum cruris

N. peronaeus superficialis

Ligamentum cruciatum cruris

Malleolus externus

Jiexi **M 41**

Tendon des M. extensor hallucis longus

Congyang **M 42**

Tendon des M. extensor digitorum longus

M 44 Neiting

Lidui **M 45**

M 40 *Fenglong* „Reichliche Fülle", „Gott für Donner" Durchgangspunkt Punktur: senkrecht, 1,25–2,5 cm	auf gleicher Höhe wie M 38, aber 1 Cun (1 DB) lateral. Streckenmitte zwischen höchstem Punkt des Malleolus extensor und Kniegelenkspalt	Schmerzen, Krämpfe, Lähmungen Unterschenkel; „Bisolvon der Akupunktur" – Expectoration; Asthma; Schwindel; depressive Verstimmung; Singultus, Magenkrämpfe
M 41 *Jiexi* „Tibiamulde" Tonisierungspunkt; Jing-Punkt (Fluß) Punktur: senkrecht, 1,25–1,75 cm	in der Mitte der Fußwurzel zwischen den Mm. extensor hallucis longus und extensor digitorum longus	Schmerzen in den Fußgelenken, Schwellung des dorsum pedis; Peroneusparese; hypersekretorische Gastritis; Augenkrankheiten, Tränenfluß
M 42 *Chongyang* „Seitlich (Yang-Seite) von Le 3 (Taichong)" Quellpunkt Punktur: senkrecht, 0,75–1,25 cm	auf dem höchsten Punkt des Ristes (A. dorsalis pedis)	Schmerzen im Fußrücken, Lähmung des Beines; hyper- und hyposekretorische Gastritis; nervöse Übererregbarkeit
M 43 *Xiangu* „Talsohle" Shu-Punkt (Strom) Punktur: senkrecht, 0,75–1,25 cm	im proximalen Winkel zwischen Os metatarsale II und III	Schwellungen, Schmerzen in Fuß und Knöchel; Gesichtsödem; Bauchschmerzen und Meteorismus
M 44 *Neiting* „Innenhof" Ying-Punkt (Quelle) Punktur: senkrecht, 0,75–1,25 cm	Interdigitalfalte zwischen 2. und 3. Zehe nahe dem Grundgelenk der 2. Zehe	kalte Füße; Trigeminusneuralgie, Facialisparese; Zahnschmerzen; Tonsillitis; Alpträume (mit KS 9); alle Beschwerden mit Verschlechterung in der Nacht
M 45 *Lidui* „Grausame Bezahlung", „Großes Eingangstor" Sedativpunkt; Beginn MTM-M; Jing-Punkt (Brunnen) Punktur: oberflächlich, 0,25 cm	neben dem fibularen Nagelwinkel der 2. Zehe	hyperacide Gastritis; Speichelmangel; Zahnschmerzen; Tonsillitis; Epistaxis; Trigeminusneuralgie; Facialisparese; Kopfschmerzen; Schlafsucht; sexuelles Desinteresse; Hysterie

6.2 MILZ-PANKREAS-MERIDIAN

MP: „Taiyin des Fußes" = Großes Yin des Fußes; Yin-Meridian, 21 Punkte

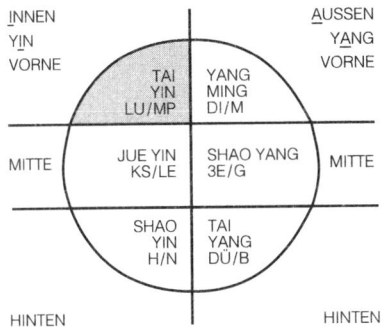

Graphik 73:
Meridianverteilung an den Extremitäten – Milz-Pankreas-Meridian auf dem Bein

Partner:

■ gekoppelt nach der Innen/Außen-Regel (Yin/Yang): M

■ korrespondierend nach der Oben/Unten-Regel: Lu

Besondere Meridianpunkte:

Alarmpunkt:	Le 13 (n. Bi.: MP 15)
Zustimmungspunkt:	B 20 (11. ICR)
Durchgangspunkt (Lo-P.):	MP 4 zu M 42
Quellpunkt:	MP 3
Kardinalpunkt:	MP 4 – eröffnet Chong Mai
Tonisierungspunkt:	MP 2
Sedativpunkt:	MP 5
Reunionspunkte:	MP 13 mit Le, Yinwei Mai MP 14, 15, 16 mit Yinwei Mai
Meisterpunkte:	MP 5 – bindegewebige Schwäche MP 4 – alle Durchfälle MP 9 – weibliches Genitale, Mictio
Kreuzungspunkte:	MP 6: Kreuzung der 3 unteren Yin-Meridiane, MP, Le, N Bischko: MP 11a = M 31 = Le 12

Hauptindikation:

■ Bischko: Bindegewebe

■ TCM:

a) Schmerzen und Schwellungen im Meridianverlauf

b) Erkrankungen des Verdauungsapparates, Gastralgie, Bauchschmerzen, Erbrechen, Ikterus

c) Urogenitale – kleines Becken

d) „Blutkrankheiten": alles, was mit Blut zusammenhängt, z. B. Menstruation, Blutdruck etc.

e) Regulation des Flüssigkeitsgleichgewichtes

f) Muskulatur, Bindegewebe

g) Schwäche und allgemeines Schweregefühl des Körpers

Äußerer Verlauf:

Der Meridian beginnt mit MP 1 neben dem medialen Nagelwinkel der Großzehe und zieht am Farbumschlag der Haut entlang über Os metatarsale I, Os cuneiforme ventral vom Malleolus medialis zum Hinterrand der Tibia, aufwärts über Bein, Leiste, Rumpf bis zum 2. ICR, und dann wieder nach lateral – caudal bis MP 21 unterhalb der Axilla im 6. ICR. Die nachfolgende Beschreibung versucht, etwas Licht ins Dunkel der zahlreichen Überkreuzungen zu bringen:

Entsprechend seiner Korrespondenz mit dem Lungenmeridian (Taiyin des Armes) sollte der Milz-Pankreas-Meridian als vorderster innerer Meridian an der unteren Extremität entlangziehen, das tut er aber leider erst ab halber Höhe des Unterschenkels. Auf dem Fuß und im unteren Anteil des Unterschenkels verläuft er in liebenswerter Inkonsequenz *hinter* dem Lebermeridian.

4 QuF oberhalb des Innenknöchels liegen die 3 Yin-Meridiane der unteren Extremität (MP, Le, N) ganz nahe beisammen, aber ohne zu kreuzen! Der Milz-Pankreas-Meridian kreuzt den Lebermeridian erst etwa 2 HB (zwischen MP 7 und MP 8) oberhalb des Knöchels, um an seinen Platz als vorderster Meridian der Extremität zu gelangen. An der medialen Knieseite finden wir daher als vordersten Punkt MP 9, dahinter Le 8 und dahinter N 10. Entlang des M. sartorius verläuft der Milz-Pankreas-Meridian weiter aufwärts. Über die Topographie der Meridiane im oberen Anteil des Oberschenkels differieren die Angaben der Autoren (siehe unten). Jedenfalls gelangt der Milz-Pankreas-Meridian über die Leiste auf das Abdomen, wo er von Höhe des Beckens bis zum Rippenbogen (MP 13–MP 16) 4 Cun (6 QuF) lateral der Medianen verläuft, das entspricht der Medioclavicularlinie. Vom 6. ICR aufwärts liegen seine Punkte MP 17–MP 20 von der Medianen 6 Cun (8 QuF) oder 2 Cun (2 DB) lateral der Medioclavicularlinie, MP 20 liegt im 2. ICR; der Meridian macht dann noch einen Abstecher nach laterocaudal, so daß sein Endpunkt MP 21 in der mittleren Axillarlinie (Bi.: vordere Axillarlinie) im 6. ICR lokalisiert wird. In der Höhe der 8. Rippe zackt der Gallenblasenmeridian über den Milz-Pankreas-Meridian zu G 24 ch nach medial; in der gleichen Höhe wird der Milz-Pankreas-Meridian noch einmal vom Lebermeridian gekreuzt, sodaß seine Punkte MP 14–MP 16 medial vom Lebermeridian liegen. Konstant bleibt auf dem ganzen Rumpf nur, daß der Milz-Pankreas-Meridian lateral von Lenkergefäß, Nieren- und Magenmeridian verläuft.

Innerer Verlauf und Verbindungen:

Oberhalb der Leiste tritt der Milz-Pankreas-Meridian in den Bauch ein, verläuft aufwärts zur Milz, verbindet sich mit dem Magen; aufwärts durch das Zwerchfell, entlang des Ösophagus zu Zungengrund und -unterfläche. Ein Zweig geht vom Magen durch das Zwerchfell zum Herzen – Verbindung mit dem Herzmeridian.

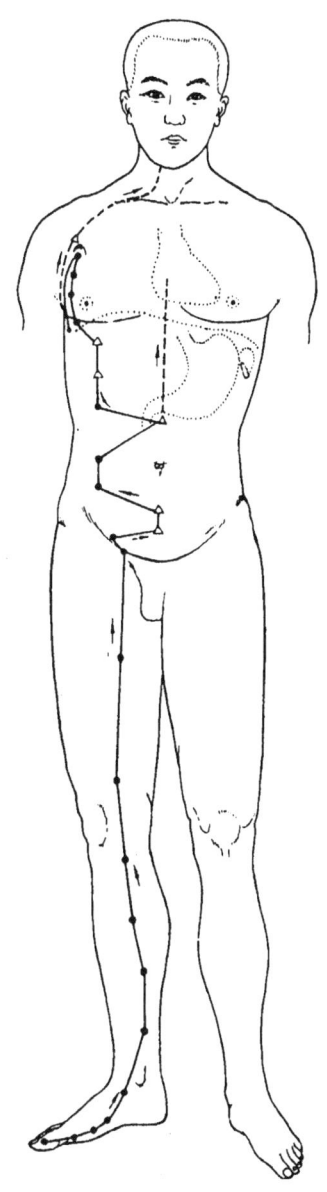

Die Meridiane von medial nach lateral:

Bauch: KG, N, M, MP, Le

Brust unterhalb der Mamilla: KG, N, M, Le, MP

Brust oberhalb der Mamilla: KG, N, M, KS, Le, MP, G

Graphik 74:
Innerer Verlauf des Milz-Pankreas-Meridians

MP 1+ *Yinbai*
„Verborgener Glanz"
Jing-Punkt (Brunnen);
Beginn der MTM-MP
Punktur: senkrecht, 0,25 cm

neben dem medialen Nagel-
falzwinkel der Großzehe

kalte Füße, Hämorrhoiden;
Bauchschmerzen; Meteoris-
mus; Übelkeit; Menstruationsstörungen; Epistaxis; Alpträu-
me; Konvulsionen

MP 2 *Dadu*
„Große Stadt", „Große Kon-
fluenz"
Tonisierungspunkt;
Jing-Punkt (Quelle)
Punktur: senkrecht,
0,25–0,75 cm

am Spalt des Großzehen-
grundgelenkes medial, am
Farbumschlag der Haut

kalte Füße, Beschwerden in
Zehen- und Sprunggelenk –
Gicht! Pankreasinsuffizienz,
Oberbauch-, Magenschmer-
zen, Übelkeit, Roemheld, Diarrhoe; Erschöpfung; Fieber:
schweißtreibend

MP 3 *Taibai*
„Größter Glanz"
Quellpunkt;
Shu-Punkt (Strom)
Punktur: senkrecht,
0,75–1,25 cm

knapp proximal vom Großze-
hengrundgelenk, auf der
Sehne des M. abductor hallucis

Leiden des Beines; Pankreasinsuffizienz, Oberbauch-, Magenschmerzen, Übelkeit, Bra-
dykardie; Roemheld, Diarrhoe;
Menstruationsstörungen; Kopfschmerzen; Schwäche;
Hämorrhoiden!

MP 4 *Gongsun*
„Enkel des Fürsten", „Kor-
rektes Nebengefäß"
Durchgangspunkt; Kardinalpunkt für Chong Mai; Mei-
sterpunkt gegen Durchfälle
Punktur: senkrecht,
1,25–2 cm

Bi.: über dem Innenrand
des Gelenkes Metatarsa-
le I/cuneiforme I
ch.: im Grübchen über dem
Übergang von Basis zu
Schaft des Os metatarsa-
le V, am Farbumschlag der
Haut

Durchfälle; Pankreasinsuffizienz, Oberbauch-, Magen-
schmerzen, Übelkeit, Roemheld, Diarrhoe; Menstruationsstörungen; Geburtserleichterung; Schwäche; Blepharo-
spasmus; Stimmbandkrampf,
Ödeme, besonders im Gesicht

MP 5 *Shangqiu*
„Hügel"
Sedativpunkt; Jing-Punkt
(Fluß); Meisterpunkt des
Bindegewebes
Punktur: senkrecht,
0,5–0,75 cm

bei Hakenfußstellung im
Grübchen zwischen Sehne
des M. tibialis anterior und
Innenknöchel, auf dem Os
naviculare

alle Beschwerden im Knöchel;
Bindegewebsschwäche, vari-
cöser Symptomenkomplex,
Descensus-Neigung; Hä-
morrhoiden; Dyspepsie, Gast-
ritis, Diarrhoe, Obstipation;
Frösteln; Schläfrigkeit am Tag,
Schlaflosigkeit in der Nacht

MP 6 *Sanyinjiao*
„Treffpunkt der drei Yin"
Beiname: „Herr des Blutes"
Kreuzungspunkt von MP, N,
Le; Gruppen-Lo-Punkt
Punktur: senkrecht,
2–2,5 cm

3 Cun (4 QuF) oberhalb der
größten Circumferenz des
Innenknöchels (Hinterrand
der Tibia). Die 3 Yin-Meridiane der unteren Extremität liegen hier ganz nahe beisammen, kreuzen aber erst etwas höher. N 8 liegt unterhalb und hinter, Le 5 liegt
oberhalb und vor MP 6.

Durchblutungsstörungen,
Paresen im Bein; alle Hormon-
störungen und Erkrankungen
des Genitale – auch Klimakterium virile! Hyper-, Hypotonie

MP 7 *Lougu*
„Öffnung des Tales"
Punktur: senkrecht,
2–2,5 cm

6 Cun (8 QuF) oberhalb der
größten Circumferenz des
Innenknöchels (MP 6)

Kälte-, Schweregefühl; Durchblutungsstörungen in Knie-
und Bein; Meteorismus

+ MP 1 bis MP 10 siehe Graphiken 75–77, S. 158.

MP 8 *Diji* „Irdische *(di)* Mobilität *(ji)*" Xi-Punkt Punktur: senkrecht, 1,25–2,5 cm	am Hinterrand der Tibia, 3 Cun (4 QuF) unterhalb von MP 9	rheumatische Kniebeschwer- den; Bauchschmerzen; Uroge- nitale
MP 9 *Yinlingquan* „Quelle am Yin-Hügel" He-Punkt Punktur: senkrecht, 2–2,5 cm	bei gebeugtem Knie in der Vertiefung unter dem Condy- lus medialis tibiae, lateral liegt auf gleicher Höhe (un- terhalb des Unterrandes des Capitulum fibulae) G 34	Arthrose, Arthritis des Kniege- lenkes; Bauchschmerzen, Diarrhoe, spastische Obstipa- tion; alle Beschwerden des Urogenitale; Ödeme
MP 10 *Xuehai* „Meer des Blutes" Punktur: senkrecht, 0,25–3,75 cm	bei gebeugtem Knie 2 Cun (2 DB) oberhalb des Patella- oberrandes, medial des M. vastus medialis; linke Handwurzel auf rechten Pa- tellaunterrand des Patienten legen: Daumen zeigt auf MP 10	wie MP 9, besonders bei Men- struationsstörungen; Urticaria
MP 11 *Jimen** „Scheffelstor" (Sternenna- me) Punktur: senkrecht, 1,25–2,5 cm	bei gebeugtem Knie an der Innenseite des Oberschen- kels, 8 Cun (2 HB) oberhalb des medialen Anteiles des Patellaoberrandes, in der Mitte des Oberschenkels, in einer Vertiefung zwischen M. sartorius und M. vastus medialis über der A. femora- lis	wie MP 9, Durchblutungsstö- rungen im Bein, inguinale Lymphknotenschwellungen
MP 11a	wird von Bischko als iden- tisch mit M 31 und Le 12 Bi beschrieben	v. a. Durchblutungsstörungen der Beine; Urogenitale
MP 12 *Chongmen* „Tor des Angriffes" Punktur: senkrecht, 1,25–2,5 cm	3½ Cun (4½ QuF) lateral der Mitte des Symphysen- oberrandes, auf gleicher Hö- he wie KG 2, in der Leisten- beuge, lateral der A. femo- ralis	alle Leiden des äußeren und inneren Urogenitale; inguinale Lymphadenitis; Lactation
MP 13 *Fushe*** „Haus für Qi des Abdomens" Reunionspunkt mit Le, Yin- wei Mai Punktur: senkrecht, 1,25–2,5 cm	auf der Medioclavicularlinie, 1 Fingerbreite laterosupe- rior von MP 12	schneidende Unterbauch- schmerzen, Hernien
MP 14 *Fujie*** „Bauchknoten" Reunionspunkt mit Yinwei Mai Punktur: senkrecht, 1,25–2,5 cm	auf der Medioclavicularlinie, etwas mehr als 1 DB unter- halb des Nabels (KG 7)	Nabelkoliken, Hernien, Diar- rhoe durch Kälte; Schwitzen

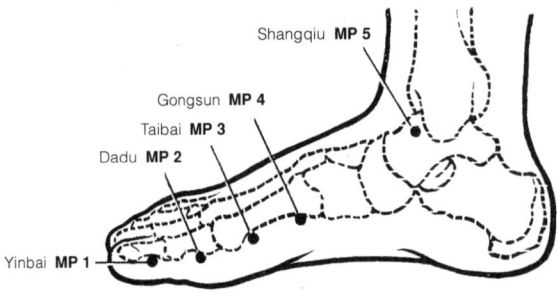

Graphik 75

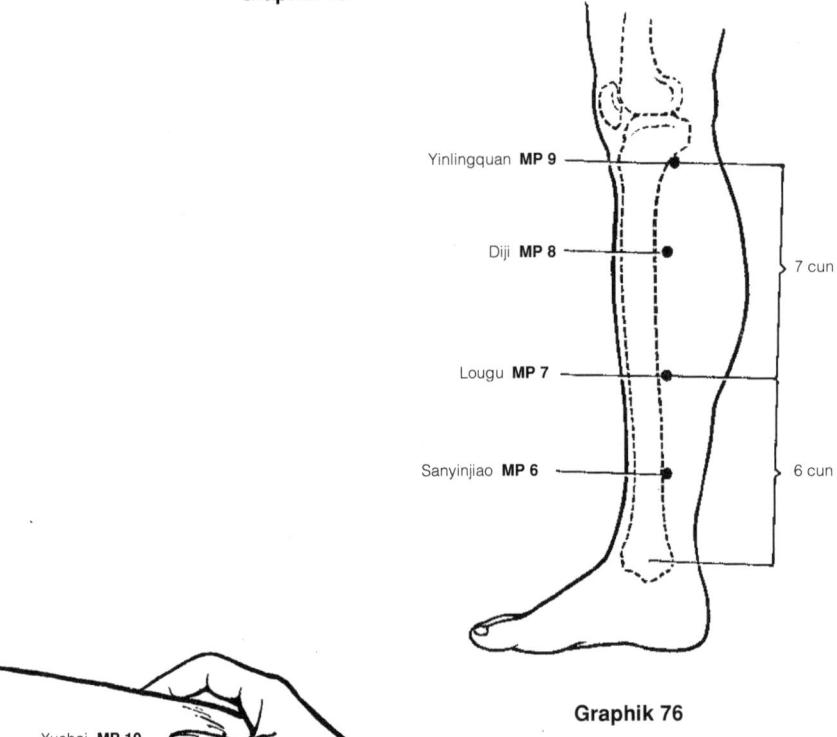

Graphik 76

Graphik 77

MP 15 *Daheng*** „Große Quere" (Colon transversum) Reunionspunkt mit Yinwei Mai Punktur: senkrecht, 1,75–3 cm	auf der Medioclavicularlinie, in Nabelhöhe, auf gleicher Höhe wie KG 8	Bauchschmerzen, Diarrhoe, Obstipation; Husten; Selbstmitleid
MP 16 *Fuai*** „Bauchtrauer" (Darmgrimmen) Reunionspunkt mit Yinwei Mai Punktur: senkrecht, 1,25–2,5 cm	auf der Medioclavicularlinie, 3 Cun (4 QuF) ober Nabelhöhe, auf gleicher Höhe wie KG 11	Colitis, Bauchschmerzen, Pankreasinsuffizienz, Obstipation, Dysenterie
MP 17 *Shidou* „Öffnung der Nahrung", „Speiseröhre" Punktur: schräg, 0,75–1,25 cm	6 Cun (8 QuF) lateral der Medianen, im 5. ICR, neben KG 16, N 22	Schmerzen und Spannungsgefühl in unterem Thorax und Hypochondrium
MP 18 *Tianxi* „Schlucht des Himmels" Punktur: schräg, 0,75–1,25 cm Moxa besser als nadeln!	6 Cun (8 QuF) lateral der Medianen, im 4. ICR, auf gleicher Höhe wie KG 17 – Mamma!	Schmerzen im Thorax, Husten, Mastitis, Milchmangel
MP 19 *Xiongxiang* „Brustregion" Punktur: schräg, 0,75–1,25 cm	6 Cun (8 QuF) lateral der Medianen, im 3. ICR, auf gleicher Höhe wie KG 18	Schmerzen und Spannungsgefühl in Thorax und Hypochondrium
MP 20 *Zhourong* „Von Glanz umgeben" („Glanz" = die anderen Yin-Organe) Punktur: oohräg, 0,75–1,25 cm	6 Cun (8 QuF) lateral der Medianen, im 2. ICR	wie MP 19, Krampfhusten
MP 21 *Dabao* „Großer Verteiler" Punktur: schräg, 0,75–1,25 cm	Bi.: identisch mit G 24 Bi, d. h. 5. ICR, vordere Axillarlinie ch.: Medioaxillarlinie, 6. ICR	wie MP 19 und Intercostalneuralgien, Schmerzen überall, Schwäche

* Problemzone Oberschenkel: Nach Bischko gelangt der Milz-Pankreas-Meridian zum Skarpaschen Dreieck (Winkel zwischen M. sartorius und M. adductor longus), wo er sich in seinem Punkt 11a mit dem Lebermeridian (Le 12 Bi) und mit dem Magenmeridian (M 31 Bi) kreuzt. Nach Bischko und Stiefvater verläuft er aber ab hier, nach chinesischer Literatur erst oberhalb der Crista iliaca, medial vom Lebermeridian. Siehe auch Lebermeridian.

** Von MP 13 bis MP 16 liegen alle Punkte auf einer Vertikalen 4 Cun (1 HB) lateral der Medianen bzw. auf der Medioclavicularlinie.

7 DIE ZWEI WICHTIGSTEN „WUNDERMERIDIANE"

Die außerordentlichen Meridiane Du Mai und Ren Mai = Lenkergefäß und Konzeptionsgefäß

Die beiden Meridiane sind unpaarig, sie verlaufen jeweils in der Körpermitte, das Lenkergefäß (LG) auf dem Rücken entlang der Wirbelsäule und über Sinus sagittalis, Stirn, Nase zum Philtrum; das Konzeptionsgefäß (KG) in der ventralen Medianen.
Sie gehören zu den außerordentlichen Gefäßen oder Wundermeridianen, werden aber von den meisten Autoren gemeinsam mit den 12 regulären Meridianen beschrieben. Sie nehmen nämlich unter den Wundermeridianen eine Ausnahmestellung ein: Im Gegensatz zu den anderen Wundermeridianen haben LG oder KG eigene Punkte und gelten als ständig von Energie durchströmt. LG oder KG „eröffnen" mittels Punktur von Dü 3 bzw. Lu 7 bedeutet eine Verstärkung des ständig vorhandenen Energiestromes.
Als Wundermeridiane haben LG und KG keinen spezifischen Organbezug und keine Yang/Yin- oder Oben/unten-Partnerschaft wie die regulären Meridiane. Trotzdem kann man sagen, daß das LG auf dem Rücken eher dem Yang, das KG auf Bauch und Brust eher dem Yin zugeordnet ist.
Weiteres über die Wundermeridiane siehe im Kapitel VI.

7.1 LENKERGEFÄSS
LG: Du Mai; „Gefäß des Herrschers", „Wundermeridian", Einschaltung durch Dü 3, aber ständig von Energie durchströmt, eher dem Yang zugeordnet

Bischko, Bachmann:	27 Punkte
Chamfrault:	30 Punkte
König/Wancura:	27 Punkte
Neue chinesische Literatur:	28 Punkte

Das LG hat, da es weder ein Yin- noch ein Yang-Meridian ist, keine Partner und kein zugeordnetes inneres Organ wie die 12 regulären Meridiane.

Besondere Meridianpunkte:

Zustimmungspunkt:	B 16
Kardinalpunkt:	0, wird aber selbst durch den Kardinalpunkt Dü 3 eingeschaltet
Reunionspunkte:	LG 1 mit KG, N, G
	LG 13 ch (unter D 1) mit B
	LG 14 ch = LG 13 Bi mit allen Yang-Meridianen
	LG 15 ch = LG 14 Zeitler mit Yangwei Mai
	LG 16 ch = LG 16 Bi mit Yangwei Mai, B
	LG 17 ch = LG 16 Zei mit B
	LG 26 ch (Philtrum) mit Di, M
	LG 28 ch = LG 27 Bi mit KG, M

Meisterpunkte: LG 4 – Sexualpunkt
LG 13 – Erschöpfungen
LG 19 – geistige Erschöpfung, Konzen-
trationsschwäche

Zeiten: keine Maximal- oder Minimalzeiten

Funktion:

In der TCM wird das LG auch „Meer der Yang-Meridiane" genannt, weil es mit allen Yang-Meridianen in Verbindung steht. Es „regiert" das Qi aller Yang-Meridiane – es heißt auch Dumai, *du* ist der Herrscher.
LG ist Träger der Erbenergie und eine Art Sammelgefäß der aktiven (Yang-) Energie. Man könnte diese Dualität mit „Temperament" interpretieren: wie aktiv ein Mensch ist, das hängt eben sehr von seinem ererbten Naturell ab.

Hauptindikation:

■ Bischko: im unteren Anteil somatisch (besonders in bezug auf das Urogenitale), im oberen Anteil, ab D 9 psychisch, auf dem Vorderkopf wieder somatisch
■ TCM: Hauptindikation Erkrankung durch „Wind und Kälte", Fieber, Wirbelsäulen-schmerzen, psychische Störungen

Äußerer Verlauf:

Das LG tritt zwischen Anus und Steißbeinspitze an die Oberfläche (LG 1) und verläuft streng dorsal – median aufwärts über die Spitzen der Dornfortsätze zur Hinterhaupts-schuppe, von dort median – entlang des Sinus sagittalis über den Schädel von hinten nach vorn, über Stirn, Nase und Oberlippe und endet an der Oberlippenschleimhaut im Frenu-lum.

Innerer Verlauf und Verbindungen:

Das LG entspringt aus dem Unterbauch. Wie bei KG und Chong Mai werden Uterus bzw. Penis als Ursprung angegeben. Es tritt am Perineum an die Oberfläche und verläuft dann innerhalb der Wirbelsäule bis zum Nacken (LG 16), tritt dort ins Gehirn ein, steigt zum Scheitel auf und gelangt entlang der Stirn zur Nase. Im Bereich der Scapula verbindet sich das LG mit dem Blasenmeridian (B 12). Im Thoraxbereich treten segmental Äste des LG durch die Wirbelsäule. (Graphik 78)!

DIE PUNKTE AUF DEM DU MAI (LENKERGEFÄSS = LG) UND IHRE PUNKTUR

Leider begegnen wir ungeahnten Schwierigkeiten: Die Punkte des LG haben in Europa bei den verschiedenen Autoren verschiedene Nummern, und in der neuen chinesischen Literatur findet sich eine Numerierung, die sich sowohl von der europäischen als auch von der älteren chinesischen unterscheidet. In Europa haben verschiedene Autoren ihre Origi-nalität dadurch bewiesen, daß sie different numeriert, mal den einen Punkt weggelassen, dann den anderen hinzugefügt haben. So kommt es, daß nicht einmal die Anzahl der Punkte auf dem LG einheitlich angegeben wird.
Das Nummernbabel beginnt vom 1. LWD aufwärts. Bei Bischko ist dort LG 6, in der modernen chinesischen Literatur und bei König/Wancura LG 5. Noch schwieriger wird es auf dem Kopf: dort beschreiben König/Wancura alle Punkte ab LG 14 um einen Punkt verschoben gegenüber der modernen chinesischen Literatur. Man kann sich also auf gar nichts verlassen.

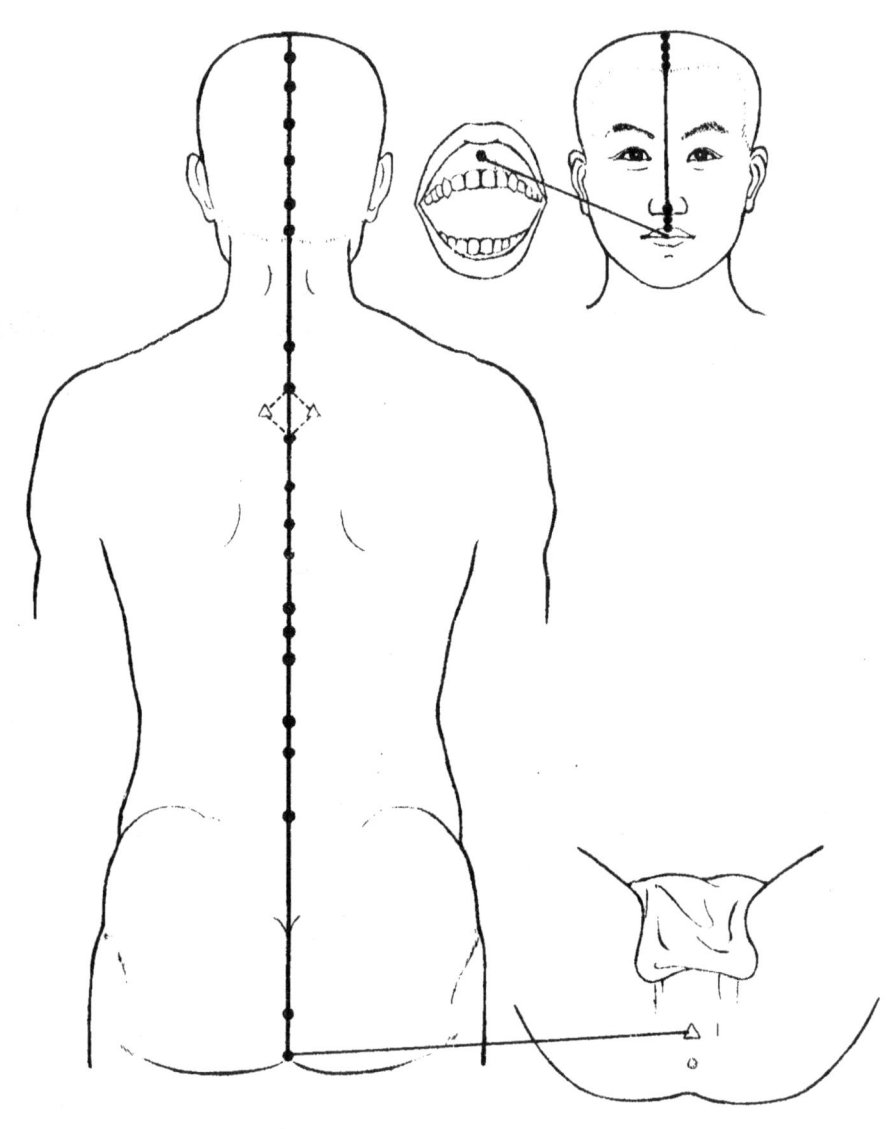

Graphik 78:
Innerer Verlauf des Lenkergefäßes

Die folgenden Listen sind der Versuch, Ihnen einen Ariadnefaden für das Labyrinth des LG zu bieten. Ausgewertet wurden die Angaben von Bischko, dem derzeitigen offiziellen Lehrbuch für Akupunktur in China, *Chinese Acupuncture and Moxibustion,* und *Neue chinesische Akupunktur* von König/Wancura. Dabei fanden sich derartige Diskrepanzen, daß dem Lernenden nur das größte Bedauern ausgesprochen werden kann.

Bischko gibt in seiner hervorragend knappen Darstellung leider nicht alle Punkte des LG an, sondern nur die Punkte LG 1, 2, 3, 4, 6, 9, 10, 11, 12, 13, 16, 19, 20, 23, 27. Dafür interpoliert Bischko die Punkte LG 6a, 13a. Bei König/Wancura finden wir wohl eine komplette Auflistung, aber sie unterscheidet sich von der heutigen chinesischen. Zeitler und Petricek bemühen sich um eine Synthese.

Ein Tip: Lernen Sie anfangs nur einige der LG-Punkte, so wie dies in den Kursen der Österreichischen Gesellschaft für Akupunktur und Auriculotherapie gelehrt wird. Aber gebrauchen Sie die folgenden Listen zum Vergleich, zum besseren Verständnis der Literatur und zur Lokalisation unklarer Punkte auf Blasenmeridian und LG.

TOPOGRAPHIE UND INDIKATION DER AKUPUNKTURPUNKTE AUF DEM RÜCKEN

DFS	LG China	LG Bischko	Zacke	Inn. Ast	Zust.-Punkt	äußerer Ast China	äußerer Ast Bischko	Indikation
D 1	LG 13			B 11	–			Geschehen im
D 2		LG 12		B 12	–	B 41	B 36	Thoraxraum,
D 3	LG 12			B 13	Lu	B 42	B 37	Lunge, Herz,
D 4		LG 11		B 14	KS	B 43	B 38	Kreislauf
D 5	LG 11	LG 10a		B 15	H	B 44	B 39	
D 6	LG 10	LG 10		B 16	LG	B 45	B 40	
D 7	LG 9			B 17	*	B 46	B 41	
D 8		LG 9		–!				Geschehen im
D 9	LG 8			B 18	Le	B 47	B 42	Oberbauch/Epi-
D 10	LG 7			B 19	G	B 48	B 43	gastrium, Auf-
D 11	LG 6			B 20	MP	B 49	B 44	schließung der
D 12		LG 6a		B 21	M	B 50	B 45	Nahrung, Leber,
L 1	LG 5	LG 6		B 22	3 E	B 51	B 46	Galle
L 2	LG 4			B 23	N	B 52	B 47	Bauch, kleines
L 3	´	LG 4		B 24	KG 6			Becken, Tren-
L 4	LG 3			B 25	Di			nung von Ver-
L 5		LG 3		B 26	KG 4			wertbarem und
				–				Wertlosem, Aus-
S 1			B 31	B 27	Dü			scheidung
S 2			B 32	B 28	B	B 53	B 48	Blase, Niere,
S 3			B 33	B 29	**			Dünn- und Dick-
S 4			B 34	B 30	***	B 54	B 49	darm; Hormone
S 5								– Nebenniere,
Hiatus								inneres und
sacr.	LG 2	LG 2						äußeres Uro-
Os								genitale; Peri-
cocc.								neum
Spitze	LG 1	LG 1	B 35					

* Zwerchfell   ** mittlere Rückenpartie   *** „weißer Gürtel"

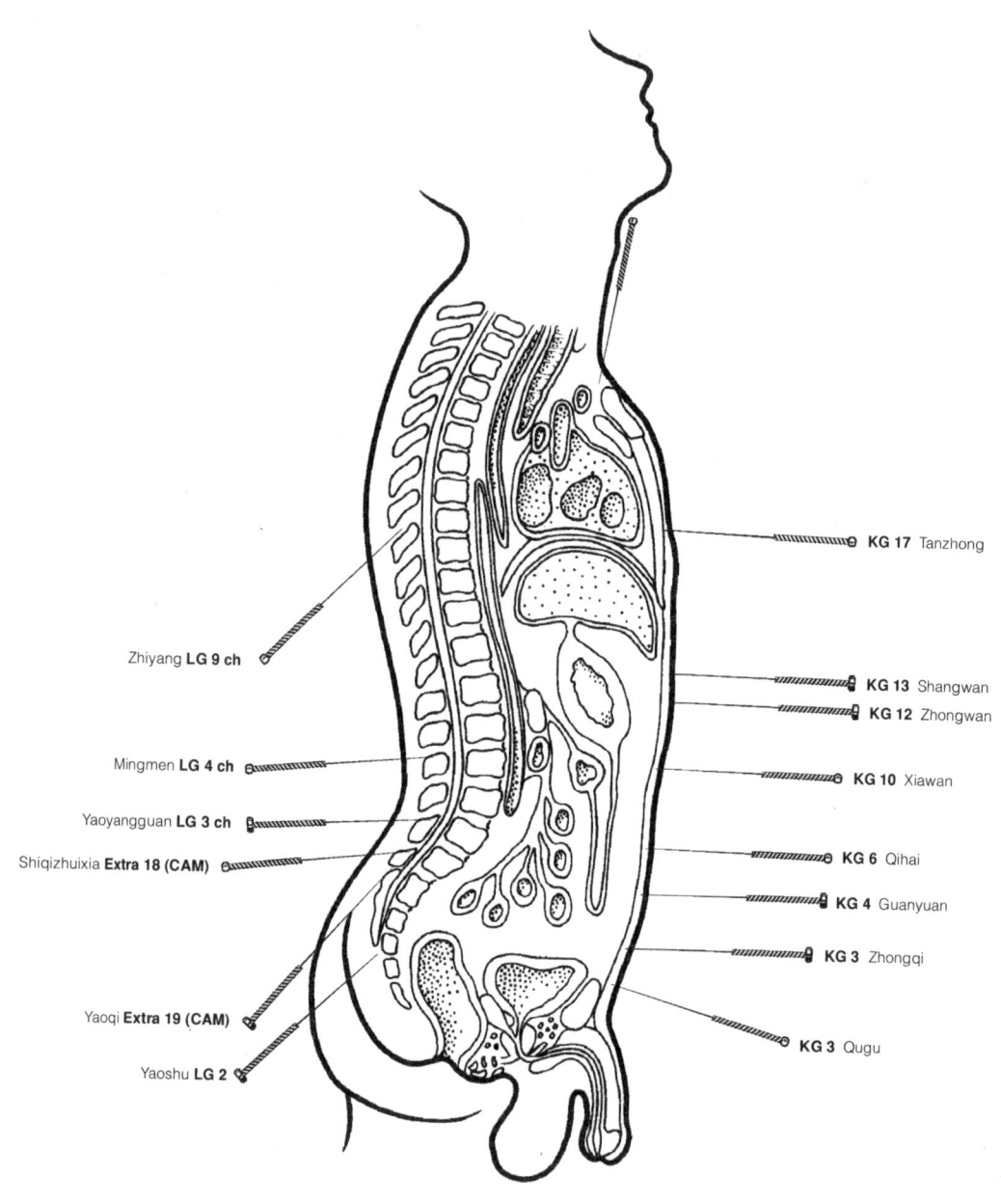

KG 17 Tanzhong

Zhiyang **LG 9 ch**

KG 13 Shangwan
KG 12 Zhongwan

Mingmen **LG 4 ch**

KG 10 Xiawan

Yaoyangguan **LG 3 ch**

Shiqizhuixia **Extra 18 (CAM)**

KG 6 Qihai

KG 4 Guanyuan

KG 3 Zhongqi

Yaoqi **Extra 19 (CAM)**

KG 3 Qugu

Yaoshu **LG 2**

Graphik 79:
KG, LG – chinesische Stichrichtung

Stichtechnik: Bischko lokalisiert die Punkte des LG *auf* der jeweiligen Dornfortsatzspitze und empfiehlt den *oberflächlichen* Stich, weil man damit direkt an das sensible Periost kommt.

Die chinesische Literatur lokalisiert die Punkte und empfiehlt den Stich jeweils *unterhalb* des Dornfortsatzes. Die Stichtiefe wird mit 1,25–2,5 cm angegeben, also bis zum Ligamentum interspinale. Je nach Lokalisation ist also eine andere Stichtechnik notwendig.

GEBRAUCHSANWEISUNG FÜR DIE FOLGENDEN INDIKATIONSLISTEN DER PUNKTE DES DU MAI:

Von allen zur Verfügung stehenden Zusammenstellungen findet man unter den kompletten Punktelisten des LG die logischste Numerierung im derzeitigen offiziellen Lehrbuch *Chinese Acupuncture and Moxibustion;* deshalb wurde das genannte Lehrbuch als Basis für die folgende Tabelle benützt:

- 1. Kolonne: Numerierung des LG nach *Chinese Acupuncture and Moxibustion,* z. B. LG 1
- 2. Kolonne: Name, Punktur, Sonderfunktion, Lokalisation entsprechend *Chinese Acupuncture and Moxibustion*
- 3. Kolonne: Name, Lokalisation nach Bischko
- 4. Kolonne: Name, Lokalisation nach König/Wancura
- 5. Kolonne: Indikation für die Punkte entsprechend Kolonne 1 *(Chinese Acupuncture and Moxibustion),* ergänzt v. a. durch Bischko und (alphabetisch) König/Wancura, Kubiena, Meng, Petricek, Zeitler

DIE PUNKTE DES LENKERGEFÄSSES			
	China	**Bischko**	**König/Wancura**	**Indikation**
LG 1	*Changqiang* „Zuwachs der Energie" Reunionspunkt mit KG, N, G Punktur: senkrecht, 1,25–2,5 cm. Zwischen Os cocc. und Anus	wie chin.	wie chin.	Prolaps, Hämorrhoiden, Urogenitale, Enteritis, Auge
LG 2	*Yaoshu** „Zustimmungspunkt der Lende" Hiatus sacralis	wie chin.	wie chin.	Urogenitale, Harnverhaltung; Obstipation; Zysten weibl. Genitale
LG 3	*Yaoyangguan** „Grenze des Yang" unter L 4	*Yaoyanguan* auf L 5	*Yaoyanguan* unter L 4, in Höhe der Crista iliaca	Urogenitale; Lähmungen im Bein; gynäkol. Analgesie; Polakisuris
LG 4	*Mingmen** „Tor des Lebens" (wichtigster Sexualpunkt) unter L 2	Mingmen auf L 3	wie chin.	Urogenitale, v. a. Sexualstörungen! Hormone! Cortison! Erschöpfung

	China	Bischko	König/Wancura	Indikation
LG 5	Xuanshu* „Hängende Türangel" unter L 1	nicht beschrieben	wie chin.	Prolaps; Diarrhoe; Lumbago
LG 6	Jizhong* „Mitte des Rückens" unter D 11	Jizhong „Mitte des Rückens" auf L 1	wie chin.	Lumbago; Leberleiden; Beinlähmung; Epilepsie
LG 6a	Extrapunkt Qiegu „Knochenbindung"	kein Name auf D 12	Zhongshu „Mittlere Türangel" siehe LG 7 ch	Unruhe; Entwicklungsstörungen; Sehschwäche, lokal, Appetitlosigkeit
LG 7	Zhongshu* „Mittlere Türangel" unter D 10	nicht beschrieben	Jinsuo „Muskelstraffer" siehe LG 8 ch, unter D 9	Lumbago; Gastralgie; Gallenkrankheiten; Sehstörungen; Epilepsie
LG 8	Jinsuo* „Starker Yangzustand" unter D 9	nicht beschrieben	Zhiyang „Ankunft des Yang" siehe LG 9 ch unter D 7	Gallen-, Leberleiden; Intercostalneuralgie; Lunge, Herz
LG 9	Zhiyang* „Muskelstraffer" unter D 7	Lingtai „Geisterterrasse" Name wie LG 10 ch, aber lokalisiert auf D 8	Lingtai „Geisterterrasse" siehe LG 10 ch unter D 6	Leberleiden; Asthma, Husten; Muskellähmung. Augenleiden; psychische und physische Schwäche der Kinder
LG 10	Lingtai* „Götteraltar" unter D 6	Shendao „Göttlicher Weg" Lokalisation wie LG 10 ch, Name wie LG 11 ch auf D 6	Shendao „Göttlicher Weg" entspricht LG 11 ch unter D 5	Rückenschmerz; Husten; Herzkrankheiten. Singultus; Furunkel
LG 10a	nicht beschrieben	kein Name auf D 5 angegeben	nicht beschrieben	Rückenschmerz; Entwicklungsstörungen
LG 11	Shendao* „Göttlicher Weg" unter D 5	Shenzhu „Körpersäule" auf D 4	Shenzhu „Körpersäule" siehe LG 12 ch unter D 3	Nacken-, Rückenschmerzen; Husten; Epilepsie. Gedächtnisstörungen. Ängstlichkeit; Bi: Geisteskrankheiten
LG 12	Shenzhu* „Körpersäule" unter D 3	Taodao „Wandlungsweg" auf D 2	Taodao „Wandlungsweg" siehe LG 13 ch unter D 1	Fieber; Geisteskrankheit; Epilepsie; Furunkel

	China	Bischko	König/Wancura	Indikation
LG 13	*Taodao** „Wandlungsweg" „Drehungsart" Reunionspunkt mit B Punktur: schräg aufwärts, 1,25–2,5 cm unter D 1	*Pae Lao* „Hundertfache Arbeit" Lokalisation wie LG 14 ch auf C 7	*Pae Lao, Dazhui* „Großer Wirbel" siehe LG 14 ch unter C 7	Fieber; Epilepsie; Geisteskrankheit; Bi: ganz wichtiger Punkt für Nacken, Occiput, Schulter; Einfluß auf alle Yang-Meridiane – „Spinne"
LG 13a	nicht beschrieben	kein Name auf C 6	nicht beschrieben	Bi: Hilfspunkt für LG 13 Bi
LG 14	*Dazhui** „Großer Wirbel" Reunionspunkt aller Yang-Meridiane, Meisterpunkt der Erschöpfung; unter C 7, ca. in Schulterhöhe	nicht beschrieben	*Yamen* „Tor des Schweigens" siehe LG 15 ch	Energetisch! Fieber; Asthma; Erkältung; Prävention! Nacken-, Rücken-, Occiput-, Schulterschmerz; Ängstlichkeit, Gedächtnisstörung
LG 15	*Yamen* „Tor des Schweigens" Reunionspunkt mit Yangwei Mai Punktur: senkrecht, 1,25–2 cm; ½ Cun ober occipitalem Haaransatz, unter der Protuberantia occipitalis	nicht beschrieben	*Fengfu* „Ort des Windes" siehe LG 16 ch	Geisteskrankheit, Verwirrtheit; Apoplexie; Mutismus; Taubheit; Contusio columnae vertebrae et cerebri; Halsschmerzen

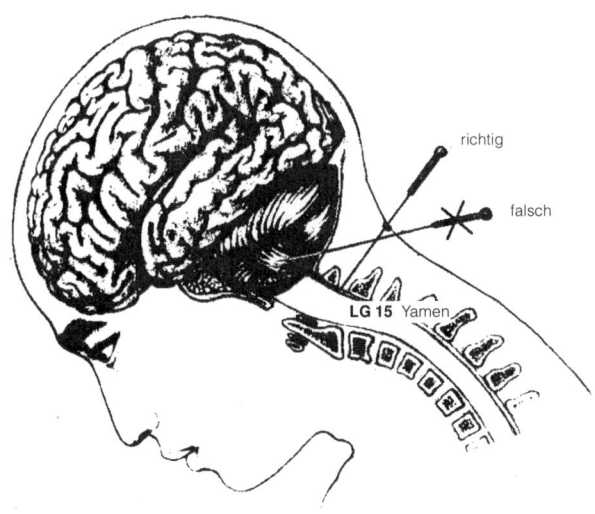

richtig

falsch

LG 15 Yamen

Graphik 80

	China	Bischko	König/Wancura	Indikation
LG 16	*Fengfu* „Hof des Windes" Reunionspunkt mit Yangwei Mai Punktur: senkrecht, 1,25–2 cm. 1 Cun ober dem occip. Haaransatz, Grübchen unter Protub. occ.	*Fengfu* „Hof des Windes" am Unterrand des Occiput	*Naohu* „Tür zum Hirn" siehe LG 17 ch	Geisteskrankheit; Verwirrtheit; Apoplexie-Folgezustände; Wirkung auf Hypophyse
LG 17	*Naohu*** „Tor zum Hirn" Reunionspunkt mit B 2½ Cun über dem occipitalen Haaransatz, über der Protuberantia occipitalis	nicht beschrieben	*Qiangjian* „Ort der Kraft" siehe LG 18 ch	Kopf-, Nackenschmerz; Schlafstörung; Epilepsie; Hypophyse; Schwindel; Augenflimmern
LG 18	*Qiangjian*** „Ort der Härte, harter Knochen" 4 Cun (1 HB) ober dem occipitalen Haaransatz, Mitte zwischen LG 16 und LG 20	nicht beschrieben	*Houding* „Hinterer Kopfhügel" siehe LG 19 ch	wie LG 17
LG 19	*Houding*** „Hinterer Kopfhügel" 5½ Cun über dem occipitalen Haaransatz	*Houding* „Hinterer Kopfhügel" Schnittpunkt von Lambda- und Pfeilnaht	*Baihui* „Hundertfacher Sammler" Name wie LG 20 ch, lokalisiert aber 1½ Cun dahinter (hinter höchstem Scheitelpunkt)	alle Kopfkrankheiten, Auge!
LG 20	*Baihui*** „Hundertfacher Sammler" auf der Verbindungslinie der beiden Apices auriculae, auf dem höchstem Scheitelpunkt	*Bai Hui* „Hundertfacher Sammler" auf dem höchsten Punkt des Scheitels	*Qianding* „Vorderer Hügel" Name wie LG 21 ch Lokalisation wie LG 20 ch, auf dem höchsten Punkt des Scheitels	Kopfkrankheiten; Schwindel; Ohnmacht; Hirndurchblutung, Gedächtnis; Prolaps von Uterus, Rectum
LG 21	*Qianding*** „Vorderer Hügel" 1½ vor dem höchsten Scheitelpunkt (LG 20)	nicht beschrieben	*Xinhui* „Schädeldeckenpunkt" siehe LG 23 ch	Kopfkrankheiten, Nasenatmung

	China	Bischko	König/Wancura	Indikation
LG 22	*Xinhui*** „Schädeldecken-punkt" 2 Cun ober der Stirnhaargrenze, 9 Cun über dem occipitalen Haaransatz, 3 Cun vor LG 20 ch	nicht beschrieben	*Shangxing* „Oberer Stern" siehe LG 23 ch	Kopfweh; Schwindel; Rhinitis, Nasenpolypen; Epistaxis; Auge; Convulsionen. Verboten bei Metopismus der Kinder
LG 23	*Shangxing* „Oberer Stern" Punktur:** o. bluten lassen. 1 Cun ober der Stirnhaargrenze. Verboten bei Kindern mit Metopismus	*Shenting* „Göttlicher Hof" Name wie LG 24 ch an der Stirnhaar-grenze	*Shenting* „Göttlicher Hof" siehe LG 24 ch	Kopfweh; Nasen-leiden; Geistes-krankheiten
LG 24	*Shenting* „Göttlicher Hof" Punktur:** o. bluten lassen. ½ Cun innerhalb der Stirnhaargrenze	nicht beschrieben	*Suliao* „Einfaches Loch" siehe LG 25 ch	Kopfweh, Schwindel; Nasen-leiden; Geistes-krankheit; Epi-lepsie; Commotio, Contusio cerebri
LG 25	*Suliao* „Einfaches Loch" Punktur: senkrecht, 0,5–0,75 cm, bluten lassen Mitte der Nasen-spitze	*Yintang* „Weg der Stirn" auch PdM = Point du Merveille in der Mitte der Nasenwurzel	*Renzhong* „Wassergraben" siehe LG 26 ch	ch: Suliao Kollaps, Schock, Hypotonie, Epis-taxis Bi: Yintang = PdM: Migräne, alles im Gesicht; Extra-punkte siehe S. 226 und B 2
LG 26	*Renzhong* „Mensch in der Mitte" Reunionspunkt mit M, Di Punktur: schräg aufwärts, 0,75–1,25 cm zwischen oberem und mitt-lerem Drittel des Philtrums	nicht beschrieben	*Duiduan* „Oberer Lippen-rand" siehe LG 27 ch	Schock, Koma, Kol-laps; Hitzschlag; Geisteskrankheit
LG 27	*Duiduan* „Oberer Lippenrand" Punktur: schräg aufwärts 0,5–0,75 cm; am oberen Lippen-rand	*Yinjiao* „Schleimhaut-kreuzung" siehe LG 28 ch im Zahnfleisch des Oberkiefers	*Yinjiao* „Schleimhaut-kreuzung" siehe LG 28 ch	Stomatitis; Übel-keit; Epilepsie; verstopfte Nase

	China	Bischko	König/Wancura	Indikation
LG 28	Yinjiao „Schleimhaut- kreuzung" Reunionspunkt mit KG und M Punktur: schräg aufwärts, 0,25– 0,5 cm; am labialen Ende des Frenulums	entspricht LG 27 Bi	entspricht LG 27 Kö/Wa	Polyposis nasi; Zahnfleischbluten; Zahnweh; Lumbal- gie; Geisteskrank- heit

* Punktur von LG 2 bis LG 14 ch; chin: schräg aufwärts, 1,25–2,5 cm
** Punktur von LG 17 bis LG 24 ch; chin: flach subcutan, 0,75–1,25 cm

7.2 KONZEPTIONSGEFÄSS

KG: Ren Mai = „Gefäß der Empfängnis", „Wundermeridian", Einschaltung durch Lu 7, 24 Punkte

Partner: Kein Partner im Sinne der Innen/Außen- und der Oben/Unten-Regel

Besondere Meridianpunkte:

Alarmpunkt: hat selbst keinen Alarmpunkt, trägt Alarmpunkte anderer Meridiane:
KG 3 . . . B
KG 4 . . . Dü
KG 5 . . . 3E – Hauptalarmpunkt
KG 7 . . . 3E – sexueller Alarmpunkt
KG 12 . . . 3E – digestiver Anteil, M
KG 17 . . . 3E – respiratorischer Anteil
KG 14 . . . H

Zustimmungspunkt: B 24 für KG 6
B 26 für KG 4 (Alarmpunkt Dü, Sexual- punkt)
B 17 für KG 17 (respiratorischer Alarm- punkt des 3E)

Kardinalpunkt: trägt selbst keinen, wird aber durch Lu 7 eingeschaltet

Reunionspunkte: KG 1 mit LG und Chong Mai
KG 2 mit Le
KG 3 mit N, Le, MP
KG 4 mit N, Le, MP – 3 Yin der unteren Extremität
KG 7 mit N und Chong Mai
KG 10 mit MP
KG 12 mit M, Dü, 3E
KG 13 mit M und Dü
KG 17 mit MP, N, Dü, 3E
KG 22 mit Yinwei Mai
KG 23 mit Yinwei Mai
KG 24 mit M, Di, LG

8 Einflußreiche: KG 12 *fu* = Vollorgane

Zeiten: keine Maximal- oder Minimalzeit

Hauptindikation:

- Bischko: somatische Funktionsstörungen, Sex, Psyche, Energie
- Heine: In der ventralen Medianen, wo das KG verläuft, ist der einzige Ort, wo sich Endungen der Intercostalnerven von links *und* rechts treffen!
- TCM: entsprechend dem Verlauf und den Alarmpunkten des 3E auf dem KG
  a) Respiration, Geschehen im Thorax, Husten, Dyspnoe
  b) Geschehen im Abdomen: Verdauung, Diarrhoe
  c) Urogenitale

TCM-Funktion:

Das Ren Mai oder KG hat Kontakt mit allen Yin-Meridianen, wird auch „Meer der Yin-Meridiane" genannt und gilt als Ausgleichsreservoir der Energie (Qi) der Yin-Meridiane.

Äußerer Verlauf:

KG 1 liegt knapp vor dem Anus, auf dem Perineum. Von dort steigt das KG streng median vorne über Bauch, Brust und Hals bis zu seinem Endpunkt, KG 24 in der Mitte der mentolabialen Furche, auf.

Innerer Verlauf und Verbindungen:

Das KG entspringt im Unterbauch, nach manchen Autoren bei der Frau aus dem Uterus, beim Mann aus der Peniswurzel. Verläuft am Rumpf innen und außen, umkreist die Lippen und verläuft durch die Wange zur Gegend des Foramen infraorbitale bei M 4 Bi (M 1 ch). Von KG 15 ch verbreiten sich Collateralen flächenförmig über den Bauch nach unten.

DIE PUNKTE DES KONZEPTIONSGEFÄSSES

Während Anzahl und Lokalisation der Punkte des LG bei den verschiedenen Autoren stark differiert, ist beim KG wenigstens die Punkteanzahl mit 24 einheitlich. Geringe Differenzen finden sich bei KG 14, 15 und von KG 21 bis KG 23. Bischko beschreibt viele Punkte auf dem KG, es fehlen nur KG 10, 11, 16, 18, 19, 20 und 24.

KG 1 *Huiyin* „Treffpunkt des Yin" Reunionspunkt mit LG, Chong Mai Punktur: senkrecht, 1,25–2,5 cm	Mitte des Perineums, vor dem Anus, hinter Scrotum bzw. hinterer Kommissur	Hämorrhoiden, inneres und äußeres Urogenitale, Geistesstörung
KG 2 *Qugu* „Gebogener Knochen" Reunionspunkt mit Le Punktur: senkrecht, 1,25–2,5 cm	am Oberrand der Symphyse, in der Falte beim Vorbeugen; medial von N 11, MP 12, M 30	Pollutionen, Menstruationsstörungen, Fluor, Hernienschmerzen, Harnretention, -inkontinenz

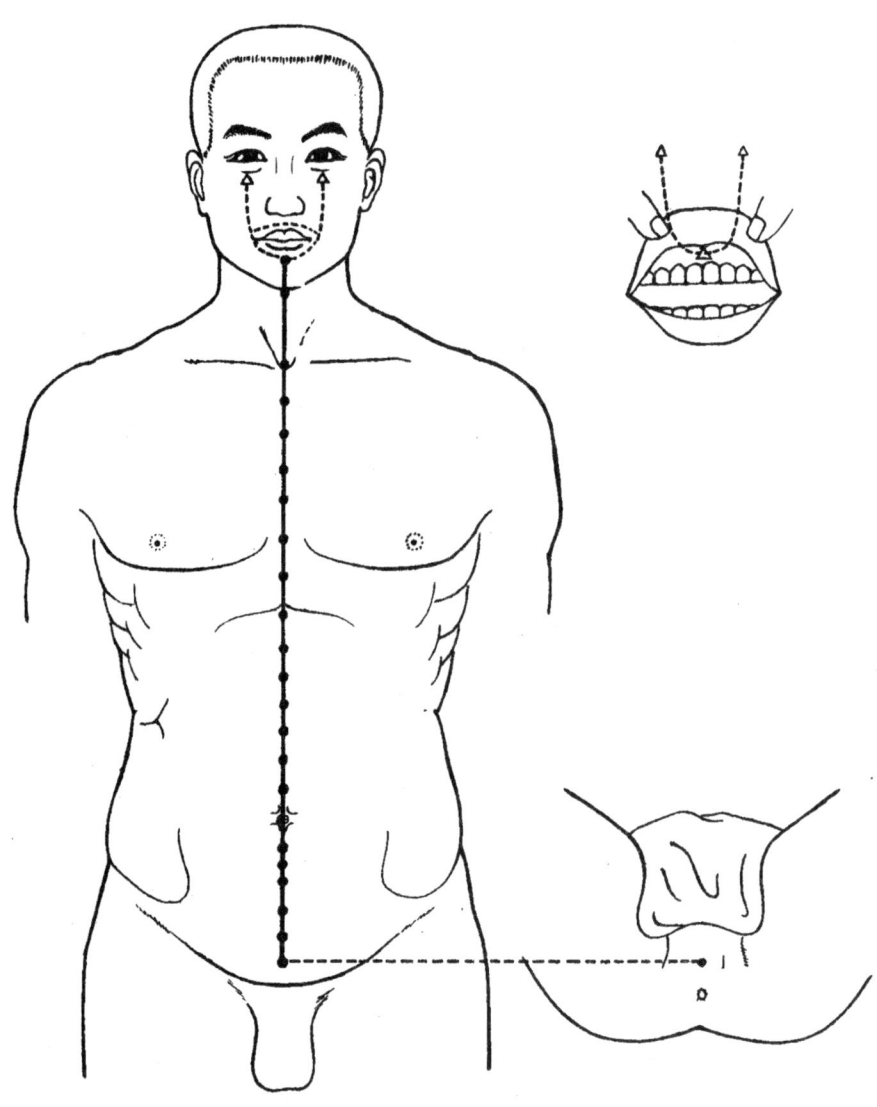

Graphik 81:
Innerer Verlauf des Konzeptionsgefäßes

KG 3 *Zhongji* „Kernzentrum" Alarmpunkt von B, Reunionspunkt mit N, Le, MP Punktur: senkrecht, 1,25–2,5 cm	1 Cun (1 DB) oder 1/5* oberhalb der Symphyse	wie KG 2, insbesondere alle Störungen beim Urinieren; Unterbauchschmerz; Prolaps uteri, Placentaretention
KG 4 *Guanyuan* „Pforte der Lebenskraft" Alarmpunkt des Dü; Reunionspunkt mit den 3 Yin des Beines MP, Le, N Punktur: senkrecht, 2–3 cm	2 Cun (2 DB) oder 2/5* oberhalb der Symphyse	wie KG 2, Prolaps uteri, Beschleunigung von Abortus; Erschöpfung
KG 5 *Shimen* „Steintor" Hauptalarmpunkt des 3E Punktur: senkrecht, 1,25–2,5 cm In Schwangerschaft verboten!	2 Cun (2 DB) oder 2/5* unterhalb des Nabels	Menstruationsstörungen, postpartale Blutungen; Verdauungsinsuffizienz; Asthma, Bronchitis; Ödemneigung
KG 6 *Qihai* „Meer des Qi (der Energie)" Punktur: senkrecht, 2–3 cm Moxa empfohlen!	1½ Cun (2 QuF) unterhalb des Nabels	sehr stark energetisch wirksam, bei allen Erschöpfungs- und Mangelzuständen: alle Potenz- und Cohabitationsstörungen; Diarrhoe, Colitis, Meteorismus; Harnretention, -inkontinenz; Alpträume
KG 7 *Yinjiao* „Vereinigung des Yin" sexueller Alarmpunkt des 3E, Reunionspunkt mit Chong Mai Punktur: senkrecht, 2–3 cm	1 Cun (1 DB) oder 1/5* unterhalb des Nabels	periumbilicale Schmerzen; Menstruationsstörungen, postpartale Blutungen; Hernienschmerzen; Mictionsstörungen; Epistaxis
KG 8 *Shenque* „Göttliche Grenze" nicht stechen! Nabel mit Salz füllen, Moxa!	Mitte des Nabels	Enteritis durch Kälte; Colitis; Sterilität, potenzsteigernd
KG 9 *Shuifen* „Verteilung des Wassers" Punktur: senkrecht, 1–2 cm	1 Cun (1 DB) oder 1/8** oberhalb des Nabels	Meteorismus; Dysurie, Nierenschmerzen; Ödeme, Gesichtsschwellung, Ascites (KG 9 moxen, KG 7 stechen); heftige Epistaxis; alle eitrigen Prozesse
KG 10 *Xiawan* „Unterer Kanal" Reunionspunkt mit MP Punktur: senkrecht, 1,25–3 cm Moxa bei Schwangeren verboten!	2 Cun (2 DB) oder 2/8** oberhalb des Nabels	Gastralgie, Übelkeit, Dyspepsie

KG 11 *Jianli* „Niedergelassene Ortschaft" Punktur: senkrecht, 1,25–3 cm	3 Cun (4 QuF) oder ⅜** oberhalb des Nabels	Gastralgie, Übelkeit, Meteorismus, Ödeme; Appetitlosigkeit
KG 12 *Zhongwan* „Mitte des Magens", entspringt der kleinen Kurvatur Alarmpunkt von M, digestiven Anteil des 3E, Reunionspunkt mit M, Dü, 3E Punktur: senkrecht, 1,25–3,0 cm	in der Mitte zwischen Nabel und Xiphoid	alle Magenleiden inclusive Ulcus; Meteorismus, Übelkeit, Erbrechen; Singultus; Ileus
KG 13 *Shangwan* „Oberer Teil des Magens" (Cardia) Reunionspunkt mit M, Dü Punktur: senkrecht, 1,25–2,5 cm	5 Cun (6½ QuF) bzw. ⅝** oberhalb des Nabels, 3 Cun (4 QuF) oder ⅜** unterhalb des Xiphoids	stark spasmolytisch! Gastralgie, Übelkeit; Singultus; Meteorismus, Ödeme
KG 14 *Juque* „Sichtschutz" Alarmpunkt des Herzens Punktur: senkrecht, 0,75–2 cm	Bi.: 1 Cun (1 DB) oder ⅛** unterhalb des Xiphoids ch.: 2 Cun (3 QuF) oder ⅔** unterhalb des Xiphoids	präcordiale Schmerzen; Rhythmusstörungen; Krampfhusten; Hyperemesis; Magenschmerzen; Singultus; Geistesstörungen; Epilepsie
KG 15 *Jiuwei* „Kuckucksschwanz" Punktur: schräg nach abwärts, 1–1,5 cm	Bi.: unmittelbar unter der Xiphoidspitze ch.: 1 Cun (1 DB) oder ⅛** unterhalb des Xiphoids, also wo Bischko KG 14 lokalisiert	Schmerzen in Magen-, Herzregion; Singultus; Krampfhusten mit Erbrechen; Zorn; Neurasthenie: mit LG 20 „Bellergal der Akupunktur" (Bachmann)
KG 16 *Zhongting* „Mittlerer Hof" Punktur: subcutan, 0,75–1,25 cm	Mittellinie des Sternum, auf Höhe des 5. ICR	Singultus, Regurgitation, Milcherbrechen der Säuglinge; Asthma
KG 17 *Tanzhong* (Shaozhong) „Mitte der Brust", „Kaiserpalast" respiratorischer Alarmpunkt des 3E; 8 Einflußreiche: Respirationssystem; Reunionspunkt mit MP, N, Dü, 3E Punktur: subcutan, 0,75–1,25 cm	Mittellinie des Sternum, in Höhe des 4. ICR, zwischen den Mamillen (Mann)	Mädchen für alles am und im Thorax: Intercostalneuralgie; Lactationsschwierigkeiten, Herz- und Lungenkrankheiten, Roemheldsyndrom, Beklemmungsgefühl
KG 18 *Yutang* „Jadehalle" Punktur: subcutan, 0,75–1,25 cm	Mittellinie des Sternum, in Höhe des 3. ICR	Asthma, Präcordialschmerz, Übelkeit
KG 19 *Zigong* „Purpurpalast" Punktur: subcutan, 0,75–1,25 cm	Mittellinie des Sternum, in Höhe des 2. ICR	wie KG 18

KG 20 *Huagai* „Prachtvolle Decke" Punktur: subcutan, 0,75–1,25 cm	Mittellinie des Sternum, in Höhe des 1. ICR	Thoraxschmerzen, Asthma; Halsschmerzen
KG 21 *Xuanji* „Zentrum der Drehung" Punktur: subcutan, 0,75–1,25 cm	Bi.: am Hinterrand der Incisura Jugularis (Cave Pneumothorax!), entspricht KG 22 ch ch.: auf dem Sternum in Höhe des Oberrandes der 1. Rippe	entsprechend der chinesischen Lokalisation: Asthma, Husten; Thoraxschmerzen
KG 22 *Tiantu* „Himmelspfad", bei Bischko als KG 21 beschrieben Reunionspunkt mit Yinwei Mai Punktur: dringende Empfehlung: oberflächlich, 0,25 cm. Aus forensischen Gründen wird von der in chin. Literatur empfohlenen Methode, die Nadel entlang des hinteren Sternumrandes 1,2 cm einzuführen, dringend abgeraten!	Bi.: 2 QuF oberhalb des Jugulums; kein chinesischer Meridianpunkt	Kitzelhusten, Globusgefühl; Asthma, Husten; Thoraxschmerzen; Sodbrennen, Schluckbeschwerden; Singultus; Schilddrüse
KG 23 *Lianquan* „Seitliche Quelle" Reunionspunkt mit Yinwei Mai Punktur: schräg aufwärts Richtung Zungengrund, 1,25–2,5 cm	Bi.: in Höhe des Schildknorpels ch.: ober dem Kehlkopf, am Hyoid, wo das Kinn in den Hals übergeht	Kitzelhusten, Globusgefühl; Sodbrennen; Schilddrüse; Pharyngitis, Laryngitis, Heiserkeit; Hypersalivation. Aphasie, motorische Sprachstörungen
KG 24 *Chengjiang* „Aufnahme der Flüssigkeit" Reunionspunkt mit M, Di, LG Punktur: schräg aufwärts, 0,5–0,75 cm	in der Mitte der Mentolabialfalte	Zahnschmerzen, Trigeminusneuralgie, Facialisparese, Hypersalivation; Aphasie, motorische Sprachstörungen; Stottern; Geistesstörungen

* Die Lokalisation der Punkte zwischen Symphyse und Nabel werden in „regionalen Cun" angegeben, entsprechend je einem Fünftel (⅕) der Strecke Nabel/Symphyse. Das Kitzingersche Gummiband mit seiner 2 cm-Einteilung leistet hier gute Dienste.
Diese Punkte nicht in der Schwangerschaft stechen!

** Die Lokalisation der Punkte zwischen Nabel und Xiphoid wird in „regionalen Cun" angegeben, entsprechend je einem Achtel (⅛) der Strecke Nabel–Xiphoid.

TOPOGRAPHISCHE BEZIEHUNGEN DER AKUPUNKTURPUNKTE AUF DEM RUMPF						
Lokalisation		**= Alarmpunkt**	**N**	**MP**	**M**	**Le**
Symphyse Oberrand Symphyse	KG 2		N 11+	MP 12	M 30	
1/5 ober Symph.*	KG 3	B	N 12			
2/5 ober Symph.*	KG 4	Dü	N 13		M 28	
3/5 ober Symph.*	KG 5	3 E	N 14		M 27	
4/5 ober Symph.*	KG 6	–				
1 QuF unter Nabel	KG 7	3E, sex.	N 15+	MP 14	M 26	
Nabelhöhe	KG 8	–	N 16+	MP 15	M 25	
1/8 ober Nabel**	KG 9				M 24	
2/8 ober Nabel**	KG 10		N 17		M 23	Le 13++
3/8 ober Nabel**	KG 11		N 18	MP 16	M 22	
Mitte ober Nabel	KG12	3E, dig. M	N 19		M 21	
5/8 ober Nabel**	KG 13	–	N 20		M 20	
6/8 ober Nabel**	KG 14 ch	H	N 21 ch Bi: im Knorpelwinkel zwischen 6./7. Rippe		M 19	
1/8 unter Xiphoidspitze	KG 15 ch KG 14 Bi					
Xiphoidspitze	KG 15 Bi					Le 14
Übergang Sternum/ Xiphoid, 5. ICR	KG 16		N 22	MP 17	M 18	
4. ICR, Brustwarzen	KG 17	3E resp.	N 23	MP 18	M 17	
3. ICR	KG 18	–	N 24	MP 19	M 16	
2. ICR	KG 19	–	N 25	MP 20		
Ansatz 2. Rippe	KG 20	–	N 26			
Ansatz 1. Rippe	KG 21	–	N 27			
Jugulum	KG 22 ch KG 21 Bi					

* Punktlokalisation des KG auf dem Unterbauch in Fünfteln (1/5) der Strecke zwischen Symphyse und Nabel

** Punktlokalisation des KG auf dem Oberbauch in Achteln (1/8) der Strecke zwischen Nabel und Xiphoid (Gummiband nach Kitzinger!)

\+ N11 = Alarmpunkt des KS

++ Le 13 = Alarmpunkt des MP
G 25 (nicht in Tabelle) = Alarmpunkt des N

8 DIE NAMEN DER ZWÖLF HAUPTMERIDIANE, DER BEIDEN WUNDERMERIDIANE UND IHRE ÜBERSETZUNG

Die meisten Übersetzungen der Meridian- und Punktenamen stammen von Europäern, die sich mit Wörterbüchern bemüht haben, sinnvolle Interpretationen zu finden. Das ist nicht so leicht, selbst in China ist man sich über die Bedeutungen nicht im klaren. So erschien 1982 eine Arbeit von Gao Shinguo, die sich mit der Interpretation der Punktenamen auseinandersetzt. Dr. Meng hat nebst seinen eigenen Übersetzungen diese Interpretationen berücksichtigt. Es sei an dieser Stelle erwähnt, daß Meng schon für Zeitler, König und Wancura seit den frühen 70er Jahren nebst vielem anderen Punkt- und Meridiannamen übersetzt hat.

Die *Namen der Meridiane* beziehen sich grundsätzlich einerseits auf die Vorstellung des Wachsens und Vergehens von Yin- und Yang-Energie, andererseits spielt die Vorstellung der unterschiedlichen Tiefe der Meridianverläufe eine Rolle. Erinnern wir uns an die Basistheorie von Yin und Yang, die in der Monade ihren graphischen Ausdruck findet: wo das Yin abnimmt, dort nimmt das Yang zu und umgekehrt. Die Monade macht auch die fließenden Übergänge zwischen Yin und Yang deutlich – einfach ausgedrückt: wo wir in der Monade viel Schwarz sehen, ist wenig Weiß und umgekehrt.

Wie in allen Dingen dieser Welt stellt sich die TCM auch innerhalb des ewigen Kreislaufs der Meridiane das wechselseitige Wachsen und Abnehmen von Yin- und Yang-Charakter vor. Und auf eben dieses Wachsen und Abnehmen von Yin und Yang beziehen sich die Namen der Meridiane. Diese Rhythmik findet in den Namen der Partner nach der Yin/Yang-Regel ihren Ausdruck: Hat ein Partner viel Yin, ist das Yang des anderen gering und umgekehrt; verläuft ein Partner an der Oberfläche, wird der andere in der Tiefe lokalisiert.

Shoutaiyin Feiiing
shou = Hand
tai = sehr (groß)
fei = Lunge

Lungenmeridian des großen Yin der Hand. Hier ist die Yin-Energie der 3 Yin-Meridiane der Hand am stärksten und am oberflächlichsten lokalisiert.

Shouyangming Dachang-Jing
shou = Hand
ming = (noch) strahlend
da = groß
chang = Darm

Dickdarmmeridian des „noch strahlenden" Yang der Hand. Die Yang-Energie ist im Ausklingen, gerade dabei, sich in Yin-Energie zu transponieren; am tiefsten lokalisiert.

Zuyangming Weijing
zu = Fuß
ming = noch strahlend
wei = Magen

Magenmeridian des „noch strahlenden" Yang des Fußes. Die Yang-Energie ist im Ausklingen gerade dabei, sich in Yin-Energie zu transponieren; am tiefsten.

Zutaiyin Pijing
zu = Fuß
tai = sehr (groß)
pi = Milz

Milzmeridian des großen Yin des Fußes. Hier fließt die Yin-Energie am reichlichsten und am oberflächlichsten.

Shoushaoyin Xinjing
shou = Hand
shao = klein, gering
xin = Herz

Herzmeridian des kleinen Yin der Hand. Die Yin-Energie ist im Abnehmen, sowohl mengenmäßig als auch in puncto Lokalisation zwischen Taiyin (großem Yin) und Jueyin (dem Yin im Abklingen) angesiedelt.

Shoutaiyang Xiaochangjing
shou = Hand
tai = sehr (groß)
xiao = klein
chang = Darm

Dünndarmmeridian des großen Yang der Hand. Die Yang-Energie ist hier am größten und oberflächlichsten.

Zutaiyang Pangguangjing
zu = Fuß
tai = sehr (groß)
pangguang = Blase

Blasenmeridian des großen Yang des Fußes. Die Yang-Energie ist hier am größten und oberflächlichsten.

Zushaoyin Shenjing
zu = Fuß
shao = klein, gering
shen = Niere

Nierenmeridian des kleinen Yin des Fußes. Die Yin-Energie ist im Abnehmen, sowohl mengenmäßig als auch in puncto Lokalisation zwischen Taiyin (großem Yin) und Jueyin (dem Yin im Abklingen) angesiedelt.

Shoujueyin Xinbaojing
shou = Hand
jue = abnehmend
xinbao = Hülle des Herzens

Pericard- oder *Kreislauf-Sexualität-Meridian* des ausklingenden Yin der Hand. Die Yin-Energie ist im Abklingen, beginnt sich in Yang-Energie umzuwandeln; am tiefsten lokalisiert.

Shoushaoyang Sanjiaojing
shou = Hand
shao = klein, gering
san = drei
jiao = Erwärmung

Dreifacher-Erwärmer-Meridian des kleinen Yang der Hand. Die Yang-Energie fließt geringer, verbindet Taiyang und Yangming-Meridian.

Zujueyin Ganjing
zu = Fuß
jue = abnehmend, ausklingend
gan = Leber

Lebermeridian des ausklingenden Yin des Fußes. Die Yang-Energie fließt geringer, verbindet Taiyang und Yangming-Meridian.

Zushaoyang Danjing
zu = Fuß
shao = klein, gering
dan = Gallenblase

Gallenblasenmeridian des kleinen Yang des Fußes. Die Yin-Energie ist im Ausklingen, beginnt sich in Yang-Energie umzuwandeln; am tiefsten lokalisiert.

Du Mai
du = Herrscher
mai = Gefäß

Gefäß (Meridian) des Herrschers – *Lenkergefäß*

Ren Mai
ren = empfangen, erhalten
mai = Gefäß

Gefäß (Meridian) der Empfängnis – *Konzeptionsgefäß*

9 DIE NAMEN DER MERIDIANPUNKTE UND IHRE ÜBERSETZUNG

LUNGENMERIDIAN DES GROSSEN YIN DER HAND   手太陰(阴)肺經(経, 经)
SHOUTAIYIN FEIJING

Lu 1	中府	*Zhongfu* „Mitte der Eingeweide", „Haus für das Qi des Thorax"
Lu 2	雲(云)門(门)	*Yunmen* „Wolkentor"
Lu 3	天府	*Tianfu* „Himmelsbezirk"
Lu 4	俠(侠)白	*Xiabai* „Edle Halle"
Lu 5	尺澤(沢, 泽)	*Chize* „Ellbogenteich"; die TCM nennt den Abschnitt von Lu 7–Lu 5 *chize* = Teich
Lu 6	孔最	*Kongzui* „Äußerstes Loch"
Lu 7	列缺	*Lieque* „Gott des Donnerwetters"; erreicht Himmel und Erde und schafft nachher klare Luft
Lu 8	經(経, 经)渠	*Jingqu* „Abflußlauf"
Lu 9	太淵(渊)	*Taiyuan* „Großer Abgrund"; von hier Beziehung zu allen 12 Meridianen
Lu 10	魚(鱼)際(际)	*Yuji* „Daumenballengrenze", weil der Daumenballen wie ein Fischbauch aussieht und der Punkt am Umschlag von „rotem zu weißem Fleisch" liegt
Lu 11	少商	*Shaoshang* „Kleiner Shang" = „eine Tonart in den 5 Elementen"

DICKDARMMERIDIAN DES STRAHLENDEN YANG DER HAND   手陽(阳)明大陽(肠)經(経, 经)
SHOUYANGMING DACHANG-JING

Di 1	商陽(阳)	*Shangyang* „Beginn des Yang", da das Meridian-Qi, vom Qi der Lunge kommend, die Yang-Seite erreicht. *Shang* steht für eine Tonart in den 5 Elementen, der Ton Shang wird sozusagen vom Lungenmeridian auf der Yin-Seite an den Dickdarmmeridian auf der Yang-Seite übergeben.
Di 2	二間(间)	„Zweites Fingerglied"
Di 3	三間(间)	*Sanjian* „Drittes Fingerglied"
Di 4	合谷	*Hegu* „Talsohle", auch „Rachen des Tigers", Di 4 und Le 3 werden als die 4 wichtigsten „Schranken" des Körpers bezeichnet. Ihre Lokalisation ist auffallend ähnlich: an Hand und Fuß an anatomisch korrespondierender Stelle.
Di 5	陽(阳)谿(溪)	*Yangxi* „Yangseitiges Bächlein"; *yang-seitig* bezieht sich auf die Lokalisation an der Yang-Seite, also der Außenseite des Armes.
Di 6	偏歷(歴, 历)	*Pianli* „Seitliche Strecke, seitliche Bahn"
Di 7	溫(温)溜	*Wenliu* „Warmer Strom"
Di 8	下廉	*Xialian* „Unterer Armvorsprung, untere Armregion"

Di 9	上廉	*Shanglian* „Oberer Armvorsprung, obere Armregion"
Di 10	手三里	*Shousanli* „3-Meilen-Punkt des Armes"; 3 Meilen, weil er von Epicondylus lateralis 3 Cun (4 QuF) distal liegt.
Di 11	曲池	*Quchi* „Krümmung, Bogen, Windung des Teiches"
Di 12	肘髎	*Zhouliao* „Grube des Ellenbogens"
Di 13	手五里	*Shouwuli* „5-Meilen-Punkt des Armes", weil der Punkt 5 Cun proximal von Epicondylus lateralis liegt.
Di 14	臂臑	*Binao* „Muskel, Fleisch des Armes"
Di 15	肩髃	*Jianyu* „Spalt des Schulterknochen"
Di 16	巨骨(骨)	*Jugu* „Langer Knochen"
Di 17	天鼎	*Tianding* „Himmlisches Gefäß"
Di 18	扶突	*Futu* „An der Vorwölbung mit Pulsation"
Di 19	禾髎	*(Kou)heliao* „Grube des Getreides"
Di 20*	迎(迎)香	*Yingxiang* „Gefäß des Aufsteigens" (nach Bischko)

MAGENMERIDIAN DES STRAHLENDEN YANG DER HAND[1] 足陽(阳)明胃經(経, 经)
ZUYANGMING WEIJING

M 1 (8)	頭(头)維(维)	*Touwei* „Kopfverteidigung"; gleiche Lokalisation wie die Hörner bei Tieren
M 2 (7)	下關(関, 关)	*Xiaguan* „Untere Grenze"
M 3 (6)	頰(颊)車(车)	*Jiache* „Kieferknochen"
M 4 (1)	承泣	*Chengqi* „Gefäß für Tränen"
M 5 (2)	四白	*Sibai* „Vierfache Helle", da der Punkt hier klar zu sehen ist
M 6 (3)	巨髎	*Juliao* „Tiefe Grube"
M 7 (4)	地倉(仓)	*Dicang* „Speicher der Erde", weil wir die Speisen zwischen Zähnen und Wange halten
M 8 (5)	大迎	*Daying* „Großes Willkommen"
M 9	人迎	*Renying* „Willkommen des Menschen"; in der Tiefe pulsiert die A. carotis
M 10	水突	*Shuitu* „Hervorsprudelndes Wasser"; bei Essen und Trinken springt der Punkt nach oben
M 11	氣(気, 气)舍(舍)	*Qishe* „Saal des Atems"; wenn wir die Luft bei Anstrengung anhalten, dann spüren wir hier den Druck; caudal spüren wir den M 30
M 12	缺盆	*Quepen* In der TCM wird die Gegend so bezeichnet
M 13	氣(気, 气)戶	*Qihu* „Tor des Qi" (Atems)
M 14	庫(库)房	*Kufang* „Vorratskammer"
M 15	屋翳	*Wuyi* „Vordach des Zimmers"
M 16	膺窗(窓)	*Yingchuang* „Fenster der Brust"
M 17	乳中	*Ruzhong* „Mitte der Brust"
M 18	乳根	*Rugen* „Wurzel der Brust"

---

1 Numerierung nach Bischko, die chinesische Numerierung steht in Klammern.

M 19	不容	*Burong* „Kein Fassungsvermögen"; Therapie von Erbrechen und Inappetenz
M 20	承滿(滿, 滿)	*Chengman* „Anschließende Fülle"; Dyspnoc-Therapie
M 21	梁門(门)	*Liangmen* „Tor des Zaunes des Vaterhauses" (Cardia)
M 22	關(关, 关)門(门)	*Guanmen* „Geschlossene Pforte"; viele lokale Meridianpunkte werden als Pforte bezeichnet
M 23	太乙	*Taiyi* „Größte Einheit"
M 24	滑(滑)肉門(门)	*Huaroumen* „Pforte des glatten Fleisches"
M 25	天樞(枢)	*Tianshu* „Himmlischer Antrieb"; in der chinesischen Astrologie regelt der Polarstern die Bewegung aller Sterne
M 26	外陵	*Wailing* „Äußerer Hügel"; bei harter Bauchdecke finden wir im Nabel meist auch den M 26 und MP 14
M 27	大巨	*Daju* „Große Macht", weil seine Indikation sich auf 2 „große" Yang-Organe im Inneren des Körpers erstreckt, auf Dünndarm und Blase
M 28	水道(道)	*Shuidao* „Weg des Wassers"
M 29	歸(帰, 归)來(来)	*Guilai* „Rückkehr"; bezieht sich auf chinesische Atem- und Konzentrationsübungen = Qigong. Dabei steigt bei Einatmung das Abdomen-Qi aufwärts bis KG 6, bei Ausatmung sinkt das Abdomen-Qi über M 29 bis M 30 = Rückkehr des Qi.
M 30	氣(気, 气)衝(冲)	*Qichong* „Ansturm der Energie"; bei der Einatmung stürmt die Energie = Qi von M 30 aufwärts
M 31	髀(髀)關(関, 关)	*Biguan* „Grenze des Schenkels"
M 32	伏兔(兔)	*Futu* „Vorwölbung", bei uns auch „Kauernder Hase" genannt; der Quadriceps ist so hart wie ein auf dem Boden kauernder Hase, dem die Muskelmasse des M. quadrizeps femoris auch ähnelt
M 33	陰(阴)市	*Yinshi* „Markt des Yin" (wie Markt des Windes = G 31 etc.)
M 34	梁丘	*Liangqiu* „Gipfel des Hügels" = Patella
M 35	犢(犊)鼻	*Dubi* „Kalbsnüstern"
M 36	足三里	*Zusanli* „3-Meilen-Punkt des Beines", weil der Punkt 3 Cun (4 QuF) distal der Patella liegt. Beinamen: „Göttlicher Gleichmut", „Großer Heiler der Füße und Knie"
M 37	上巨虛(虚)	*Shangjuxu* „Obere Lücken"; bei Dorsalflexion des Fußes liegen M 37, M 38, M 39 in einer langen Muskelrinne – „Lücken"
M 38	條(条)口	*Tiaokou* „Große Lücken"
M 39	下巨虛(虚)	*Xiajuxu* „Untere Lücken"
M 40	豐(丰)隆	*Fenglong* „Reichliche Fülle"; in China wird der Gott für Donner so genannt; die Wirkung des Punktes ist wie nach einem Donnerwetter, der Himmel klärt sich von Wassernebel – daher ist M 40 indiziert bei viel Schleim in der Lunge, üppig benebeltem Kopf etc.
M 41	解谿(溪)	*Jiexi* „Tibiamulde"

M 42	衝(沖)陽(阳)	*Chongyang* „Seitlich von Le 3" = *tai chong; Yang* bezieht sich darauf, daß der Punkt *yang-seitig,* also lateral von Le 3 liegt
M 43	陷(陷)谷	*Xiangu* „Talsohle"
M 44	內庭	*Neiting* „Innenhof"
M 45	厲(历)兌(兑)	*Lidui* „Großes Eingangstor", „Grausame Bezahlung"; nach proximal folgt logisch M 44, der Innenhof

MILZ-PANKREAS-MERIDIAN DES GROSSEN YIN DES FUSSES 足太陰(阴)脾經(経, 经)
ZUTAIYIN PIJING

MP 1	隱(隐)白	*Yinbai* „Verborgener Glanz"
MP 2	大都	*Dadu* „Große Konfluenz"
MP 3	太白	*Taibai* „Größter Glanz"
MP 4	公孫(孙)	*Gongsun* „Enkel des Fürsten", oder: „Korrektes Nebengefäß"
MP 5	商丘	*Shangqiu* „Hügel"; *shang* = in der 5-Elemente-Lehre zu Lunge – Metall – Herbst geordneter Ton
MP 6	三陰(阴)交	*Sanyinjiao* „Herr des Blutes"
MP 7	漏谷	*Lougu* „Öffnung des Tales"; wie MP 6 eine „Öffnung" für Blut, Ulcus cruris ist oft in dieser Region lokalisiert
MP 8	地機(机)	*Diji* „Irdische *(di)* Mobilität *(ji)*"
MP 9	陰(阴)陵泉	*Yinlingquan* „Quelle am Yin-Hügel"; *yin* bezieht sich auf die Lokalisation an der Yin-(Innen-)Seite des Knies
MP 10	血海(海)	*Xuehai* „Meer des Blutes"
MP 11 ch	箕門(门)	*Jimen* „Scheffelstor" (nach Sternname)
MP 11a		wird bei Bischko ohne Namensangabe mit M 31 und Le 12 gleichgesetzt
MP 12	衝(沖)門(门)	*Chongmen* „Tor des Angriffes"
MP 13	府舍(舍)	*Fushe* „Haus für Qi des Abdomens"; Lu 1 = Haus für Qi des Thorax
MP 14	腹結(结)	*Fujie* „Bauchknoten"; bei der Bauchatmung wird die Luft = Qi in MP 13, 14 gesammelt und durch MP 12, M 30 nach oben „geschossen" = Chong
MP 15	大橫	*Daheng* „Große Quere" = Colon transversum
MP 16	腹哀	*Fuai* „Bauchtrauer" = Darmgrimmen
MP 17	食竇(窦)	*Shidou* „Öffnung der Nahrung, Speiseröhre"
MP 18	天谿(溪)	*Tianxi* „Schlucht des Himmels"
MP 19	胸鄉(乡)	*Xiongxiang* „Brustregion"
MP 20	周榮(荣, 荣)	*Zhourong* „Von Glanz umgeben"; MP hat im Thorax Verbindung zu praktisch allen Yin-Meridianen, daher „von Glanz umgeben"
MP 21	大包(包)	*Dabao* „Großer Verteiler"; MP vereinigt in seinem Endabschnitt alle 12 Meridiane

HERZMERIDIAN DES KLEINEN YIN DER HAND 手少陰(阴)心經(経, 经)
SHOUSHAOYIN XINJING

H 1	極(极)泉	*Jiquian* „Tiefste Quelle"
H 2	青(青)靈(靈, 灵)	*Qingling* „Junge Lebenskraft", „Junger Geist"
H 3	少海(海)	*Shaohai* „Kleines Meer", „Kleiner Stausee der Energie"
H 4	靈(靈, 灵)道(道)	*Lingdao* „Freie Passage", „Esprit"
H 5	通(通)里	*Tongli* „Verbindung mit dem Inneren"
H 6	陰(阴)郄	*Yinxi* „Schlucht des Yin"; *xi* = Schlucht, Gift
H 7	神(神)門(门)	*Shenmen* „Göttliches Tor", „Pforte des Geistes/Esprits"
H 8	少府	*Shaofu* „Kleiner Hof"
H 9	少衝(沖)	*Shaochong* „Geringer Angriffspunkt"

DÜNNDARMMERIDIAN DES GROSSEN YANG DER HAND 手太陽(阳)小腸(肠)經(経, 经)
SHOUTAIYANG PANGGUANGJING

Dü 1	少澤(沢, 澤)	*Shaoze* „Kleiner Teich, Sumpf"
Dü 2	前谷	*Qiangu* „Vorderes Tal"
Dü 3	後(后)谿(溪)	*Houxi* „Hintere Talmulde, hintere Schlucht"
Dü 4	腕骨(骨)	*Wangu* „Handgelenksknochen"
Dü 5	陽(阳)谷	*Yanggu* „Yang-Tal, Sonnental"
Dü 6	養(养)老	*Yanglao* „Pflege des Alters, zufriedenes Alter"
Dü 7	支正	*Zhizheng* „Mitte des Armes"
Dü 8	小海(海)	*Xiaohai* „Kleines Meer"
Dü 9	肩貞(贞)	*Jianzhen* „Schulterbewegung"
Dü 10	臑俞	*Naoshu* „Schulterpunkt"
Dü 11	天宗	*Tianzong* „Göttliches Prinzip", „Himmlische Ahnen"; Name eines Sternes, wie auch Dü 12 und Dü 13
Dü 12	秉風(风)	*Bingfeng* „Empfang des Windes"; Name eines Sternes
Dü 13	曲垣	*Quyuan* „Biegung der Mauer"; Name eines Sternes
Dü 14	肩外俞	*Jianwaishu* „Äußerster Zustimmungspunkt der Schulter"
Dü 15	肩中俞	*Jianzhongshu* „Innerer Zustimmungspunkt der Schulter"
Dü 16	天窓(窗)	*Tianchuang* „Himmelsfenster"; Indikationen dieses Punktes beziehen sich auf die oberen Körperöffnungen
Dü 17	天容	*Tianrong* „Himmelsantlitz"
Dü 18	顴(顴)髎	*Quanliao* „Grube des Backenknochens"
Dü 19	聽(聽)听	*Tinggong* „Palast des Gehörs"

BLASENMERIDIAN DES GROSSEN YANG DES FUSSES 足太陽(阳)膀胱經(経, 经)
ZUTAIYANG PANGGUANGJING

B 1	睛(睛)明	*Jingming* „Glanz des Augenapfels"
B 2	攢(攢)竹	*Zanzhu* „Wurzel des Bambus"; die Augenbraue sieht wie ein Bambusblatt aus
B 3	眉衝(沖)	*Meichong* „Über der Augenbrauenmitte"
B 4	曲差	*Quchai* „Abweichende Krümmung"
B 5	五處(处, 処)	*Wuchu* „An 5. Stelle"; der B 5 ist in der Mitte von 5 Punkten: B 5, B 6, LG 23, G 16, B 4

183

B 6	承光	*Chengguang* „Erbe des Lichtes, Vermehrung des Glanzes"
B 7	通(通)天	*Tongtian* „Himmelspassage; Passage zum Himmel"
B 8	絡(络)郤(却)	*Luoque* „Ende der Netzbahnzweige, Grenze der Gefäße"
B 9	玉枕	*Yuzhen* „Jadekissen" = Occiput
B 10	天柱	*Tianzhu* „Säule des Himmels"
B 11	大杼	*Dazhu* „Großes Weberschiffchen" = Querfortsatz
B 12	風(风)門(门)	*Fengmen* „Tor des Windes"
B 13	肺俞	*Feishu* „Zustimmungspunkt der Lunge"
B 14	厥陰(阴)俞	*Jueyinshu* „Zustimmungspunkt von Kreislauf-Sexualität"
B 15	心俞	*Xinshu* „Zustimmungspunkt des Herzens"
B 16	督俞	*Dushu* „Zustimmungspunkt des Lenkergefäßes"
B 17	膈俞	*Geshu* „Zustimmungspunkt für Zwerchfell"
B 18	肝俞	*Ganshu* „Zustimmungspunkt der Leber"
B 19	膽(胆)俞	*Danshu* „Zustimmungspunkt der Galle"
B 20	脾俞	*Pishu* „Zustimmungspunkt von Milz-Pankreas"
B 21	胃俞	*Weishu* „Zustimmungspunkt des Magens"
B 22	三焦俞	*Sanjiaoshu* „Zustimmungspunkt von Dreifachem Erwärmer"
B 23	腎(肾)俞	*Shengshu* „Zustimmungspunkt der Niere"
B 24	氣(気, 气)海(海)俞	*Qihaishu* „Zustimmungspunkt von KG 6"; Meer der Vitalenergie
B 25	大腸(肠)俞	*Dachangshu* „Zustimmungspunkt des Dickdarmes"
B 26	關(関, 关)元俞	*Guanyuanshu* „Zustimmungspunkt von K 4"
B 27	小腸(肠)俞	*Xiaochangshu* „Zustimmungspunkt des Dünndarmes"
B 28	膀胱俞	*Pangguangshu* „Zustimmungspunkt der Blase"
B 29	中脊俞	*Zhonglushu* „Zustimmungspunkt von der Mitte des Erector trunci"
B 30	白環(环)俞	*Baihuanshu* „Zustimmungspunkt für Perineum"; weißer Ring; ein Fachausdruck des Taoismus für Meditation
B 31	上髎(髎)	*Shangliao* „Obere Grube"
B 32	次髎(髎)	*Ciliao* „Nächste Grube"
B 33	中髎(髎)	*Zhongliao* „Mittlere Grube"
B 34	下髎(髎)	*Xiaoliao* „Untere Grube"
B 35	會(会)陽(阳)	*Huiyang* „Vereinigung des Yang"
B 36 (41)[1]	附分	*Fufen* „Am Rand des Muskels"
B 37 (42)	魄戶	*Pohu* „Sitz des Mutes"
B 38 (43)	膏肓	*Gaohuang* Zwischen B 37 für Lunge, Mut – und B 39 – für Herz, Geist
B 39 (44)	神(神)堂	*Shentang* „Halle des Geistes, Herz"
B 40 (45)	譩(谚)譆(谑)	*Yixi* „Oh weh!" bei positivem Befund
B 41 (46)	膈關(関, 关)	*Geguan* „Zwerchfellgrenze"

---

1 Numerierung der Punkte B 36–B 54 nach Bischko, chinesische Numerierung in Klammer.

B 42 (47)	魂門（门）	Hunmen „Tor der Seele"
B 43 (48)	陽（阳）綱（纲）	Yanggang „Präzisierung des Yang"
B 44 (49)	意舍（舍）	Yishe „Haus der Gedanken"
B 45 (50)	胃倉（仓）	Weicang „Speicher des Magens"
B 46 (51)	肓門（门）	Huangmen „Tor der Lebenszentren"; Verbindung mit B 38, B 48 und N 16, alle Punkte haben das Zeichen huan
B 47 (52)	志室	Zhishi „Sitz des Willens"
B 48 (53)	胞（胞）肓	Baohuang „Umhüllung des Uterus"
B 49 (54)	秩邊（边）	Zhibian „Seite des 4. Wirbels"
B 50 (36)	承扶	Chengfu „Trägerzone"; hier hält man mit der Hand das Gesäß des Kindes fest
B 51 (37)	殷門（门）	Yinmen „Pforte des Reichtums" (Muskulatur)
B 52 (38)	浮郄	Fuxi „Gleitet an der Wasseroberfläche"
B 53 (39)	委陽（阳）	Weiyang Lateral (= Yang) von B 54
B 54 (40)	委中	Weizhong „Zentrum des Knickens"; bei psychischem Knick knickt man in die Knie
B 55	合陽（阳）	Heyang „Vereinigung mit Yang"
B 56	承筋	Chengjin „Muskelstütze, Moxa"
B 57	承山	Chengshan „Stützender Berg"; heißt auch Yufoc = „Sieht aus wie Fischbauch"
B 58	飛（飞）揚（扬）	Feiyang „Aufschwung des Yang", da der Punkt beim Sprung deutlich am Muskelrand zu tasten ist
B 59	跗陽（阳）	Fuyang „Yang des Fußknochens"; in der Nähe der Annäherungsstelle der 3 Yang-Meridiane des Beines
B 60	崑（昆）崙（侖，仑）	Kunlun Name eines Berges in Tibet; in der Frühzeit hielt man ihn für den höchsten Berg; heißt auch Meisterpunkt aller Schmerzen im Verlauf des Meridians
B 61	僕（仆）參（参）	Pucan „Hilfe der Diener"
B 62	申脈（脉）	Shenmai auch: Yangkeo = „Gefäß der Streckung"; bei Streckung des Fußes (Plantarflexion) sind das Sprunggelenk und der Punkt „offen"; der Punkt wird im Chinesischen als „Höhle, Loch, Öffnung" beschrieben und nicht als eine dicht geschlossene kleine Fläche Yangkeo „Fersen-Yang" (keo = Ferse); zweiter Name
B 63	金門（门）	Jinmen „Goldtor"; jin = Gold (Ende); hier wird die Yang-Energie im Blasenmeridian bald in Yin-Energie umgewandelt; men = Tor
B 64	京骨（骨）	Jinggu „Markanter Knochen"
B 65	束骨（骨）	Shugu „Knochenverbindung"; Sedativpunkt, Shu-Punkt (Strom)
B 66	足通（通）谷	Zutonggu „Zum Talgrund, Talpassage"; Ying-Punkt (Quelle)
B 67	至陰（阴）	Zhiyin „Ankunft beim Yin"; Tonisierungspunkt; nach diesem Punkt geht Yang in Yin über und das Yin des Nierenmeridians beginnt

NIERENMERIDIAN DES KLEINEN YIN DES FUSSES 足少陰(阴)腎(肾)經(経,经)
ZUSHAOYIN SHENJING

N 1   湧(涌)泉   *Yongquan* „Sprudelnde Quelle"

N 2   然谷   *Rangu* „Hitze des Tales, Quelle"

N 3   太谿(溪)   *Taixi* „Bach im tiefen Tal"

N 4   大鍾(钟)   *Dazhong* „Große Reunion"

N 5   水泉   *Shuiquan* „Wasserquelle"

N 6   照海(海)   *Zhaohai* „Feuer des Meeres"

N 7   復(复)溜   *Fuliu* „Wiederkehr des Abflusses"

N 8   交信   *Jiaoxin* „Vereinigung der Botschaften"

N 9   築(筑)賓(宾)   *Zhubin* „Deichbau"; der M. gastrocnemius quillt bei der Plantarflexion wie eine Deichmauer hervor

N 10   陰(阴)谷   *Yingu* „Tal des Yin"

N 11   橫骨(骨)   *Henggu* „Querer, horizontaler Knochen" = Symphyse

N 12   大赫   *Dahe* „Großer Glanz"

N 13   氣(気,气)穴   *Qixue* „Punkt der Vitalenergie"; Beinamen: „Tor der Kinder, Zugang zur Gebärmutter"

N 14   四滿(滿,满)   *Siman* „Vierte Füllung"; 4. Punkt ober Symphyse; die vier sind: Dü, Di, B und Samen

N 15   中注   *Zhongshu* „Die Vitalenergie der Niere fließt zum Uterus" *(baozhong)*

N 16   肓俞   *Huangshu* Zustimmungspunkt *(shu)* der Eingeweide; hat Verbindung zu dorsalen Blasenpunkten; B 30 = *Gaohuang* und B 48 = *Baohuang*

N 17   商曲   *Shanqu* „Hemmung der Verdauungsstörungen"; Shang bedeutet in der 5-Elementen-Lehre Herbst und Metall und einen Klang. Die Indikation des Punktes bezieht sich nach oben auf den Magen und nach unten auf den Dickdarm. Beide Organe sind „gewinkelt" = Qu

N 18   石關(関,关)   *Shiguan* „Steingrenze"; die Indikation dieses Punktes zeigt oft „Härte wie Stein" = Verspannung der Bauchdecke

N 19   陰(阴)都   *Yindu* „Hauptstadt des Yin"

N 20   腹通(通)谷   *Futonggui; fu* = Abdomen, *tong* = Passage, *gu* = Nahrung

N 21   幽門(门)   *Youmen* „Versunkenes Tor"; hier ist der Übergang in den Thorax: die obere Körperregion ab Thorax ist dem Yang zugeordnet

N 22   步廊   *Bulang* „Seitenschiff"; KG 16 = Hauptschiff

N 23   神(神)封   *Shenfeng* „Göttliche Grenze"

N 24   靈(霊,灵)墟   *Lingxu* „Markt des Geistes"

N 25   神(神)藏(蔵)   *Shencang* „Obdach des Geistes"

N 26   彧中   *Yuzhong* „Prunkvolles Zentrum"

N 27   俞府   *Shufu* „Halle, Werkstatt der Zustimmung"

PERICARD- ODER KREISLAUF-SEXUALITÄT-MERIDIAN DES YIN DES FUSSES 手厥陰(阴)心包經(経, 经) SHOUJUEYIN XINBAOJING

KS 1	天池	*Tianchi* „Himmelsteich"; Brustdrüse ist im Thorax = Himmel
KS 2	天泉	*Tianquan* „Himmelsquelle"; der Punkt ist am proximalen Ende = Himmel des Armes, die Extremitäten sind wie die vier Säulen eines Hauses
KS 3	曲澤(沢, 淨)	*Quze* „Gewundener Teich"; der Name besteht aus Teilen seiner Nachbarpunkte Lu 5, Di 11
KS 4	郄門(门)	*Ximen* „Xi-Tor"; ein großes, tiefes Tor
KS 5	間(间)使	*Jianshi* „Der Zwischengesandte"; zwischen Herz, dem Herrscher und KS, dem Minister
KS 6	內關(関, 关)	*Neiguan* „Innengrenze"
KS 7	大陵	*Daling* „Großer Hügel"; die Grabstätte für die ewige Ruhe eines Herrschers nennt man Hügel. Der Name deutet auf die Indikation – stark sedierende Wirkung
KS 8	勞(劳, 劳)宮(宫)	*Laogong* „Palast der Arbeit", weil die Hand für die Arbeit da ist
KS 9	中衝(冲)	*Zhongchong* „Mittlerer Strömungspunkt"

DREIFACHER ERWÄRMER-MERIDIAN DES KLEINEN YANG DER HAND 手少陽(阳)三焦經(経, 经) SHOUSHAOYANG SANJIAOJING

3E 1	關(関, 关)衝(冲)	*Guanchong* „Grenzangriffspunkt"; die Nachbarpunkte KS 9 und H 9 haben das Zeichen *chong* = Angriff, Strömung
3E 2	液門(门)	*Yemen* „Flüssigkeitstor"
3E 3	中渚(渚)	*Zhongzhu* „Mitte des Tümpels"
3E 4	陽(阳)池	*Yangchi* „Teich des Yang"
3E 5	外關(関, 关)	*Waiguan* „Außengrenze"
3E 6	支溝(沟)	*Zhigou* „Graben des Armes" *(zhi)*
3E 7	會(会)宗	*Huizong* „Begegnung der Ahnen" = Hauptströmungen
3E 8	三陽(阳)絡(络)	*Sanyangluo* „Lo der 3 Yang"
3E 9	四瀆(渎)	*Sidu* „Vier Wasserläufe"
3E 10	天井	*Tianjing* „Himmelsbrunnen"; da der Punkt relativ tief liegt (= Brunnen), kann man ihn mit der Nadel proximal gerichtet (= Himmel) stechen
3E 11	清(清)冷(令)淵(渊)	*Qinglengyuan* „Klarkühle Quelle"
3E 12	消濼(泺)	*Xiaoli* „Ableitung der Hitze"
3E 13	臑會(会)	*Naohui* „Vereinigung der Nao-Punkte" = Schulterpunkte
3E 14	肩髎	*Jianliao* „Schultergrube"
3E 15	天髎	*Tianliao* „Himmelsgrube"
3E 16	天牖	*Tianyou* „Vergittertes Himmelsfenster"
3E 17	翳風(风)	*Yifeng* „Schutz vor dem Wind"; der Punkt liegt in einem Tal vor Wind geschützt
3E 18	瘈脈(脉)	*Qimai* „Gespannte Schlagader"

3E 19	顱(颅)息	*Luxi* „Atmung und Ruhe des Schädels", da man darauf schläft
3E 20	角孫(孙)	*Jiaosun* „Spitze der Ohrmuschel"
3E 21	耳門(门)	*Ermen* „Tor des Ohres"
3E 22	和髎	*Erheliao* „Ohrgrube der Harmonie"
3E 23	絲(丝)竹空	*Sizhukong* „Seidenbambus"

GALLENBLASENMERIDIAN DES KLEINEN YANG DES FUSSES 足少陽(阳)胆經(経, 经)
ZUSHAOYANG DANJING

G 1	瞳子髎	*Tongziliao* „Pupillengrube"
G 2	聽(聴, 听)會(会)	*Tinghui* „Hören können"
G 3	上關(関, 关)	*Shangguan* „Oberer Zugang"
G 4	頷(颔)厭(厌)	*Hanyan* „Kiefer bewegen", weil sich beim Kauen der Muskel hier bewegt
G 5	懸(悬)顱(颅)	*Xuanlu* „Schwebender Kopf"; z. B.: Vertigo
G 6	懸(悬)釐(厘)	*Xuanli* „Schwebende Balance"
G 7	曲鬢(鬓)	*Qubin* „Schläfenglocke"
G 8	率谷	*Shuaigu* „Ende des Tales"
G 9	天衝(冲)	*Tianchong* „Ansturm des Himmels, freie Passage zum Himmel" = Kopf
G 10	浮白	*Fubai* „Durchscheinende Blässe", Farbe wie beim Alkoholrausch
G 11	頭(头)竅(窍)陰(阴)	*Touqiaoyin* „Öffnungen des Yin am Kopf" (alle Yin-Organe haben ihre Öffnungen am Kopf), analog G 44 (Öffnungen des Yin am Fuß)
G 12	完骨(骨)	*Wangu* „Vollendeter Knochen"
G 13	本神(神)	*Benshen* „Ursprung des Shen" (Geist)
G 14	陽(阳)白	*Yangbai* „Reines, blankes Yang"
G 15	頭(头)臨(临)泣	*Toulinqi* „Träneneinstand"
G 16	目窓(窗)	*Muchuang* „Augenfenster"
G 17	正營(营, 营)	*Zhenying* „Kaiserliches Gemach"
G 18	承靈(霊, 灵)	*Chengling* „Empfang des Geistes"
G 19	腦(脳, 脑)空	*Naokong* „Kopfleere" = Freimachen von fremden Gedanken
G 20	風(风)池	*Fenchi* „Teich des Windes"
G 21	肩井	*Jianjing* „Brunnen der Schulter"; Funktion wie Brunnen auf dem Markt, d. h. viele Händler treffen sich hier
G 22	淵(渊)腋	*Yuanye* „Quelle in der Achsel"
G 23	輒(辄)筋	*Zhejin* „Flankenmuskel"
G 24	日月	*Riyue* „Sonne und Mond"
G 25	京門(门)	*Jingmen* „Tor der Hauptstadt"
G 26	帶(带, 带)脈(脉)	*Dai Mai* „Gürtelgefäß"
G 27	五樞(枢)	*Wushu* „Die Mitte der Zahl 5"; Körpermitte bei Drehung oder Vorbeugen
G 28	維(维)道(道)	*Weidao* „Verbindungsweg"; Teil des Gürtelgefäßes

G 29	居髎(髎)	*Juliao* „Grube des Sitzens"; beim Sitzen entsteht hier eine Grube
G 30	環(环)跳	*Huantiao* „Ring beim Sprung"; beim Ansetzen zum Sprung entsteht hier eine halbkreisförmige Vertiefung
G 31	風(风)市	*Fengshi* „Markt des Windes, Treffpunkt" wie G 21 = Brunnenmarkt; G 20 = Windteich; etc.
G 32	中瀆(渎)	*Zhongdu* „Mittlerer Wasserlauf"; „mittlerer", da ventral Magen-, dorsal Blasenmeridian
G 33	足(膝)陽(阳)關(关, 关)	*Xiyangguan* „Yang-Seite: außen, lateral des Kniegelenks"
G 34	陽(阳)陵泉	*Yanglingquan* „Quelle des Yang-Hügels"
G 35	陽(阳)交	*Yangjiao* „Kreuzung des Yang"
G 36	外丘(邱)	*Waiqiu* „Äußerer Hügel" (M. gastrocnemius)
G 37	光明	*Guangming* „Strahlendes Licht"
G 38	陽(阳)輔(辅)	*Yangfu* „Seitliche Yang-Stütze"; TCM: *yangfun* = Fibula
G 39	懸(悬)鍾(钟)	*Xuanzhong* „Aufgehängte Glocke"
G 40	丘(坵)墟(墟)	*Qiuxu* „Zwischen Hügel (Knöchel) und Hautwulst"
G 41	足臨(临)泣	*Zulinqi* „Wenn man weint"; richtige Übersetzung ist: „Passagebehinderung"
G 42	地五會(会)	*Diwuhui* „Vereinigungen mit den anderen 5 Meridianen am Fuß"
G 43	俠(侠)谿(溪)	*Xiaxi* „Enge des Tales"
G 44	足竅(窍)陰(阴)	*Zhuqiaoyin* „Öffnungen des Yin am Fuß", analog zu G 11

LEBERMERIDIAN DES AUSKLINGENDEN YIN DES FUSSES 足厥陰(阴)肝經(経, 经)
ZUJUEYIN GANJING

Le 1	大敦	*Dadun* „Großer Hügel"
Le 2	行間(间)	*Xingjian* „Gehpassage, Heilung"; Wiedererlangen der freien Passage von Vitalenergie bedeutet Heilung
Le 3	太衝(冲)	*Taichong* „Großes Treffen"; Nierenmeridian und Chong Mai treffen sich hier mit dem Lebermeridian
Le 4	中封	*Zhongfeng* „Mitte von zwei Hügeln"; die Sehnen des M. extensor digitorum longus, M. tibialis anterior. Andere Punkte an den Sehnen: G 40, MP 5
Le 5	蠡溝(沟)	*Ligou* „Ende der Rinne"
Le 6	中都	*Zhongdu* „Hauptstadt der Mitte"
Le 7	膝關(关, 关)	*Xiguan* „Kniegelenk"
Le 8	曲泉	*Quguan* „Quelle an der Biegung"
Le 9	陰(阴)包(包)	*Yinbao* An der Yin-Seite, also medial für *bao* (Organe im kleinen Becken, Uterus etc.)
Le 10	足五里	*Zuwuli* „Fünf Meilen"; *zu* = Fuß, *wu* = die 5 Eingeweide, *li* = freie Passage
Le 11	陰(阴)廉	*Yinlian* „Enge des Yin"
Le 12	急脈(脉)	*Jimai* „Pochende Ader"
Le 13	章門(门)	*Zhangmen* „Pforte der Sperrmauer"
Le 14	期門(门)	*Qimen* „Tor der Periode"

LG 1	長(长)強	*Changqiang* „Zuwachs der Energie, endlose Stärke"; LG und KG bilden in der chinesischen Atemkonzentrations-übung Qigong einen geschlossenen Kreislauf für die Vitalenergie
LG 2	腰俞	*Yaoshu* Zustimmungspunkt der Lende
LG 3	腰陽(阳)關(関,关)	*Yaoyangguan* „Grenze des Yang"; durch ihn können wir B 25, somit B im Gesamten erreichen
LG 4	命門(门)	*Mingmen* „Tor des Lebens"
LG 5	懸(悬)樞(枢)	*Xuanshu* „Hängende Türangel"; auf dem Rücken liegend ist LG 5 besonders bei Kindern der höchste Punkt des Hohlkreuzes
LG 6	脊中	*Jizhong* „Mitte des Rückens"
LG 7	中樞(枢)	*Zhongshu* „Mittlere Türangel, das Zentrum"; wird in vielen TCM-Klassikern nicht erwähnt
LG 8	筋縮(缩)	*Jinsuo* „Muskelstraffer" (Spasmen)
LG 9	至陽(阳)	*Zhiyang* „Starker Yangzustand"
LG 10	靈(霊,灵)臺(台)	*Lingtai* „Götteraltar"
LG 11	神(神)道(道)	*Shendao* „Göttlicher Weg"
LG 12	身柱	*Shenzhu* „Körpersäule"
LG 13	陶道(道)	*Taodao* „Wandlungsweg, Drehungsart"
LG 14	大椎	*Dazhui* „Großer Wirbel"
LG 15	瘂(哑)門(门)	*Yamen* „Tor des Schweigens"
LG 16	風(风)府	*Fengfu* „Hof des Windes"
LG 17	腦(脑,脑)戶	*Naohu* „Tor zum Hirn"
LG 18	強間(间)	*Qiangjian* „Ort der Härte", weil da der Knochen sehr hart ist
LG 19	後(后)頂(顶)	*Houding* „Hinterer Kopfhügel"
LG 20	百會(会)	*Baihui* „Hundertfacher Sammler"
LG 21	前頂(顶)	*Qianding* „Vorderer Hügel"
LG 22	顖(囟)會(会)	*Xinhui* „Schädeldeckenpunkt"
LG 23	上星	*Shangxing* „Oberer Stern"
LG 24	神(神)庭	*Shenting* „Göttlicher Hof"
LG 25	素髎	*Suliao* „Einfaches Loch"
LG 26	水溝(沟)	*Shuigou (Rhenzhong)* „Mensch in der Mitte"; die Nase ist die Verbindung zum Himmel, der Mund zur Erde, also liegt LG 26 genau zwischen Himmel und Erde
LG 27	兌端	*Duiduan* „Oberer Lippenrand"
LG 28	齦(龈)交	*Yinjiao* „Schleimhautkreuzung"

---

1 Da bei Bischko keine vollständige Numerierung vorhanden ist, wird beim LG nach der chinesischen Numerierung vorgegangen. Um die Einheit zu wahren, werden die chinesischen Nummern wohl zuerst, aber in Klammern geschrieben. (Bischko Nomenklatur und Numerierung siehe Tabelle S. 165 ff.)

GEFÄSS (MERIDIAN) DER EMPFÄNGNIS – KONZEPTIONSGEFÄSS 任脈(脉)經(経, 经)
REN MAI

KG 1   會(会)陰(阴)   *Huiyin* „Treffpunkt des Yin"

KG 2   曲骨(骨)   *Qugu* „Gebogener Knochen"

KG 3   中極   *Zhongji* „Kernzentrum"; im Innersten sind Uterus und Samenblase

KG 4   關(関, 关)元   *Guanyuan* „Pforte der Lebenskraft"; im Taoismus wird die Aufmerksamkeit bei Atem- und Konzentrationsübungen hierher gerichtet

KG 5   石門(门)   *Shimen* „Steintor"; hinter dem Steintor ist eine Schatzkammer = Uterus, Samenblase

KG 6   氣(气, 気)海(海)   *Qihai* „Meer des Qi, der Energie"

KG 7   陰(阴)交   *Yinjiao* „Vereinigung des Yin"

KG 8   神(神)闕(阙)   *Shenque* „Göttliche Grenze"

KG 9   水分   *Shuifen* „Verteilung des Wassers"

KG 10   下脘   *Xiawan* „Unterer Kanal"

KG 11   建里   *Jianli* „Niedergelassene Ortschaft"

KG 12   中脘   *Zhongwan* „Mitte des Magens"; entspricht der kleinen Curvatur des Magens

KG 13   上脘   *Shangwan* „Oberer Rand des Magens" (Cardia)

KG 14   巨闕(阙)   *Juque* „Sichtschutz"; eine Mauer nach dem Tor, um den Blick auf den Garten zu sperren; entspricht dem Zwerchfell

KG 15   鳩(鸠)尾   *Jiuwei* „Ende des Gugus"; nicht irgend ein Vogel, da nur der Gugus einen hängenden Schwanz hat. Hier liegt das Xyphoid über dem Zwerchfell

KG 16   中庭   *Zhongting* „Mittlerer Hof"; hier wohnt das Herz

KG 17   膻中   *Tanzhong (Shaozhong)* „Mitte der Brust, Kaiserpalast" (KS)

KG 18   玉堂   *Yutang* „Jadehalle"; wie der Gerichtssaal, wo der Herrscher, das Herz, amtiert

KG 19   紫宮(宫)   *Zigong* „Purpurpalast"; die Farbe Rot ist dem Yang zugeordnet; das Extrem von Rot ist Purpur, die Farbe des Herzens. Die weitere Steigerung wäre dann schon fast so dunkel wie Schwarz, Schwarz gehört zu Yin

KG 20   華(华)蓋(盖)   *Huagai* „Prachtvolle Decke"; gemeint ist das Qi der Lunge: es entsteht hier und bedeckt alle Yin-Organe

KG 21   璇璣(玑)   *Xuanji* „Zentrum der Drehung"; wie das chinesische Astronomie-Instrument

KG 22   天突   *Tiantu* „Himmelspfad"

KG 23   廉泉   *Lianquan* „Seitliche Stelle"

KG 24   承漿(浆)   *Chengjiang* „Aufnahme der Flüssigkeit"

WUNDERMERIDIANE: DIE ACHT EXTRA- ODER AUSSERGEWÖHNLICHEN MERIDIANE

Die acht Wundermeridiane sind:

Du Mai (LG)	Ren Mai (KG)
Chong Mai	Dai Mai
Yangqiao Mai	Yinqiao Mai
Yangwei Mai	Yinwei Mai

Die 8 Wundermeridiane werden auf chinesisch als *Ji Jing* bezeichnet. *Ji* heißt „vieldeutig, außergewöhnlich, unpaarig, wundersam". Da die 8 Wundermeridiane für die Europäer anfangs eigenartig wirkten, hat man die letzte Bedeutung verwendet. *Mai* heißt auf Deutsch „Gefäß". Das Wort „Wundermeridiane" hat sich in der deutschsprachigen Literatur eingebürgert, obwohl die Bezeichnung „Sondermeridiane" viel treffender wäre. Sie heißen deshalb so, weil sie nicht zum regulären Meridiansystem gehören und ihnen kein Organ zugeordnet ist. Sie bilden auch keinen in sich geschlossenen Kreislauf und keine Paare wie z. B. Lu/Di, N/B, sie besitzen auch keine eigenen Meridianpunkte, wenn man von LG und KG absieht. Sie benützen vorhandene Punkte verschiedener Meridiane, die sie dadurch verknüpfen. Deshalb werden die Punkte auf den Wundermeridianen auch als Kreuzungspunkte bezeichnet.

Wie auch bei den 12 Hauptmeridianen ist der Verlauf der Wundermeridiane wichtiger als die einzelnen Meridianpunkte und damit die segmentalen, pseudoradikulären Verbindungen und ihre Muskelketten. Man kann die Wundermeridiane mittels der sogenannten Kardinalpunkte (auch: Schlüsselpunkte, Einschaltpunkte oder Konfluenzpunkte) einschalten, für die Therapie „öffnen" – der Energiestrom fließt dann in neuen Bahnen, die normalerweise nicht von Energie durchströmt sind – eben in den Wundermeridianen.

1 AUFGABEN DER WUNDERMERIDIANE

1. Die Wundermeridiane stellen Verbindungen zwischen den Hauptmeridianen her:

- LG verbindet die drei Yang-Meridiane der oberen Extremität und die drei Yang-Meridiane der unteren Extremität in Höhe des 7. HWD (LG 13 Bi bzw. LG 14 ch). LG wird daher als „Meer aller Yang-Meridiane" bezeichnet. Seine Aufgabe ist, das Qi (Energie und Funktion) aller Yang-Meridiane zu kontrollieren.

- KG verbindet die drei Yin-Meridiane der unteren Extremität in der Region KG 3 und KG 4. Deshalb wird es auch „Meer aller Yin-Meridiane" genannt. Seine Aufgabe ist, das Qi aller Yin-Meridiane zu erhalten und zu bewahren.

- Chong Mai verbindet Nieren- und Magenmeridian und hat, da es mit KG gemeinsam im Unterleib beginnt und über die Wirbelsäule aufwärts zieht, auch enge Beziehung zum LG. Da es in seinem Verlauf alle Hauptmeridiane trifft, wird das Chong Mai als das „Meer der 12 Meridiane" bezeichnet. Seine Aufgabe ist, das Qi der 12 Hauptmeridiane zu sammeln.

- Dai Mai verläuft gürtelförmig um den Rumpf und hat daher Beziehung zu allen Meridianen, die entlang der Körperachse ziehen.

- Yangqiao Mai verläuft mit dem Blasenmeridian, Yinqiao Mai verläuft mit dem Nierenmeridian; sie treffen sich am inneren Augenwinkel. Ihre Hauptaufgabe ist die Koordination der Bewegung der unteren Extremität.

- Yangwei Mai steht im Zusammenhang mit allen Yang-Meridianen und beherrscht die Körperoberfläche. Yinwei Mai verbindet alle Yin-Meridiane und beherrscht das Körperinnere. Beide haben die Aufgabe, Qi und Yin/Yang in den Meridianen zu steuern.

2. Die Wundermeridiane regulieren Qi (Information) und Blut im Meridiankreislauf. Nachdem die 8 Wundermeridiane zwischen den 12 Hauptmeridianen verteilt sind, können sie durch ihre Verbindungen „wie Seen und Teiche" das Zuviel oder Zuwenig in den „Flüssen" regulieren (Schleusenwirkung).

3. Durch ihre die Hauptmeridiane verbindende Funktion können vegetative und chronische therapieresistente Schmerzzustände mit relativ sparsamem Nadeleinsatz behandelt werden; bewährt sich besonders bei Multimorbidität.

2 VERLAUF DER ACHT WUNDERMERIDIANE UND IHRE INDIKATION

2.1 LENKERGEFÄSS
Du Mai, LG; Kardinalpunkt: Dü 3

Verlauf: siehe S. 162

Meridianindikation: Man vergegenwärtige sich:
- den Meridianverlauf über die gesamte Wirbelsäule und den Schädel
- die Tatsache, daß der Einschaltpunkt, Dü 3, zum Funktionskreis Herz/Dünndarm gehört: Das Herz regiert ja das Großhirn mit allen seinen Funktionen wie Koordination, Intellekt, Esprit, Sprache, Schlaf . . .

Daraus ergeben sich folgende Indikationen: Kollaps, Bewußtseinsstörungen, Schmerzen in Kopf, Wirbelsäule und Nacken, postapoplektische Lähmungen und Sprachstörungen, psychische Störungen, Fieber, Erkrankungen des Urogenitaltraktes.
Man kann das LG zusammen mit KG als Projektionsort des Rückenmarkes ansehen,

wobei das LG mehr sympathische und das KG mehr parasympathische Wirkung hat. LG wird mehr bei akuten und Erkrankungen des Bewegungsapparates, KG eher bei chronischen und inneren Erkrankungen verwendet.

Kreuzungspunkte:

B 12 mit B

KG 1 mit KG

2.2 YANGQIAO MAI
„Meridian der Bewegung"; Kardinalpunkt: B 62

Verlauf: Er beginnt mit dem Punkte B 62, zieht dorsal über den Knöchel entlang der lateralen Seite des Beines über das Hüftgelenk und verteilt sich in der Flankenregion. Dann zieht er dorsal der Schulter aufwärts, seitlich an den Hals bis zum Mundwinkel, dann zum medialen Augenwinkel. Von hier zieht er gemeinsam mit dem B- und Yinqiao-Meridian aufwärts über die Haargrenze dorsal zum Ohr bis zur Region G 20, um schließlich in der Region LG 16 (Fengfu) ins Gehirn einzutreten.

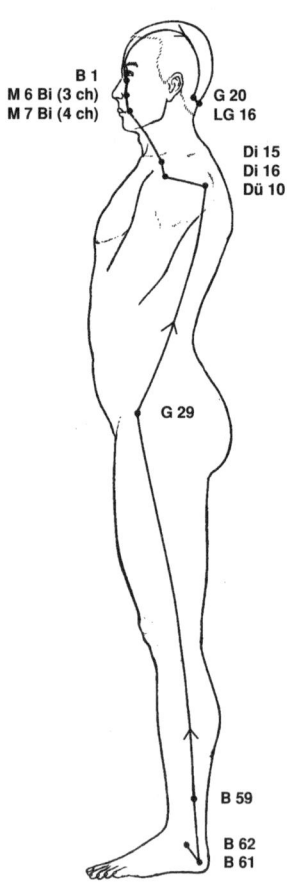

Meridianindikation:
Kopfschmerzen, Vertigo; psychischer Unruhezustand; Rötung des medialen Augenwinkels; Insomnia; Pronationsstellung des Fußes

B 1
M 6 Bi (3 ch)
M 7 Bi (4 ch)

G 20
LG 16

Di 15
Di 16
Dü 10

G 29

B 59

B 62
B 61

Kreuzungspunkte:

B 62, 61, 59, 1

G 29, 20

Dü 10

Di 15, 16

M 7, 6, 4

LG 16

Graphik 82:
Wundermeridian Yangquiao Mai

2.3 DAI MAI
„Gürtelgefäß"; Kardinalpunkt: G 41

Verlauf: Es zieht wie ein Gürtel um die Lenden; *dai* bedeutet auf Deutsch „Gürtel". Es beginnt am 4. LWK und verläuft unter dem Hypochondrium rund um den Rumpf.

Meridianindikation: Fluor albus; Schwäche und Schmerzen im Lumbalbereich; bindegewebige Schwäche des Beckenbodens (Prolaps uteri); Druckgefühl im Abdomen

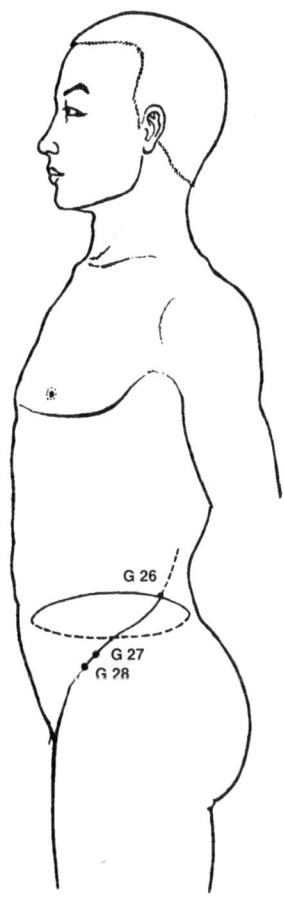

Kreuzungspunkte:
G 26, 27, 28

Graphik 83:
Wundermeridian Dai Mai

2.4 YANGWEI MAI
„Yang-regulierender Meridian"; Kardinalpunkt: 3E 5

Verlauf: Er beginnt im Punkt B 63, zieht lateral auf dem Bein bis zur Hüfte, dann lateral auf dem Abdomen bis zur Flankenregion des Thorax aufwärts zur Achsel. Am Oberarm in der Nähe der Schulter zieht er von ventral nach dorsal, dann aufwärts, um hinter das Ohr zu gelangen. Von hier zieht er zur Stirn (zu G 14) und wieder nach dorsal, um bei LG 16 (Fengfu) zu enden.
Yangwei bedeutet „Regulierer aller Yang-Meridiane", das entspricht den oberflächlichen Schichten des Körpers.

Meridianindikation: Kopfschmerzen, Vertigo; Frösteln; Fieber

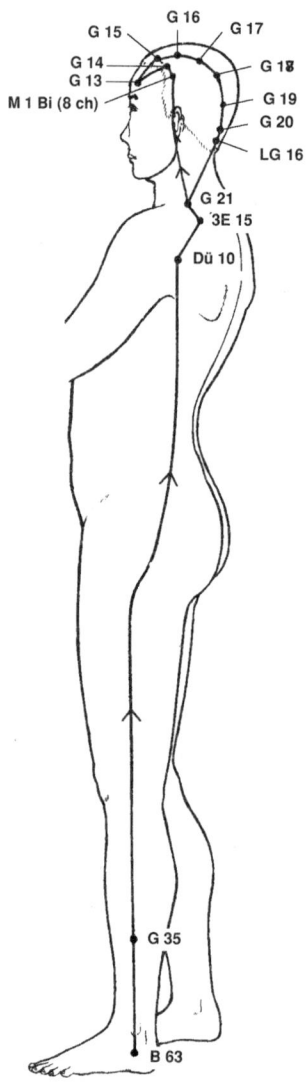

Kreuzungspunkte:

B 63

G 35

3E 10, 15

G 21

M 1

G 13–19

LG 16, 15

Graphik 84:
Wundermeridian Yangwei Mai

196

2.5 KONZEPTIONSGEFÄSS
Ren Mai, KG; Kardinalpunkt: Lu 7

Verlauf: siehe Seite 172.

Meridianindikation: im Unterbauchabschnitt Erkrankungen des Urogenitaltraktes, im Oberbauchabschnitt Erkrankungen des Magen-Darmtraktes, im Thoraxbereich Erkrankungen der Lunge und Speiseröhre, im Halsbereich Erkrankungen des Rachens. Symptome der Yin-Meridiane; Nieren und Lebererkrankungen.

Kreuzungspunkte:

KG 24 mit M

M 7 mit M

LG 28 mit LG

2.6 YINQIAO MAI
„Beschleuniger des Yin"; Kardinalpunkt: N 6

Verlauf: Er entspringt im Bereich von N 6, hinter dem Os naviculare unter dem Malleolus internus, kreuzt bei N 8 und zieht medial am Bein aufwärts über das Abdomen und den Thorax in die Fossa supraclavicularis. Von dort zieht er seitlich am Hals aufwärts zur Wange und endet am medialen Augenwinkel; hier trifft er im Punkt B 1 den Blasenmeridian und Yangqiao Mai.

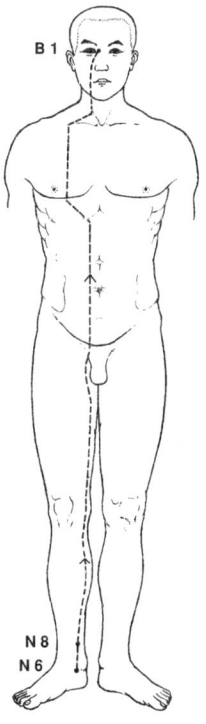

Meridianindikation: Menstruationsstörungen; Trockenheit im Larynxbereich; Müdigkeit; Supinationsstellung des Beines

Kreuzungspunkte:

N 6, 8

B 1

Graphik 85:
Wundermeridian Yinqiao Mai

2.7 CHONG MAI

„Gefäß des Aufstoßens"; Kardinalpunkt: MP 4

Verlauf: Es entspringt wie LG und KG im kleinen Becken und zieht aufwärts entlang der ventralen Fläche der Wirbelsäule. Der oberflächliche Ast, also jener, der an der Körperoberfläche Reflexpunkte berührt, tritt am Damm hervor, trifft im Bereich von M 30 auf den Nierenmeridian und zieht dann mit ihm gemeinsam beiderseits der Medianlinie aufwärts zum Schlund und umkreist den Mund. Es hat enge Beziehung zum Magenmeridian und wird auch als „Meer des Blutes" und „Meer der Meridiansysteme" bezeichnet.

Meridianindikation: Zyklusstörungen, gynäkologische Erkrankungen; Schmerzen, Koliken, Spasmen im Abdomen

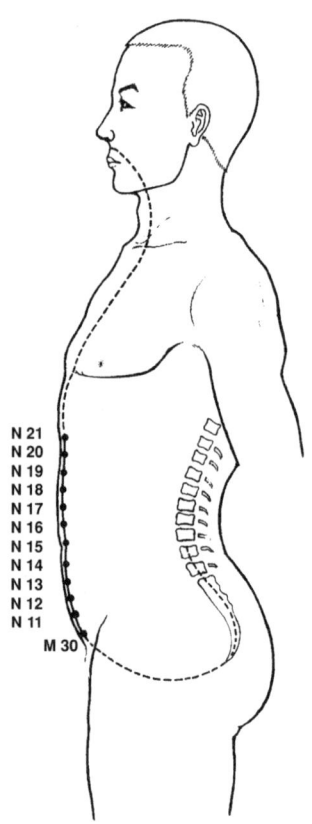

Kreuzungspunkte:

KG 1
M 30
N 11–21
KG 7

N 21
N 20
N 19
N 18
N 17
N 16
N 15
N 14
N 13
N 12
N 11
M 30

Graphik 86:
Wundermeridian Chong Mai

2.8 YINWEI MAI
„Yin-regulierender Meridian"; Kardinalpunkt: KS 6

Verlauf: Er beginnt im Bereich des Punktes N 9 (Zhubin), zieht aufwärts über die mediale Seite des Oberschenkels in den Unterbauch, von dort aufwärts durch das Zwerchfell in den Thorax und kreuzt dann seitlich des Schlundes das KG. Da er auf seinem Weg den Leber-, Nieren-, Milz-Pankreas-Meridian und das KG trifft, hat er eine Yin-Meridian verbindende Funktion.

Meridianindikation: Thoraxschmerzen, Herzschmerzen, Magenschmerzen, Erbrechen, Bauchschmerzen

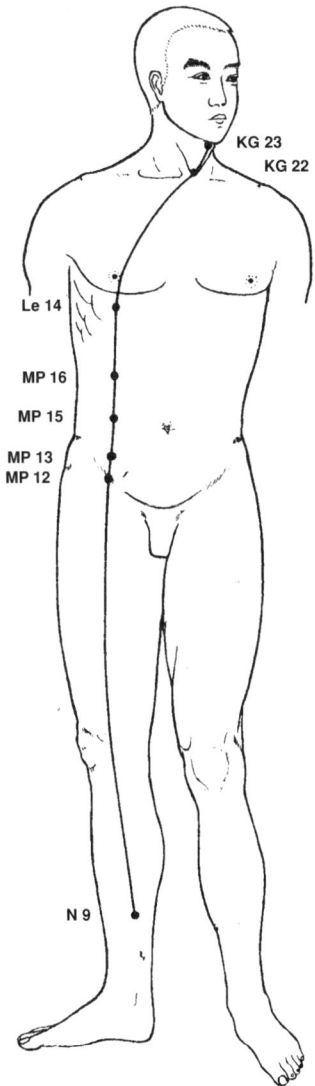

Kreuzungspunkte:

N 9

Mp 13, 16

Le 14

KG 22, KG 23

Graphik 87:
Wundermeridian Yinwei Mai

3 REGELN FÜR DIE AKUPUNKTUR MIT KARDINALPUNKTEN

1. WANN setzt man Kardinalpunkte ein?
a) chronisch rebellierende Krankheiten,
b) wenn durch diskrepante multiple Funktionskreise betreffende Krankheiten viele Nadeln notwendig wären, aber durch Schwächesymptomatik des Patienten oder Chronizität der Krankheit nur wenige Nadeln und geringe Reizstärke erlaubt sind,
c) also: bei Multimorbidität kombiniert mit Schwäche – Neurasthenie.

Die TCM spricht von „viel biao, viel li"[1], d. h. viele Symptome, die zu *biao*, also den äußeren Schichten gerechnet werden, wie z. B. die Erkrankungen des Bewegungsapparates, und viel *li*, d. h. Erkrankungen innerer Organe und psychosomatische Krankheiten.

2. WIE setzt man Kardinalpunkte ein?
Alle Kardinalpunkte sind Funktions-Multis mit großer Wirksamkeit. In China werden die Kardinalpunkte je nach Schule ganz unterschiedlich eingesetzt. Am College für TCM in Fuzhou beispielsweise geht man überhaupt nicht auf die Eigenart der Kardinalpunkte und der Wundergefäße ein, verwendet sie aber sowohl in Programme eingebaut als auch einzeln oder am Anfang bzw. Ende eines Programmes.
Merke: Kardinalpunkte, am Anfang oder am Ende eines Programmes gestochen, gelten nach Bischko als Eröffner der Wundermeridiane. Da es sich dabei um eine sehr wirksame Form der Akupunktur handelt, können auch sehr unangenehme Nebenwirkungen wie Verschlechterungsreaktionen, Kollaps etc. auftreten. Daher soll der Anfänger Kardinalpunkte nur in andere Programme eingebaut verwenden, d. h. nicht am Anfang oder am Ende stechen. Erst wenn man sich über Wirkung und Verlauf der Wundermeridiane klar ist, darf man die Kardinalpunkte als Einschalter der Wundermeridiane einsetzen.

3. „Führenden" Kardinalpunkt am Anfang, „sekundären" Kardinalpunkt am Ende stechen, den Rest des Programms dazwischen. „Führend" ist der Kardinalpunkt, dessen Wundergefäß die Hauptindikation bei der konkreten Behandlung abdeckt, sekundär sein Partner.

4. Die Indikation jedes Wundermeridians setzt sich aus 3 Komponenten zusammen:
■ Indikation des Kardinalpunktes
■ Indikation der mitbetroffenen Meridiane bzw. Funktionskreise
■ Indikation der gekoppelten Meridiane und Eigenschaften

5. Außerordentliche Meridiane sind als Paare am wirksamsten.

6. Kombinieren mit „normalen" Methoden.

7. Kardinalpunkte-Programme soll man:
■ nicht zu knapp hintereinander stechen,
■ nicht zu oft wechseln,
■ nicht zuviel kombinieren mit anderen Punkten – es ist ja die Stärke der Akupunktur mit Kardinalpunkten, daß man dabei Nadeln sparen kann!

---

1 ch.: *biao* = außen; *li* = innen

4 SYSTEMATIK DER WUNDERMERIDIAN-PAARE

Sie müssen sich wirklich nicht alle Punkte der Wundermeridiane merken, es genügt das versorgte Gebiet, die Indikationen der einschaltenden Kardinalpunkte, der berührten Meridiane und ihrer Partner.

Mnemotechnische Merkhilfen für den Einsatz von Wundermeridian-Paaren:

1. Jeweils ein Kardinalpunkt liegt auf dem Arm, einer auf dem Bein.

2. Die Kardinalpunkte der Yang-Wundermeridiane liegen anständigerweise auf den nach der Oben/Unten-Regel gepaarten Meridianen (B 62/Dü 3 und G 41/3 E 5). Bei den Yin-Wundermeridianen ist das leider nicht so (Lu 7/N 6 und KS 6/MP 4).

3. Gepaart sind jeweils:

2 Yin- bzw. 2 Yang-Wundermeridiane

2 schmale bzw. 2 breite Wundermeridiane

4. Die Partner verlaufen stets parallel, von unten nach oben. Setzt man sie gemeinsam ein, kann man sich vorstellen, daß die mobilisierten Energieströme einander gegenseitig mitreißen.

5. Jeweils ein Partner verläuft nur vom Rumpf zum Kopf, der andere vom Fuß bis zum Kopf:

Kardinalpunkt	Wundermeridian	Verlauf des Wundermeridians
Lu 7	Ren Mai (KG)	Rumpf → Kopf
N 6	Yinqiao Mai (Keo)	Fuß → Rumpf → Kopf
KS 6	Yinwei Mai	Fuß → Rumpf → Kopf
MP 4	Chong Mai	Rumpf
Dü 3	Du Mai (LG)	Rumpf → Kopf
B 62	Yangqiao Mai (Keo)	Fuß → Rumpf → Kopf
3E 5	Yangwei Mai	Fuß → Rumpf → Kopf
G 41	Dai Mai	Rumpf

5 KARDINALPUNKTE

Alle Kardinalpunkte:

- liegen auf den Extremitäten, und zwar zwischen Mittelhand bzw. Mittelfuß und Hand- bzw. Fußgelenksregion,
- haben außer ihrer Funktion als Einschaltpunkte der Wundermeridiane noch eine oder mehrere andere Funktionen,
- sind Meisterpunkte im Sinne der alten europäischen Meister.

Der Tabelle auf S. 206/207 entnehmen Sie bitte Namen und Lokalisation der Kardinalpunkte, ihre sonstigen Funktionen sowie Namen, grobe Lokalisation, Form und Funktion des von ihnen eingeschalteten Wundermeridians.

6 DIE KLINISCHE ANWENDUNG DER ACHT KARDINALPUNKTE – INDIKATION DER AKUPUNKTUR MIT KARDINALPUNKT-PAAREN

Die 8 Kardinalpunkte schalten die Wundermeridiane ein, man kann sie einzeln oder paarweise verwenden, wobei immer ein Punkt der unteren Extremität und ein Punkt der oberen Extremität gestochen wird.

6.1 DÜ 3 UND B 62 – DU MAI (LG) UND YANGQIAO MAI

Die Kardinalpunkte Dü 3 und B 62 liegen auf nach der Oben/Unten-Regel korrespondierenden Meridianen. Vorweg soll daran erinnert werden, daß insbesondere bei der Einschaltung der Yang-Wundermeridiane auch die Meridiane der Kardinalpunkte aktiviert werden, z. B. zusätzlich zu Du Mai (Dü 3) und Yangqiao Mai (B 62) der Dünndarm- und der Blasenmeridian!
Das Lenkergefäß verläuft über Wirbelsäule und Schädel, also über Rückenmark und Hirn, und wird durch den Kardinalpunkt Dü 3 eröffnet. Herz und Dünndarm sind in der 5-Elemente-Lehre dem Element Feuer zugeordnet. Als weitere Entsprechungen gehören dazu: das Organ Herz, aber weniger im Sinne von Organ, mehr im Sinn der übertragenen Bedeutung, nämlich von Seele, Geist und Esprit. Grob gesprochen könnte man sagen, der Begriff „Herz" steht für alles, was den Menschen vom Tier unterscheidet, aber auch für die Großhirnfunktion im Sinne der Koordination von Bewegungen. Das Herz öffnet sich in der Zunge – auch die Sprache ist eine Funktion des Herzens ebenso wie der Schlaf. Der äußere pathogene Faktor ist die Hitze, der innere die Freude, im pathologischen Sinn Hektik, Manie.
Der Yangqiao Mai benützt v. a. Punkte auf Blasen- und Gallenblasenmeridian und wird

durch B 62 eröffnet. Blase und Niere sind dem Element Wasser und dem äußeren Faktor Kälte zugeordnet. Der innere Faktor ist die Angst.

Der innere Faktor des Herzens ist Freude, die Wandlungsphase ist das Wachsen, das Nach-oben-Streben. Der innere Faktor der Niere ist Angst, die Wandlungsphase, die Stagnation, das Bewahren. Diese gegensätzlichen Tendenzen können zum „Sekretärinnensyndrom" führen: Einerseits strebt jeder Mensch nach Glück und Freude und möchte den Kopf hoch halten; andererseits ist da aber der Chef, sind da widrige äußere Lebensumstände, die den Menschen ducken. Es kommt zum Cervicalsyndrom mit zusätzlichen multiplen psychosomatischen Störungen. Meist sind noch Schlafstörungen dabei.

Indikation:

- Dü 3 mehr bei starken Schmerzen mit Verspannungen der Rückenmuskulatur, im Extrem Opistotonus, Schmerzen des Schulterblattes und Schmerzen im Unterbauch
- B 62 mehr bei Schlafstörungen (Yangqiao Mai), Schmerzen im Bereich des medialen Augenwinkels, Schmerzen im Nacken und Rücken
- beide Punkte Dü 3 und B 62: für Erkrankungen im Bereich von Hals, Nacken und Schulter

Beispiele für Indikationen:

- Cervicalsyndrom mit multiplen psychosomatischen Störungen, ev. mit Schlafstörungen (B 15, H 7)
- Lumbalgie mit Sexualstörung – cave Cauda-Syndrom! – (B 23, N 3, MP 6 und/oder KG 4)
- massive Rückenverspannung überall (Punkte auf der Huatuo-Linie, KG 4, 12, 14, je nach zusätzlicher Symptomatik)
- postapoplektische Hemiparese mit Sprachstörung und organischem Psychosyndrom
- Facialisparese (Di 4 und lokale Punkte)
- Trigeminusneuralgie (Di 4, Lu 7, 3E 5, G 41)

6.2 G 41 und 3E 5 – DAI MAI UND YANGWEI MAI

Die beiden Kardinalpunkte liegen auf den nach der Oben/Unten-Regel korrespondierenden Meridianen G und 3E. Betroffen ist somit vor allem der Funktionskreis Le/G. Dazu gehören der äußere Faktor Wind – das unberechenbare Anfallsgeschehen und der krampfartige Schmerz ebenso wie wandernde Schmerzen und der Zorn –, die unausgelebte Aggression sowie das Auge als Öffner.

Der 3E deckt die Funktionen von Respiration, Herz, Kreislauf, Verdauung und Urogenitale ab. Anatomisch gesehen verlaufen sowohl die Meridiane 3E und G als auch die zugehörigen Wundermeridiane seitlich, also in der Flanken- bzw. Schläfenregion. Bedenkt man, daß bei Einschaltung der beiden Wundergefäße zusätzlich auch die beiden Yang-Meridiane G und 3E aktiviert werden, kann man sich gut vorstellen, daß praktisch alle Gelenke des Körpers erreicht werden.

Indikation:

- G 41 mehr bei schlaffer Bauchdecke (Dai-Mai-Syndrom), Vertigo und Schmerzen im Bereich des lateralen Augenwinkels
- 3E 5 bei Fieber mit Kältescheu, Schmerzen hinter dem Ohr, Schulterschmerzen und Schmerzen des lateralen Augenwinkels (3E-Syndrom)
- G 41 und 3E 5: beide bei Erkrankungen des lateralen Augenwinkels, Ohr, Wange, Hals und Schulter

- Migräne:
  a) klassische Migräne: Lokalisation hinten, seitlich, Augenbeteiligung; plötzlich auftretend, besonders bei Wetterumschwung, Föhn, Aufregung, Irritation (Zorn Le/G); mensesabhängig (Urogenitale wird über 3E erreicht), Übelkeit, Brechreiz (KS 6); Hypotonie (M 36, MP 6)
  b) „Feiertagsmigräne" ist die Migräne der Hypotoniker und Schwächlinge, die der Wochenstreß aufrecht erhält
  c) Migraine ophtalmique (Le 3, G 14)

- Gelenksbeschwerden: Rheumaschmerz plus interne Erkrankungen plus neurasthenische Beschwerden; z. B. Hüftgelenksathrose mit Hypotonie, Schlaflosigkeit, Herzbeschwerden und depressiver Verstimmung; Hexenschuß, besonders wenn Drehbewegungen schmerzhaft sind; Wetterfühligkeit

- Tremor der Arme

- Thoraxschmerzen – Intercostalneuralgie: medial der Mamilla KS 6, lateral der Mamilla G 34, 3E 6

- Tinnitus, Otalgie und Schwindel

6.3 LU 7 UND N 6 – REN MAI (KG) UND YINQIAO MAI

Das Konzeptionsgefäß, vorne längsmedian verlaufend, wird eröffnet durch Lu 7, trägt die Alarmpunkte aller drei Anteile des 3E für Respiration, Verdauung, Urogenitale. „Lunge" bedeutet den gesamten Respirationstrakt vom Nasenloch über Pharynx, Larynx, Trachea bis in die letzte Alveole.
Das Yinqiao Mai verläuft unter Verwendung von Punkten auf dem Nierenmeridian vorne als schmaler Streifen und trifft im inneren Lidwinkel (B 1) den Blasenmeridian und den Wundermeridian Yangqiao Mai.
In der TCM gehört nur die Funktion „Ausatmen" zur Lunge, „Einatmen" wird der Niere zugeschrieben. Der Darm gehört ebenfalls ab der Flexura lienalis zur Niere. Die Niere regiert auch die unteren Öffnungen im Bereich des Perineums sowie den gesamten Hormonhaushalt.

Indikation:

- Lu 7 besonders bei Asthma bronchiale, Schmerzen im Schlund und „Knoten im Abdomen", Fluor albus, Erkrankungen des KG

- N 6 zur Behandlung von Schlafstörungen (Yinqiao-Syndrom), Kurzatmigkeit, Hämoptoe und schmerzhafte Schwellung des Schlundes (N-Syndrom)

- Lu 7 und N 6: beide bei Erkrankungen von Lunge, Thorax, Schlund und Zwerchfell

Beispiele für Indikationen:

- chronischer Husten: eher bei „Yin-Katarrh", d. h. bei reduziertem Allgemeinzustand und Dyspnoe, ev. abwechselnd mit Dü 3 und B 62. Dazu Di 4, Lu 7, B 13, KG 17, LG 13.
  Bei „Yang-Katarrh", d. h. bei eher hypertonen Patienten mit reichlich Schleim und Eiter eher MP 4 und KS 6 als Kardinalpunkte und Lungenpunkte (Lu 5 oder Lu 7) sowie KG 17, B 13, B 17, N 3, N 7 dazu. Nicht alle angegebenen Punkte in einer Sitzung stechen!

- Globusgefühl (KG 22 ch = KG 21 Bi, KG 23 ch)

- Anosmie, Stomatitis

- Rhinitis plus Kopfschmerzen

- Regelstörungen, verspätete oder schmerzhafte Menarche
- Wehenschwäche
- Stillschwäche
- Urethritis, Reizblase, Harnverhaltung und Inkontinenz
- Impotenz, Frigidität

6.4 KS 6 UND MP 4 – YINWEI MAI UND CHONG MAI

Der Kreislauf-Sexualität-Meridian ist bekanntlich ein Zusatzmeridian zum Schutz des „Königsorgans" Herz und deckt damit auch die Funktionen des Begriffs „Herz" ab, allerdings weniger im psychischen Sinn als im Sinne von Herz als Organ und damit Kreislauf.

Das Chong Mai wird durch MP 4 eingeschaltet. Zum Funktionskreis MP/M gehören die Funktionen Blutspeicherung und Verdauung, Flüssigkeitshaushalt in Organen und Gewebe.

Ein typisch chinesischer Begriff, der in diesem Rahmen erwähnt werden muß, sind die „Blutverlustkrankheiten", worunter nicht nur Folgezustände pathologischer Blutungen zu verstehen sind. sondern auch alle Beschwerden in Zusammenhang mit der Menstruation.

Der äußere Faktor von MP ist die Feuchtigkeit – diese Vorstellung wird auf die Flüssigkeitsspeicherung im Gewebe übertragen. Eine typische Indikation ist daher das prämenstruelle Syndrom mit Flüssigkeitsspeicherung im Gewebe, Übelkeit, Kopfschmerzen, Schmerzen in der Brust.

Man kann sich grob gesagt folgende Trias der Indikation merken: Alles, was mit Luft (Blähungen, Aufstoßen) und Blut zu tun hat, und alles, was vorne am Körper empfunden wird, kann über KS 6 und MP 4 erreicht werden.

Indikation:

- MP 4 mehr bei krampfartigen Schmerzen (Chong-Mai-Syndrom) des Magen-Darmtraktes, Meteorismus und Diarrhoe (MP-Syndrom)
- KS 6 mehr bei Herzschmerzen (Yinwei-Mai-Syndrom), Druck im Thorax, Herzklopfen und innerlicher Unruhe (KS-Syndrom).
- MP 4 und KS 6: gegen Magen-, Herz- und Thoraxbeschwerden

Beispiele für Indikationen:

- prämenstruelles Syndrom, s. o.
- klimakterische Beschwerden
- Beschwerden im Hypochondrium: Blähungen, Singultus, Dyspepsie, Übelkeit, Brechreiz, Sodbrennen, Gastritis, Ulcus, Appetitlosigkeit
- Colitis, Colon irritabile
- Sommerdiarrhoe
- Herzbeschwerden: Palpitationen, Herz-„Leere", Angina pectoris
- Müdigkeit, Antriebslosigkeit, nervöse Erschöpfung
- Schlaflosigkeit bei Hypotonie, Schwäche und Nervosität

7 AUF EINEN BLICK: KARDINALPUNKTE

Kardinalpunkt	Innenwert/ sonstige Funktion	Wundermeridian
Lu 7 *Lieque* „Engpaß" Radialispuls, ½ QuF proximal der volaren Handgelenksfurche	Lo M Durchfälle	*Ren Mai* „Konzeptionsgefäß" = KG ventromediane Linie von Perineum bis Kinn
N 6 *Zhao Hai* „Erleuchtestes Meer" 1 Cun (1 DB) unter dem Außenknöchel	StW M Schlaf M nicht lokalisierbare Schmerzen M Periodizität M Psychasthenie	*Yinqiao Mai* „Beschleuniger des Yin" oder *Yinkeo*: „Innenseite der Ferse" am Bein medial (N 6); Rumpf: vorne, schmal; medialer Augenwinkel
KS 6 *Neiguan* „Innengrenze" 2 Cun (2 DB) proximal der Mitte der volaren Hand- gelenksfurche	Lo zu 3E 4 M Erbrechen	*Yinwei Mai* „Bewahrer des Yin" am Bein medial (N 9); Rumpf: vorne, breit – Punkte von MP, Le, KG
MP 4 *Gongsun* „Enkel des Fürsten" an der Basis Os metatars. I	Lo zu M 42 M Durchfälle	*Chong Mai* „Verteiler der Energie" vorne, KG 1, N 11–21
Dü 3 *Houxi* „Hintere Schlucht" ulnare Handkante, hinter Falte über Grundgelenk V. (Ende der oberen Handlinie)	T M Spasmen, Schleimhaut	*Du Mai* „Gefäß des Herrschers, Lenkergefäß" = LG dorsomediane Linie von Perineum über Wirbelsäule, Kopf bis Philtrum
B 62 *Shenmai* „Gefäß der Streckung" Bi.: 2 QuF ch.: direkt unter Außen- knöchel	M Schlaf (+N 6) M nicht lokalisierbare Schmerzen	*Yangqiao Mai* „Beschleuniger des Yang" oder *Yang-Keo* = „Außen- seite der Ferse" dorsallate- ral. Bein B 62, G 29; Rumpf Dü 10, Schulter Di 15; Ge- sicht M 7 bis M 4 Bi, B 1
3E 5 *Waiguan* „Außengrenze" 2 Cun (2 DB) proximal der dorsalen Handgelenksfurche	Lo zu KS 7 M kleine Gelenke	*Yangwei Mai* „Bewahrer des Yang" hinten, seitlich, Flanke, breit. Bein B 63, G 35; Rumpf Dü 10; Schulter Di 15; Kopf G!
G 41 *Linqi* „Wo die Tränen auftreffen" Winkel zwischen Metatar- sale IV/V	Nicht Qu! M große Gelenke	*Dai Mai* „Gürtelgefäß" wie ein Korsett um die Körpermitte (Le 13), G 26–28

Legende: M = Meisterpunkt   T = Tonisierungspunkt   Lo = Durchgangspunkt

TCM-Funktion der Wundermeridiane	Syndrome/Indikation	Wundermeridianpaare/ gemeinsamer Einsatz
„Meer der Yin-Meridiane" Verbindung zu allen Yin-Meridianen, Reservoir und Träger von deren Qi	„Lunge": Rachen, Thorax, Asthma, Ösophagus; Oberbauch: Magen, Verdauung; Schmerzen im Unterbauch, gesamtes Genitale von Mann und Frau, Fertilität!	schmaler Streifen vorne mit Beziehung zu Rachen, Hals, Thorax, Bauch, Zwerchfell, Leiste – Genitale
Bewegung des Beines, Innenrotation; trifft Yangqiao Mai in B 1	Schmerzen in Unterbauch, lumbal, Hüfte, Regio pubica; Spasmen und Supinationsstellung des Beines; Epilepsie, Antriebslosigkeit; Trockenheit im Larynx	Globusgefühl, Singultus; Bronchitis, Asthma (oft besser Lu 9 + B 13); Obstipation (Darm gehört ab Flex. lien. zur Niere!); Sexualstörungen – KG 4 Treffpunkt der 3 unteren Yin-Meridiane!
Verbindung zu allen Yin-Meridianen, Einfluß auf alles Geschehen im Inneren des Körpers	„Innere Erkrankungen", Thorax-, Herz- und Magenschmerzen	breiter Streifen vorne Beschwerden, die vorne empfunden werden, in Zusammenhang mit Blut, Flüssigkeitshaushalt, Luft: prämenstruelles Syndrom, Blähungen, Singultus, Brechreiz; Sodbrennen, Appetitlosigkeit; Palpitationen; „Herzleere"; anginöse Beschwerden; Diarrhoe; Colon irrit.
„Meer der 12 Meridiane" „Meer des Blutes" Reservoir für Blut und Energie (Qi) aller 12 regulären Meridiane	Blut! Störungen von Menstruation und Fertilität; Placentaretention! Schmerzen im Bauch; Asthma!	
„Meer der Yang-Meridiane" Verbindung zu allen Yang-Meridianen, deren Energie (Qi) das LG „regiert"	Wirbelsäule! Schmerzen und Steifheit; Opistotonus; postapolektische Zustände, Kopfschmerzen, Epilepsie. Kollaps, Hypotonie; Störungen von Bewußtsein und Psyche	schmaler Streifen hinten mit Ausladung in Schulter- und Lumbalregion Kombination von Wirbelsäulen- und psychosomatischen Beschwerden: Cervicalgie + Ängstlichkeit; Lumbalgie + Sexualstörung (cave Cauda-Syndrom!); Scheitelkopfschmerz; massive Rückenverspannung überall; Trigeminusneuralgie, Facialisparese
Regulation der Bewegung des Beines – Außenrotation trifft Yinqiao Mai bei B 1 und Yangwei Mai bei Dü 10	Schmerzen im Rücken, lumbal, innerem Lidwinkel, Spasmen und Außenrotation des Beines; psychische Unruhe; Vertigo; Schlaflosigkeit	
Verbindung zu allen Yang-Meridianen, Einfluß auf alles Geschehen an der Oberfläche des Körpers. TCM: auch Muskel, Bewegungsapparat! Trifft Yangqiao Mai bei Dü 10, verbindet durch seinen gürtelförmigen Verlauf alle Meridiane auf dem Rumpf	„Äußere Erkrankungen" – Bewegungsapparat!! Fieber, Frösteln; Seitenkopfschmerz	breiter Streifen hinten, Flanke; klassische Migräne, seitlich, hinten, plötzlich, ausgelebte Aggression (Zorn-G!) mensesabhängig, Feiertagsmigräne der Hypotoniker; Gelenksbeschwerden + innere Erkrankung oder Neurasthenie; laterale Intercostalneuralgie
	Spannungs-, Völlegefühl im Bauch; Schwäche in Lende, Bein – auch Koordinationsstörung, Muskelatrophie; Uterusprolaps; Fluor albus	

Qu = Quellpunkt   StW = Stoffwechselpunkt

VII

DIE MUSCULO-TENDINÄREN MERIDIANE (MTM) ODER TENDINO-MUSKULÄREN MERIDIANE

Zu jedem der 12 regulären Meridiane gehört ein musculo-tendinärer Meridian – MTM. Es handelt sich um 12 Verbindungssysteme, die nur an der Körperoberfläche verteilt sind. Sie haben keine Beziehung zu den Eingeweiden.

Der MTM repräsentiert Funktions- bzw. Muskelketten, zu denen der jeweilige Meridian eine topographische Beziehung hat, d. h. über die er verläuft. Das Wesentliche an der Vorstellung des MTM ist die Erklärung dafür, daß eine Funktionsstörung in einem Gelenk nicht als isoliertes Geschehen betrachtet werden kann, sondern sich in logischer Konsequenz störend auf die ganze Muskelfunktionskette auswirken muß. Daraus ergibt sich zwingend, daß die Behandlung eines Gelenkes sich nicht auf lokale Maßnahmen beschränken darf, sondern die betroffene Muskelfunktionskette einbezogen werden muß.

Die zu Yang gehörenden MTM sind lateral am Körper, die zu Yin gehörenden medial und dringen außerdem in Thorax und Bauchhöhle ein.

Die MTM implizieren Skelettmuskulatur, Fascien und Sehnen, und da sie am Körper oberflächlich lokalisiert sind, werden sie leicht durch bioklimatische Noxen gestört, was zu rheumatischen Erkrankungen führen kann. Hauptsymptome hierfür sind: Krämpfe, Schmerzen und Bewegungseinschränkung im Bereich der Extremitäten.

1 ZUR EXISTENZ DER MTM

Die quergestreifte Muskulatur ist meist parallel zur Körperachse angeordnet. Wo die Muskelfasern mehrfach kreuzen, haben wir im Meridianverlauf „Ecken". Es gibt theoretische Überlegungen und wissenschaftliche Untersuchungen, die das Deqi- oder PSC-Gefühl als Ausdruck muskulärer Reaktionen verstehen. Siehe S. 35, 36 und S. 310.

2 EINSATZ DER MTM

Das Haupteinsatzgebiet der MTM sind Erkrankungen des Bewegungsapparates, also von Sehnen, Muskeln und Gelenken. Ihr Einsatz erfolgt einfach durch Nadelung schmerzhafter Punkte im Meridianverlauf; die Wirkung kann durch den zusätzlichen Einsatz der Jing-Punkte, das sind die Anfangs- oder Endpunkte an Finger- oder Zehenspitzen, und von Reunionspunkten im Meridianverlauf verstärkt werden. Die größte Bedeutung kommt den MTM in Physiotherapie, Sportmedizin, Massage und manueller Therapie zu.

3 FUNKTION DER MTM

Die Funktion der MTM ist die Bewegung und Koordination des Bewegungsapparates. Sie verbinden alle Knochen und Gelenke des Körpers.
Erkrankungen der Muskulatur, der Sehnen und Gelenke sind die Hauptindikationen.
Haut, Subcutis und der Muskelmantel bilden eine Schutzschichte des Körpers gegen die schädigenden bioklimatischen Einflüße und sind Projektionsstellen für Störungen im Inneren des Körpers. Die TCM bezeichnet das Gelenk als „Schranke", hier wird die Zirkulation (Informationsfluß) im Meridiansystem kontrolliert. Im Bereich solcher Schranken können leicht Behinderungen der Zirkulation entstehen (Verzögerung oder Stase). In der modernen Medizin, insbesondere in der manuellen Therapie, spricht man von Blockierungen eines oder mehrerer Gelenke. Die Deblockierung eines solchen Gelenkes bedeutet Beseitigung der Stase, somit Förderung der Zirkulation im Meridiansystem, Blut- und Lympgefäßsystem und Nervensystem. Bezeichnend ist, daß gerade um die Gelenke viele wichtige Meridianpunkte liegen.
Betrachtet man die Bewegungseinschränkung eines Gelenkes nicht als rein regionales Geschehen, muß man zu dem Schluß kommen, daß eine Störung der ganzen Muskelfunktionskette vorliegt. Moderne Therapieformen der Krankengymnastik nützen diese Beziehungen beispielsweise bei der Anwendung der Feldenkrais-Methode, bei Schattenboxen, Eutonie etc.[1]

Die TCM kennt seit der Zeit des Neijing (230 v. Chr.) diese Zusammenhänge und beschreibt diesbezüglich besondere Stichtechniken:

■ *Fenci:* Stich bis in die Muskulatur
■ *Huici:* Stich in die Sehnen
■ *Guanci:* Stich ins Gelenk bzw. in gelenksnahe Sehnen

Die MTM bilden zusammen mit den 12 Hauptmeridianen eine Einheit, denn die Ernährung der MTM wird von den Hauptmeridianen garantiert, dort fließen ja Qi und Xue (Information, Energie und Blut).

---

1 O. Bergsmann und A. Meng haben in einer Monographie diese Idee recht genau dargelegt: *Akupunktur und Bewegungsapparat. Versuch einer Synthese.* Haug Verlag: Heidelberg, 1982.

Die MTM werden im Originaltext nicht mit dem Namen eines Organs bezeichnet wie die 12 Hauptmeridiane. Sie haben ja auch keine Organbeziehung.

Wir wissen, daß je 2 Meridiane, die an Arm und Bein an topographisch korrespondierender Stelle verlaufen, nebst ihrem organbezogenen auch einen eigenen Namen tragen; diesen gemeinsamen Namen benützt die TCM für die MTM:

vorderes Yang	Yangming (M/Di)
seitliches Yang	Shaoyang (G/3E)
hinteres Yang	Taiyang (B/Dü)
vorderes Yin	Taiyin (MP/Lu)
seitliches Yin	Jueyin (Le/KS)
hinteres Yin	Shaoyin (N/H)

Da uns aber die Bezeichnung nach den Organen geläufiger ist, wollen wir sie der Einfachheit halber nach dem Organ benennen (MTM-Blase, nicht MTM-Taiyang des Fußes.)

VERLAUF DER 12 MTM

- Die 12 MTM entspringen alle an den Akren, an den klassischen Jing-(„Brunnen")-Punkten und verlaufen zum Kopf oder zum Stamm.
- Die 3 Yang-MTM des Fußes stehen mit dem Auge in Zusammenhang und verteilen sich folgendermaßen auf dem Rumpf:

hinten	B – Taiyang
Seite	G – Shaoyang
vorne	M – Yangming

- Die 3 Yin-MTM des Fußes stehen alle mit der Genitalregion in Zusammenhang.
- Die 3 Yang-MTM der Hand berühren alle die Schläfen.
- Die 3 Yin-MTM der Hand stehen mit dem Thoraxinnenraum in Verbindung.

4 DIE 3 YANG-MTM DES FUSSES

An Hand der MTM-Blase werden wir sehen, daß hier nicht einzelne Muskeln, sondern ganze Funktionseinheiten beschrieben werden.

4.1 MTM DES BLASENMERIDIANS
Fuß-Taiyang

Er beginnt an der kleine Zehe (Ziyin, B 67), zieht am Außenrand des Fußes bis zu B 61 in der Nähe des äußeren Knöchels, das entspricht einem Teil der Sehne von M. extensor digitorum longus, welcher an der kleinen Zehe ansetzt, zieht von hier weiter in die Kniekehle zu B 54, das entspricht dem M. peroneus longus bzw. brevis.

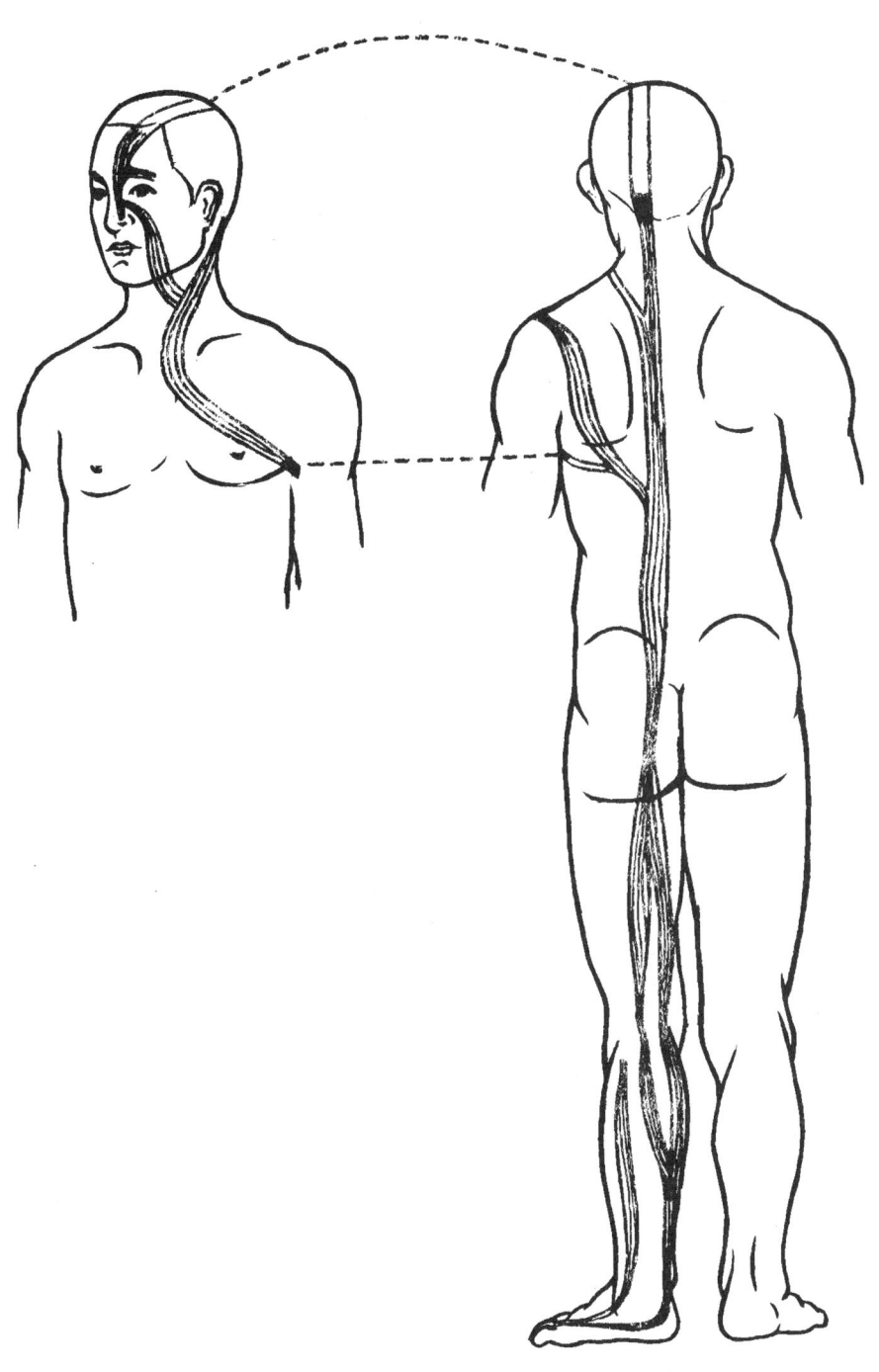

Graphik 88:
MTM des Blasenmeridians – Fuß-Taiyang

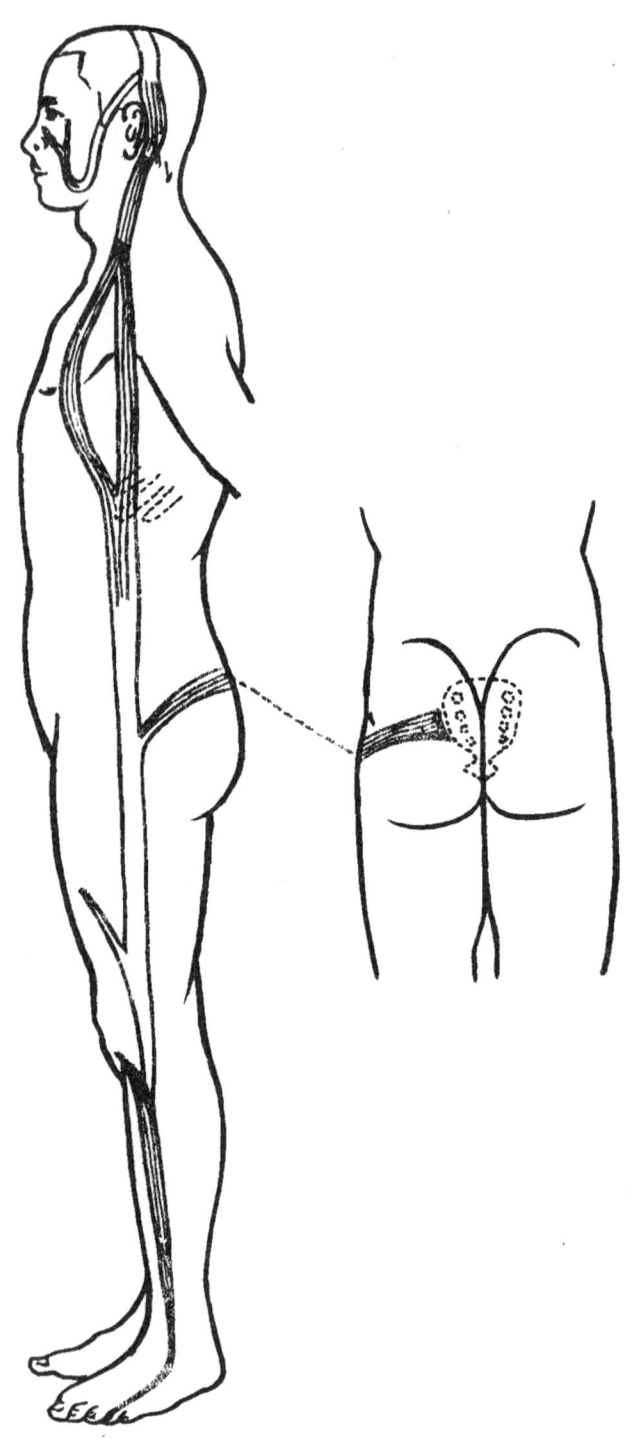

Graphik 89:
MTM des Gallenblasenmeridians – Fuß-Shaoyang

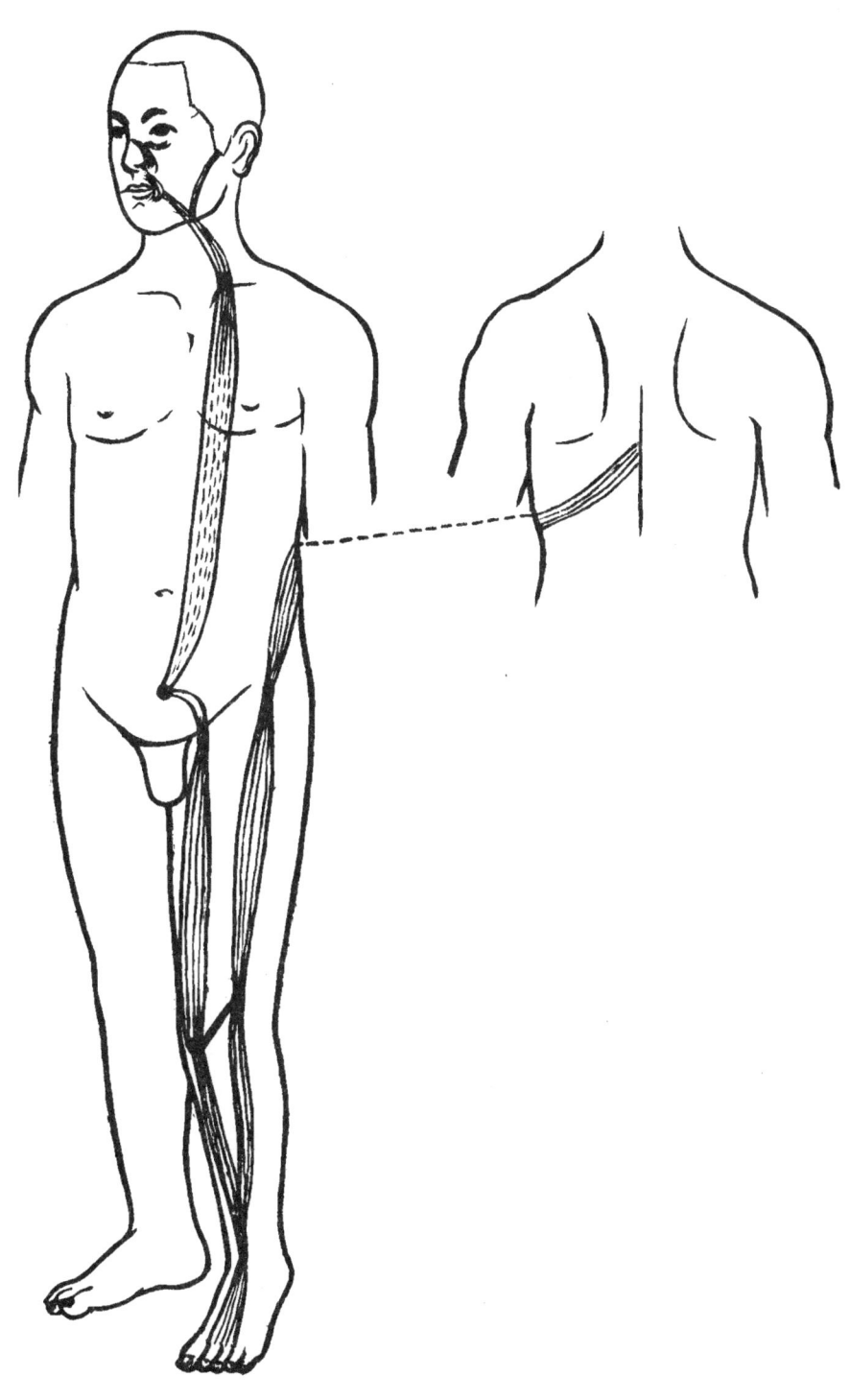

Graphik 90:
MTM des Magenmeridians – Fuß-Yangming

Etwas tiefer als der oben genannte Zweig liegt ein weiterer, der vom Außenrand des Fußes zur Ferse (entspricht M. abductor digiti V), dann aufwärts zur Kniekehle zieht. Ein anderer Zweig beginnt am lateralen Knöchel, läuft zu den lateralen Partien der Wade, dann zur medialen Kniekehle und entspricht dem M. gastrocnemius. Von der Kniekehle verläuft dieser Zweig parallel mit dem ersten Zweig, hinauf bis zum Gesäß, entsprechend dem M. biceps femoris, M. semitendinosus, M. semimembrantius; vom Gesäß dann paravertebral aufwärts bis zum Hinterhaupt (M. erector trunci).

Vom Nacken reicht ein Ast über den Schulterrand zum Hals und endet am Zungengrund (M. omohyoideus). Ein anderer Ast verläuft über den Hinterkopf, den Scheitel, die Stirne und endet schließlich an der Nasenwurzel (Galeo aponeurotica, M. frontalis, M. occipitalis). Von der Nasenwurzel führt ein Ast zum oberen Augenrand und endet am Jochbein (M. orbicularis oculi).

Aus dem paravertebralen Verlauf reicht eine Abzweigung über das Schulterblatt und endet am Punkt Di 15 (Teil des M. trapezius). Eine andere Abzweigung läuft unter der Achselhöhle durch, zieht kranialwärts zur Fossa supraclavicularis (M 12) und endet dann am Processus mastoideus (M. sternocleidomastoideus). Von der Fossa supraclavicularis zieht ein Ast kranialwärts zum Jochbein (M. levator labii superior).

4.2 MTM DES GALLENBLASENMERIDIANS
Fuß-Shaoyang

Er beginnt an der 4. Zehe, verläuft am Außenrand des Fußes, dann weiter lateral zur Tibiakante, endet an der Außenseite des Knies in der Gegend von G 34. Ein Ast setzt sich zum Oberschenkel fort, wo er in der Gegend von M 32 endet; dorsal endet er in der Gegend von Kreuz- und Steißbein.

Der gerade verlaufende Ast zieht lateral den Rumpf entlang, endet einerseits über der Mamma in M 12, durchläuft andererseits die Achsel und reicht bis hinter das Ohr und zur Schläfe. Der linke und rechte MTM-G treffen einander am Scheitel. Vom Scheitel zieht ein Strang aufwärts zum Unterkiefer und wieder aufwärts, um am lateralen Augenwinkel zu enden.

4.3 MTM DES MAGENMERIDIANS
Fuß-Yangming

Dieser beginnt an der 2., 3. und 4. Zehe und endet am Fußrücken. Der Ast zieht schräg nach oben, verteilt sich auf der Vorderseite des Unterschenkels, endet einerseits lateral des Knies; von hier zieht er aufwärts zur Hüfte und über den lateralen Rumpf zur Wirbelsäule. Andererseits endet ein Ast in der Patella; von hier reicht ein kleiner Ast in den vorher beschriebenen MTM-M, welcher hier lateral am Oberschenkel aufwärts zieht. Die Hauptmasse zieht von der Patella senkrecht nach oben über M 32 zum Schambein, von wo sie zu den äußeren Genitalien zieht, sodann weiter nach oben über das Abdomen und den Thorax, um in der Gegend von M 12 zu enden. Der Meridian steigt dann über den Hals aufwärts um den Mund, vereinigt sich paranasal und zieht zur Nase, von wo er zum Augenunterrand läuft. Hier vereinigt er sich mit dem MTM-B, gemeinsam bilden sie hier das „obere Augennetz" und das „untere Augennetz". Ersteres wird von MTM-B, zweiteres von MTM-M gebildet. Der MTM-M hat noch einen Ast, der von der Wange vor das Ohr zieht.

5 DIE 3 YIN-MTM DES FUSSES

5.1 MTM DES MILZ-PANKREAS-MERIDIANS
Fuß-Taiyin

Er beginnt medial an der großen Zehe und zieht zum medialen Knöchel. Der gerade verlaufende Ast zieht zum medialen Condylus des Knies, von hier medial am Oberschenkel aufwärts bis zur Leistenbeuge und von dort zu den äußeren Genitalien. Von dieser Sammelstelle reicht der Zug kranialwärts bis zum Nabel, von dort intraabdominell zu den Rippen, dann durch den ganzen Thoraxinnenraum weiter nach oben. Ein innerer Ast endet an der Wirbelsäule.

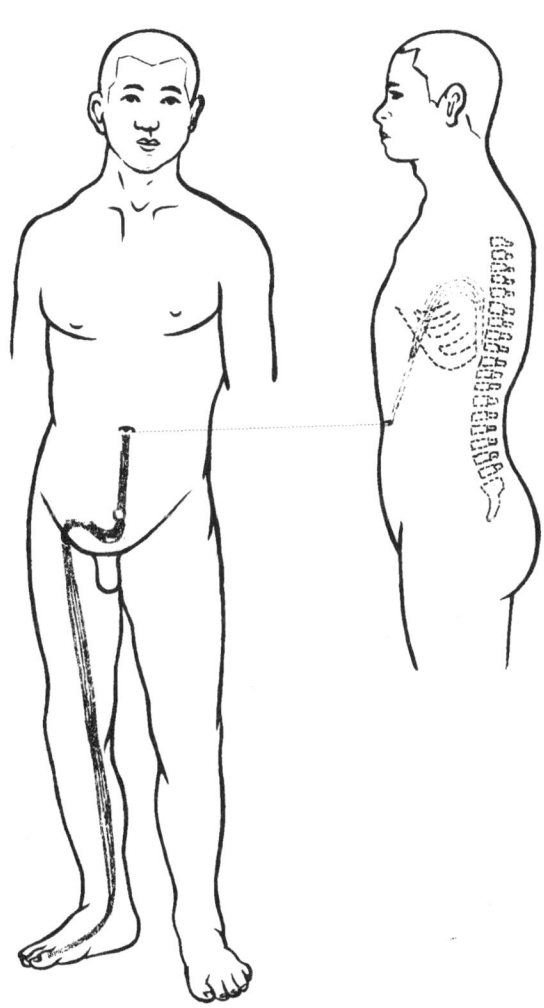

Graphik 91:
MTM des Milz-Pankreas-Meridians – Fuß-Taiyin

215

5.2 MTM DES NIERENMERIDIANS
Fuß-Shaoyin

Dieser beginnt unterhalb der kleinen Zehe. Gemeinsam mit dem schrägen Zug des MTM-MP zieht er unterhalb des medialen Knöchels zur Ferse. Nach Vereinigung mit dem Muskel-Sehnenzug des MTM-MP zieht er nach oben entlang des medialen Oberschenkels zu den äußeren Genitalien. Hier reicht ein innerer Zweig paravertebral bis zum Occiput, um sich mit dem MTM-B zu vereinigen und hier zu enden.

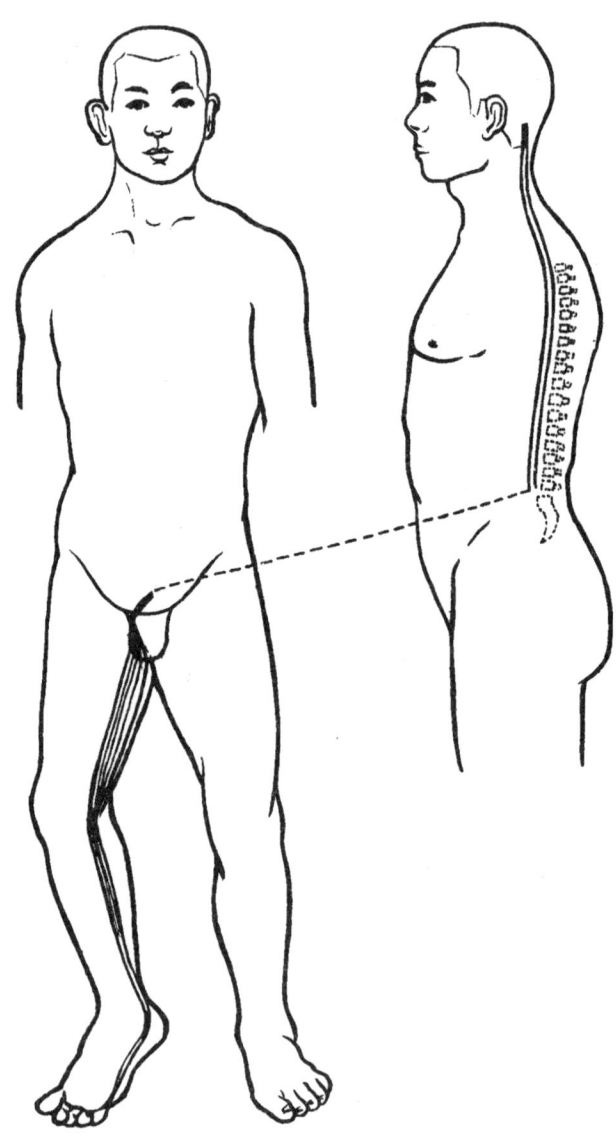

Graphik 92:
MTM des Nierenmeridians – Fuß-Shaoyin

5.3 MTM DES LEBERMERIDIANS
Fuß-Jueyin

Er beginnt dorsal an der großen Zehe, zieht etwas vor dem medialen Knöchel nach oben, verläuft dann entlang der Tibia aufwärts zum Condylus medialis. Von hier zieht er an der medialen Seite des Oberschenkels aufwärts und trifft im Bereich der äußeren Genitalien die anderen MTM.

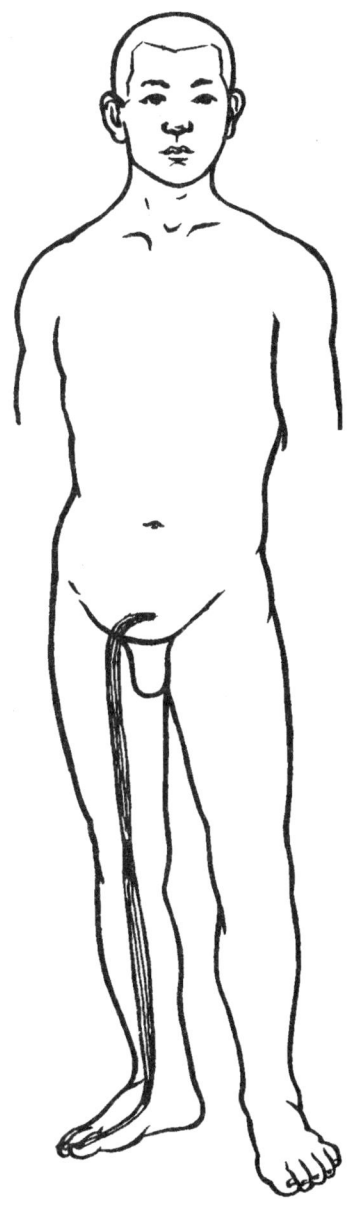

Graphik 93:
MTM des Lebermeridians – Fuß-Jueyin

6 DIE 3 YANG-MTM DER HAND

6.1 MTM DES DÜNNDARMMERIDIANS
Hand-Taiyang

Er beginnt dorsal am kleinen Finger, zieht aufwärts über das Handgelenk an der Innenseite des Unterarmes bis zum Condylus medialis und von hier aufwärts in die Achselhöhle. Dorsal der Achsel zieht er über die Schulter zur lateralen Seite des Halses, wo er vor dem MTM-B liegt. Dieser Ast endet hinter dem Ohr am Processus mastoideus.

Hinter dem Ohr geht ein Ast ab, der in das Ohr hineinzieht. Ein gerade verlaufender Ast reicht dorsal vom Ohr nach oben, um dann nach unten zu ziehen und am Unterkiefer zu enden, dabei nimmt er mit dem lateralen Augenwinkel Verbindung auf.

Ein weiterer Zweig geht von der Gegend des Unterkiefers ab, um nach oben zu den Zähnen zu ziehen, dabei verläuft er vor dem Ohr und nimmt Verbindung mit dem lateralen Augenwinkel auf; anschließend zieht er zur Stirn und endet am Schläfenwinkel.

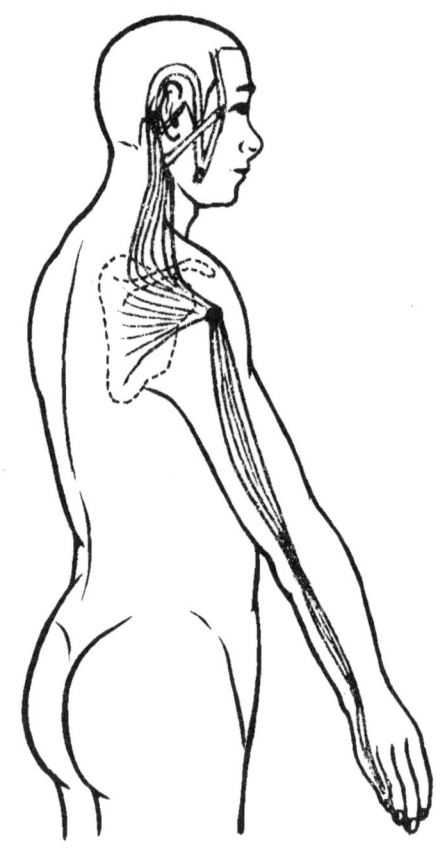

Graphik 94:
MTM des Dünndarmmeridians – Hand-Taiyang

6.2 MTM DES DREIFACHEN-ERWÄRMER-MERIDIANS
Hand-Shaoyang

Er beginnt dorsal an der Kuppe des Ringfingers, zieht proximalwärts über das Handgelenk entlang der Außenseite des Unterarmes aufwärts über Ellbogen, Schulter zum Hals und trifft hier den MTM-Dü. Ein Ast geht vom Hals an den Unterkiefer zum Zungengrund.

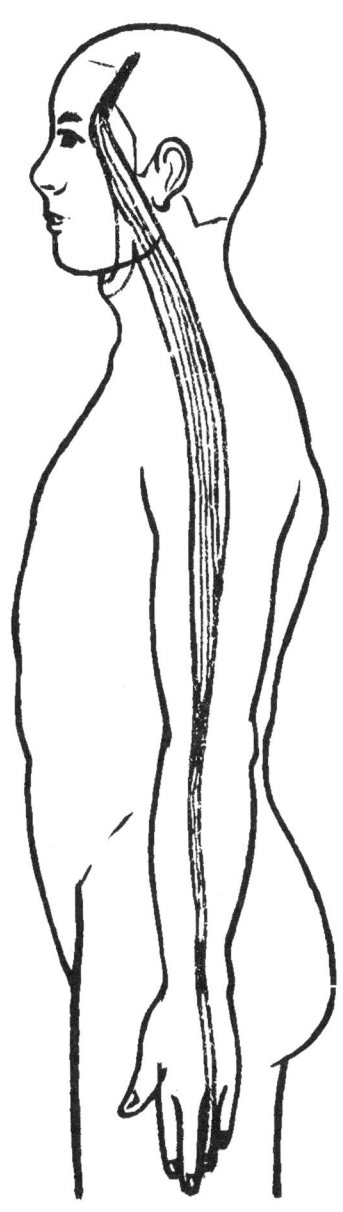

Graphik 95:
MTM des Dreifachen-Erwärmer-Meridians – Hand-Shaoyang

6.3 MTM DES DICKDARMMERIDIANS
Hand-Jangming

Er beginnt an Daumen und Zeigefinger, zieht über das Handgelenk entlang des Unterarmes aufwärts über den Ellbogen zum Oberarm und zum Schultergelenk. Der Ast des Schultergelenkes umkreist die Schulter und endet dann paravertebral. Der gerade Ast zieht von der Schulter aufwärts bis zum Hals. Es gibt noch einen Ast an der Wange.

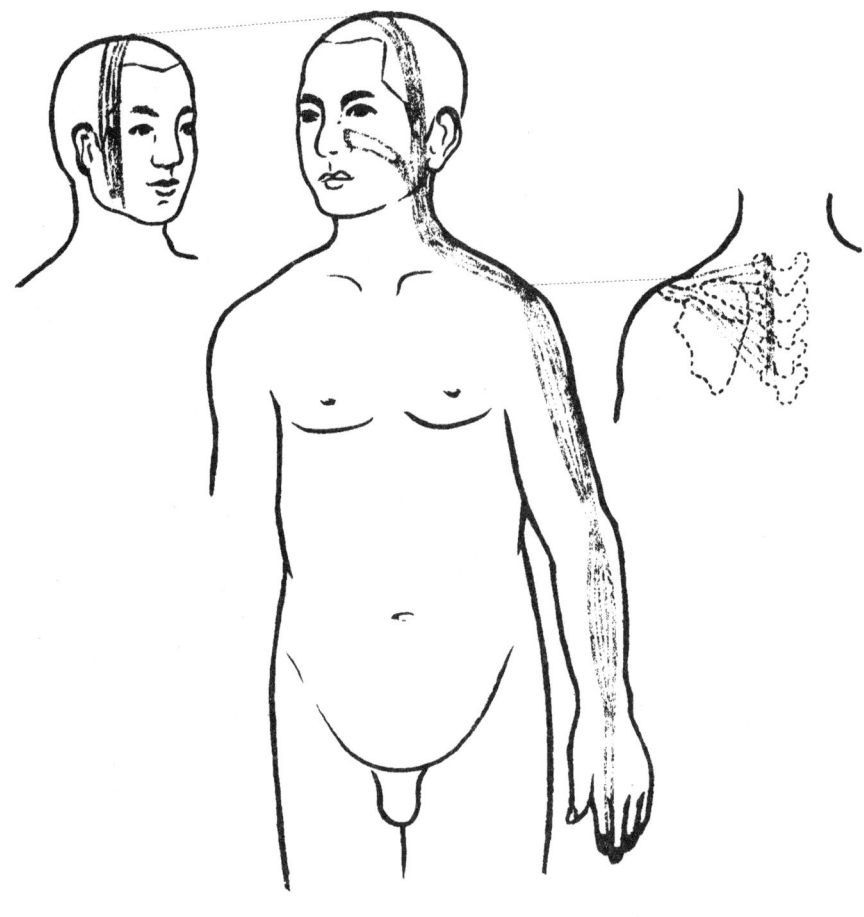

Graphik 96:
MTM des Dickdarmmeridians – Hand-Yangming

7 DIE 3 YIN-MTM DER HAND

7.1 MTM DES LUNGENMERIDIANS
Hand-Taiyin

Er beginnt am Daumen, zieht über den Thenar und den Unterarm entlang aufwärts zum Ellbogengelenk, dann in die Achselhöhle, von hier in die Tiefe, tritt dann supraclavikulär wieder aus, verbindet sich hier ventral mit der Schulter und zieht in den Thorax, um mit der Flankenregion und der Cardia Verbindung aufzunehmen.

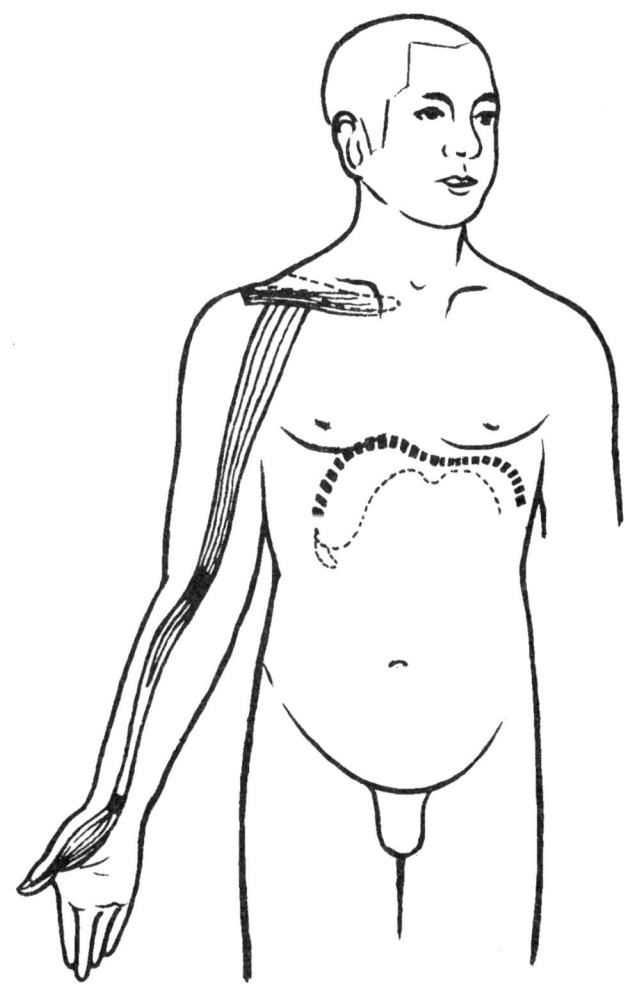

Graphik 97:
MTM des Lungenmeridians – Hand-Taiyin

221

7.2 MTM DES KREISLAUF-SEXUALITÄT-MERIDIANS
Hand-Jueyin

Er beginnt am Mittelfinger, zieht mit dem MTM-Lu gemeinsam proximalwärts bis zum Ellenbogen, hat Verbindung mit der Achselhöhle, verteilt sich ventral und dorsal. Ein Ast dringt in die Achselhöhle ein und nimmt Verbindung mit der Cardia auf.

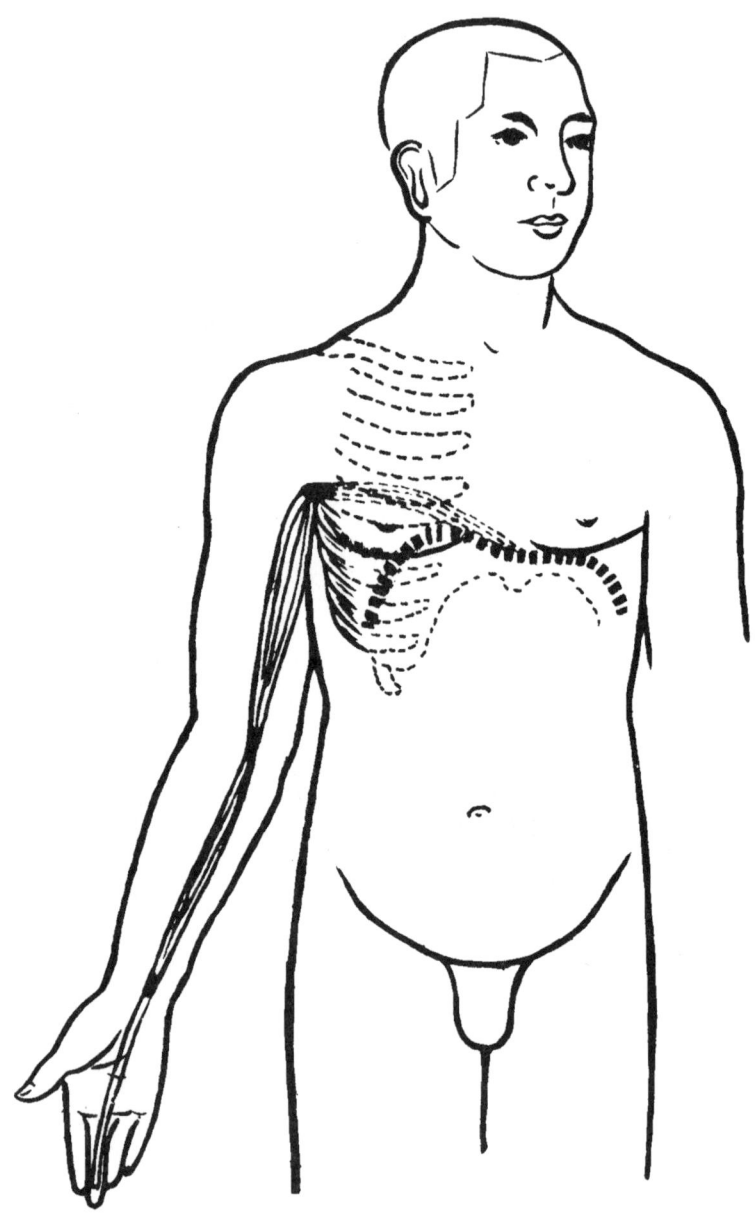

Graphik 98:
MTM des Kreislauf-Sexualität-Meridians – Hand-Jueyin

7.3 MTM DES HERZMERIDIANS
Hand-Shaoyin

Er beginnt an der Innenseite des Kleinfingers und endet zunächst am Os pisiforme. Er zieht dann proximalwärts zum Ellbogengelenk, dringt in die Achselhöhle ein, hat hier Verbindung mit dem MTM-Lu. Zwischen den beiden Mammae verbindet ein Ast MTM-Lu, Cardia und Nabel.

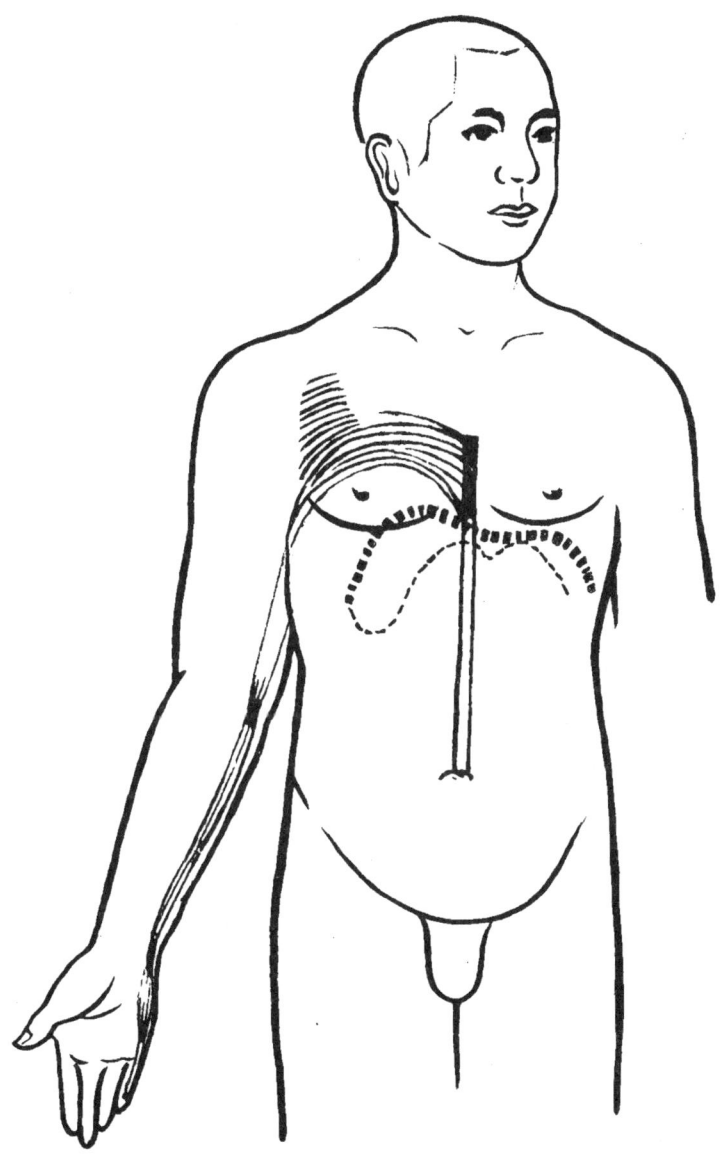

Graphik 99:
MTM des Herzmeridians – Hand-Shaoyin

VIII

PUNKTE AUSSERHALB DES MERIDIANSYSTEMS

1 PUNKTE AUSSERHALB DER MERIDIANE (PaM) UND EXTRAPUNKTE

Während der Stellenwert der Punkte auf den Meridianen über die Jahrhunderte etwa gleich blieb, ändert sich der Stellenwert vieler Punkte außerhalb des Meridiansystems relativ rasch.

Während der Kulturrevolution war man in China bestrebt, Neues auf dem Sektor der Akupunktur zu finden, bessere Punkte als die altbekannten zu entdecken.

Punkte außerhalb der Meridiane (PaM) und Extrapunkte sind empirisch entdeckte Punkte, von denen manche seit Jahrhunderten verwendet, aber keinem Meridian zugeordnet wurden, obwohl manche von ihnen sogar auf Meridianen liegen.

2 NEUE PUNKTE (NEU-PUNKTE)

Bis zu 1500 *Neue Punkte* findet man in der Literatur der Mao-Zeit. Heute werden nur mehr wenige dieser Punkte verwendet, und es wird nicht mehr unterschieden zwischen Punkten außerhalb der Meridiane, Extra- und Neu-Punkten. Es gibt keine allgemein gültige Numerierung. Jedes neue Buch bringt in China andere Zusammenstellungen und Numerierungen, daher muß man sich an den Namen dieser Punkte orientieren.

3 LOKALISATION UND INDIKATION EINIGER PaM, EXTRA- UND NEU-PUNKTE[1]

Auch die letzte WHO-Sitzung im November 1988 brachte keine Einigung über Extra-, Ohr- und Schädelakupunktur (Bischko, Meng). Wir beschränken uns im folgenden auf eine Auswahl.

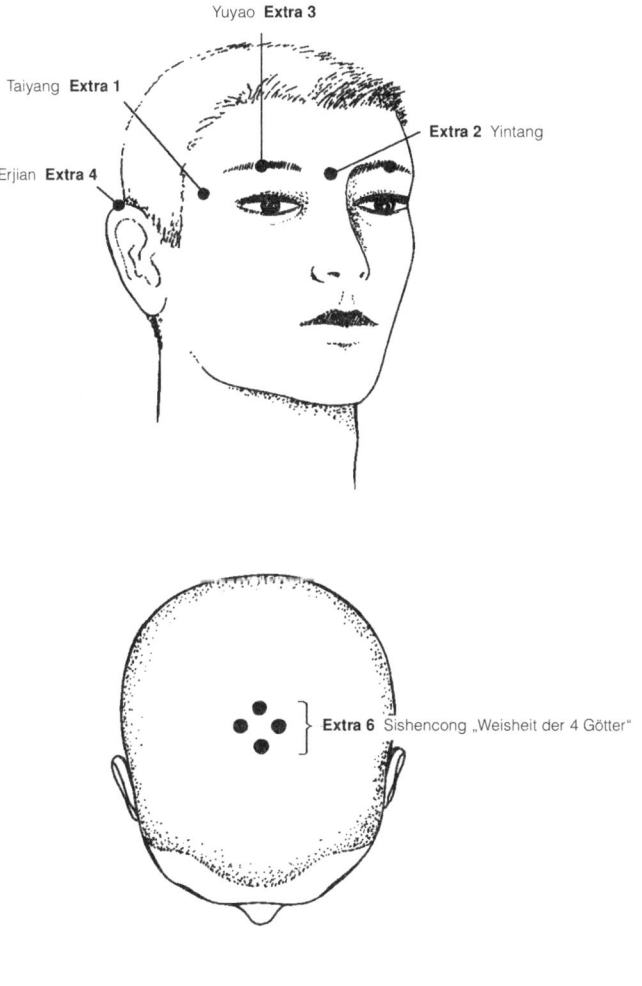

Graphik 100

---

1 Aus Platzgründen können wir nicht alle gegenwärtig bekannten Extrapunkte anführen. Sie werden gemeinsam mit den Sondermethoden der Akupunktur in einem später folgenden Buch dargestellt.

225

Nummern aus *Chinese Acupuncture and Moxibustion* (1987)
In (Klammer): Numerierung von König/Wancura
in [Klammer]: System Petricek/Zeitler

Extrapunkte auf Kopf und Hals		
Extra 1 (PaM 9) *Taiyang* „Sonne", „Schläfe" Punktur: subcutan abwärts, 0,75–1,25 cm, oder bluten lassen	in der Schläfengrube, am Schnittpunkt der Verlängerung des Augenbrauenbogens nach lateral mit einer Waagrechten vom äußeren Lidwinkel nach lateral	Migräne, Kopfschmerzen, Conjunctivitis
Extra 2 (PaM 3), [LG 24-2], M-Satellit von LG 24 *Yintang* „Siegelhalle" Bi.: PdM = Point de Merveille (Wunderpunkt) Punktur: subcutan, 0,75–1,25 cm, oder schräg gegen G 8 (ev. bluten lassen)	in der Mitte zwischen den Augenbrauen Bi.: an der Nasenwurzel, am tiefsten Punkt der Glabella	Augenkrankheiten, kindliche Konvulsionen, Epistaxis, Nasenfluß, Schlaflosigkeit. Lt. Bischko bildet der PdM mit B 1 das wegen der prompten Wirkung bei Kopfschmerzen und verstopfter Nase so genannte „vordere magische Dreieck"
Extra 4 (PaM 10) *Erjian* „Ohrspitze" Punktur: senkrecht, 0,25–0,5 cm, oder bluten lassen	auf dem höchsten Punkt der nach vorne umgeklappten Ohrmuschel, entspricht dem „Allergiepunkt" der Ohrakupunktur	Allergie, Conjunctivitis, Hemikranie
Extra 5 [PaM 6], E-Satellit von G 14 *Yuyao* „Fischrücken" Punktur: horizontal, parallel zu den Augenbrauen, 0,75–1,25 cm	in der Mitte der Augenbrauen, über der Pupille bei Blick geradeaus	Rötung, Schwellung und Schmerzen der Augen und supraorbital; Lidzucken, Blepharospasmus; lokal bei Migräne, Facialisparese, Trigeminusneuralgie
Extra 6 [PaM 1], [LG 20-1, LG 20-01], 2 M- und 2 E-Satelliten von LG 20 *Sishencong* „Vier kluge Götter, Weisheit der vier Götter." Punktur: horizontal subcutan, 1,25–2,5 cm	1 Cun (DB oder Schädelcun) proximal, anterior und lateral von LG 20	Kopfschmerz, Augenkrankheiten, Schwindel, Schlaflosigkeit, schwaches Gedächtnis, Epilepsie, Geisteskrankheiten
Extra 13 (früher 2 Punkte, Extra 8 und Extra 9) [Neu-P. 27 und 28] *Anmian* „Beruhigungspunkt" Punktur: senkrecht, 1,25–2 cm	in der Mitte zwischen 3E 17 und G 20: 3E 17 im Grübchen hinter dem Ohrläppchen zwischen Mandibula und Processus mastoideus; G 20 im Grübchen zwischen den oberen Anteilen der Mm. sternocleidomastoideus und trapezius	Schlafstörungen und Schlaflosigkeit, Kopfschmerzen, Schwindel, Verwirrtheit, Palpitationen

Extra 14 (Neu-P. 45), [LG 14-01], E-Satellit von LG 14 ch (=LG 13 Bi) *Dingchuan* „Asthmapunkt" Punktur: in Richtung zur Medianen, 1,25–2 cm	½ Cun (½ DB) lateral von LG 14 ch, d. h. von der Dornfortsatzspitze C 7	Asthma bronchiale, Bronchitis, Lähmungen der oberen Extremität
Extra 15 (PaM 85) [B 13-01 bis B 23-01], E-Satelliten von B 13 bis B 23 *Huatuojiaji* „Paravertebrale Punkte nach Hua Tuo" Punktur: leicht schräg gegen die Wirbelkörper, 1,25–2,5 cm	Es handelt sich dabei nicht um einen, sondern um je 17 Punkte auf jeder Seite, die ½ Cun (½ DB) paravertebral, lateral der jeweiligen DFS von D 1 bis L 5 liegen. Sie sind auf gleicher Höhe mit, aber medial von den Punkten des inneren B-Astes.	vorwiegend bei lokalen Beschwerden, besonders bei akuten Schmerzen und jungen Patienten, aber auch entsprechend ihrer Nachbarschaft zu den Zustimmungspunkten auf dem Blasenmeridian bei den jeweils zugeordneten Erkrankungen (s. Blasenmeridian bzw. Tabellen S. 82–86).

Extra 24 (Extra 30) [PaM 86] *Shixuan* „Die zehn Äußerungen" Punktur: oberflächlich, 0,25–0,5 cm, oder bluten lassen	jeweils in der Mitte aller Fingerbeeren	Notfallpunkte bei Bewußtlosigkeit, Sonnenstich, kindlichen Krämpfen, Hysterie, epileptischen Anfällen

Nicht in den neuen Zusammenstellungen, aber sehr bewährt ist die Kombination der drei Schulterpunkte, bei König/Wancura als Neu-P. 74 beschrieben:

Neu-P. 74 *Jian San Zhen* „Drei Schulterpunkte" Tatsächlich werden hier drei Punkte gemeinsam als ein neuer Punkt beschrieben. Punktur: senkrecht, jeden Punkt 1,5–2,5 cm		Alle drei Punkte zusammen wirken gegen Schulterschmerzen, bei erschwertem Heben des Armes, Schwäche und Lähmung des Armes.
Di 15 *Jianyu* „Schulterknochen"	im Grübchen bei seitwärts gehobenem Arm vor und unter dem Acromion, zwischen vorderem und mittlerem Drittel des M. deltoideus	
Jianqian „Vorderer Schulterpunkt" E-Satellit von Di 15	1½ Cun (2 QuF) oberhalb des Oberendes der vorderen Axillarfalte bei locker herabhängendem Oberarm	
Jianhou „Hinterer Schulterpunkt" E-Satellit von Dü 9	1½ Cun (2 QuF) oberhalb des Oberendes der dorsalen Axillarfalte, also: oberhalb von Dü 9 (1 Cun = 1 DB oberhalb des Oberendes der hinteren Axillarfalte)	

Extra 36 (PaM 145), M 35 und [M 35-02], E-Satellit M 35 *Xiyan* „Auge des Knies" Punktur: senkrecht, 1,25–2,5 cm	2 Punkte, bei gebeugtem Knie in der Delle medial und lateral des Ligamentum patellae (Knieaugen nach Bachmann), der laterale Punkt fällt mit M 35 zusammen	Kniebeschwerden, Schwäche des Beines; Teil der Bachmannschen Kniepunkte
Extra 37 (PaM 142), [M 37-1], M-Satellit von M 37 *Lanweixue* „Appendix" Punktur: senkrecht, 2,5–3 cm	2 Cun (2½ QuF) unter M 36, d. h. 1 QuF lateral der oberen Tibiakante, 5 QuF unterhalb einer Waagrechten durch den Unterrand des Fibuläköpfchens	„Appendixpunkt": Testpunkt für Appendicitis; Notfallpunkt für Appendicitis (Skihütte!), Schwäche, Lähmung des Beines
Extra 39 (PaM 152), [G 34-1], M-Satellit von G 34 *Dannangxue* „Gallenblasenpunkt" Punktur: senkrecht, 2–3 cm	auf dem Gallenblasenmeridian 1 QuF unter G 34	Gallenblasenerkrankungen, Testpunkt für Galle

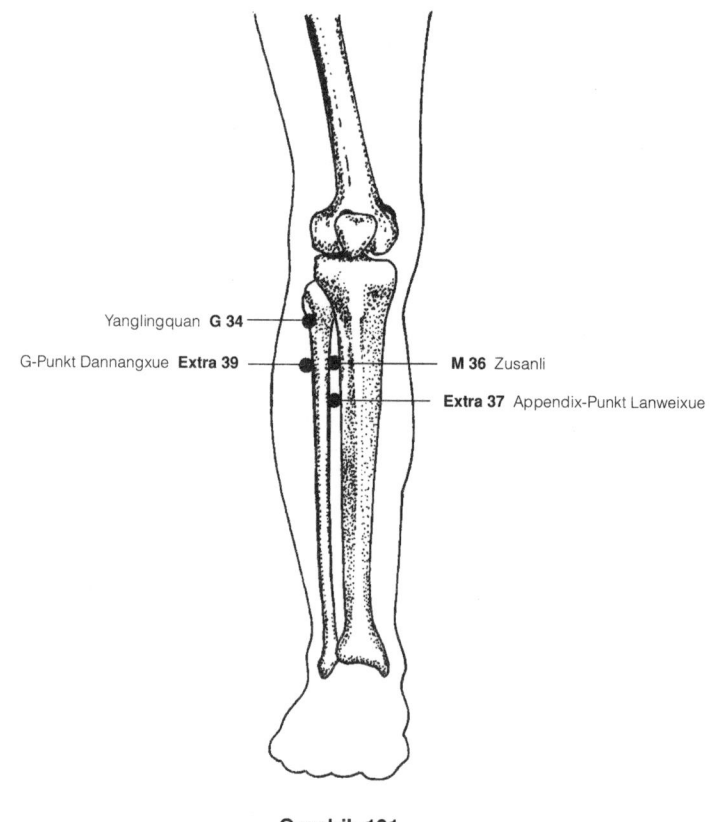

Yanglingquan **G 34**

G-Punkt Dannangxue **Extra 39**

M 36 Zusanli

Extra 37 Appendix-Punkt Lanweixue

Graphik 101

DIE ORGANLEHRE
DER TCM

Zwischen moderner Medizin und TCM gibt es kaum Differenzen in puncto Topographie und makroskopischer Anatomie, aber wesentliche Unterschiede in puncto Vorstellungen über Funktion, Physiologie und Pathophysiologie der inneren Organe.

Gründe für diese Unterschiede sind:

■ unterschiedlicher Wissensstand

■ unterschiedliche Untersuchungsmöglichkeiten

■ unterschiedliche Betrachtungsweise von Befunden

Die Ausdrucksweise der TCM mutet manchmal eigenartig an; trotzdem wäre es schade, sie deshalb in Bausch und Bogen abzutun. Bedenken wir, daß die TCM ja mehr als 2000 Jahre alt ist, ist es erstaunlich, welche Zusammenhänge man damals schon erkannte.
Die moderne Medizin untersucht eine Krankheit analytisch nach den Regeln der Physik, Chemie etc. Sie ist stets bemüht, alle Phänomene quantitativ in Milligramm pro ccm, Sekundenmetern oder Milligrad zu messen, und strebt nach dem *objektiven Krankheitsbild,* wobei das Individuum Patient im Hintergrund steht.
Die TCM untersucht seit jeher phänomenologisch, induktiv. Ursprünglich standen ja keine objektivierbaren Befunde zur Verfügung. Auch wenn heute in China objektive Befunde vorliegen, beschreibt die TCM Physiologie und Pathophysiologie eines Organs qualitativ mit – im Sinne der experimentellen Naturwissenschaft – ungenauen Größenangaben. So entsteht ein *individuelles Krankheitsbild,* das stets variabel und inhomogen ist.
Vorgänge im Körperinneren werden aufgrund äußerer Zeichen diagnostiziert.

1 DAS ORGAN IN DER TCM

1. Topographie und makroskopische Anatomie der Organe sind in der modernen Medizin und in der TCM weitgehend identisch.

2. Die Physiologie von Organ und Meridian ist eine Einheit, was im Begriff des „Syndroms" ausgedrückt wird. Ein Organ- oder Meridiansyndrom beschreibt die Summe der pathologischen Veränderungen in Organ und Meridian.

3. Alle Organe sind wie die Meridiane in das System der 5-Elemente-Lehre eingebaut und stehen daher in der gleichen Beziehung zueinander wie die 5 Elemente. Den parenchymatösen (Yin-)Organen kommt dabei die führende Rolle zu, wir besprechen deshalb auch nur ihre Physiologie.

Man darf aber nicht vergessen, daß ein Yang-Organ (= Hohlorgan = *fu*) und ein Yin-Organ (= parenchymatöses Organ = *zang*) immer eine untrennbare Einheit bilden.

4. Die Organphysiologie spiegelt sich in den Indikationen der Meridianpunkte wieder.

5. Entsprechungen und Beziehungen der Organe im Rahmen der 5-Elemente-Lehre:

■ Jedes Organ bildet eine physiologische Einheit mit seinem zugeordneten Meridian – denken wir an die cutivisceralen und viscerocutanen Reflexe.

■ Die Organe stehen untereinander in Beziehung, wobei
a) das Herz das führende Organ ist und
b) jede Erkrankung eines inneren Organes auch die anderen Organe in Mitleidenschaft zieht. Wir sprechen von viscero-visceralen Reflexen.
Beispiel: Nierenkrankheit, Glomerulo nephritis: es kommt zur Hypertonie, Herz-Kreislauf-Schädigung, in weiterer Folge zum Lungenödem und zur Leberstauung.
Diese Beziehungen werden – allerdings mit anderen Worten – schon im Neijing (230 v. Chr.) beschrieben.

■ Jedem Zang-Organ ist untrennbar ein Fu-Organ zugeordnet. Es handelt sich dabei um die gleiche Partnerschaft wie bei den Yin- und Yang-Meridianen.

2 DIE FUNKTION DER ZANG-FU-ORGANE IN DER TCM

1. Zang-Organe werden als „Bewahrer" bezeichnet. Ihre Aufgabe ist die Produktion und Bewahrung der lebensnotwendigen Substanzen, wozu alle Arten von Energie (Qi), Blut und Körperflüssigkeit zählen. Die Zang-Organe sind lebensnotwendige parenchymatöse Organe, können nicht ohne Ersatz entfernt werden und werden dem Yin zugeordnet. Die Zang-Organe sind Herz, Niere, Leber, Lunge und Milz – in der modernen Medizin kombiniert mit Pankreas.

2. Die Fu-Organe werden als „Sammler" bezeichnet, sie sind Hohlorgane und dem Yang zugeordnet. Ihre Aufgaben sind Resorption, Verdauung, Ausscheidung. Die Fu-Organe sind Dünndarm, Blase, Gallenblase, Dickdarm, Magen.

3. Wir haben oben 6 Meridianpaare beschrieben, jetzt aber nur 5 Organpaare. Wir wissen, daß jeder Meridian auch mit einem Organ in Zusammenhang steht. Das fehlende 6. Organpaar ist ersetzt durch:

■ KS = Kreislauf-Sexualität in der Wiener Schule; heißt in der angelsächsischen Literatur „Pericard", in der TCM 6. Zang-Begriff

- Sanjiao = Dreifacher Erwärmer (3E) als 6. Fu-Begriff; der 3E deckt die Funktion von Respiration, Kreislauf, Verdauung und Urogenitale ab und gilt als Verteiler der Energie (Qi) an die Zang-Fu-Organe

4. „Richtung" – Jedes Organ hat seine Funktionsrichtung in der TCM, die von „auf- oder absteigendem Qi" (Energie, im konkreten Fall: Funktion) spricht.
Die Fehlrichtung eines Organ-Qi kann weitreichende Folgen haben.
Dieser Fluß des Qi erfolgt in 4 Richtungen:

- aufsteigend   - absteigend   - nach außen   - nach innen

Verantwortlich für die richtige Richtung des Qi-Flusses sind:
- die inneren Organe – Zang-Fu
- die Meridiane
- Yin/Yang
- Qi (Energie und Funktion) und Blut

Das organeigene Qi (Energie und Funktion) hat seine eigene Funktionsrichtung.
Beispiel: Die Lunge verteilt Wasser und Qi-Energie von oben nach unten. Funktionsumkehr führt zu Husten und Auswurf.

Die Funktionsrichtung eines Organs kann durch eine Umkehr der physiologischen Funktionsrichtung
- die Richtung des Flusses des Zhengqi (= aufrechtes Qi) stören,
- durch Störungen in der Flußrichtung des Zhengqi[1] (= aufrechtes Qi) gestört sein.

Die TCM spricht dann von „abnormem Ab- oder Aufsteigen von Qi", was als eine der wichtigsten Krankheitsursachen gilt.

3 DIE PHYSIOLOGIE DER EINZELNEN ORGANE IN DER TCM

Kurz zusammengefaßt finden Sie die physiologischen Funktionen in der Tabelle zur 5-Elemente-Lehre auf S. 238, 239.

3.1 DIE PHYSIOLOGIE DER LUNGE

1. Die Lunge beherrscht die Energie (Qi) und kontrolliert die Atmung.
In den Alveolen treffen einander
- das sogenannte „reine Qi", das ist der verwertbare Anteil der Atemluft,
- das in den Blutgefäßen befindliche „essentielle Qi" aus dem verwertbaren Anteil der Nahrung,

---

1 Jene Energie, die den Gesamtorganismus in Funktion erhält und aus erworbener und angeborener Vitalkraft besteht.

■ das „Quellen-Qi", das ist die ererbte Lebenskraft, für die die Niere zuständig ist.

Aufgrund dieser vital wichtigen Funktion kommt der Lunge eine integrierende Rolle für die Energie (Qi) des Gesamtorganismus zu.

2. Gleichzeitig wird Nicht-Verwertbares über die Lunge abgeatmet. Die TCM stellt eine Verbindung zur Ausscheidung über Haut und Anhangsgebilde her – Ausnahme: Haare, die zur Niere gehören –, indem sie die Haut der Lunge als Körperschicht zuordnet. Auch das gekoppelte Organ Dickdarm hat eine zwischen Verwertbarem und Wertlosem trennende Funktion: Verwertbares und Flüssigkeiten werden im Dickdarm resorbiert, Nicht-Verwertbares wird ausgeschieden.

3. Als physiologisch wird eine absteigende Tendenz des Qi der oben gelegenen, eine aufsteigende Tendenz des Qi der unten gelegenen Organe angesehen. Weil die Lunge das am höchsten gelegene innere Organ ist, muß ihr Qi eine absteigende Tendenz haben. Die TCM macht eine Inversion des Lungen-Qi im Sinne des Aufsteigens für Husten und Dyspnoe verantwortlich.

4. Die Lunge öffnet sich in der Nase. Die Luft passiert auf ihrem Weg zur Lunge Nase, Pharynx, Larynx, Trachea. Nur die ungestörte Lungenfunktion garantiert freie Nasenatmung und normalen Geruchssinn sowie klare Stimme. Umgekehrt ist das Nasenflügelatmen ein Symptom der Pneumonie.

3.2 DIE PHYSIOLOGIE DER MILZ (-PANKREAS, MAGEN UND DARM)

In der TCM wird nur von Milz gesprochen, die Zugabe Pankreas ist eine Besonderheit der westlichen Akupunktur.

1. TCM-Funktion von Milz, Magen und Darm ist die Nahrungsaufnahme, Verarbeitung und Aufschließung für die Verteilung und die Vorbereitung für die Ausscheidung von Schlackenstoffen.
Als besonders wichtig wird das harmonische Zusammenspiel der gegensinnigen Funktionsrichtung von Magen und Milz-Pankreas angesehen: die physiologische Richtung des Magen-Qi entspricht der Peristaltik und geht nach unten. Richtungsumkehr führt zu Aufstoßen, Erbrechen. Milz-Pankreas haben die Aufgabe, aus Nahrung und Flüssigkeit Gewonnenes „nach oben" zu schicken, zur Lunge, die für die Verteilung sorgt. Eine Funktionsumkehr führt zur pathologischen Flüssigkeitsansammlung im Gewebe, zu Ödemen, Durchfällen, thropischen Störungen.
Die Nahrung wird im Magen wie in einem Getreidespeicher zur „Kompostierung" gelagert, die im Magen zerlegte Nahrung wird im Dünndarm getrennt, und die Nährstoffe werden in Vitalenergie (Qi), Blut (Xue) und Körpersäfte (*jing ye* = Schleim, Sekret der Drüsen, Schweiß etc.) umgewandelt und überall im Körper verteilt. Im Dickdarm werden dann die Schlackenstoffe, vom Dünndarm herkommend, weiter transportiert und in Kot umgewandelt und ausgeschieden. Reste von Verwertbarem werden resorbiert.

2. Die Milz wird als hauptsächlicher Produzent von Qi und Blut angesehen, weil Wasser und Nahrungsmittel nach der Geburt die wichtigste Energie-(Qi-)Quelle sind. Milz und Magen bilden also die Quelle von Vitalenergie und Blut. In der TCM werden sie als Basis unseres Lebens betrachtet und Qi-Xue (Energie-Blut) genannt. Daher ist in der Behandlung von internen Erkrankungen die Verdauungsfunktion von Milz/Magen so eminent wichtig. Müdigkeit und Antriebslosigkeit können Milz-Störungen anzeigen.

3. Die Milz beherrscht die Blutflüssigkeit. Die Milz kontrolliert, daß das Blut nicht aus den Blutgefäßen treten kann. Symptome einer diesbezüglichen Störung der Milz-Funktion sind: Hämaturie, Metrorrhagie, petechiale Blutungen der Haut wie bei Thrombozytopenie etc.

4. Regulation des Flüssigkeitshaushaltes. Die Milz (Milz-Pankreas) ist verantwortlich für die Flüssigkeitsverwertung aus der Nahrung, für den Abtransport überflüssiger Flüssigkeit aus Geweben und Organen. Sie sorgt dafür, daß in Blut und Organen einerseits genügend Flüssigkeit ist, es aber andererseits nicht zu einem Flüssigkeitsstau kommt. Außerdem ist die Milz zuständig für den Transport und die Transformation von „Dampf" und „Schleim", 2 pathogene Faktoren der TCM, die bei uns generell als „Feuchtigkeit" übersetzt werden. „Dampf" entspricht der äußeren pathogenen spätsommerlichen Dunstigkeit, als „Schleim" könnte man Viskositätsänderungen im Blut und dadurch bedingte Störungen im freien Fluß von Blut und Qi verstehen.

5. Aus den früher genannten Funktionen ergibt sich die Bedeutung der Milz für die Ernährung von Bindegewebe, der Masse der Muskulatur – ihrer zugeordneten Schicht – und damit für den Bewegungsapparat. Es geht dabei nicht um die Funktion der einzelnen Fasern und Zellen, sondern um ihren Quellungszustand.
Die Milz ist nicht für die Bewegung, sondern für die Form der Zellen, ja des ganzen Körpers verantwortlich. Die TCM schreibt dem Qi der Milz ferner die Funktion zu, alle Organe auf ihrem richtigen Platz zu bewahren. Eine Milzschwäche kann also zu Ptosen, z. B. Wanderniere oder Uterusprolaps, führen. Die moderne Medizin spricht von Bindegewebsschwäche.

3.3 DIE PHYSIOLOGIE DES HERZENS

1. Das Herz hat natürlich auch in der TCM dieselbe Aufgabe wie in der modernen Medizin, nämlich als Pumpe für den Blutkreislauf zu fungieren. Ob diese Funktion des Herzens optimal ist, zeigt sich in Gesichtsfarbe, Puls, Zunge und Befindlichkeit im Bereich der Brust.

2. Das Organ Herz spielt in der TCM eine führende Rolle, denn es beherrscht die Psyche, den Intellekt und die Bewußtseinslage, den Schlaf. Es entspricht dem Großhirn. Auch die moderne Medizin kennt Hirnleistungsstörungen durch Herz-Kreislauferkrankungen: es kommt zu Niedergeschlagenheit, Apathie, Neurasthenie, Vergeßlichkeit, Konzentrationsstörung, Bewußtseinsstörung, Verwirrtheit bis hin zu apoplektischem Insult.

3. In der TCM wird das Herz treffend als der „Herrscher aller Organe" oder „Königsorgan" bezeichnet. Es kontrolliert und beherrscht alles, v. a. alle anderen Organe. Herzstörungen wirken sich auf alle anderen Organe aus und umgekehrt. Wir sprechen von viscero-visceralen Reflexen. Insbesondere bei den psychosomatischen Erkrankungen hat die auslösende Gemütsstörung neben ihrer pathogenen Wirkung auf das jeweilige Erfolgsorgan immer auch einen schädigenden Einfluß auf das Herz.

4. Das Herz „öffnet" sich in der Zunge. Sprache und Geschmackssinn sind Funktionen des Herzens. Herzstörungen sehen wir insbesondere an der Zungenspitze, die durch „Herzfeuer" eine Rötung zeigt, aber auch in Ulcerationen des Zungenkörpers, dessen Farbe die Herz-Kreislaufsituation widerspiegelt:

rosig, feucht, glänzend	Gesundheit
blaß	Mangel an Blut und Qi (Energie)
dunkel, purpurfarben	Stauung

5. Weil das Herz so wichtig für uns ist, hat es noch eine spezielle Schutzhülle, das Pericard, dem ein eigener Meridian zugeordnet ist. Er heißt in der Tradition der Wiener Schule KS (Kreislauf/Sexualität) und ist v. a. für das Herz als Organ, auf dem Weg über das vegetative Nervensystem, zuständig.

3.4 DIE PHYSIOLOGIE DER NIERE

1. Der Niere obliegt die Verwaltung und Aufbewahrung der materiellen Basis der Lebenskraft, des sog. „Quellen-Qi".
Diese Kraft wird *jing* (Essenz) genannt. Sie besteht aus einem ererbten („ancestrale" Energie) und einem erworbenen Anteil und wird von der TCM als eine materielle Substanz, die allmählich im Laufe des Lebens verbraucht wird, angesehen. Der Begriff impliziert die genetische Information und damit die angeborene Konstitution. Ergänzt wird diese Lebenskraft im Laufe des Lebens ständig durch Energiezufuhr aus der Atemluft (Lunge, Sauerstoff) und der Nahrung.
In der modernen Medizin können wir uns hier das hormonelle System von Hypophyse und Nebenniere vorstellen. Eine chronische Krankheit kann eine Atrophie der Nebennierenrinde, in der TCM „Syndrom der Nieren-Leere", verursachen. Die Nebenniere wird in der TCM als „Feuerniere" bezeichnet. Die Ginsengwurzel ist das typische Mittel der TCM für die Stärkung der geschwächten Niere.

2. Die TCM versteht den angeborenen Teil der „Essenz" (Jing) als Potenz zur Fortpflanzung, Entwicklungspotenz und Wachstum.

3. Knochenstoffwechsel, Zahnstatus und Haarwuchs sind Zeichen für den Zustand der Niere. Sie sind signifikant für die verschiedenen Lebensabschnitte und von Hormonhaushalt, Ernährungs- und Gesundheitszustand abhängig. Die Knochen sind in der 5-Elemente-Lehre der Niere als Schicht zugeordnet.

4. Einfluß auf Zentralnervensystem und Knochenmark. Die TCM unterscheidet nicht zwischen Knochen- und Rückenmark. Das Gehirn wird als „Meer des Markes" bezeichnet. Da die Niere für die Knochen zuständig ist, wird ihr die führende Rolle in der Knochenmark- und damit Blutbildung, aber auch bezüglich der Hirn- und Rückenmarksubstanz zugeschrieben.

5. Einfluß auf Qi (Energie) und Atmung. Die Lunge ist der Umschlagplatz für die Verteilung aller Arten von Qi (Lebenskraft). Die Niere ist einerseits Quelle eines wesentlichen Anteils des Qi. Andererseits wird ihr auch eine Funktion bei der Atmung, nämlich der Einatmung, zugeschrieben. Nur wenn das Qi der Niere stark ist, kann die Lunge ihre Funktion voll erfüllen. In der modernen Medizin kennen wir das Entgleisen des Elektrolyt-Gleichgewichts – dafür ist die Niere zuständig – bei Fehlbeatmung, z. B. bei der Narkose.

6. Wasserhaushalt. Die „Wasserniere" erfüllt die Funktion der Trennung in „klare" und „trübe" Flüssigkeit. Die nichtverwertbare oder „trübe" Flüssigkeit wird abwärts zur Blase geleitet, die „klare" Flüssigkeit aufwärts zur Lunge, die für die Verteilung an alle Organe verantwortlich ist. Die Niere dominiert somit den Flüssigkeitshaushalt. Störungen können zur Polyurie, Diarrhoe oder zur Flüssigkeitsretention führen. Die meisten Nierenkoliken beginnen mit einer Diarrhoe.

7. Die Niere wird als Sitz von Yin und Yang, als „Haus von Wasser und Feuer" bezeichnet. Die TCM erklärt so die Funktion der benachbarten Organe Niere und Nebenniere, d. h. Wasserhaushalt und Hormonhaushalt.

234

Aber die TCM differenziert noch weiter: sie unterteilt das Qi der Niere in einen Yin-Anteil, entsprechend dem Yin-Begriff die Vorstellung der oben genannten Lebensessenz Jing als Substanz gedacht, und einen Yang-Anteil, das Qi, der eigenen Energie der Niere. Yin- und Yang-Anteil stehen in einem Gleichgewicht.

Bei Yin-Mangel kommt es zu einem relativen Yang-Überschuß, der sich in Hitzegefühl in Fußsohlen, Handflächen und Thorax, Nachmittagsfieber und Nachtschweiß (Tbc!) äußert und in der Unfähigkeit zu „bewahren", also in Pollutionen und Leukorrhoe. Bei Yang-Mangel kommt es zu Kältegefühl, Antriebslosigkeit, Impotenz, Frigidität, Lumbalgie – „Lendenlahmheit".

8. Die Niere kontrolliert die Öffnungen des Perineums: Orificium urethrae, Vagina, Anus.

9. Die Niere „öffnet" sich im Ohr, das ja im dicksten Knochen des Körpers lokalisiert ist. Dem essentiellen Nieren-Qi schreibt die TCM die „Ernährung" des Ohres zu. Tatsächlich nimmt ja mit der Abnahme der hormonellen Funktion im Alter gleichzeitig das Hörvermögen ab. Nieren-Qi-Mangel wird als Ursache für Tinnitus und Taubheit angesehen. Praktisch alle Dialysepatienten bekommen über kurz oder lang eine Innenohrschwerhörigkeit.

3.5 DIE PHYSIOLOGIE DER LEBER

1. Blutspeicherung und Zirkulation von Blut und Qi.
Abhängig von Tageszeit und körperlicher Aktivität gibt das Blutspeicherorgan Leber mehr oder weniger Blut zur Zirkulation frei. Außerdem sorgt die Leber für den „glatten Fluß" des Blutes, sie beeinflußt die Viskosität, die Gerinnung und die Zirkulation, deren treibender Motor das Herz ist.
Eine Störung der Leberfunktion wirkt sich auf alle anderen inneren Organe aus, da alle Organe Blut und Qi brauchen. Außerdem kommt es zu pathologischen Veränderungen des Blutes selbst. Wir wissen ja, daß Lebererkrankungen zu Störungen der Eisenresorption und zu Anämien führen. Die Stagnation des freien Flusses von Blut und Qi gilt als Ursache für Druckgefühl und Schmerzen im Thorax und Hypochondrium, Dysmenorrhoe, Bildung von Gewebeverhärtungen, Knoten.
Ein leberbedingtes Blutdefizit kann Ursache für Oligo- und Amenorrhoe, Atrophien und taubes Gefühl im Bewegungsapparat sowie für unscharfes Sehen sein.

2. Verdauungsfunktion.
Einerseits ist die Leber für die Produktion der Galle zuständig, andererseits macht die TCM das Leber-Qi für das richtige Funktionieren von Magen und Milz-Pankreas verantwortlich. Leberstörungen können dadurch zur Dyspepsie führen. Der Magen soll die aufbereitete Nahrung nach unten weiterbefördern. Bei Leberstörungen kann sich diese Funktionsrichtung umkehren, dann kommt es zu Aufstoßen, Übelkeit und Erbrechen.
Ist die Milz (im modernen Sprachgebrauch Milz-Pankreas) angegriffen, kann sie ihre Funktion im Flüssigkeitshaushalt für Transport und Aufschließung der Nahrung nicht mehr erfüllen, es kommt zu Durchfällen und Spannungsgefühl im Abdomen.

3. Emotionen und Aktivität.
Zur Leber gehört in der 5-Elemente-Lehre der innere pathogene Faktor Zorn, die unausgelebte Aggression, im positiven Sinn die Aktivität. Diese Vorstellung und der der Leber zugeschriebene Einfluß auf den reibungslosen Fluß von Blut und Qi sind die Erklärung für die wichtige Rolle, die die Leber neben Herz und Niere für Geist und Seele spielt. Leberstörungen können zu Emotionsstörungen, ja zu Geisteskrankheiten führen und umgekehrt. Die TCM spricht von „Stagnation des Leber-Qi" als Ursache für Depressionen

und paranoide Ideen. Eine interessante Parallele dazu finden wir im Ausdruck „Melancholie".

Ein Überschuß an Leber-Yang hingegen wird als Ursache für Reizbarkeit, Jähzorn, Schlafstörungen durch Träume und für bestimmte Formen von Schwindel angesehen; die „Drehung" gehört zur Leber.

4. Einfluß auf Sehnen und Nägel.

Der Leber ist die „Körperschicht" der Sehnen zugeordnet. Jedenfalls soll damit die Bedeutung der Leber für die Funktion „Bewegung" und alles, was damit zusammenhängt, ausgedrückt werden: Sehnen, Gelenke, Muskeln als bewegendes Element (der Muskel als Substanz, Masse gehört zu Milz-Pankreas!), der Bewegungsapparat.

Auch in der modernen Medizin sind der Hohlnagel und die Längsriffelung der Nägel für Leberstörungen signifikant. Eisenmangel führt zu weißen Stippchen am Nagel. Leberbedingter Blutmangel führt zu Schwäche und Kontraktion oder zur Lockerung von Sehnen und Gelenken. Die TCM spricht von „pathogener Leberhitze" als Ursache für Krampfanfälle (Schmerzqualität Krampf gehört zur Leber) mit Opistotonus und Zähneknirschen (Epilepsie, Hyperkinese bei Morbus Wilson).

5. Bezug zum Auge.

Die Leber „öffnet sich" im Auge – vor 2000 Jahren gab es keine Leberfunktionsproben wie heute, Leber- und Gallenblasenstörungen wurden an der Gelbfärbung der Sklera erkannt. Der Meridian der Leber hat über seinen inneren Verlauf Kontakt zu den Augen. Die TCM sieht einen Mangel der Leber an Substanz und Blut als Ursache für verschwommenes Sehen, Nachtblindheit und Trockenheit der Augen an. Die pathogenen Faktoren Wind und Hitze hingegen gelten als Ursache für die Conjunctivitis mit Rötung, Schwellung und Schmerzen. Die moderne Medizin kennt wie die TCM Katarakt und Glaukom bei Störungen von Leber, Gallenblase und damit von Pankreas.

Ein besonders deutlicher Hinweis auf die Beziehung Leber–Auge ist das Auftreten des graugrünen Kaiser-Fleischerschen Ringes an der Peripherie der Cornea bei der Wilsonschen Krankheit (hepatolenticuläre Degeneration). Dabei kommt es zu Kupferablagerungen in Leber und Zentralnervensystem mit Tremor und Sprach- und Gangstörungen.

4 DIE „ARBEITSTEILUNG" DER INNEREN ORGANE IN DER TCM

Jedes Organ hat einerseits seinen eigenen Aufgabenkreis, arbeitet aber andererseits zur Bewältigung verschiedener physiologischer Vorgänge mit den anderen Organen zusammen. Beispiel:

Der Flüssigkeitshaushalt: Wasser wird über den Magen aufgenommen, mit Hilfe der Milz (Milz-Pankreas) zur Lunge weitergeleitet. Die Lunge hat die Aufgabe, Qi und Flüssigkeit im Körper und zwischen den Organen zu verteilen und für den Abstieg der Flüssigkeit in Richtung Niere zu sorgen. Die Niere trennt „klare" von „trüber", also auszuscheidender Flüssigkeit. Die „trübe" Flüssigkeit wird von der Niere abwärts zur Blase geschickt, die „klare" aufwärts zur Lunge, die wieder für die Verteilung an Gewebe und Organe sorgt. Zu erörtern ist noch die besondere Rolle, die der Milz zugeschrieben wird, nämlich einerseits Abtransport von zuviel Flüssigkeit aus Geweben, Organen und Gefäßsystem, andererseits Transport von ausreichender Flüssigkeit zu Geweben, Organen und Gefäßsystem. Außerdem sorgt die Milz dafür, daß das Blut in den Gefäßen bleibt. Das Herz hält den ganzen Kreislauf, über den ja der Flüssigkeitskreislauf geht, in Schwung. Die Leber reguliert Menge und Viskosität des zirkulierenden Blutes. Wir sehen also, daß die TCM schon die Störung jedes einzelnen parenchymatösen Organs als mögliche Ursche für Ödeme erkannt, dies aber in anderen Worten als die moderne Medizin ausgedrückt hat.

5 DIE AM HÄUFIGSTEN VERWENDETEN PUNKTE BEI FUNKTIONELLER ORGANSYMPTOMATIK

Herz: H 7, 5, KS 6, KG 17, M 36, B 15, KG 15

Herz-Schwäche: KG 6, 4, MP 6, B 23, N 3, B 20

Niere: nur Leere, Schwäche: N 3, B 23, 20, KG 4, M 36, MP 6, KG 6, KG 17, B 11, G 39

Leber-Gallenblase: Le 2, 3, G 20, N 3, MP 6, G 37, 34, B 18, 19, LG 20

Milz-Pankreas-Magen:

Schwächesymptomatik: B 20, 21, 23, MP 6, KG 12, 17, M 25, 21, 36, MP 9, KG 6, 4

sog. Füllesymptomatik: Le 13, KS 6, MP 4, 6, 9, B 20, M 44 oder 43 oder 45, Di 4 oder 11

Lunge:

Schwächesymptomatik: Di 4, B 11, 12, 13, Lu 7, 9, G 20, LG 13 (LG 14 ch), MP 6, M 36, KG 4, B 23, N 3

sog. Füllesymptomatik: Di 4, 11, Lu 5, LG 13 (LG 14 ch), KG 17, M 40

6 DIE ORGANE IN DEN ENTSPRECHUNGEN DER 5-ELEMENTE-LEHRE

Kubiena hat in *Kleine Klassik für die Akupunktur* die Entsprechungen in 3 Kategorien unterteilt: a) Mikrokosmos: Mensch – Innenleben und innere Organe, b) Makrokosmos: Umwelt und c) Kommunikationsbereich von Mikro- und Makrokosmos. Im folgenden finden Sie eine Tabelle, der Sie die Entsprechungen der Organe entnehmen können.
Die Beziehungen zwischen den 5 Elementen und damit auch zwischen den Organen werden besprochen im Kapitel XII ab S. 287.

DIE ORGANPAARE IN DER 5-ELEMENTE-LEHRE

Organpaar	Funktion der Zang- (= Bewahrer-) und Fu- (= Sammler-)Organe – moderne Medizin	Funktion der Zang- (= parenchymatösen) Organe – TCM	Innere Faktoren	Himmels-richtungen, auf China bezogen	Element
Leber/ Gallenblase	Stoffwechsel: Nahrungsauf-schließung durch die Leber, Galle sammelt Sekret der Leber	Blut: Speicherung und Freigabe an Gefäße nach Bedarf, glatter Fluß von Blut und Qi	Zorn = Aggression	Osten	Holz
Herz/Dünndarm	Herz: Stofftransport, Kreislauf Dünndarm sammelt aufbereitete Nahrung zum Weitertransport im Blut	Kreislauf, bewegt Blut und Qi in den Gefäßen; Hirnfunktion, Sitz von Bewußtsein, Intellekt, Gedächtnis, Sprache, Schlaf	Freude	Süden	Feuer
Milz-Pankreas/ Magen	Aufbereitung der Nahrung durch die Pankreassäfte, Sammlung des Speisebreies im Magen	steuert Transport und Wandlung von Nahrung und Flüssigkeit; hält Blut, Flüssigkeit und Organe am richtigen Ort	Sorge	Mitte	Erde
Lunge/Dickdarm	Lunge: Atmung, Respirationstrakt Lunge und Dickdarm erfüllen trennende Funktion: filtern Verwertbares aus Luft bzw. Darminhalt	beherrscht Atem-Qi, verteilt Qi, kontrolliert Atmung und Wasser-haushalt	Kummer, Melancholie	Westen	Metall
Niere/Blase	Niere: Ausscheidung, Urogenitale Blase sammelt Sekret der Niere	Reservoir der Lebensessenz Jing; Fortpflanzung, Erbanlagen, Wachstum, Entwicklung, Wasserhaushalt, Hormone, Knochenmark, Hirn-substanz, Einatmung	Angst, Schreck	Norden	Wasser
KS/3E Funktionelle Meridiane	KS schützt das Herz, 3E deckt die Funktionen Respiration, Verdauung, Urogenitale ab				

DIE ORGANPAARE IN DER 5-ELEMENTE-LEHRE

Organpaar	Wandlungsphase	äußere Faktoren	Farbe	Öffner (Guan)	Schicht (Ti)	Tageszeit Bischko	Tageszeit China	Jahreszeit
Leber/ Gallenblase	Entstehen	Wind/ Zugluft, Wetter- wechsel	blaugrün	Auge	Muskel als bewegen- des Element, Seh- nen, Nägel	24 bis 2 h 2 bis 4 h	23 bis 1 h 1 bis 3 h	Frühling
Herz/Dünndarm	Wachsen, Nach- oben-Streben	Hitze, Glut Wärme	rot	Zunge	Subcutis/ Gefäß-Nerven- Bündel	4 bis 6 h 6 bis 8 h	3 bis 5 h 5 bis 7 h	Frühsommer
Milz-Pankreas/ Magen	Umwandlung – Entwicklung in Rich- tung Wachsen oder Stagnation möglich	Feuchtigkeit	gelb	Mund	Bindegewebe, Muskel als Masse, Körperform	8 bis 10 h 10 bis 12 h	7 bis 9 h 9 bis 11 h	Spätsommer
Lunge/Dickdarm	Aufnehmen	Trockenheit	weiß	Nase	Haut, Anhangs- gebilde außer Haaren, Nägeln	12 bis 14 h 14 bis 16 h	11 bis 13 h 13 bis 15 h	Herbst
Niere/Blase	Bewahren, Stagnation	Kälte	schwarz	Ohr	Knochen, Zähne, Haare	16 bis 18 h 18 bis 20 h	15 bis 17 h 17 bis 19 h	Winter
KS/3E Funktionelle Meridiane		Hitze				20 bis 22 h 22 bis 24 h	19 bis 21 h 21 bis 23 h	

X

DIE PATHOGENESE IN DER TCM

1 DIE BEGRIFFE „GESUNDHEIT" UND „KRANKHEIT" IN MODERNER MEDIZIN UND TCM

Die WHO-Definition des Begriffes *Gesundheit* lautet: „Gesundheit ist ein Zustand vollkommenen körperlichen, seelischen und sozialen Wohlbefindens und nicht allein das Fehlen von körperlichen Gebrechen."

Voraussetzungen dafür sind:

- die klaglose Funktion aller Lebensvorgänge,
- die klaglose Funktion aller inneren Organe und des Bewegungsapparates,
- die Fähigkeit, sich den äußeren Umständen anzupassen, ohne dabei Unbehagen zu empfinden und
- die Möglichkeit, Emotionen auszuleben oder zumindest mit ihnen fertig zu werden,
- also körperliches und seelisches Gleichgewicht in Harmonie mit der Umwelt.

Die moderne Medizin strukturiert *Krankheitsursachen* nach folgendem Schema:

- infektiös: Mikroorganismen wie Bakterien, Viren, Pilze etc.
- parasitär: z. B. Würmer
- karcinogen
- traumatisch
- fokal
- seelisch
- Umwelteinflüsse
- soziales Umfeld, Arbeitsbedingungen usw.

Die moderne Medizin sucht immer nach dem morphologischen Substrat für eine Funktionsstörung, nach der monokausalen Ursache. Bei akuten Erkrankungen ist sie darin zweifellos allen althergebrachten Methoden einschließlich der TCM überlegen. Und dennoch, bei chronischen Krankheiten und funktionellen Störungen kommen wir mit unseren heutigen Methoden nicht weiter. Wir kennen weder ein morphologisches Substrat für die Chronizität von Erkrankungen noch befriedigende Therapiemöglichkeiten.

In der TCM bedeutet *Gesundheit* Harmonie und Gleichgewicht

■ von Körper und Umwelt,

■ von äußeren und inneren Körperschichten, also von Haut und Bewegungsapparat einerseits und den inneren Organen andererseits,

■ zwischen Yin und Yang, da alle Dinge dieser Welt dem Yin/Yang-Begriff zugeordnet sind,

■ im ungestörten Fluß von Energie (Qi) und Blut (Xue) in den Meridianen und Blutgefäßen.

Die TCM sucht nicht analytisch nach einem morphologischen Substrat für Funktionsstörungen, sondern erklärt diese mit ihren eigenen Begriffen. Ist diese Harmonie durch Umwelt- oder emotionelle Faktoren gestört oder wird der Fluß des Qi (Energie) in den Meridianen beispielsweise durch ein Trauma oder durch Viskositätsänderungen des Blutes gestört, dann bedeutet das Krankheit.

Krankheit in der TCM ist also definiert als

■ Balancestörungen zwischen Yin und Yang. Der Begriff der Balancestörung bezieht sich sowohl auf Vorgänge im Organismus als geschlossenem System als auch auf die Interaktion zwischen Organismus und Umwelt – zwischen Mikro- und Makrokosmos,

■ verminderte, fehlende oder überschießende Reaktion des Zhenqi (Abwehrlage) auf pathogene Faktoren,

■ Störungen des Blut- und Qi-Flusses, also Störungen von Zirkulation, Lebenskraft und Funktion, wobei die TCM insbesondere die abnorme Flußrichtung des Qi der Organe im Sinne von „abnormem Auf- und Absteigen" entsprechend der Organfunktion als pathogen betrachtet.

Die Begriffe Yin und Yang stehen, wie wir wissen, in einem dynamischen Gleichgewicht, das u. a. von Tages- und Jahreszeit abhängig ist. Die moderne Medizin spricht von „Biorhythmus". Der Begriff „Yin" steht u. a. für das Substantielle, die Materie, die Qualität, der Begriff „Yang" für die Funktion, das Phänomen des Geschehens, die Quantität.
Ein Beispiel: Die TCM betrachtet eine jugendliche Arteriosklerose nicht einfach als Gefäßverkalkung, sondern sie unterscheidet:

■ Yang-Aspekt: Störung der Gefäßfunktion und damit der Quantität von in der Zeiteinheit zirkulierndem Blut (Xue) und Energie (Qi).

■ Yin-Aspekt: materiell faßbare Änderung der Qualität der Gefäßwand durch Kalkablagerungen.

Die TCM geht von anderen Voraussetzungen und Vorstellungen aus als wir heute. Ihre Stärke ist die Korrektur von Funktionsstörungen und die Behandlung chronischer und psychosomatischer Erkrankungen, ausgerechnet jener Bereich, in dem die moderne Medizin nicht so besonders erfolgreich ist.
Mag sein, daß wir mit unserem rein morphologisch-analytisch orientierten Denken in eine Sackgasse gelangt sind. Deshalb fordern Wissenschaftler, die heute noch als Außenseiter eingestuft werden, die Einbeziehung eines autonomen, funktionierenden Selbststeuerungssystems, in der Technik „Regelkreis" genannt, in die Medizin. Damit ist die biokybernetische Wechselwirkung zwischen peripherem Geschehen und zentraler Steuerung gemeint.

Die TCM sieht den Menschen als Mikrokosmos im Makrokosmos, der Umwelt, auf den potentiell pathogene Faktoren von außen und von innen einwirken.

Von außen kommen bioklimatische, soziale, endemische Faktoren und Traumata, *von innen* Emotionen, die – wenn sie nicht ausgelebt werden – zu psychosomatischen Erkrankungen führen können. Zusätzlich spielen Eßgewohnheiten, Diätfehler und Lebensführung eine Rolle. Ob es zur Erkrankung kommt, hängt davon ab, was stärker ist, – die pathogenen Kräfte oder die Widerstandskraft des Organismus – die TCM spricht vom „Abwehr-Qi".

2 HERDGESCHEHEN – FOCUS

Dem Herdgeschehen liegt ein chronisch veränderter Gewebsbezirk zugrunde, der allgemeine Erkrankungen oder herdferne umschriebene Prozesse im Organismus auslöst und unterhält. Es besteht nach Pischinger aus nicht abbaubarem organischem und anorganischem Material und hat immer enge Beziehung zum Bindegewebe. Bei chronischen Entzündungen reicht die Abwehrlage des Organismus nicht aus, um die Schädigung zu überwinden. Die pathogenen Substanzen (Bakterien, Viren, toxische Substanzen, toxische Eiweißverbindungen, Fremdkörper, z. B. Splitter, Nahtmaterial, Talkum usw.) bleiben im Bereich des vegetativen Grundsystems liegen und belasten die Grundregulation.

Herde können grundsätzlich über sämtliche Kommunikationswege, die sich in der vegetativen Grundformation finden, ihre pathologische Wirkung entfalten. Zunächst sind sie Störfaktoren, mit denen der Organismus noch fertig wird, die aber einen Teil seiner Abwehrleistung binden. Es kommt zum Summationseffekt mit anderen Belastungen. Jetzt entscheidet die Konstitution, wie der Organismus damit fertig wird (Anpassungssyndrom, Adaptionssyndrom Selye).

Jeder Reiz ruft neben einer unspezifischen Wirkung am Angriffsort spezifische allgemeine Reaktionen (Streß) hervor. Die Anpassung erfolgt in 3 Phasen:

1. Alarmreaktion mit Schock: Temperatur- und Blutdruckabfall, Flüssigkeitsverlust – Bluteindickung.

2. Gegenschockphase: hormonell gesteuert durch ACTH und Glucocortocoidausschüttung. Die Nebennierenrinde ist vergrößert. Die antiphlogistische Reaktion fehlt. Wiederherstellungsstadium: die entzündliche Abwehr nimmt zu. Somatotropes Hormon, Mineralien und Corticoide werden vermehrt (bei überschießenden Reaktionen kommt es zu Anpassungserkrankungen wie gastrointestinale Störungen, Allergien usw.).

3. Erschöpfungsphase: wenn im Stadium 3 keine Heilung erfolgt. Die hormonelle Steuerung fehlt. Die Nebennierenrinde wird regressiv transformiert. Voraussetzung für das normale Anpassungssyndrom ist eine intakte Hypophysenvorderlappen-Nebennierenrinden-Achse.

Bedeutung für die Akupunktur:

Ein Focus kann die Reaktionsfähigkeit des Organismus auf Akupunktur und andere Therapien blockieren. Daher muß man bei Therapieresistenz an einen Focus denken und diesen sanieren. Zum Beispiel kann eine chronische, oft atrophische Tonsillitis, ja sogar die Narbe nach Tonsillektomie eine Asthmatherapie ineffizient machen.

3 PATHOGENE NOXEN DER TCM

Die TCM kennt 3 Gruppen von pathogenen Noxen – Krankheitsverursachern:

- Bioklimatische Faktoren: Wind, Wärme, Sommerhitze, Feuchtigkeit, Trockenheit, Kälte. Sie scheinen in den Entsprechungen der 5-Elemente-Lehre als „äußere Faktoren" auf.
- Emotionen: die 5 „inneren Faktoren" der 5-Elemente-Lehre.
- Andere Ursachen: z. B. im Körper selbst entstandene Dysregulationen, Überanstrengung, Diätfehler, etc.

3.1 DIE BIOKLIMATISCHEN FAKTOREN

1. Der tatsächliche Klimafaktor, wie Temperatur, Feuchtigkeit, Luftströmungen und darin befindliche Erreger (z. B. Viren).
Die bioklimatischen Faktoren Wind, Hitze, Feuchtigkeit, Trockenheit und Kälte sind in das System der 5-Elemente-Lehre eingebunden. Sie treten vorwiegend in der ihnen entsprechenden Jahreszeit auf und befallen vorwiegend zuerst die ihnen zugeordneten Meridiane, bei zu schwacher Abwehr in der Folge das ihnen zugeordnete Organ. Sie greifen den Körper von außen an, spielen aber auch in der Therapie eine entscheidende Rolle, und das nicht nur in der TCM, sondern auch in der modernen Medizin. Erkrankungen mit Kältesymptomatik, wie z. B. eine beginnende Grippe mit Frösteln oder eine Lumbalgie mit Kältegefühl, verlangen nach Wärme. Wir geben heiße Getränke, Thermophor, erwärmende physikalische Therapie, die TCM verwendet Moxa und Medikamente, denen sie wärmenden Charakter zuschreibt. Umgekehrt wird ein akuter Gichtanfall daher bei uns mit Kryotherapie, in der TCM mit kühlenden Pharmaka behandelt.

2. Die Belastbarkeit des gesunden oder bereits erkrankten Körpers durch bioklimatische Reize.
Die bioklimatischen Faktoren können den Organismus nur dann schädigen, wenn der Körper geschwächt ist. Die TCM sagt: Das Zhengqi („das aufrechte Qi") – die Energie aus Erbsubstanz, Nahrung und Luft, die alle Lebensvorgänge steuert, ist mangelhaft.

3. Der exzessive bioklimatische Faktor wird in der Literatur auch als „perverse bioklimatische Energie" übersetzt.

4. Die Ausdrücke für die bioklimatischen Faktoren werden auch zur Beschreibung innerer Vorgänge verwendet: siehe „Wind" als pathogener Faktor, S. 244.

5. Die bioklimatischen Faktoren werden unterteilt in Yang-Noxen und Yin-Noxen.

- Yang-Noxen greifen eher die dem Yang zugeordneten Körperregionen, das sind die oben und außen gelegenen Regionen, also Kopf und Haut, Subcutis und Bewegungsapparat, an. Der Bewegungsapparat gilt nämlich in der TCM noch als relativ „außen" gelegen, im Vergleich zu den Eingeweiden. Yang-Noxen schädigen das Yin, d. h. sie konsumieren Substanz und Flüssigkeit.
- Yin-Noxen greifen vor allem das Yang-Qi an. Unter Yang-Qi versteht die TCM die treibende Kraft für Blutkreislauf und Funktion jedes einzelnen Organs sowie des ganzen Körpers.

3.1.1 Wind

1. Die TCM versteht darunter in erster Linie Wind und Zugluft als pathogene Noxen. Mit dem Wind dringen viele bioklimatische Faktoren, wie Kälte, Feuchtigkeit, Trockenheit, Hitze viel rascher in den Körper ein.

2. Weiters wird der bioklimatische Begriff „Wind" auch zur Beschreibung in der Physiologie und Pathophysiologie verwendet. Der Wind hat die Eigenschaft *aufzusteigen;* die TCM sagt: „Der Leberwind steigt auf" und meint damit z. B. eine Hypertonie mit Kopfschmerzen und Gesichtsrötung.

3. Der „Wind" ist ein Yang-Begriff – mehr Aktivität als Substanz. Deshalb, sagt die TCM, greift der Wind eher die dem Yang zugeordneten Körperregionen und Schichten an, also die oben und „außen" gelegenen Regionen des Kopfes und des Körpers. „Außen" heißt in der TCM Haut, Subcutis, Bewegungsapparat. Der Wind wird als Ursache für das Eindringen von Kälte angesehen – Erkältungskrankheiten gelten als Windkrankheiten.

4. Charakteristisch für den Wind ist auch, daß er sich nicht einsperren läßt; „Der Wind drängt nach außen", sagt die TCM. Dieses Charakteristikum wird auf nach außen drängende Emotionen übertragen, z. B. Zorn und Aggression. Können sie nicht ausgelebt werden, dann werden sie beispielsweise vom Bewegungsapparat abgefangen, es kommt zu muskulären Verspannungen und in der Folge zu Erkrankungen des Bewegungsapparates.

5. Die Unberechenbarkeit und Flüchtigkeit des Windes wird zur Beschreibung plötzlich auftretender, anfallsweiser oder wechselnder Beschwerden verwendet, z. B. für die Beschreibung einer Trigeminusneuralgie oder einer Facialisparese, wobei Zugluft tatsächlich oft eine Rolle spielt. Das plötzliche Auftreten einer Hemiparese bei Apoplexie wird in der TCM als „vom Wind getroffen" bezeichnet *(zhong feng).* Auch wandernde oder flüchtige Beschwerden wie Rheumatismus und Urticaria werden dem Wind zugeordnet.

6. Wind ist Bewegung, auch Drehbewegung; denken wir an das Tanzen der Herbstblätter im Wind. Daher gehört dazu einerseits der Schwindel, andererseits alles, was den Menschen verdreht – Krämpfe, epileptisches Geschehen, Opistotonus, Tetanus, Gesichtslähmungen.

3.1.2 Hitze

1. Die TCM unterscheidet:

- Sommerhitze: bioklimatischer Faktor, der nur im Sommer auftritt
- Feuer: Feuer kann wohl oft im Sommer, aber auch in anderen Jahreszeiten auftreten, als milde Hitze und als exzessive Hitze, Glut. Die 3 Hitzefaktoren zeigen graduelle Unterschiede, der Stärke nach: milde Hitze, Sommerhitze, Glut. Die Krankheitserscheinungen sind dementsprechend verschieden schwer.

2. Die Hitze ist ein pathogener Yang-Faktor *(yang xie);* hohes Fieber, innere Unruhe, viel Schwitzen, viel Durst, Gesicht gerötet, Augen gerötet, kräftiger Pulsschlag, bis zum Koma.

3. Hitze hat die Tendenz aufzusteigen, auszudehnen, zu verteilen und Flüssigkeit zu verbrauchen.

Die Hitze von außen und die vom Körperinneren treffen einander in Muskulatur und Haut, sodaß viel Flüssigkeit verdunstet, der Körper verliert an Körpersäften (Flüssigkeit), daher hohes Fieber, viel Durst, viel Schweiß und wenig Harn. Wenn durch das Schwitzen zu viel Flüssigkeit verloren geht, dann tritt auch ein Verlust an Qi (Vitalenergie, Funktion etc.) ein; der Körper zeigt ein Syndrom des doppelten Verlustes – Flüssigkeit und Vitalenergie. Es kommt zu Müdigkeit, Trägheit in Bewegung und im Sprechen.

4. Die Hitze, insbesondere die Sommerhitze, ist meist kombiniert mit hoher Luftfeuchtigkeit, daher sehen wir oft zusätzlich das Symptom Feuchtigkeit.
Klinische Zeichen für die kombinierte Symptomatik Hitze – Feuchtigkeit: „Feuchtigkeit im mittleren 3E": äußert sich im Verdauungstrakt durch Druck im Oberbauch, wenig Appetit, Erbrechen, dünnem Stuhl; kraftlose Extremitäten, schwerer Kopf, Vertigo bis zur Bewußtlosigkeit.

5. Exzessive Hitze, Glut wird für schweren Flüssigkeitsverlust und damit Zirkulationsstörungen, aber auch für Blutungen aus der Nase, im Sputum, Urin sowie für Uterusblutungen ebenso verantwortlich gemacht wie für das Entstehen von Furunkeln, Karbunkeln und Ulcera. Die TCM schreibt ihr sogar die Entstehung schwerer Infektionskrankheiten wie Pest, Pocken, Cholera, Diphterie und Ruhr zu.

Wie immer benützt die TCM auch hier die Charakteristik des pathogenen Faktors zur Beschreibung des Krankheitsbildes mit schwerem Fieber und Exsiccose.

3.1.3 Feuchtigkeit Zugehöriges Organ: Milz-Pankreas

Die TCM drückt die Pathogenität des Faktors Feuchtigkeit sinngemäß so aus: „Die Milz liebt Trockenheit und haßt Feuchtigkeit (Dampf)." Wird die Milz geschädigt, dann kann sie ihre Funktion in Transport und Aufschließung der Nahrung sowie in der Verteilung der Körperflüssigkeit nicht mehr erfüllen. Feuchtigkeit ist ein pathogener Yin-Faktor. Die TCM unterscheidet zwischen innerer und äußerer Feuchtigkeit.

1. Äußere Feuchtigkeit: Damit ist der bioklimatische Faktor der spätsommerlichen, regnerischen Zeit in China ebenso gemeint wie Schwitzen durch zu warme Kleidung, das Leben in einer feuchten Umgebung und häufige Berührung mit Wasser und Dampf.

2. Innere Feuchtigkeit: Hier vermengt die TCM einige Begriffe, die sie offenbar aus physikalischen Beobachtungen von Umwelterscheinungen auf das Körperinnere übertragen hat.
Unter Feuchtigkeit wird alles verstanden, was schwer und zäh ist, vergleichbar mit Schlamm oder Schleim. Man kann sich vorstellen, daß man im alten China dabei das Bild eines dampfenden Sumpfes einerseits, das Bild einer eindampfenden Flüssigkeit, bei der ein zäher Rest übrigbleibt, andererseits vor Augen hatte. Denn als „Feuchtigkeit" im Körperinneren gilt sowohl die vermehrte Flüssigkeitsansammlung im Gewebe als auch die Eindickung des Blutes, damit die Viskositätsänderung, dadurch eine Störung im freien Fluß von Blut und Qi und weiters eine Schädigung aller inneren Organe. Aber auch die Absonderung zäher Exkrete gilt als Feuchtigkeitsstörung, ebenso eine Trübung des Urins. Der Feuchtigkeit wird eine Tendenz nach unten zugeschrieben, und ihr Charakteristikum ist die Trübheit, Unreinheit.
Typische Krankheitserscheinungen sind Ödeme, das Gefühl der Schwere, „als ob man eine schwere Last tragen würde", Schweregefühl in den Gliedern, Müdigkeit, das Gefühl, einen Ring um den Kopf zu haben. Wir kennen dieses Zustandsbild beim Myxödem und beim prämenstruellen Syndrom. Weiters gehört sowohl Völlegefühl im Epigastrium und

im Bauch, Appetitlosigkeit, aber auch Durchfall dazu – die breiige Konsistenz des Stuhles reiht das Zustandsbild unter die Feuchtigkeitserkrankungen ein. Auch Bronchitis mit viel zähem Schleim, eiternde Wunden und nässende Ekzeme sowie eitriger Fluor, schlechter Geruch, trüber Harn gehören dazu.

3.1.4 Trockenheit Zugehöriges Organ: Lunge

Die Trockenheit ist der pathogene Faktor des Herbstes, am Übergang von Sommerhitze zu Winterkälte. Auch wir wissen, daß im Herbst besonders häufig Erkältungskrankheiten auftreten; die Trockenheit als pathogener Faktor für die Atmungsorgane hat jeder, der schon einmal in einem Flugzeug gesessen ist, empfunden: kaum ist die Klimaanlage eingeschaltet, beginnt die Nase zu jucken, der Hals zu kratzen, die Augen zu brennen. Die TCM unterscheidet zwischen äußerer und innerer Trockenheit.

1. Äußere Trockenheit: Die TCM bezeichnet die Lunge als jenes Organ, das als erstes von der Trockenheit angegriffen wird. Wir müssen uns dabei vor Augen halten, daß mit Lunge der gesamte Respirationstrakt von Nase bis Alveole gemeint ist. Ist die Lunge durch Trockenheit geschädigt, kommt es zur Umkehr ihrer Funktionsrichtung als Ursache für trockenen Husten, wie bei Beginn einer Erkältungskrankheit, aber auch bei Tuberkulose.

2. Innere Trockenheit: Trockenheit schadet wie die Hitze den Körpersäften. Es kommt zu einem Flüssigkeitsmangel mit den bekannten Symptomen: Trockenheit von Mund und Nase, Haut und Schleimhaut, Durst, Obstipation, wenig Harn, wenig Schweiß.
Wir wissen aus der 5-Elemente-Lehre, daß die Lunge die Atmung beherrscht, als Öffner die Nase fungiert, daß sie mit der Luft verbunden ist, daß die Lunge die Haut beherrscht und daß der Dickdarm ihr Yang-Partner ist. Das erklärt, warum die TCM als Trockenheitssymptome so anscheinend unterschiedliche Erscheinungen von der trockenen Nase bis zur Obstipation in einem Atemzug nennt.

3.1.5 Kälte Zugehöriges Organ: Niere

In der TCM sieht man in der Kälte einen pathogenen Yin-Faktor, welcher dem Yang-Qi (Vitalenergie) schadet. Yang-Qi entspricht einerseits der Funktion eines Organes, andererseits ist es das Yang-Qi, das den Kreislauf und damit den Transport von Blut und Energie (Qi) in Schwung hält. Also führt Kälte in der TCM-Diktion zur „Stagnation der Zirkulation von Qi und Körpersäften".
Wir wissen heute, daß chemische Reaktionen, Blutzirkulation etc. in der Kälte langsamer ablaufen als in der Wärme. Beim Menschen drückt sich das in Körpertemperatur und lokalen Reaktionen aus. Jeder von uns weiß, daß in der Kälte die Muskeln und Gelenke steif werden. Wir wissen auch, daß Kälte zu schlechter Durchblutung, Magen-Darmbeschwerden und allgemeiner Funktionseinschränkung führt.

Zusammenfassung

Zusammenfassend können wir sagen, daß unter bioklimatischen Faktoren Krankheitsursachen, wie Wind, Feuchtigkeit, etc. wortwörtlich zu verstehen sind, aber ebenso treffen sie zu auf die Beschreibung eines Krankheitsbildes, welches den Eigenschaften eines oder mehrerer bioklimatischer Faktoren ähnelt. Besondere Verbindungen zu Organen und den Entsprechungen der 5-Elemente-Lehre sind zu beachten.

Der bioklimatische Faktor dringt von außen nach innen in den Körper ein und löst Symptome aus, die ihrerseits wieder nach den bioklimatischen Faktoren, denen sie ähneln, bezeichnet werden. Es kommt im Lauf des Eindringens einer Erkrankung oft zu einem Symptomenwechsel.

Beispiel: eine Erkältung. Die TCM sieht darin das Eindringen von Kälte mit Hilfe des Windes durch die Haut, die Nase, die oberen Luftwege. Am Anfang tritt Frösteln auf, der Patient friert und will, wenn überhaupt, dann heiße Getränke. Wir haben es hier mit Kältesymptomatik zu tun, noch ist die Erkrankung oberflächlich. Dringt die Erkrankung im Sinn der TCM tiefer ein und ergreift sie beispielsweise die Lunge, kommt es in unserem Sinn zur Pneumonie mit hohem Fieber, schneller Atmung, Nasenflügelatmen, schnellem Puls, Rötung des Gesichts und weiteren typischen „Hitzesyndromen" der TCM.

Bei einer „oberflächlichen" Erkrankung wie beispielsweise einer Muskelverspannung durch Zugluft hat man mit Akupunktur gute Erfolge. Bei einer „tiefer" eingedrungenen Erkrankung mit Befall eines inneren Organes kommt man mit Akupunktur, einer Regulationstherapie allein, nicht mehr aus. Auch die TCM verwendet in diesen Fällen weniger Akupunktur, dafür ihre Phytotherapie; wir werden selbstverständlich mit unserer medikamentösen Therapie kombinieren.

4 PHYSIOLOGIE UND PATHO- PHYSIOLOGIE DER INNEREN FAKTOREN
Emotionen als pathogene Ursachen in der TCM

In der TCM ist die Bedeutung der Psyche für Gesundheit und Krankheit fest verwurzelt. Im Neijing aus dem Jahr 230 v. Chr. wird auf die Zusammenhänge von zuviel Emotion mit der Erkrankung des entsprechenden Organs hingewiesen. Darin heißt es: „Die Freude schadet dem Herzen, der Kummer der Lunge, die Angst der Niere, der Ärger (Zorn) schadet der Leber und das Grübeln schadet der Milz (-Pankreas)." An einer anderern Stelle desselben Buches steht, daß das Herz Herrscher aller Eingeweide ist.

So wissen wir aus der Akupunktur, daß der Herzmeridian und das Organ Herz besonders für die Psyche, die Emotionen und intellektuellen Leistungen von großer regulatorischer Bedeutung sind. Das Herz in der TCM entspricht in der modernen Medizin dem Großhirn und dem limbischen System. Psychische Störungen können organische Krankheiten, organische Erkrankungen können seelische Störungen verursachen. Oft ist schwer zu beantworten, ob die seelischen oder die Organstörungen zuerst da waren.

Einige Besonderheiten der Pathogenese von Emotionen als Krankheitsverursacher in der TCM:

1. Intensive emotionale Störungen durch Faktoren aus der Umgebung, wie Familie, Gesellschaft und Natur schwächen den Abwehrmechanismus.

2. Emotionen als pathogene Faktoren haben einen besonderen Bezug zum Alter und Geschlecht des Menschen. Kinder neigen häufig dazu, aufgrund von Schreck und Angst, weniger aufgrund von Kummer, Erregung oder Freude zu erkranken. Jugendliche erkranken häufiger durch Grübeln, die Erwachsenen oft durch Erregungen; Menstruationsstörungen bei Frauen werden durch Sorge, Grübeln und Trauer beeinflußt.

3. Die Emotionen treffen meist die Organe Herz, Leber und Milz. Von diesen spielt das Organ Herz die zentrale Rolle. Die Patienten mit Herz-, Leber- und Milz-Pankreasleiden werden durch entsprechende Emotionen leichter als organisch Gesunde psychosomatisch krank.

4. Emotionen können Organstörungen verursachen, gleichzeitig können Organerkrankungen in Form einer emotionalen Störung zum Ausdruck kommen, ähnlich wie bei einem viscerocutanen Reflex (siehe Alarm- und Zustimmungspunkte). Im Neijing (230 v. Chr.) steht: „Der am Organ Leber Erkrankte wird leicht zornig."

5. Die 5 inneren Faktoren greifen zwar vor allem das ihnen zugeordnete Organ an, trotzdem kann eine Emotion mehrere Organe gleichzeitig schädigen; umgekehrt kann ein Organ durch mehrere Emotionen Schaden erleiden.

Beispiele für Schädigungen:

Sorge:	Milz-Pankreas und Herz
Sorge, Kummer, Melancholie:	Milz
Zorn und Depression:	Leber sowie die Balance zwischen Leber und Milz

Zusammenfassung

Die TCM kennt bereits die Wechselwirkung zwischen Organfunktion und Emotion, d. h. die Psychosomatose. In der 5-Elemente-Lehre werden die Beziehungen, die Entsprechungen der Emotionen mit Organen, Jahreszeiten, Körperregionen etc. recht genau (aber leider oft stark konstruiert) beschrieben.
So können wir durch Akupunkturbehandlung oft bei inneren funktionellen Organstörungen als Nebenwirkung eine psychische Eutonisierung erreichen. Bei einer somatisierten Depression können wir über den Weg des Soma die Psyche beeinflussen. Bei einer schweren endomorphen Depression muß man medikamentös, d. h. antidepressiv, parallel behandeln. Hier und bei leichteren Fällen von psychosomatischen Störungen ist eine Kombination mit Psychotherapie oft indiziert.
Indikation Akupunktur bei psychosomatischen Krankheiten: In all jenen Fällen, in denen wir therapeutisch Analgetika, Tranquilizer, Spasmolytika, Sedativa symptomatisch einsetzen, ist auch eine Vorbehandlung mit Akupunktur indiziert. Aber in allen Fällen, wo hohe Dosierungen von Neuroleptika, Antidepressiva angezeigt sind, ist die Akupunktur nicht mehr wirksam und daher nicht indiziert.

4.1 AKUPUNKTUR BEI PSYCHOSOMATISCHEN STÖRUNGEN

Schnabel hat 1966 in einer Untersuchung an 2000 Patienten ohne manifesten Organbefund folgende Befindlichkeitsstörungen gefunden:
Schlafstörungen, Herzbeschwerden, allgemeine Schwäche, Magen-Darmbeschwerden, Angstzustände, Schwindel, Sexualstörungen, depressive Verstimmungen, Atembeschwerden, Kreuz- und Rückenschmerzen, Kopfschmerzen, ... also eine Liste typischer psychosomatischer Beschwerden, die bekanntermaßen eine gute Akupunkturindikation darstellen.
Erinnern wir uns an einen bekannten Lehrsatz der Wiener Schule: „Die Akupunktur beeinflußt funktionelle, reversible Störungen." Auch die TCM kennt die Wechselwirkung zwischen Seele und Geist und drückt das in der 5-Elemente-Lehre aus.

Die moderne Medizin sieht die Genese einer psychosomatischen Störung meist in folgenden Bereichen:

■ Regulationsstörungen im Rahmen psychischer oder physischer Erschöpfungen, beschrieben im Streß-Modell von Selye 1946, Wolf 1950, Bykom 1953.[1] Der kybernetische Regelkreis Neurokortex – Thalamus – Formatio reticularis – limbisches System – Hypophyse-Nebenniere ist verantwortlich für die 3 Stadien Alarm – Anpassung – Erschöpfung.

■ Frühkindliche Störungen, Neurosen, vegetative Komponenten.

■ Soziale und bioklimatische Faktoren.

■ Aktuelle gegenwärtige seelische und körperliche Belastungen. Jede simple Verkühlung beeinflußt die Emotionen und umgekehrt.

■ Überbewertung der körperlichen Beschwerden durch iatrogene Fixierung. Oft ist es der Arzt, der wissentlich oder unwissentlich eine Fixierung des Patienten auf eine Befindlichkeitsstörung verursacht. Insbesondere passiert dies von selbsternannten, meist nicht-ärztlichen „Naturheilern", die mit attraktiven, aber keineswegs wissenschaftlich fundierten „Pseudoapparaten" sensationelle Diagnosen erstellen und vom Patienten verlangen, sein Leben völlig um- und auf die Behandlung einzustellen. Für derartige Methoden sind Patienten mit psychosomatischen Beschwerden besonders anfällig. Es ist eine Frage der Ethik, wie der Arzt mit der Befindlichkeitsstörung des Patienten umgeht. Auf keinen Fall darf er aus der Ängstlichkeit des Patienten einen materiellen Dauernutzen zu ziehen versuchen.

In der Ausbildung des TCM-Arztes steht die Ethik von alters her im Vordergrund. Bei uns sollte man sich öfter auf den Eid des Hippokrates besinnen.

HINWEISE AUF DAS VORLIEGEN EINER PSYCHOSOMATISCHEN ERKRANKUNG

Folgende 3 Punkte geben Hinweise auf das Vorliegen einer psychosomatischen Erkrankung:

■ lange, erfolglose organische Behandlung
■ Emotionen und psychische Einflüsse verstärken die Beschwerden
■ ähnliche Symptome und Reaktionen in der Kindheit

Sowohl in der TCM als auch in der modernen Medizin hat die Akupunktur für die Behandlung psychosomatischer Erkrankungen ihren Platz.

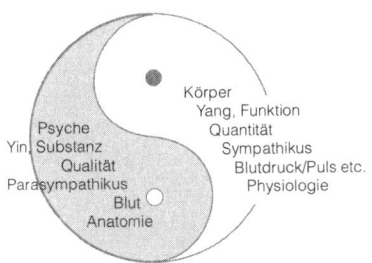

Graphik 102

1 Vergleiche dazu: Bräutigam, W., Christian, P.: *Psychosomatische Medizin.* 2., verb. Auflage; Georg Thieme Verlag: Stuttgart, 1975.

1. Alternativtherapie: Wenn eine symptomatische Therapie mit Tranquilizer, Analgetika, Spasmolytika indiziert ist, dann ist auch die Akupunktur indiziert, die noch dazu keine unerwünschten Nebenwirkungen hat.

2. Stärkung der Autoregulation: Wie schon Bachmann in den frühen 60er-Jahren sagte: „Die Akupunktur ist eine Ordnungstherapie", die das Autoregulationssystem aktiviert.

3. Einsparung von Dauer- und Bedarfsmedikamenten: Ein bekannter Akupunktureffekt ist der geringe Bedarf an Medikamenten. Die Änderung der Dosierung soll jedoch vom Arzt und nicht vom Patienten vorgenommen werden.

4. Compliance durch operantes Konditionieren: Durch den raschen Erfolg ist der Patient zur Mitarbeit an seiner Heilung motiviert. Dies erleichtert dem Arzt den wichtigen therapeutischen Einstieg.
Die Akupunktur wirkt an sich und dadurch, daß die Behandlung im Liegen erfolgt, entspannend. Durch die rasche Schmerzlinderung kann der Patient leichter aktiv Heilgymnastik praktizieren. Die Unterbrechung der Schmerzspirale Verspannung – Fehlhaltung – Durchblutungsstörung – Schmerz – Depression – Verspannung bedeutet für den Patienten operantes Konditionieren. Er lernt daran zu glauben, daß er wieder gesund werden kann.

5. Herausfiltern somatischer Symptome: Patienten mit psychosomatischen Krankheiten präsentieren dem Arzt oft eine Fülle anscheinend organischer Beschwerden. Es kommt vor, daß alle diese Beschwerden bis auf eine nach einigen Akupunktursitzungen verschwinden. Insbesondere bei atypischer Reaktion auf die Akupunktur in Hinblick auf dieses letzte organische Symptom muß die somatische Diagnose neu überdacht werden. Es kann durchaus vorkommen, daß ein Patient mit parietaler Migräne plötzlich über Schmerzen in der Flankenregion klagt und daß sich ein Gallenblasenleiden herausstellt.

6. Kombinationstherapie: Zeigt das Krankheitsbild psychotische oder neurotische Züge, wie bei Anorexie, Bulimie oder bei Zwangsneurosen, dann ist unbedingt eine ergänzende Psychotherapie zu verordnen. Bei Psychosen z. B. des manisch-depressiven Formenkreises oder Schizophrenie ist die Akupunkturbehandlung nur als adjuvante Therapie in Zusammenarbeit mit einem Facharzt indiziert. Auf die medikamentöse Einstellung kann hier nicht verzichtet werden.

7. Suchtbehandlung: Für die Praxis kommen nur die Behandlung der Nikotin- und der Freßsucht in Frage. Alkohol- oder Drogenabhängigkeit sowie Medikamentenabusus sind keine Indikation für die Praxis. Wirklich erfolgversprechend sind sie nur an einer Fachabteilung als adjuvante Methoden oder im Rahmen eines gezielten 4-Komponenten-Programmes, wie es beispielsweise in Amsterdam durchgeführt wird:
1. Motivation: den Patienten selbst etwas tun lassen, er muß „clean" zur Kontrolle kommen
2. Kontrolle: Harnkontrollen
3. Rhythmus und Ruhe: Behandlung in regelmäßigen Abständen immer zur gleichen Zeit, zusätzlich gruppentherapeutischer Effekt bei ruhiger Umgebung
4. Akupunktur

5 ZUSAMMENSTELLUNG DER WIRKUNGEN DER PATHOGENEN FAKTOREN

	WIRKUNG DER ÄUSSEREN UND INNEREN PATHOGENEN FAKTOREN			
Organ	Äußere Faktoren	Beispiele für pathogene Wirkung	Innere Faktoren	Beispiele für pathogene Wirkung
Leber	Wind	Trigeminusneuralgie, idiopathische Facialisparese, Schmerzen Kopf, Bewegungsapparat oben, lateral wechselnde, wandernde Beschwerden	Zorn	Kopfschmerzen, Verspannungen, Tic, Hypertonie, Tinnitus, Schwindel, Tremor, Krampfanfälle, plötzliche Lähmungen
Herz	Hitze	z. B. Sonnenstich, Fieber, leichte Angst vor Wind, Kälte; etwas Durst	Freude	„Lust führt zur Erschöpfung des Herzens": Bewußtseinstrübung, Ohnmacht, roter Kopf, Manie, Logorrhoe
Milz-Pankreas und Magen	Feuchtigkeit	Schweregefühl, Schmerzen im Bewegungsapparat bei feuchtem Wetter; Flüssigkeitsretention im Gewebe; Diarrhoe	Sorge	durch Störung von Transport und Aufschließung der Nahrung Appetitlosigkeit, Müdigkeit, Antriebslosigkeit
Lunge	Trockenheit	trocken sind Mund, Zunge, Nase, Husten, Haut, rissige Lippen; Obstipation	Kummer und Gram	depressives Zustandsbild mit trockenem Mund, Obstipation, verhärmtem, vertrocknetem Aussehen
Niere	Kälte	Beginn einer Erkältung, kalte Extremitäten, Angst vor Kälte, reichlich wenig gefärbter Harn, Schweiß, Fluor, wäßrige Diarrhoe	Angst Schreck	Entschlußlosigkeit Unruhe, paranoide Ideen; Unruhe, Herzklopfen, Tachypnoe, Verwirrtheit, „starr vor Schreck"
KS		wie Herz		wie Herz

6 SONSTIGE PATHOGENE FAKTOREN

ERNÄHRUNG

Die TCM schenkt dem Essen besonders viel Aufmerksamkeit, weil in China in früherer Zeit die Verteilung von weltlichen Gütern sehr unterschiedlich war. Die Reichen hatten ein Übermaß an Essen und Freizeit, die Armen zu wenig.
Die TCM sieht folgende Ernährungsfehler als pathogen an:

■ zu viel Essen   ■ zu viel kaltes Essen   ■ zu viel rohes Essen

Diese Faktoren führen zu Störungen der Verdauung – im Sinn der TCM von Magen und Milz-Pankreas – weil sie damit nicht fertig werden, es zur Gärung des Essens kommt und die Funktion der Organe durch die Überbelastung beeinträchtigt wird.
Zu wenig Essen, falsches Essen, einseitige Ernährung führen zu den auch bei uns bekannten Mangelzuständen, wie Energielosigkeit, Vitaminmangel und Mangel an Spurenelementen.

LEBENSWEISE

Überanstrengung wird als konsumierend für die Vitalenergie und die Abwehrkraft, 2 Formen des Qi, angesehen. Dadurch können pathogene Noxen leicht wirksam werden. Besonderes Augenmerk wird den Folgen eines exzessiven Sexuallebens gewidmet, als dessen Folge eine Erschöpfung der Potenz, generelle Schwäche, insbesondere der Lenden und Knie, Schwindel und Pollutionen angesehen werden.
„Verweichlichung:" Durch Überernährung, Mangel an Bewegung und Abhärtung und fehlenden Kontakt mit Witterungsfaktoren verliert der Körper die richtige Reaktion auf die Außenwelt, es kommt zu erhöhter Krankheitsanfälligkeit.

TRAUMATA

Die TCM versteht unter Trauma das gleiche wie unsere Medizin, sie rechnet aber insbesondere auch schwere Arbeit, z. B. das Tragen schwerer Lasten, dazu.
Traumata gelten als Wegbereiter anderer pathogener Faktoren. In der TCM wird eine Stagnation von Blut und Qi (Energie) als Traumafolge angesehen – auch das ist identisch mit unserer Medizin, traumatische Einflüsse beeinträchtigen natürlich die Zirkulation.

„SCHLEIM-FLÜSSIGKEIT"

Dieser Begriff wirkt für uns sehr eigenartig, kommt aber in allen chinesischen Lehrbüchern vor und wird in der TCM sehr häufig als Krankheitsursache angesehen. Insbesondere hier müssen wir uns vor Augen halten, daß die TCM in ihrer Entstehungszeit ja die pathophysiologischen Grundlagen von Erkrankungen nicht kannte und daher pathologisches Geschehen mit bekannten Phänomenen der Umwelt verglich. Lunge, Milz und Niere sind die hauptsächlich am Flüssigkeitshaushalt beteiligten Organe der TCM. Ist ihre Funktion gestört, dann ist auch der Flüssigkeitshaushalt gestört. Statt daß „trübe Flüssigkeit" ausgeschieden und „klare Flüssigkeit" in entsprechendem Maß an die Organe verteilt wird, kommt es zur Fehlverteilung und durch Retention der „trüben Flüssigkeit" zur Bildung von „Schleim".

Erkrankungen durch Fehlverteilung der Körperflüssigkeit: Ödem, Lungenödem mit typischem Rasseln, Erbrechen von klebriger Flüssigkeit, Druck im Oberbauch.

Erkrankungen durch „Schleim": Mit der modernen Medizin identisch ist die Vorstellung von massivem schleimigem Auswurf, schleimigem Röcheln.

Für uns weniger nachvollziehbar ist die TCM-Vorstellung, daß „Schleim" die Meridiane verstopft, interpretierbar als Viskositätsänderung des Blutes und daraus resultierende Erkrankungen wie Schlaganfall.

Die TCM sagt: „Schleim vernebelt das Herz", und sie zählt Hemiplegie und Epilepsie vermutlich wegen des schleimigen Röchelns beim Akutgeschehen zu den durch Schleim verursachten Krankheiten. „Schleim" wird auch für echte Knotenbildungen unter der Haut wie Gelosen, Lymphknotenschwellungen und Gummen ebenso verantwortlich gemacht wie für das Globusgefühl im Hals. Zur „Schleim-Flüssigkeits-Symptomatik" zählt die TCM noch klebrigen Zungenbelag, Druck im Oberbauch, Erbrechen, Schwindel, Palpitationen.

STOCKENDES BLUT

Dazu gehören laut TCM je nach betroffener Region bzw. Organ:

- dunkle Haut- und Schleimhautbildungen
- dunkle klumpige Blutungen aus Lunge, Uterus, Magen-Darm-Trakt
- stechende Schmerzen, die sich auf Druck verschlechtern
- Präcordialschmerz mit Atemnot, dunkelpurpurne Lippen
- Tumoren im Bauch

Als Ursache für Stockendes Blut werden Kälte oder Mangel an Qi (Vitalenergie), die zu Blutzirkulationsstörungen führen, ebenso angesehen wie Traumata.

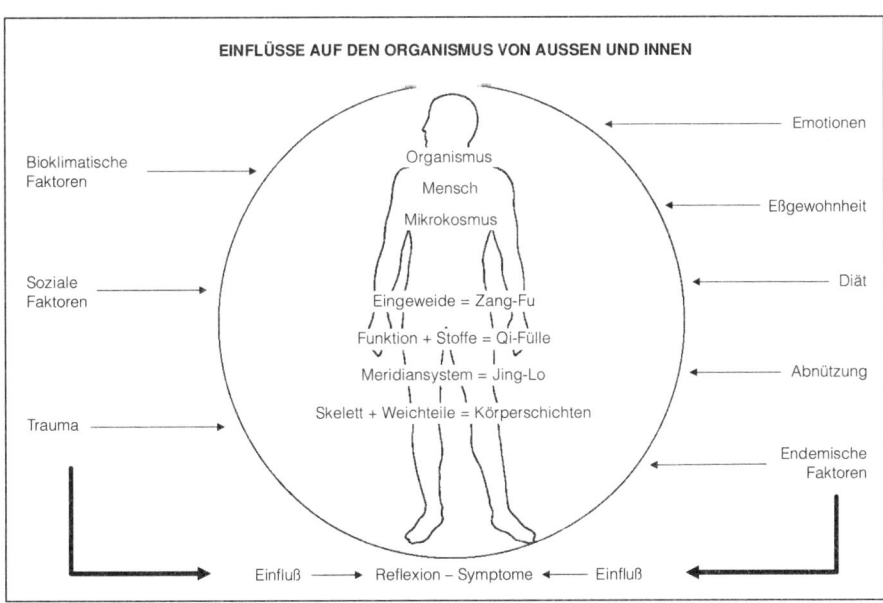

Graphik 103:
Der Organismus und die pathogenen Faktoren

XI

DIE VIER UNTERSUCHUNGS- METHODEN DER TCM

Die TCM ist 2500 Jahre alt. Damals standen nur die Sinnesorgane des Arztes zur Verfügung. Die TCM-Untersuchung besteht daher, wie bei unserem guten alten Hausarzt, aus

- Sehen
- Fühlen
- Riechen und Schmecken, Hören
- Fragen

Ziel jeder Untersuchung ist die Erhebung von Befunden, deren Analyse und Interpretation über die Diagnose zur Auswahl der Therapie führt. Die moderne Medizin orientiert sich vorwiegend an *Befunden,* in der TCM steht das *Befinden* des Patienten im Vordergrund. Nicht nur bei uns, auch in China werden heute selbstverständlich zusätzlich Röntgen- und Laborbefunde erhoben und insbesondere in Akut- und Notfällen moderne Methoden der Reanimation, Chirurgie und Pharmatherapie etc. angewendet. Es sei vorweggenommen, daß die Synthese der Diagnose der modernen Medizin mit der TCM-Diagnose nicht ganz einfach ist: Wir Mediziner des Westens müssen lernen, Symptome in die Gedankenwelt der TCM zu übersetzen und ihren diversen Systemen zuzuordnen.

1 DIE 16 FRAGEN NACH WANG XUETAI

Bei der Erhebung der Befunde ist das Konzept der 16 Fragen nach Wang Xuetai sehr hilfreich.

DIE 16 FRAGEN ZUM INDIVIDUELLEN PROGRAMM		
Die Frage	**Yin – Leere**	**Yang – Fülle**
1. Psyche	depressiv	manisch, agitiert
2. Allgemeinzustand	geschwächt	kräftiger Körperbau
3. Gesichtsfarbe	blaß (Wange gerötet)	gerötet (Augen)
4. Körpertemperatur	wenig; obere Extremitäten, untere Extremitäten kalt, subfebril am Nachmittag	normal bzw. erhöht
5. Sensibilität	Schmerz bessert sich auf Druck; Parästhesie, Pruritus	Druck ist unangenehm, brennender Schmerz
6. Motorik, Tonus	Muskulatur schlaff, Trophik reduziert: wenig Bewegung	Tonus erhöht, verspannt, unruhig
7. Atmung	flach, Dyspnoe	vertieft, Eupnoe
8. Nahrung	wenig Appetit, Dyspepsie	viel Appetit, rasche Darmpassage
9. Stuhlgang	dünn, schlecht verdaut, Inkontinenz	Obstipation, hell-gelbl. Stuhl, Brennen bei Defäkation bzw. perianal
10. Miktion	Polakisurie, Inkontinenz	wenig Harn, Harnverhaltung
11. Schweißsekretion	viel, ohne Belastung	wenig
12. Menstruation	dünn, hell, nachher Schmerzen	dick, dunkel, vorher Schmerzen
13. Wunde	ist weder rot noch geschwollen, eitrig odor hart, wenig, schmerzhaft, Sekret ist hell	ist rot, geschwollen, warm, hart, stark schmerzend
14. Palpation, Abdomen	weich, eingesunken, angenehm, mehr/weniger Meteorismus	gespannt, vorgewölbt unangenehm
15. Zunge	blaß, kein Belag bzw. dünn, Hypogeusie	dunkelrot, Belag dick, glitschig, Eugeusie
16. Puls	schwach, tief, langsam	stark, oberflächlich, schnell

2 DIE TCM-UNTERSUCHUNG MIT DEN SINNESORGANEN

2.1 INSPEKTION

Der Arzt beachtet:

- Gesamterscheinung und Gesichtsausdruck
- einzelne Körperregionen
- Ausscheidungen, Exkrete

Als Ausdruck des aktuellen körperlichen, seelischen und geistigen Befindens des Patienten gelten dessen

- Tonus: Gesichtsausdruck – Spiegel von Seele und Geist
  Bewegung – lebhaft, träge, schlaff, spastisch, starr
  Sprechen – lebhaft oder langsam, klar oder verwirrt
- einzelne Körperregionen: Gesichtsfarbe, Haut, Ohrmuschel, Extremitäten, Zunge, Mundschleimhaut, Iris.
  Die besonders ausgefeilten Techniken Zeigefingerdiagnostik und Farbdiagnostik werden im Kapitel „Analyse der erhobenen Befunde und Zuordnung zu den Syndromen der TCM" gesondert behandelt.
- Exkrete: Farbe und Konsistenz von Harn, Stuhl, Sputum und Schweiß

2.2 PALPATION

KONVENTIONELLE PALPATION

Die Palpation wird in 4 Schritten durchgeführt:
1. Schritt: ganz leichter Druck zur Feststellung von Beschaffenheit, Sensibilität, Temperatur und Verschieblichkeit der Haut.
2. Schritt: etwas festerer Druck zur Beurteilung der subcutanen Region, Feststellung von Gelosen; segmentale vegetative Störungen sind an der veränderten Konsistenz und der geringeren Verschiebbarkeit des subcutanen Gewebes festzustellen (Kieblersche Falte).
3. Schritt: fester Druck zur Feststellung von Muskelverspannungen.
4. Schritt: Beurteilung der Stellung von Gelenken, Beachtung von Abweichungen und Fehlstellungen. Auf chinesisch heißt das Gelenk „Schranke". Die vielen gelenksnahen Meridianpunkte regulieren und kontrollieren laut TCM den Fluß von Qi (Energie) und Blut im Meridiansystem. Bei Störungen im Qi- und Blutfluß spricht die TCM von Stagnation. Wir kennen aus der manuellen Therapie und Chiropraktik bei uns den begrifflich ähnlichen Ausdruck „Gelenksblockierungen".

PALPATION SPEZIELLER MERIDIANPUNKTE

Spezielle Meridianpunkte: Die Meridianpunkte stehen mit den inneren Organen in Beziehung (viscerosomatisch, viscerocutaner Reflex). Bei einer Störung des visceralen Organes zeigen die entsprechenden Meridianzonen (Punkte) an der Oberfläche bestimmte Veränderungen. Von den 361 Meridianpunkten kommen aber nur einige Gruppen für eine solche sogenannte Organdiagnose in Betracht.

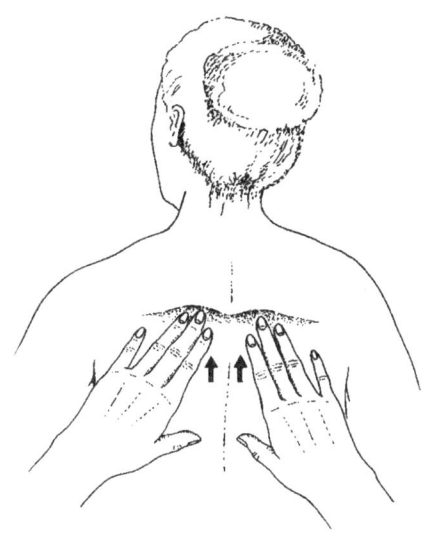

Graphik 104:
Die Kieblersche Falte

Wir wissen aus dem Kapitel „Akupunkturpunkte", daß manche Meridianpunkte besonderen Bezug zum dem Meridian zugeordneten Organ haben:

Zustimmungspunkte
Alarmpunkte
Quellpunkte
He-Punkte
Xi-Punkte

Zum Beispiel sind bei chronischen Leiden die Quellpunkte des betroffenen Meridians druckempfindlich, und der elektrische Hautwiderstand ist gegenüber der Umgebung deutlich verändert. Bei Hepatopathie ist oft Le 3 schmerzhaft, druckempfindlich.

PALPATION SPEZIELLER KÖRPERREGIONEN

Wir haben schon über Somatotopien, die Projektion des Homunculus in bestimmte Regionen, gesprochen. Die Bauchdecke ist eine solche Projektionszone, die Bauchdeckendiagnostik wurde von Yamamoto ausgearbeitet. (Palpation der Extremitäten siehe „Analyse der erhobenen Befunde", ab S. 267.) Die Pulsdiagnostik wird als spezielle Methode am Ende dieses Kapitels abgehandelt.

2.3 RIECHEN, SCHMECKEN UND HÖREN

Änderungen der Körpersäfte führen zu Ausdünstungen des Patienten. Auch unsere Medizin kennt den Acetongeruch des Diabetikers, den erdigen Geruch bei Leberleiden, den üblen Mundgeruch bei Verdauungsstörungen.
Den Diabetikerharn hat der Arzt früher gekostet, um den Zuckergehalt festzustellen.
Mit dem Gehör stellt der Arzt Veränderungen der Atmung, der Stimme, Art des Hustens, Bronchialrasseln, Singultus etc. fest.

2.4 FRAGEN – DIE ANAMNESE

Dies ist die einfachste und zugleich schwierigste Untersuchungstechnik. Eine Ähnlichkeit mit unserer Anamnese liegt nahe. Neben den üblichen persönlichen Daten sind zu erheben:

- Art und Dauer der aktuellen Erkrankung
- Vorbehandlung und deren Erfolg
- chronische Leiden und frühere Erkrankungen
- Familienanamnese
- Lebensgewohnheiten und soziales Umfeld

Besonders genau muß die aktuelle Erkrankung abgeklärt werden: Für die TCM-Diagnose ausschlaggebend sind subjektive Empfindungen und vermutete Krankheitsursachen, wie Hitze, Kälte, Schwitzen, Ort und Art des Schmerzes, Schlaf, Ernährung, Harn und Stuhl, Menstruation.

3 DIE INTERPRETATION DER UNTERSUCHUNG MIT DEN SINNESORGANEN

Die traditionelle chinesische Diagnostik entspricht dem ganzheitlichen Prinzip:

- Aus der Untersuchung eines Teiles des Körpers kann eine Erkrankung des Gesamtorganismus diagnostiziert werden (Zunge, Puls).
- Aus Veränderungen an der Körperoberfläche wird auf Vorgänge im Körperinneren geschlossen.
- Die direkte Untersuchung des Patienten erfolgt mit allen Sinnesorganen des Arztes: Sehen, Riechen, Schmecken, Fühlen, Hören und Zuhören.

Inspektion

Glanz und Farbe

glänzend, strahlend, leuchtend, feucht	Qi (Energie) ist in Ordnung
dunkel, verhärmt	Qi (Energie) ist angegriffen

Form und Zustand

dick, fett	Syndrome von Fülle-Typ
dünn, mager	Syndrome von Leere-Typ
bewegt, aktiv, schnell	Hitze, Wind, Fülle oder Qi-(Energie-)Störung
unbeweglich, inaktiv, langsam	Kälte, Leere oder Blutstörung

Riechen, Schmecken, Hören

starker Geruch, grauenhafter Gestank	Hitze- oder Fülle-Typ
wenig Geruch	Kälte- oder Leere-Typ
Stimme laut, brüllend	Hitze- oder Fülle-Typ
Stimme schwach, leise	Kälte- oder Leere-Typ

Fühlen, Sehen, Wahrnehmen

Gewebe:

trocken	Hitze oder Mangel an Körperflüssigkeit
feucht, naß	Feuchtigkeits-Schleim-Syndrom oder Flüssigkeitsretention
weich, eingeschrumpf, zartt	Qi-(Energie-)Leere
hart oder zäh	Fülle oder Qi-(Energie-)Störung
klar, rein	Kältesyndrom
trüb	Hitze- oder Feuchtigkeitssyndrom

Palpation:

kalte Hände und Füße	Yin-Symptomatik*
kalte Hände und Füße mit Frösteln am Rücken	Yang-Leere
heiße Handflächen	physische Erschöpfung bzw. Mangelernährung
heißer Handrücken	Störung durch Wind und Kälte**

Fragen, Zuhören

Gefühle des Patienten:

Kältegefühl	Kältesyndrom
Hitzegefühl	Hitzesyndrom
Erschöpfungsgefühl:	
mit Schweregefühl	Feuchtigkeitssyndrom
mit Druckgefühl, Blähung	Qi-(Energie-)Stagnation

Schmerzen:

stechender, prickelnder Schmerz	Blutstagnation
heftiger Schmerz	Fülle-Typ
dumpfer Schmerz	Leere-Typ

* Da alle 3 Yin-Meridiane an den Handflächen bzw. Fußsohlen liegen, zeigen sich tiefe Störungen der Yin-Organe durch Temperaturveränderungen an den Handflächen und Fußsohlen.

** Da alle Yang-Meridiane am Handrücken liegen, kann man dort Störungen der Körperoberfläche diagnostizieren.

4 SPEZIELLE UNTERSUCHUNGS-METHODEN DER TCM

4.1 ZUNGENDIAGNOSTIK

Die Veränderungen von Zungenkörper und -belag sind von alters her von Asiaten, Arabern, Griechen und vom Hausarzt diagnostisch genützt worden.
Die Zungendiagnose gibt eine ersten schnellen Überblick über krankhafte Erscheinungen des gesamten Körpers und im besonderen des Verdauungstraktes („Schaufenster des Verdauungstraktes").
Auch ein Therapieerfolg zeigt sich an der Beschaffenheit der Zunge. Nur sind die pathogenen Zeichen auf der Zunge noch lange sichtbar, nachdem die Grundkrankheit schon verschwunden ist. Beim Heilungsprozeß werden zuerst die Sulci und Furchen wieder flach, und mit dem Flachwerden der Erhebungen vermindert sich der Belag. Gewisse prognostische Rückschlüsse kann man aus den Tiefen der Fissuren oder Stärke und Farbe der Beläge sowie der Größe und Festigkeit des Zungenkörpers schließen.
Die Zungendiagnose gibt vor allem dem Praktiker schnelle Rückschlüsse auf gestörte Organe.

ANATOMIE DER ZUNGE

Die Zunge wird in Spitze, Körper und Zungengrund oder Radix (Wurzel) eingeteilt. Papillae circumvalatae befinden sich um das Foramen coecum herum. Die Papillae filiformes und conicae sind über die ganze Zunge verteilt, aber hauptsächlich im Körper und Apex-Bereich zu finden. An den seitlichen Zungenpartien liegen die Papillae foliatae und fungiformae, an denen die meisten Geschmacksknospen sitzen. Am Zungengrund liegende Folliculi linguales bilden die Tonsilla lingualis.

Innervation der Zunge: Spitze und Körper werden vom N. lingualis innerviert. Über die Chorda tympani und das Ganglion submaxillare besteht eine Verbindung mit dem Sympathicus. Der Zungengrund wird vom N. hypoglossus innerviert. Auch kommen sympathische Fasern über den N. glossopharyngeus vom Ganglion cervicale. Die Mitte des hinteren Teiles der Zunge wird sensorisch hauptsächlich vom Vagus versorgt. Auch die übrigen Zungennerven enthalten parasympathische Fasern.

Belag der Zunge: Er besteht aus den abgeschilferten Zellen der Hornschicht der Zungenpapillen, aus lymphatischem Gewebe, Schleim, Detritus, Pilzen, Bakterien. Die Dicke des Belags hängt anscheinend vom nervalen, lymphatischen und vasalen Versorgungszustand der Zunge ab (Kapillarspasmus, Fermentproduktion usw.). Sicher ist, daß starker Zungenbelag die Geschmacksintensität beeinflußt, dadurch sekundär Appetit und Hungergefühl. Der Verdauungstrakt wird auf Schongang geschaltet. Beteiligt an diesem Vorgang sind sicher die inneren Organe Leber, Darm, Magen, Pankreas, Milz und Niere, ev. auch Herz, wenn man die Stauungserscheinungen bedenkt.
Durch die verschiedene nervale Versorgung der Zunge entsteht ähnlich wie bei der Ohrmuschel eine Projektion des Gesamtorganismus. Störungen innerer Organe, die nervale periphere Veränderungen verursachen, können z. B. „Zustandsänderung" des Zungenkörpers, der Oberfläche und der Beläge hervorrufen.
Dieser Umstand kann diagnostisch verwertet werden, weil die Zunge sich in Organfelder einteilen läßt. Der Sulcus medianus zeigt den Zustand des Verdauungstraktes an. An der

Parenchymatöse Organe

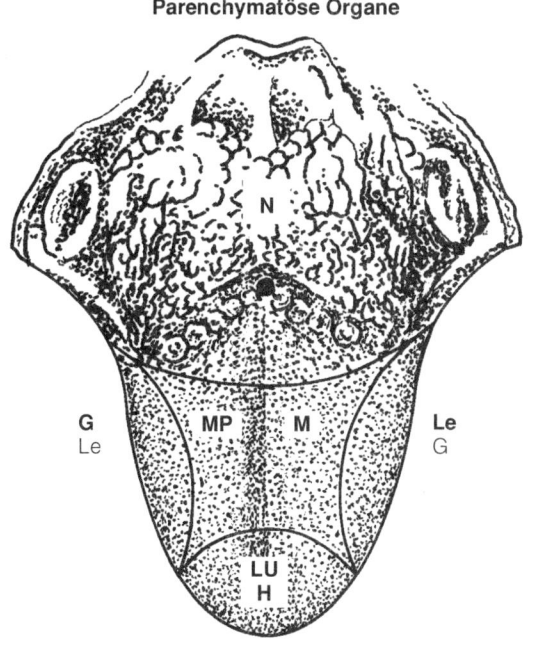

G   **MP**   **M**   **Le**
Le   G

Hohlorgane

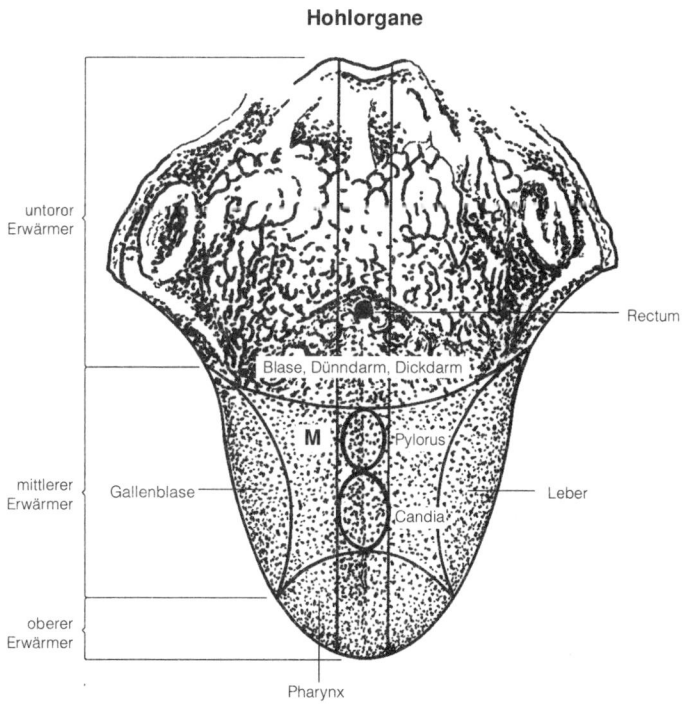

Graphik 105:
Zungendiagnostik

Spitze befindet sich die Projektion des Pharynx, dahinter die des Magens und des Dünndarms. Gegen den Zungengrund projiziert sich das Colon, ganz an der Zungenbasis die Region des Rectums. Seitlich rechts liegt das Feld des Magens, dahinter Pankreas, gegen den Zungengrund rechts die Leber und Galle, links Milz-Pankreas.

In der chinesischen Medizin werden die Zungenabschnitte nach den 3 Erwärmern eingeteilt.

DIE ZUNGE ALS SPIEGEL DES KÖRPERS

Die Zang-Fu-Organe stehen über die Meridiane und ihre Collateralen mit der Zunge in Verbindung. Eine besondere Beziehung besteht zu Herz, Magen und Milz: Das Herz öffnet sich in der Zunge; für die Produktion des Zungenbelages ist das Qi (Energie) von Magen und Milz verantwortlich.

Ein Krankheitsbild wird von vielen diagnostischen Faktoren bestimmt, die Zungendiagnostik ist nur einer davon. Paßt das Bild der Zunge zum sonstigen Erscheinungsbild, dann ist die Diagnose einfach und die Krankheit in der Regel nicht sehr kompliziert. Schwierig in Diagnostik und Therapie sind Diskrepanzen zwischen Zungen-, Körper- und Puls-Symptomatik. In der Praxis sind verschiedene physiologische (z. B. Lingua geographica connat.) und Umweltfaktoren (Licht, Essen) zu beachten (Farbverfälschung!).

MÖGLICHKEITEN DER ZUNGENDIAGNOSTIK

- Differenzierung in Fülle- und Leeresyndrome
  z. B. zarte Zunge: Mangel – steife, zähe Zunge: Fülle
- Differenzierung in innere und äußere Syndrome und damit die Schwere der Krankheit
  z. B. zarter Belag: leichte, „äußere Krankheit" – dicker Belag: schwerere, „innere Krankheit"
- Differenzierung nach dem Prinzip „Kälte – Wärme": Hinweise auf pathogene Faktoren, Symptome und Ursachen
  z. B. rote Zunge: Hitze – blasse Zunge: Kälte.
- Differenzierung der Lokalisation, des Organbefalles: die Regionen der Zunge sind den Zang-Fu-Organen zugeordnet. Die Region der Veränderungen gibt Hinweise auf die betroffenen Organe:

Spitze:	Herz, Leber
Rand:	Leber, Gallenblase
Mitte:	Magen, Milz
Wurzel:	Niere

- Hinweise auf den Krankheitsverlauf: wird z. B. ein dünner Belag dick, zeigt das eine Verschlechterung an, wird umgekehrt ein dicker Belag dünner, ist das ein Zeichen für Besserung

ZUNGENBILDER

Der *Zungenkörper* weist auf den Zustand von Zang-Fu-Organen, Qi (Energie) und Körperflüssigkeit hin.

Der *Zungenbelag* gibt Hinweise auf pathogene Faktoren.

Die *normale Zunge* ist von richtiger Größe, weich, frei beweglich, der Zungenkörper ist hellrot, der Belag ist dünn und weiß.

Pathologische Veränderungen zeigen sich an Zungenkörper und -belag:

	Zungenkörper	Syndrom	Zungenbelag	Syndrom
Farbe	blaß	Mangel, Kälte	weiß	außen, Kälte
	rot	Hitze	gelb	innen, Hitze
	tiefrot	Hitze im Blut	grau	innen, Hitze
	purpur	Hitze, Blut-stauung	schwarz	extreme Hitze oder Kälte
Form und Besonderheiten	zähe	Fülle	dick	innen
	zart	Leere	dünn	außen, milde
	dick	Flüssigkeits-retention	schlüpfrig	Kälte, Feuchtig-keit
	Schwellung	Hitze, Blut-stauung	trocken	Flüssigkeits-mangel
	dünn	Mangel an Blut-flüssigkeit (Yin)	wie Topfen (Quark)	Yang-Fülle mit Retention von Nahrung, Flüssig-keit
	Sprünge	Mangel an Blut o. Yin	gekörnt	Retention von trübem Dampf, Schleim, Essen
	Flecken	Hitze, Blut-stauung	geschält	Schädigung des Magen-Yin und Qi
	stachelig	extreme Hitze	blank	Erschöpfung des Magen-Qi
	schief	Schlaganfall		
	schlaff, Zahnimpres-sionen	Mangel an Qi, Blut, Körper-flüssigkeit		
	steif, rigide	Blockade durch Hitze-Schleim o. Schlaganfall		

4.2 PULSDIAGNOSTIK

In der TCM werden folgende Pulse palpiert: A. carotis, A. radialis, A. dorsalis pedis. Routinemäßig untersucht wird aber nur der Radialispuls.

Unter „chinesischer Pulsdiagnostik" versteht man die Diagnostik innerer pathologischer Zustände durch Palpation der A. radialis. Die TCM hat ein sehr differenziertes System ausgeklügelt. Pulsdiagnostik ist eine empirische Methode, die zu erlernen jahrelangen Trainings bedarf. *Realistisch gesprochen:* Man kann mit einiger Übung lernen, Unterschiede zwischen den Pulstaststellen zu palpieren und damit Störungen (Fülle/Leere) in den einzelnen Organen zu orten. *Üben! Üben!* und die Pulstaststellen auswendig lernen!!!

Prinzip

Der Puls entsteht durch die Zirkulation von Qi (Energie) und Blut. Herz- und Lungen-Qi (Energie) halten das Blut unter Beteiligung des Leber-Qi (Energie) in Bewegung. Die Milz produziert Qi (Energie) und Blut aus der Nahrung und aus der Jing-„Essenz", die in der Niere aufbewahrt wird. Alle Zang-Organe spielen also eine Rolle beim Blutkreislauf; und so ist der Puls ein sensibler Indikator für pathologische Veränderungen im Körperinneren.

Technik

Von distal (Radiusapophyse, knapp proximal der Handgelenksfurche) nach proximal Zeigefinger, Mittelfinger und Ringfinger auflegen.
Die Palpation erfolgt in 3 Stärken: leicht, mittel und fest.

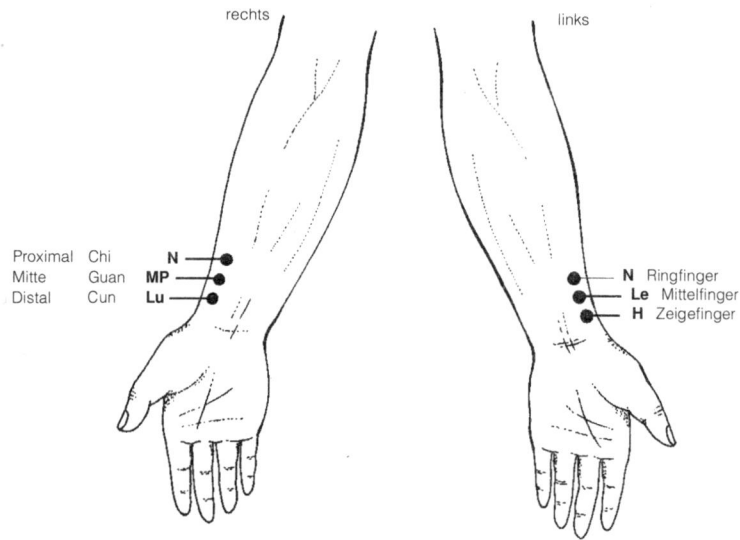

Graphik 106:
Pulsdiagnostik

KRITERIEN DER PULSDIAGNOSTIK

- Tiefe: oberflächlich oder tief
- Frequenz: langsam oder schnell
- Form der Pulswelle: ausgedehnt oder drahtig, lang oder kurz
- Strömungen: kraftlos oder kräftig, rollend oder zögernd, weich oder gespannt
- Rhythmus: rhythmisch oder arrhythmisch

AUSSAGEN DER PULSDIAGNOSTIK

- Im Sinne von moderner Medizin und TCM:
  a) Kreislaufsituation des Patienten
  b) Herzfrequenz
  c) Herzrhythmus
  d) Elastizität der Gefäße – die unterschiedliche Druckanwendung bedeutet einen Testreiz für den Organismus, der mit Elastizitätsänderung der Gefäßwand beantwortet wird.

- Im Sinne der TCM:
  a) Differenzierung inneres/äußeres Syndrom
  b) Feststellung des Krankheitsortes bzw. des betroffenen Organes
  c) Differenzierung Fülle/Leere der Zang-Fu-Organe
  d) Feststellung von Yin/Yang-Störungen
  e) Bestimmung von Krankheitsursachen und subjektiven Symptomen
  f) Bestimmung des Krankheitsverlaufes/-stadiums: Die Pulsdiagnostik gibt einen Hinweis darauf, ob Akupunktur bei einem Patienten überhaupt noch sinnvoll ist oder ob Pharma- oder eine andere wirksamere Therapie angewendet werden muß.

Die Pulsdiagnostik ist eine subjetive Methode und hat noch keine apparativ reproduzierbaren Ergebnisse gebracht. Auch die Aussagen chinesischer Ärzte zu verschiedenen Pulsen sind oft widersprüchlich.

PULSQUALITÄTEN UND KLINISCHE HINWEISE AUF SYNDROME

Der normale Puls ist glatt, kräftig, mäßig schnell und regelmäßig.
Physiologische Einflüsse: Alter, Geschlecht, Emotionen, augenblicklicher Zustand (z. B. nach körperlicher Anstrengung), Konstitution etc.

Jahreszeit:
- Frühling: Trend zu einem Puls, der an ein gespanntes Seil erinnert
- Sommer: voll, an Wellen erinnernd
- Spätsommer: langsam, entspannt
- Herbst: leicht und zerstreut wie eine freie Feder
- Winter: tief wie ein Stein

Pulsdiagnostik-Exzerpt:

Cheng Xinnong (Hg): *Chinese Acupuncture and Moxibustion*. Foreign Languages Press Beijing, 1987.

1.	oberflächlich	äußere Syndrome, innere Syndrome, kritisches Stadium
2.	tief	innere Syndrome
3.	langsam: 4 Schläge/Atem	Kältesyndrome
4.	schnell: 5 Schläge/Atem	Hitzesyndrome, Yin-Mangel, Yang-Abgabe
5.	Mangeltyp	Qi-(Energie-) und Blutmangel
6.	Fülletyp	Füllesyndrome
7.	brandend wie Wogen, groß und schnell	exzessive Hitze, (Vasodilation, schnelle Qi-[Energie-], Blut-Zirkulation)
8.	fadenförmig	Mangel durch Streß, Anstrengung oder Qi-(Energie-), Blutmangel
9.	rollend (Perlen)	Schleim, Retention von Flüssigkeit, Nahrung; Hitze
10.	zögernd, „uneben", rauh	Qi-(Energie-), Blutstagnation; Schwächung der Essenz; Blutmangel
11.	saitengleich, lang, Instrument	Störung in Leber, Gallenblase; Schmerz, Schleim, Retention von Nahrung

12. gespannt; kräftig; Seil	Kälte; Vasokonstriktion
13. weich, oberflächlich	Qi-(Energie-) und Blutblockade durch Schleim in den Gefäßen
14. schwach, tief, fadenförmig	Qi-(Energie-) und Blutmangel
15. abrupt, schnell, unregelmäßiger Ausfall von Schlägen stark schwach	Yang überwiegt Yin: exzessive Yang-Hitze, Qi-(Energie-) und Blutstagnation; Schleim-, Nahrungs-Retention Hitze, Fülle, Schwellung, Schmerz Erschöpfung
16. geknotet, langsam, unregelmäßiger Ausfall von Schlägen	Yin-Fülle, Anhäufung von Qi (Energie), Retention von kaltem Schleim, Blutstagnation
17. regelmäßig unterbrochen, langsam, schwach	Abnahme des Qi (Energie) der Zang-Organe, Wind- und Schmerzsyndrome; Störungen

Oft treten mehrere Pulsqualitäten in Kombination auf!

4.3 DIE MIKROZIRKULATION IM MERIDIANSYSTEM

Die genaue Betrachtung der Mikrozirkulation (sog. Lo-Gefäße = Sekundärgefäße) bringt uns Informationen über den Meridiankreislauf, denn wir wissen, daß ein Teilaspekt des Meridiansystems der Blutkreislauf ist.
Untersuchungen diesbezüglich wurden an Zeigefingern von Kleinkindern vorgenommen.[1] Während in der Pädiatrie wichtige diagnostische Verfahren wie Pulsdiagnose und Zungendiagnose nur sehr beschränkt anwendbar sind, bietet die Inspektion der Innenseite des kindlichen Zeigefingers (bis zum 3. Lebensjahr) eine ergiebige diagnostische Hilfe. Man unterscheidet an der Innenseite des Zeigefingers von der ersten Phalanx beginnend:

■ *clusa fortunae* (entspricht den Organen, tiefgreifende ernste Störungen)

■ *clusa chi* (entspricht den Cardinales [Meridiane], oberflächliche Störungen)

■ *clusa venti* (entspricht den Reticulares, ganz oberflächliche Störungen)

Beurteilt werden Zeichnung und Farbveränderungen. Um diese gut sichtbar zu machen, streicht der Arzt mit dem Daumen mehrmals kräftig in proximaler Richtung über die Innenseite des passiv gestreckten Zeigefingers. Beim gesunden Kind ist sie rosig mit einer leichten gelben Nuance. Treten Beschwerden auf, so deutet ein Fortbestehen der Pastelltöne auf eine leichte, das Auftreten von kräftigen Farben auf eine schwere Erkrankung. Ein frisches Rot deutet auf eine exogene Noxe, eine Purpurfärbung auf Hitze, Verblassen der Farben auf eine „Wei-Störung" (Magen – inanitas), Konzentration der Farbe auf Hitze (repletio). Weiters bedeuten Verfärbungen in Richtung blau-grün eine „Winderkrankung" oder Schmerzen, wenn diese in Purpur oder Schwarz übergehen, Stauung und Blockierung der Energie, was beim Kind ein sehr ernster Befund ist.
Verlängern oder vertiefen sich die Linien auf den einzelnen Clusae (Schranken), ist auf eine Vertiefung, Verschlimmerung der Erkrankung zu schließen; sind die Linien kürzer und heller, ist die Krankheit an der Oberfläche oder es tritt eine Besserung ein.

---

1 Die folgende Beschreibung ist ein geringfügig verändertes Zitat aus dem Abschnitt „Inspectio indicis infantum, die Inaugenscheinnahme des Zeigefingers in der Pädiatrie", entnommen aus: Porkert, M.: *Lehrbuch der Chinesischen Diagnostik*. Verlag für Medizin: Dr. E. Fischer: Heidelberg, 1976.

XII

ANALYSE DER ERHOBENEN BEFUNDE UND ZUORDNUNG VON SYMPTOMEN ZU DEN SYNDROMEN DER TCM

1 ZIEL DER ANALYSE UND INTERPRETATION DER BEFUNDE

- Wahl der Therapieform nach folgenden Fragen.
  a) Ist ein Erfolg der Akupunktur zu erwarten?
  b) Wenn ja – genügt Akupunktur allein?
  c) Kombination mit anderen Methoden?
- Erstellung eines optimalen Akupunkturprogrammes. Dazu sind im Sinne der Wiener Schule drei Grundfragen abzuklären:
  a) Zu welchem Meridian paßt das Syndrom?
  b) Zu welchem Organ paßt das Syndrom?
  c) Welche Modalitäten spielen eine Rolle?

2 DIE DIAGNOSE ALS SCHLÜSSEL ZUR THERAPIE IN OST UND WEST

Diagnose wird in Meyers Lexikon folgendermaßen definiert: „Diagnose ist die richtige Erkennung und Bezeichnung einer Krankheit aufgrund der Untersuchung und Befragung des Patienten."

Die moderne Medizin erhärtet die klinischen Befunde durch moderne analytische Zusatzuntersuchungen. Die moderne Diagnose faßt letztlich die Summe aller Untersuchungsergebnisse in einem Begriff zusammen: z. B. impliziert die Diagnose „Herzinfarkt" das Akutgeschehen mit vernichtenden Schmerzen in der Brust, dem Verschluß eines Coronargefäßes, Veränderungen, die mittels EKG, Ultraschall und Labor festzustellen sind. Die moderne Diagnose ist der Schlüssel zur Behandlung nach den Richtlinien der modernen Medizin.

Für die TCM-Diagnose gilt die Definition aus Meyers Lexikon genauso wie für die moderne Medizin. Aber die TCM braucht für ihre Diagnostik nur die Sinneswahrnehmungen des Arztes – Sehen, Hören und Zuhören, Fühlen und Riechen, eventuell auch Schmecken. Die TCM-Diagnose entspricht einer Differenzierung der Symptome, die dann den Systemen der TCM zugeordnet werden.

In der modernen Medizin sind vor allem Befunde, in der TCM ist das Befinden der Patienten für die Diagnose ausschlaggebend.

3 DIE DIAGNOSE IN CHINA HEUTE

Während unser moderner Weg zur Diagnose und auch die Vorstellung über die Pathogenese ziemlich genormt und einheitlich ist, kann der TCM-Arzt in China auf mindestens 4 Arten zu seiner Diagnose kommen:

- nach Syndromen der TCM: siehe unten
- Krankheitsbezeichnungen von nur einem Kardinalsymptom ausgehend: wie Ikterus, Diarrhoe usw.
- mit der modernen Medizin identische Krankheitsbezeichnungen: z. B. Masern, Pocken, Pertussis (hunderttägiger Husten), Parotitis, Angina etc.
- Homonyme: der gleiche Name bedeutet nicht unbedingt die gleiche Krankheit; z. B. heißt *shan han* in der TCM „Verletzung durch Kälte", in der modernen Medizin in China „Typhus".

Nicht einmal ein modern ausgebildeter Arzt in China kann ohne weiteres einen Text der TCM verstehen. Fachausdrücke wurden und werden oft unterschiedlich verwendet und übersetzt. Außerdem wird die TCM in China ständig neu interpretiert und kommentiert, ähnlich wie die Heilige Schrift im Westen. Man sollte sich vor Augen halten, daß staatliche Schulen für Ärzteausbildung in der TCM erst in den 50er-Jahren dieses Jahrhunderts eingeführt wurden. Bislang wurden TCM-Ärzte nur im Sinne einer Art „Meisterlehre" (Meister – ein praktizierender, angesehener Arzt der TCM) ausgebildet.

4 DER BEGRIFF „SYNDROM" IN OST UND WEST

Syndrome sind in der modernen Medizin für ein Krankheitsbild typische Symptomkomplexe. Sie tragen den Namen
- ihres Entdeckers, z. B. Rett-Syndrom,
- der gestörten Zone, z. B. Sick-Sinus-Syndrom,
- der gestörten Funktion, z. B. Hyperkinetisches Syndrom.

Der Begriff eines Syndroms ist sozusagen ein Kürzel, das eine Krankheit umreißt.

Die TCM versteht unter einem Syndrom ebenfalls die Summe aller Veränderungen, die bei einer Erkrankung auftreten, ordnet aber entsprechend ihren Systemen.

5 ZUORDNUNG VON SYMPTOMEN NACH VERSCHIEDENEN SYSTEMEN UND DIE DAZUGEHÖRIGEN SYNDROME

Wir besprechen folgende Möglichkeiten der Zuordnung von Symptomen zu:
- Meridian
- Organ
- Drei Etagen des Rumpfes Drei Erwärmungen – Die Abschnitte des Sanjiao = Dreifacher Erwärmer
- 8 Prinzipien
- 5-Elemente-Lehre
- Blut und Qi (Energie und Funktion)

5.1 ZUORDNUNG VON SYMPTOMEN ZUM MERIDIAN

Voraussetzung für die Meridiandiagnostik ist die Kenntnis der Meridiansyndrome, die Sie wiederholt und kurzgefaßt finden.
Unter Meridiansyndromen versteht man:
- Symptome im Meridianverlauf – daher muß man die Meridiantopographie kennen
- zusätzlich Leitsymptome der Störungen im zugehörigen Organ – der oberflächliche Meridianverlauf mit seinen Punkten ist sozusagen der Spiegel des inneren Organs

Die TCM kennt Meridiansyndrome in bezug auf:
- die 12 Hauptmeridiane
- die 8 Extrameridiane oder Wundermeridiane

■ die Meridianpaare nach der Oben/Unten-Regel der topographischen Korrespondenz

Am wichtigsten sind die Syndrome der 12 Hauptmeridiane, des LG und des KG. Wertvolle Hinweise für die Auswahl des optimalen Therapieprogrammes geben auch die Syndrome der Extra- oder Wundermeridiane, der 6 korrespondierenden Meridianpaare und die musculotendinären Meridiane MTM.

5.1.1 Syndrome der 12 regulären Meridiane

Im Gegensatz zum Organsyndrom steht beim Meridiansyndrom die Meridiansymptomatik im Vordergrund.

Für die Erstellung eines Akupunkturprogrammes geht es um die Fragen:
■ Welcher Meridian oder welche Meridiane sind betroffen?
■ Welche Meridiane muß ich behandeln?
■ Muß ich Partner der betroffenen Meridiane in die Behandlung einbeziehen?

Die betroffenen Meridiane zu finden ist leicht, wenn es sich um Erkrankungen der Haut und des Bewegungsapparats handelt: Die das veränderte oder schmerzende Gebiet berührenden Meridiane sind „betroffen", und die schmerzende Region wird über diese betroffenen Meridiane oder deren Partner behandelt.
Die Frage der Meridianzugehörigkeit ist besonders wichtig bei Störungen im Bereich des Bewegungsapparates. Die Epicondylitis lateralis beispielsweise wird in der TCM als eine Irritation des Dickdarmmeridians gesehen. Die pseudoradikuläre Schmerzsymptomatik an der Außenseite des Beines wird als eine Zirkulationsstörung im Gallenblasenmeridian diagnostiziert.

Der Anfänger kann zur Übung versuchen, sich die Meridiansyndrome selbst zu kombinieren, indem er folgende Überlegungen anstellt:
■ Wo verläuft der Meridian an der Oberfläche? Wo liegen seine Akupunkturpunkte?
  a) Arm oder Bein
  b) Bauch, Flanke oder Rücken
  c) vordere Halspartie oder Nacken
  d) Stirn, Schläfe, Scheitel oder Hinterkopf
■ innerer, nicht-Punkte-tragender Meridianverlauf und
■ seine Organbeziehungen.

Hat man sich vorher schon mit den Akupunkturpunkten befaßt, dann kann man sich das Meridiansyndrom auch über die Indikation der einzelnen Punkte zusammenstellen: z. B. spiegelt die Indikation der Punkte Lu 1 bis Lu 11 das Lungenmeridiansyndrom wieder.

In der Praxis findet man den betroffenen Meridian durch
■ Anamnese – den Patienten genau schildern und den Schmerzort mit dem Finger zeigen lassen. Es kommt z. B. immer wieder vor, daß Patienten von „Kreuzschmerzen" reden und bei näherer Befragung auf den Nacken zeigen. Besonders wichtig ist die genaue Lokalisation im Kopfbereich, wo ja alle Yang-Meridiane ziemlich nahe nebeneinander verlaufen.
■ Palpation – wie wir aus dem Kapitel über die 4 Untersuchungsmethoden wissen, findet man in gestörten Zonen oft Verquellungen, Verspannungen und Ashi-Punkte, das sind druckdolente Punkte.

Die Meridiansyndrome werden im folgenden Abschnitt schlagwortartig beschrieben. Die Zusammenstellung soll nur einen Überblick geben und der schnellen Orientierung dienen.

Unter „Meridiansyndromen" werden zusammengefaßt:

- alle Beschwerden im Meridianverlauf
- Funktionsstörungen durch Organsymptome

Das ist im Sinne der TCM eine logische Zusammenstellung, denn – erinnern wir uns – der oberflächliche Meridianverlauf liegt außen, also in einer dem Yang zugeordneten Zone. Yang steht auch für Funktion, im Gegensatz zu Yin, das Substanz repräsentiert. Also ist die Zuordnung von Funktionsstörungen zum Meridiansyndrom nur logisch. Im Vordergrund steht die „oberflächliche Symptomatik" im Sinne der TCM, also Veränderungen im Meridianverlauf in Haut, Subcutis, Muskulatur, Bandapparat und Gelenken.
Sie finden die Meridiansyndrome in einer Gegenüberstellung mit den Organsyndromen in der Tabelle auf S. 276 ff.

5.1.2 Syndrome der 6 Meridianpaare

Darunter versteht die TCM Symptomenkomplexe in einem der nach der Oben/Unten-Regel korrespondierenden Meridianpaare. Siehe „Meridianpartnerschaften", S. 43.

Beziehungen zwischen den Partnern in den 6 Meridianpaaren:

- sie verlaufen an Arm und Bein an anatomisch korrespondierender Stelle,
- sie sind also Partner nach der Oben/Unten-Regel,
- sie tragen einen gemeinsamen Namen.

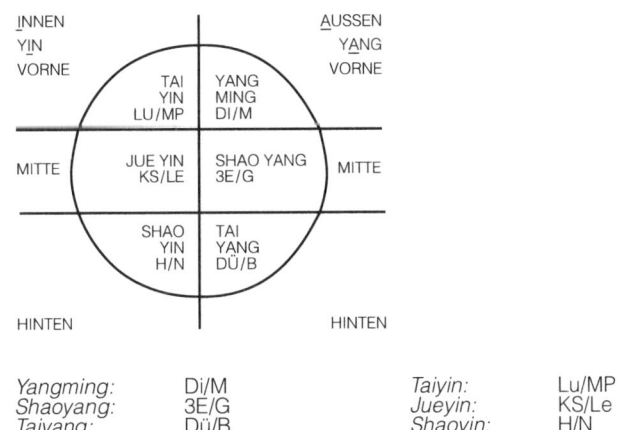

ventral	*Yangming:*	Di/M	*Taiyin:*	Lu/MP
lateral	*Shaoyang:*	3E/G	*Jueyin:*	KS/Le
dorsal	*Taiyang:*	Dü/B	*Shaoyin:*	H/N

Graphik 107:
Meridianverteilung an den Extremitäten

Die Differenzierung des Krankheitsbildes nach den 6 Meridianpaaren hat erstmals Zhang Zhongjing (200 v. Chr.) in dem berühmten Buch *Shanghanlun* gebracht. Sie beschreibt

- die Lokalisation einer Erkrankung: Je nach Meridianverlauf und dazugehörigem Syndrom wird beispielsweise der Kopfschmerz differenziert:

Vorderkopf, Gesichtsschädel	*Yangming*
Schläfe	*Shaoyang*
Hinterkopf, Nacken	*Taiyang*

■ den Krankheitsverlauf. Mit seiner Hilfe ist es möglich, besonders bei fieberhaften Erkrankungen, die Entwicklung des Krankheitsgeschehens zu analysieren und daraus eine Gesetzmäßigkeit für die Therapie abzuleiten, v. a. für die Phytotherapie.

Die TCM stellt sich das Eindringen exogener pathogener Faktoren von außen nach innen vor, und zwar zuerst über die 3 Yang-Meridianpaare, dann übergreifend auf die 3 Yin-Meridianpaare und dann auf die inneren Organe in der unten angeführten Reihenfolge.

DIE 3 YANG-MERIDIANPAARE		
Taiyang	Dü/B	Hinterkopf, Nacken, Rücken, hintere Region des Beines, mittleres Drittel der Streckseite des Armes
Shaoyang	G/3E	Schläfe, Flanke, Körperseite, lateraler Anteil des Beines, mittleres Drittel der Streckseite des Armes
Yangming	Di/M	Gesichtsschädel, Brust und Bauch, vorderes Drittel der Außenseite des Beines und der Streckseite des Armes

DIE 3 YIN-MERIDIANPAARE		
Taiyin	H/N	hinteres Drittel der Innenseite von Arm und Bein, medial an Thorax und Bauch
Shaoyin	KS/Le	mittleres Drittel der Innenseite von Arm und Bein, etwas lateral der Medianen an Brust und Bauch, überkreuzt dort Jueyin
Jueyin	Lu/MP	vorderes Drittel der Innenseite von Arm und Bein, Brust, Bauch vorne, mit Shaoyin überkreuzend

Solange die pathogenen Faktoren außen in den Yang-Meridianpaaren bleiben, ist das ein Zeichen für gute Abwehrlage. Die Therapie richtet sich gegen die pathogenen Faktoren bzw. gegen die überschießende Reaktion des Organismus, wird also reduzierend sein. Je tiefer die Noxe eindringt, desto schlechter wird die Prognose, desto mehr tritt die Akupunktur hinter der Pharmatherapie zurück.

WEG DER EXOGENEN NOXE, MERIDIANPAAR/MERIDIAN-SYNDROM	ORGANSYNDROM

Taiyang Dü/B

Die Region des Taiyang wird als erstes befallen – wir empfinden Kälte auch zuerst auf dem Rücken (es läuft mir kalt über den Rücken).

Meridiansyndrom: Schmerzen in Nacken und Hinterhaupt, steifes Genick, Abneigung gegen Kälte

Harnretention, Dysurie, durch Wind kommt es zum Schwitzen, Pulsverlangsamung, Kälte verhindert Schwitzen, führt zu gespanntem, oberflächlichem Puls
Therapie: Punkte auf LG, Di, M

Shaoyang G/3E

Lt. TCM ist der Bereich des Shaoyang eine Art Durchgangsstation für die pathogenen Faktoren auf dem Weg vom Taiyang zum Yangming, Ausdruck des „Kampfes" zwischen Abwehr und Noxe.

Meridiansyndrom: Schläfenkopfschmerz, Völle und Spannungsgefühl in Thorax und Hypochondrium

bitterer Geschmack, trockener Mund und Hals, Schmerzen im Hypochondrium, abwechselnd Hitze- und Kältegefühl, geistige Unruhe, Appetitlosigkeit, Erbrechen, verschwommenes Sehen, gespannter Puls
Therapie: Punkte auf KS, G, 3E, Le

Yangming Di/M

Die Noxe ist schon relativ tief eingedrungen, Befall des Yangming ist Ausdruck eines „heftigen Kampfes" zwischen Abwehr und äußerer Noxe, daher heftige Symptome. Krankheit vom „Fülle"-Typ.

Meridiansyndrom: Vorderkopfschmerz, rotes Gesicht, Schmerzen und Völlegefühl im Bauch

Obstipation, Bauchschmerz, schlechter auf Druck; Fieber, rotes Gesicht, Ruhelosigkeit bis Delir, Zungenpapillen „dornig", Belag trocken, gelb
Therapie: Alarmpunkte M 25, KG 12, untere He-Punkte, M 36, M 37 und weitere M-, MP-Punkte

Taiyin MP/Lu

Syndrome „Leere/Kälte"-Typs. Entsteht durch „Kälte" im Verdauungsbereich, also im mittleren Erwärmer, direkt durch kalte Nahrung oder durch Eindringen von Kälte über die äußeren Schichten lt. TCM in die drei Yang-Meridian-Paare.

Meridiansyndrom: Bauchschmerzen, Diarrhoe

Magen-, Milz-Funktion herabgesetzt, Umkehr von deren Qi-(Energie-) und Funktionsrichtung, von daher Erbrechen, Durchfall, Appetitlosigkeit, Bauchschmerzen, kein Durst, blasse Zunge, weißer Belag, langsamer Puls
Therapie: Wärme und Druck auf den Bauch, Zustimmungspunkte, Alarmpunkte und He-Punkte vom MP, M: B 20, 21, Le 14, KG 12, MP 9, Punkte des KG

Shaoyin H/N

Gilt als weit fortgeschrittenes Eindringen pathogener Faktoren bei schlechter Abwehrlage; schwache Symptome.

Meridiansyndrom: trockener Mund und Hals

Hypofunktion von Herz, Niere; kann zu Schwäche von Yin = „falsche Hitze" oder von Yang führen.
Yang-Schwäche – „Kälte"! Aversion gegen Kälte, gekrümmte Lage bringt Erleichterung, Schlafbedürfnis, kalte Glieder, Diarrhoe mit unverdauten Nahrungsresten, wenig Durst, wenn, dann Lust auf warme Getränke, blasse Zunge, weißer Belag, schwacher Puls
Therapie: Punkte auf KG, N, MP; Akupunktur und Moxa;

WEG DER EXOGENEN NOXE, MERIDIANPAAR/MERIDIAN-SYNDROM	ORGANSYNDROM
	Yin-Schwäche – „Hitze" durch Verbrauch von zu viel Yin (Substanz), relatives Überwiegen des Yang (Funktion); geistige Unruhe, Schlaflosigkeit, trockener Mund und Hals, dunkler Harn, tiefrote Zunge, schneller Puls. Therapie: Punkte auf H und N
Jueyin Le/KS Die Noxen sind ganz tief eingedrungen, die Abwehrkraft liegt darnieder. Substanz und Körperflüssigkeit, also Yin, ist schwer geschädigt, dadurch scheinbarer Yang-Überschuß, falsche Hitzesymptomatik. *Meridiansyndrom:* Schmerz und Brennen in Herzregion, Scheitelkopfschmerz	Störung Leber-Qi, Terminalstudium schwerer Infektionskrankheiten, Kachexie, Exsiccose, Hitzegefühl in der Brust; Unvermögen, trotz Hunger zu essen; kalte Glieder, Diarrhoe, Erbrechen Therapie: keine Akupunkturindikation bei uns! Gilt auch in China als kompliziert, weil gleichzeitig Hitze- und Kältesymptomatik besteht. Wenn Akupunktur, dann Punkte auf Le, G, MP

5.1.3 Syndrome der 8 Extra- oder Wundermeridiane

Insbesondere wenn es sich um die Kombination seelischer und körperlicher Symptome handelt, wird man an sie denken. Diese Indikation leitet sich aus der Vielfalt ihrer Einsatzmöglichkeit durch ihre Funktion als Verbindung mehrerer Meridiane ab.

Lenkergefäß (Du Mai): Bewegungseinschränkung und Schmerzen der gesamten Wirbelsäule, Opisthotonus, Kopfschmerzen und Epilepsie

Konzeptionsgefäß (Ren Mai): Ausfluß, Menstruationsbeschwerden, weibliche und männliche Unfruchtbarkeit, Pollutionen, Bettnässen, Harnretention, Hernien, Schmerzen des Epigastriums, des Unterbauches und der Genitalregion

Chong Mai: Schmerzen und Spasmen im Abdomen, Menstruationsstörungen, sowohl männliche als auch weibliche Unfruchtbarkeit, Asthma

Dai Mai: Blähungen und Völlegefühl des Bauchraumes, Schwächezustände im Lumbalbereich, Leukorrhoe, Uterusprolaps; Schwäche, Atrophie und motorische Beeinträchtigungen der unteren Extremität

Yangqiao Mai: Schlaflosigkeit, Epilepsie, Entzündungen des inneren Augenwinkels; Rücken- und Kreuzschmerzen, Spasmen, Pronation und Außenrotation der unteren Extremität

Yinqiao Mai: Lethargie, Epilepsie; Unterbauchschmerzen, Lumbalgie, Hüftschmerzen, Spasmen, Supination und Innenrotation des Fußes

Yangwei Mai: „oberflächliche Syndrome" wie Fieber und Schüttelfrost

Yinwei Mai: „tiefe Syndrome" wie Brustschmerzen, Herzschmerzen und Magenschmerzen

5.2 ZUORDNUNG VON SYMPTOMEN ZUM ORGAN UND DEN ORGANSYNDROMEN

Nicht immer liegen die Dinge so einfach wie bei den oberflächlichen Meridiansyndromen, wo der Patient dem Arzt den Schmerzort einfach zeigt. Wenn wir innere Erkrankungen mit Akupunktur behandeln wollen, dann müssen wir zuerst das erkrankte Organ identifizieren und dann über den zugeordneten Meridian oder einen seiner Partner behandeln.

Folgende Überlegungen leiten zum erkrankten Organ:

■ Physiologie und Pathophysiologie der Organe, siehe ab S. 231

■ Organsyndrome, siehe die folgende Gegenüberstellung

■ Zuordnung der „Entsprechungen" der 5-Elemente-Lehre zum richtigen Organ. In diesen Entsprechungen finden wir jedem einzelnen Organ zugeordnet eine Emotion, einen pathogenen Umweltfaktor, eine Körperschicht, ein Sinnesorgan, eine Tageszeit, eine Jahreszeit usw; siehe Tabelle S. 239, 240

■ Palpation, Inspektion und Hautwiderstandsmessung an organspezifischen Meridianpunkten und Reflexzonen:
a) konventionelle Palpation und Auskultation
b) die Palpation der organspezifischen Meridianpunkte, d. s. Zustimmungs-, Alarm-, Quell-, He-, die unteren He- und Xi-Punkte, kann auf eine Erkrankung des zugehörenden Organs hinweisen
c) Palpation, Inspektion der Reflexzonen von Fußsohle, Mundhöhle, Nase, Schädel, Vagina; zusätzlich elektrische Hautwiderstandsmessung mit Punktesuchgerät an der Ohrmuschel

Zur Palpation der organspezifischen Meridianpunkte ist zu bemerken:
Ho-(oder He-)Punkte kennen wir aus der 5-Elemente-Lehre im Bereich der Ellenbogen- bzw. Kniegelenke. Außerdem kennen wir an den unteren Extremitäten noch die Gruppe der *unteren Ho-Punkte* für die 6 Yang-Organe:

M 39	für Dünndarm
B 54	für Blase
B 53	für 3E
G 34	für Gallenblase
M 37	für Dickdarm
M 36	für Magen

Alle Ho-Punkte sind druckempfindlich, wenn das zugehörige innere Organ erkrankt ist.

Die Xi-(Cleft-, Spalten-, Akut-)Punkte sind bei akutem Krankheitsbild des Meridians aktiv (schmerzhaft).
Die Organsyndrome sind in der Gegenüberstellung zu den Meridiansyndromen auf den folgenden Seiten zusammengefaßt.

5.2.1 Gegenüberstellung von Meridian- und Organsyndromen

MERIDIANSYNDROME

Lebermeridiansyndrome:

Unterbauchschmerzen, Hernien, Völlegefühl in der Brust, Kreuzschmerzen, Bettnässen, Dysurie; Scheitelkopfschmerz, trockene Kehle, Schluckauf, geistige Verwirrtheit

Gallenblasenmeridiansyndrome:

Flankenschmerzen und Schmerzen im Hypochondrium, Schmerzen der Achsel, Schmerzen im Bereich der Fossa supraclavicularis, bitterer Geschmack, verschwommenes Sehen, Kopfschmerz, Schmerzen des äußeren Augenwinkels und des Kiefers; Schmerzen der unteren Extremitäten

Herzmeridiansyndrome:

Herzschmerzen, Palpitationen, Schmerzen im Hypochondrium, trockene Kehle und trockene Zunge, Durst, Schmerzen an der Vorderseite des Oberarmes, feuchte Handflächen, Nachtschweiß, Schlaflosigkeit

Dünndarmmeridiansyndrome:

Schmerzen im Unterbauch, Blähungen, Polyurie, Schmerzen an der Hinterseite der Schulter und des Oberarmes, rauhe Kehle, Wangenschwellungen, gelbe Skleren, Taubheit

Nierenmeridiansyndrome:

Polyurie, nächtliche Pollutionen, Bettnässen, Impotenz, Menstruationsstörungen, Lumbago, Kreuzschmerzen und Schmerzen an der Vorderseite des Oberschenkels, Schwäche der unteren Extremität, feuchte Fußsohlen, Asthma, Hämoptysis, trockene Zunge, Schmerzen und Druckgefühl im Hals, Ödeme

Blasenmeridiansyndrome:

Harnretention, Bettnässen, Kreuzschmerzen und Schmerzen an der Hinterseite der Beine, Rückenschmerzen, Kopf- und Genickschmerzen, Nasenbluten, Rhinitis, tränende Augen nach Windexposition und geistige Verwirrtheitszustände (manisch-depressive Verstimmungen), Malaria

ORGANSYNDROME

Lebersyndrome:

Stauung des Leber-Qi: alle Krankheiten mit Koliken, Ulcus ventriculi, duodeni, Colica mucosa, Blähungen, Dysmenorrhoe, Mastodynie, Globus hyster.; dazu Reizbarkeit, Jähzorn oder Depression, Unausgeglichenheit
Aufsteigendes Leber-Feuer: hypertone Krise, Migräneanfall, Meniere, Labyrinthitis, Glaukomanfall, Conjunktivitis, Magenblutung
Yin-Leere der Leber: neurasthenisches Syndrom, chronische Conjunctivitis
Blutleere der Leber: Neurasthenie, Hypotonie, chronische Hepatitis, Anämie
Aufsteigendes Leber-Yang: Meniere, Tinnitus, Klimakteriumsbeschwerden, Conjunctivitis, Retinopathien, neurasthenisches Syndrom, Hypertonie
Leber-Wind: plötzlich, heftig, obere Körperhälfte. Tic, Tremor, Trigeminusneuralgie, schwerste Migräne, Epilepsie, Apoplexie, Meniereanfall, Hörsturz, Meningitis, Encepalitis, Retinathrombose, cerebrale Malaria, hypertone Krise
Kälte blockiert Lebermeridian: Leistenbruch, Varico-, Hydrocele
Qi-Leere der Leber: Neurasthenie, neurotische Depression
Feuchte Hitze in Leber und Gallenblase: Cholecystitis, Cholangitis, Verschlußikterus, Ulcus ventriculi, duodeni, Salpingitis, eitriger Vaginalfluß, Orchitis, Scrotalekzem

Herzsyndrome:

Qi-, Yang-, Blut-, Yin-Leere: Neurosen, Neurasthenie, psychosomatische und organische Herzkrankheiten, Anämien, Schlaflosigkeit, Klimakterium-Symptomenkomplex
Herz-Feuer: Hyperthyreose, Hypertonie, Glossitis, Stomatitis, Meniere, cholerischneurotische Verhaltensstörungen
Schleim verlegt Herz: Bewußtlosigkeit nach Schlaganfall oder nach Epilepsie, Psychosen (Schizophrenie, Depression), Hysterie
Stagnierendes Blut im Herzen: koronare Herzkrankheiten, Angina pectoris, Herzinfarkt

Nierensyndrome:

Leere des Nieren-Ying (Essenz): Fehlbildungen, Entwicklungsstörungen, Schwachsinn, Osteoporose, Rachitis, Haarausfall, Sexualstörungen, Alzheimer
Leere des Nieren-Yang: Atemstörung, Husten
Leere des Nieren-Qi: Inkontinenz, Enuresis
Leere des Nieren-Yin: klimakterisches Syndrom, sexuelle Neurasthenie, Tinnitus, Vertigo, Schwäche nach Infekt, Tbc
Feuchte Hitze in der Blase: Cystitis, Blasensteine

MERIDIANSYNDROME

Milz-Pankreas-Meridian-Syndrome:

Rülpsen, Erbrechen, epigastrische Schmerzen, Blähungen, ungeformter Stuhl, Gelbsucht; Schweregefühl, Mattigkeit; Trägheit und Schmerz der Zunge; Schwellung und Kältegefühl an der Vorderseite des Oberschenkels und des Knies

Magenmeridiansyndrome:

Borborygmus, Blähungen, Schmerzen im Hypochondrium, Erbrechen, Hungergefühl; Schmerzen und Druckgefühl im Hals, Gesichtsnervenlähmungen mit Verzerrung von Mundwinkeln und Abweichung des Auges; Schmerzen seitlich am Bein; Ödeme; Fieber; Manie

Lungenmeridiansyndrome:

Husten, Asthma, Hämoptysis, Halsschmerzen, Druckgefühl in der Brust, Schmerzen in der Fossa supraclavicularis, Schmerzen der Schulter und der Vorderseite des Armes

Dickdarmmeridiansyndrome:

Bauchschmerzen, Diarrhoe und Dysenterie, Darmglucksen, Nasenbluten, wässriger Schnupfen, Zahnschmerz, Halsschmerzen; Nackenschmerzen, Schmerzen der Schulter und entlang des Verlaufs des Dickdarmmeridians am Arm

ORGANSYNDROME

Milz-Pankreas- und Magensyndrome:

Qi- und Yang-Leere des Milz-Pankreas: neurasthenische Beschwerden, psychosomatische, gastrointestinale Beschwerden, Dyspepsie, chronische Diarrhoe, Schwäche in Rekonvaleszenz
Yang- und Qi-Leere des Milz-Pankreas mit sinkendem Qi: Neurasthenie, Enteroptose, Rectum-, Uterusprolaps; chronische Diarrhoe
Qi-Leere des Milz-Pankreas, Schwäche das Blut zu halten: Blutungen: Uterus, Magen-Darm, Purpura.
Qi-Leere und Stagnation von Feuchtigkeit in Milz-Pankreas: funktionelle gastrointestinale Beschwerden, chronische Ulcus ventriculi, Kopfschmerzsyndrome
Kälte im Magen: akute Gastroenteritis, Ulcus ventriculi, duodeni
Ansammlung von Speisen im Magen: akute Gastroenteritis
Feuchtigkeit und Hitze sammeln sich in Milz-Pankreas und Magen: akute oder chronische Gastroenteritis, Ulcus ventriculi, duodeni, Gallenwegsdyskinesien, Cholecystitis, Cholangitis, Hepatitis, alkoholbedingter Leberschaden
Aufsteigendes Qi des Magens: Übelkeit, Aufstoßen, Erbrechen, Sodbrennen, Singultus
Hitze des Magens: Gastritis, Ulcus, Magenblutung, Stomatitis, Gingivitis, Sodbrennen
Yin-Leere des Magens: chronische atroph. Gastritis, Perniciosa, Diabetes mellitus, Schwäche des Alters

Lungensyndrome:

Wind-Kälte: entspricht dem Beginn eines Infektes mit Frösteln, Fieberanstieg, klare Sekrete bei Schnupfen und Husten
Wind-Hitze: blühender Infekt mit eitriger Pharyngitis, Tonsillitis, Bronchitis . . .
Hitze, Fieber, Schweiß, Durst, Brennen, Rötung, gelber Auswurf, gelblich trockene Zungenbeläge bei gerötetem Zungenkörper, schneller, kräftiger, oberflächlicher Puls
Hitze-Trockenheit: beginnende Tbc, chronische, trockene Bronchitis, Tonsillitis, Pharyngitis.
Trockener Husten, Fieber, Abneigung gegen Hitze, Rachen ist trocken und brennt, Heiserkeit, Zungenkörper rot, Belag dünn, gelb
Schleim-Feuchtigkeit: Bronchitis akut oder chronisch, Asthma bronchiale.
Husten, viel zäher Schleim, Rasseln, Dsypnoe, Druck im Thorax. Milz-Pankreas-Schwäche bei gleichzeitiger Lungen-Fülle
Qi-(Energie- und Funktions-)Leere durch rezidivierende Erkrankungen, führt auch zu Qi-Leere in Herz und Niere. Neurasthenisches Syndrom, Emphysem, kraftloses und leises Asthma bronchiale mit viel klarem Sputum, Herzinsuffizienz, dadurch verminderte Harnausscheidung, verzögerte Schweißausbrüche, Infektanfälligkeit, Zunge blaß, ev. vorderes Drittel geschwollen, Puls schwach
Yin-Leere der Lunge: durch lange Lungen-Qi-(Energie- und Funktions-)Leere oder lange Hitze und Trockenheit. Das sind chronische und Alterskrankheiten, wie Emphysem., chronische Pharyngitis, Alters-Tbc. Die Yin-Leere führt zu Unruhe, Schwäche, heißen Sohlen und Handflächen, Fieber am Nachmittag, Abneigung gegen Wärme; Rachen, Larynx und Husten sind trocken, eventuell blutiger Auswurf. Zungenkörper rot, dünn, Belag fehlend oder sehr dünn

5.3 ZUORDNUNG VON SYMPTOMEN ZU DEN DREI ERWÄRMUNGEN

Dr. Wu Jutong (1758–1863) nahm eine weitere Einteilung von Syndromen nach 3 Gruppen von Organen vor, nämlich nach den 3 Etagen des Dreifachen Erwärmers; die TCM spricht von drei Erwärmungen.

Der 3E repräsentiert die Summe aller Yin- und Yang-Organe (Zang-Fu). Er ist mit dem Ductus thoracius vergleichbar bzw. einer Verbindung aller inneren Organe durch das Lymphsystem. Die TCM spricht von „drei Erwärmungen" und meint damit Wärmezufuhr bzw. -produktion in 3 Etagen:

Beispiel: Der Weg einer Erkältung über die 3 Erwärmer:

Der Weg einer Erkältung zeigt sehr schön den Faktor Zeit und die Progredienz einer Erkrankung. Im Anfangsstadium ist nur der obere Erwärmer befallen – es kommt zu Symptomen im Respirationstrakt. Bei „tieferem" Eindringen kommt es zur Verdauungssymptomatik als Ausdruck der Schädigung des mittleren Erwärmers. Kommt es weiter zu einem schweren Zustandsbild mit Erschöpfungssymptomen, dann ist das ein Zeichen für den Befall des unteren Erwärmers, die Schädigung der Lebensessenz Jing, oder mit unseren Worten, ein Ausdruck einer Schwächung der Nebenniere.

5.4 ZUORDNUNG NACH DEN ACHT PRINZIPIEN UND DIE ENTSPRECHENDEN SYNDROME

Dabei handelt es sich um 4 Begriffspaare, die zur Definition des Krankheitsbildes herangezogen werden. Die 4 Prinzipienpaare sind:

Außen/Innen	*biao/li*
Kälte/Wärme	*han/re*
Leere/Fülle	*xu/shi*
Yin/Yang	*yin/yang*

5.4.1 Fülle/Leere

„Fülle" wird auch als „Exzess" oder „Überschuß", „Leere" wird auch als „Mangel" bezeichnet.

Das Begriffspaar gibt Aufschluß über:

■ die Abwehrreserven,
■ die Fähigkeit des Patienten zur Regeneration,
■ Stärke des pathogenen Faktors,
■ den Allgemeinzustand des Patienten.

Zur „Fülle" kommt es, wenn ein starker pathogener Faktor bei einem Patienten, dessen Abwehrsystem stark genug ist, zur Hyperfunktion führt. *Beispiel:* Grippe oder akute Lumbalgie, bei jungen, kräftigen Patienten – heftige Symptome bei gutem Allgemeinzustand.

Der Begriff „Leere" charakterisiert einen Zustand, in dem der Organismus nur wenig Reserven zur Kompensation, Regeneration und Immunantwort besitzt. Wir finden ihn bei chronisch Kranken und alten Patienten.

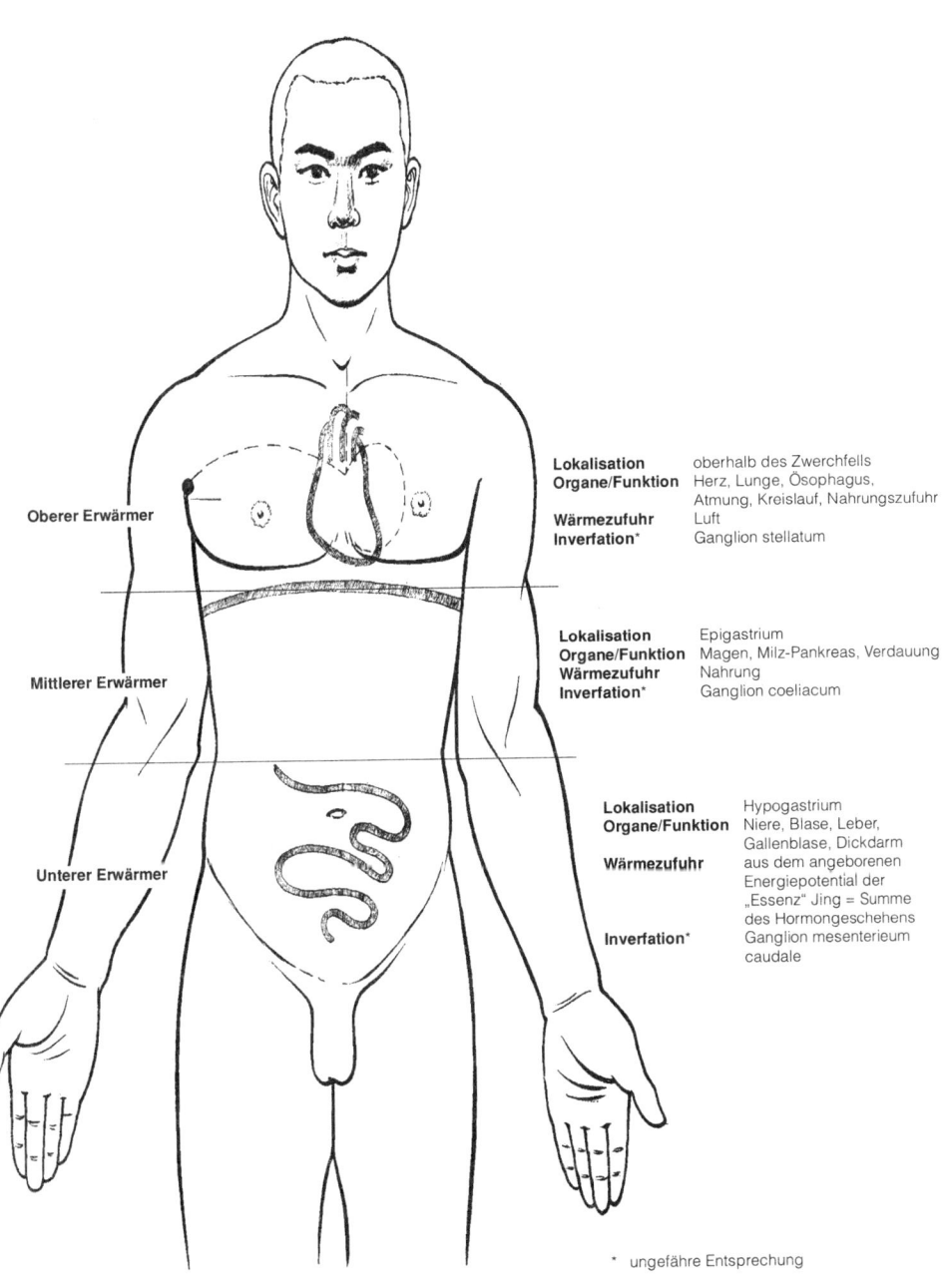

Oberer Erwärmer

Lokalisation oberhalb des Zwerchfells
Organe/Funktion Herz, Lunge, Ösophagus,
Atmung, Kreislauf, Nahrungszufuhr
Wärmezufuhr Luft
Inverfation* Ganglion stellatum

Mittlerer Erwärmer

Lokalisation Epigastrium
Organe/Funktion Magen, Milz-Pankreas, Verdauung
Wärmezufuhr Nahrung
Inverfation* Ganglion coeliacum

Unterer Erwärmer

Lokalisation Hypogastrium
Organe/Funktion Niere, Blase, Leber,
Gallenblase, Dickdarm
Wärmezufuhr aus dem angeborenen
Energiepotential der
„Essenz" Jing = Summe
des Hormongeschehens
Inverfation* Ganglion mesenterieum
caudale

* ungefähre Entsprechung

Graphik 108:
Die drei Etagen des Dreifachen Erwärmers

	Leere	Fülle
Allgemeinzustand	schlecht	gut
Reiz-Reaktion	Hypotonie	Hypertonie
Schmerz	dumpf, schwach	heftig, pochend
Patient	alt	jung
Gesicht	blaß	rot
Funktion	Hypofunktion	Hyperfunktion
Abwehrreserve	vermindert	ausreichend
Therapie	stärkend	reduzierend
	„tonisierend"	kräftiger Reiz
	oberflächlicher Stich	oft tiefer Stich
	geringe Manipulation	kräftige Stimulation
	Moxa	Akupunktur

Füllezustände verlangen eine reduzierende Therapie, z. B. Akupunktur mit starker Stimulation und tiefem Stich, bei Leerezuständen muß gestärkt, tonisiert werden. Man gibt Moxa – falls nicht zusätzlich noch Hitzesymptome bestehen –, Akupunktur mit oberflächlichem Stich und mit tonisierender Technik.

5.4.2 Kälte/Hitze

Wir kennen diese Begriffe auch aus der 5-Elemente-Lehre als bioklimatisch pathogene Faktoren. Im Rahmen der 8 Prinzipien werden sie zu Beschreibung von Krankheitssymptomen verwendet.

	Kälte	**Hitze**
Funktion	Hypofunktion	Hyperfunktion
Gesicht	blaß	rot
Temperatur	kühl, kalte Hände und Füße	Fieber, heiße Hände und Füße
Grundumsatz	reduziert	erhöht
Stimmung	Apathie	Unruhe
Puls	eher bradycard oder normal	tachycard
Stuhl	ungeformt	Obstipation oder fester Stuhl
Harn	hell, viel	wenig, konzentriert
Zunge	blaß, dünner Belag	rot, gelblicher, trockener Belag
Patient verlangt	warme Getränke	kalte Getränke
Durst	wenig – chronisches Leiden	viel – akutes Leiden

Als Ursache für beide, Hitze- und Kältekrankheit, wird meistens der bioklimatische Faktor „Hitze" oder „Kälte" angesehen.

„Falsche Hitze":

Für das Verständnis der „falschen Hitze" erinnern wir uns daran, daß Hitze zu Yang und Kälte zu Yin gehört.
Störungen der empfindlichen Yin/Yang-Balance können sich u. a. auch in Änderungen der lokalen oder der allgemeinen Temperatur zeigen – gemeint sind damit Hypothermie und

282

„kalte Zonen" auf der Yin-Seite, und Fieber sowie Entzündungen auf der Yang-Seite: Die Yin-Noxe Kälte führt meist zur Yin-Empfindung Kälte und später unter Umständen zu Fieber. Bei einem an sich Gesunden bedeutet das Fieber Hyperfunktion, ein Überwiegen des Yang bei normalem Yin. Kommt es hingegen bei einem chronisch Kranken, z. B. bei einem Karcinompatienten in schwer reduziertem Allgemeinzustand, zum Anfiebern, dann handelt es sich dabei nur um ein relatives Überwiegen des Yang bei Yin-Mangel.

Lokale Hitzesymptome, wie sie bei Entzündungen nach Insektenbiß oder Trauma außen, bei Zystitis beispielsweise innen auftreten, erklärt die TCM mit „Stauungen" oder „Stagnation" im Meridianverlauf oder im Organ.

Nicht leicht zu verstehen ist für den Anfänger der Wandel von Syndromen, wie die Umwandlung eines Kältesyndroms in ein Hitzesyndrom: davon spricht man beispielsweise, wenn aus einem anfangs leichten Infekt mit Frösteln, Blässe, Niesen, Husten eine massive Pneumonie mit hohem Fieber wird. Die moderne Medizin bezeichnet solche Symptomenkomplexe als fieberhafte, entzündliche Erkrankungen mit Hyperfunktion und gesteigertem Grundumsatz.

Immer wieder erstaunt die gute Beobachtungsgabe im historischen China: Wir wissen heute, daß chemische Reaktionen ebenso wie die biologischen Prozesse in unserem Körper bei Wärme schneller ablaufen als bei Kälte. Durchblutung, Stoffwechsel etc. ändern sich bei Fieber im Sinne einer Hyperfunktion.

Hitzekrankheiten sind bei uns keine geläufigen Akupunkturindikationen, obwohl die Kombination Di 4, 11 und LG 13 Bi (LG 14 ch) bei akuten Erkältungen oft schnell das Fieber senkt und Di 4 nebst lokalen Punkten bei erschwertem Zahndurchbruch, v. a. der Weisheitszähne, gut hilft.

Die sogenannte *Kältesymptomatik* hingegen sehen wir häufig, denn die meisten unserer Patienten haben ein chronisches, degeneratives, therapieresistentes Leiden, welches sehr wohl mit Akupunktur – zumindest als Zusatztherapie – behandelt werden kann.

5.4.3 Außen/Innen = Oberfläche/Tiefe

Diese zwei Prinzipien werden in der TCM verwendet, um den Schweregrad, die hauptsächlich betroffene Körperschichte und die Ausbreitungsrichtung einer Erkrankung zu beschreiben.

Die Zuordnung der Oberfläche oder Tiefe ist wichtig für die Beurteilung, in welcher Schicht die Störung auftritt. „Oberflächlich" bedeutet die Haut, Muskulatur, also Dermatom und Myotom, obere Luftwege. „Tiefe" bedeutet die Eingeweide.

Syndrom der Oberfläche	Syndrom der Tiefe
oberflächliche Lokalisation, Charakter der Störung nicht ernsthaft, kein Organbefall	innere Organe sind befallen, ernsthafter Charakter der Störung, z. B. Endstadium einer schweren Infektionskrankheit, schwere Pneumonie, Pest
plötzlich auftretende, kurz dauernde Symptome, z. B. Anfangsstadium von Infektionskrankheiten, akute Lumbalgie etc.	meist in Folge von Oberflächensyndromen, wenn die exogene Noxe tief genug eingedrungen ist (Pneumonie bei Grippe). Kann durch direkte Organschädigung plötzlich eintreten (Lungenpest); alle pathogenen Noxen können Ursache sein

Syndrom der Oberfläche	Syndrom der Tiefe
Kältescheu, Gefühl der Hitze, Kopfschmerz, Gliederschmerzen, Fieber, Nasenrinnen, Husten, oberflächlicher Puls, Zungenbelag dünn	je nach Organbefall Dyspnoe, Verdauungsstörungen, Diarrhoe, Meteorismus, Palpitationen, Nierenerkrankungen, tiefer Puls, abnormale Zungenbeläge, . . .
Therapie: Moxa, Akupunktur, Pharmatherapie	auch in China keine Akupunktur, sondern Pharmatherapie

Die bioklimatischen Störfaktoren beeinträchtigen zuerst die Körperoberfläche (Haut, Muskulatur), z. B. Grippe im Anfangsstadium. Bei Abwehrschwäche dringen die bioklimatischen Störfaktoren in die Tiefe des Körpers und schädigen die Organe. Beispiel: Grippe – Bronchitis – Pneumonie.

5.4.4 Yin/Yang

Das Begriffspaar Yin und Yang wird in der TCM auch zur Differentialdiagnose verwendet, um die obengenannten 3 Paare zusammenzufassen.

■ Zu Yin gehören: Leere Kälte Tiefe
■ Zu Yang gehören: Fülle Hitze Oberfläche

Oft läßt sich eine Erkrankung einem der oben genannten Begriffe einwandfrei zuordnen. Viele Erkrankungen sind aber Mischtypen. Der Arzt muß sich in diesen Fällen ein genaues Bild über die Abwehrsituation des Patienten und den Verlauf der Erkrankung machen. Er macht in solchen Fällen eine Globalbeurteilung, indem er den Patienten einer Yin- oder Yang-Symptomatik zuordnet. Er beschreibt den Zustand des Patienten z. B. als ein Syndrom der „Yin-Leere": d. h. der Patient ist in einem reduzierten Allgemeinzustand und seine Abwehr ist geschwächt.

Die Begriffe Yin und Yang werden in allen Bereichen angewendet. Für die TCM sind v. a. folgende Zuordnungen interessant:

	Yin	Yang
Morphologie und Topographie	Substanz Masse oben die Füße sind „die Basis des Yang" ventral distal	Struktur Funktion unten der Kopf ist höchstes Yang dorsal proximal
Physiologie	Blut Gefäße Einatmung Aufbau von Stoffen Parasympathicus	Blutdruck, Kreislauf Elastizität der Gefäßwand Ausatmung Abbau von Stoffen Sympathicus
Pathologie	Leere Kälte Tiefe chronisches Leiden Hyperfunktion	Fülle Hitze Oberfläche akute Krankheit Hypofunktion

Vier diagnost. Schritte	Yin-Syndrome	Yang-Syndrome
Inspektion	blasse Gesichtsfarbe, die etwas dunkel sein kann, Schweregefühl, leichter beim Liegen mit gekrümmtem Körper, Antriebslosigkeit, Schwäche, Teilnahmslosigkeit; blasse, schlaffe Zunge mit feuchtem, glattem Belag	Gesicht gerötet, kann leuchtend rot sein, allgemein Hitzegefühl, Erleichterung durch etwas Kaltes. Irritierbar und ruhelos; trockener Mund, Zunge tiefrot mit gelbem Belag, der sogar trocken, mit Rissen oder mit schwarzen Stacheln sein kann
Auskultation	Sprache schwach, tief; Apathie: Atem schwach und kurz (Atemnot bei flacher Atmung)	spricht lebhaft, ist irritierbar und gesprächig; rauher Atem, begleitet von Asthma und Rasseln des Sputums
Riechen und Fragen	schwacher Appetit, Geschmacksdefizit, keine Verwirrtheit, kein Durst – ev. Bevorzugung heißer Getränke, Harn klar und vermehrt	Verstopfung oder trockener Stuhl, der außerordentlich ekelhaft sein kann, Ekel bei Anblick von und Gedanken an Speisen, trockener Mund, Verwirrtheit und Durst mit Vorliebe für kalte Getränke, Harn konzentriert
Palpation	Bauchschmerzen mit Erleichterung bei Druck; kalte Sohlen; Puls schwach, leer, klein, unregelmäßig, langsam und kraftlos	Bauchschmerzen mit Verschlechterung auf Druck, warme Sohlen; Puls oberflächlich, gut gefüllt, schnell, groß, glatt, gehaltvoll und kräftig

Yang Leere
Schüttelfrost, kalte Glieder, Zunge zart, Puls tief
Therapie: Yang wärmen und stärken

Yin-Leere
leichtes Fieber, Hitze in Palmae und Plantae, rot um das Kinn, heiser, trockener Hals; Zunge rissig, geringer Belag; schneller Mangel-Puls
Therapie: Yin stärken und anfeuchten

Yang-Fülle
hohes Fieber, rotes Gesicht, Zunge rot, Belag gelb;
schneller Puls wie eine Woge
Therapie: Hitze eliminieren

Yin-Fülle bei Yang-Leere
Schüttelfrost, schläft zusammengerollt, blaß, Abneigung gegen Kälte, kalte Glieder, viel klarer Harn, Zunge zart, wenig Belag; Puls langsam
Therapie: Mangelfeuer entfernen, Yin nähren

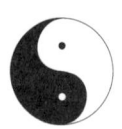 **Yang-Yin-Gleichgewicht**

Störung des Yin-Yang-Gleichgewichts durch Überwiegen von pathogenen Faktoren gegenüber der körpereigenen Abwehr:

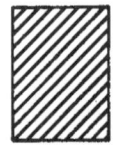
Yang
entspricht Funktion
(Hitze)

Yin
entspricht Substanz, Flüssigkeit
(Kälte)

Yin-pathogener Faktor (z. B. Kälte) schädigt Yang (Funktion). Dadurch Funktionsstörung, keine Organstörung, *relatives* Überwiegen von Yin („Fülle") bei *absolut* reduziertem Yang („Leere") – Kälte-Schwäche-Syndrom.
Th.: Moxa und Akupunktur

Yang-pathogener Faktor
schädigt Yin
(Substanz, Körperflüssigkeit).

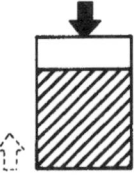

Abwehr schwach

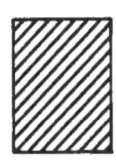
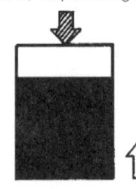

Abwehr normal, dadurch *relative* Yin-„Leere" (Flüssigkeits-, Substanzv erlust) bei normalem Yang (Funktion), aber relativem Yang-Überschuß – Hitze-Schwäche-Syndrom. Kann zu 3 führen.
Th.: Akupunktur, Vorsicht mit Moxa!

Yang-pathogener Faktor führt bei überschießender Reaktion zu absolutem Yang-Überschuß („Fülle", Hyperfunktion) bei reduziertem Yin („Leere", Organstörung); absolute Yang-„Fülle" bei absoluter Yin-„Leere" (Organschädigung, Substanzverlust), evt. auch bei normalem Yin. Hitze-Fülle-Syndrom.
Th.: Kein Moxa! Akupunktur, starker Reiz.

Starker yang-pathogener Faktor bei schwacher Abwehr führt zu Yin-Verlust (Substanz, Flüssigkeit), dadurch Organschädigung und à la longue Reduktion der Funktion. Absolute Yin- und Yang-„Leere" bei relativem Überwiegen des Yang. Hitze-Schwäche-Syndrom extrem, z. B. Endstadium TBC.
Th.: Kein Moxa! Akupunktur wirkt meist nicht! Roborierende Therapie!

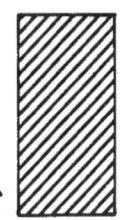
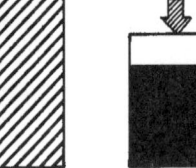

Starke Abwehr
(überschießend)

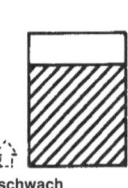
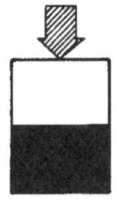

Abwehr schwach

Graphik 109

286

5.5 DIE ZUORDNUNG NACH DER 5-ELEMENTE-LEHRE UND DIE ENTSPRECHENDEN SYNDROME

Die 5-Elemente-Lehre ist ein philosophisches Prinzip der TCM. Sie ist sowohl ein Ordnungs- als auch ein Balancesystem. Im alten China betrachtete man 5 Dinge als elementar:

Holz, Feuer, Erde, Metall, Wasser.

Die TCM vergleicht alle Vorgänge in uns mit Vorgängen um uns, und so wurden sowohl innere Organe als auch deren Physiologie, Pathologie, Funktion, zugeordnete Meridiane und Emotionen den 5 Elementen ebenso zugeordnet wie Umwelterscheinungen.

In der nachfolgenden Tabelle finden Sie die krankmachenden Faktoren bei ihren Entsprechungen und einige ihrer pathologischen Manifestationen. Die äußeren Faktoren sind Wind, Hitze und Glut, Feuchtigkeit, Trockenheit und Kälte, die inneren Faktoren sind Emotionen, Zorn, Freude, Sorge, Kummer und Melancholie, Angst und Schrecken. Jeder dieser Faktoren

■ kann eine Krankheit auslösen,

■ wird zur Beschreibung ihrer Symptomatik herangezogen,

■ hat Affinität zu einem bestimmten Organ, kann aber mehrere Organe gleichzeitig schädigen.

5.5.1 Zusammenstellung der pathogenen Wirkung von äußeren und inneren Faktoren

Organ	äußerer Faktor Element	Krankheit	Charakteristika
Leber	Holz, Wind	Windkrankheit	plötzlich, anfallsweise, verdrehend, Krampf
Herz	Feuer, Glut, Hitze	Hitzekrankheit	Hitze, Entzündung, Fieber
Milz-Pankreas	Erde Feuchtigkeit	Feuchtigkeits , Schleim krankheit	Schweregefühl, Ödeme, Schleim
Lunge	Metall Trockenheit	Symptome der Trockenheit	Flüssigkeitsverlust, Hautkrankheit
Niere	Wasser, Kälte	Kältesyndrom	Kälteempfindung, Abscheu vor Kälte
Organ	innerer Faktor	Beschreibung	Charakteristika
Leber	Zorn	„Leberwind"	Aufsteigen von Sensationen vorne, z. B. Zorn, Wallungen, Hypertonie
Herz	Freude	„Herzfeuer"	roter Kopf, Hypertonie
Milz-Pankreas	Sorge	Schleim, Flüssigkeit	„Verstopfung" der Meridiane, Müdigkeit
Lunge	Kummer, Melancholie	Mangel an Qi und Flüssigkeit	depressive Verstimmung
Niere	Angst, Schreck	„Kälte" greift verschiedene Organe an	Starre, Reaktionshemmung; Störung der Verdauung

5.5.2 Wind

Yang-Pathogen, Le/G; Syndrome entwickeln sich rasch.

Symptome: plötzliche, wechselnde, heftige Beschwerden. Der Wind als Yang-Pathogen befällt die oberen, äußeren Körperabschnitte und die Seite (Le/G!).

Innerer Wind entsteht in der Leber, steigt nach oben (ist Yang!), führt zu Kopfschmerzen, Drehschwindelanfällen, Muskelzuckungen, Tremor, Tic, Krampfanfällen, plötzlichen Lähmungen.

Kombination mit Kälte, Hitze oder Feuchtigkeit möglich, Wind aggraviert alle Krankheiten, Kombination Kälte – Wind – Feuchtigkeit: führt zu plötzlicher Unterbrechung des Qi-Flusses; Qi-Stagnation = plötzliche Lähmung (VII-Parese).

Therapie: Akupunktur, Moxa und Schröpfen nach Akupunktur
G 20, 31, 34; LG 20, 16; 3E 5, Dü 3
Innerer Wind: Le 3, LG 20

5.5.3 Hitze

Yang-Pathogen, schädigt Yin und Säfte; H/Dü
Sommerhitze, Hitze (Magen-Hitze), Feuer (Leber-Feuer)
Hitze dringt in den Körper ein oder Kälte, Wind, stagnierendes Qi, stagnierende Feuchtigkeit führen zu innerer Hitze, Feuchtigkeit oder Hitze des Blutes.
Wichtig ist die Differentialdiagnose zwischen äußerer und innerer Hitze:

	Klinische Manifestation	Zunge	Puls	Ursache	Behandlung
Äußere Hitze	Fieber, etwas empfindlich gegen Wind und Kälte, etwas Durst, schwitzt ev.	rote Zungen-ränder	oberfläch-lich und schnell	Umkehr äußerer Hitzeübel	Erleichterung des Äußeren durch kühl/scharf
Innere Hitze durch Yin-Leere	rotes Gesicht, allgemein Hitze-gefühl; trockener Mund, kalt trinken; ruhelos, gesprä-chig, Harn tiefgelb, verstopft	rote Zunge, Belag gelb	voll und schnell	Übermaß an innerer Hitze	die Hitze auf-hellen, um das Feuer abzuführen Therapie: Yin und Säfte stärken (herbs), Tempera-tur senken Di 11, 4; LG 13

5.5.4 Feuchtigkeit

Yin-Pathogen, MP/M
Ursache: exogene Feuchtigkeit befällt meist Milz-Pankreas; schädigt Yang und damit den Qi-Fluß.
Symptome: Völlegefühl in Brust und Bauch, dumpfer, diffuser, fixierter Schmerz (z. B. Kopfschmerz); benommen, schwer, pelzig, Schwellung von Extremitäten und Gelenken; Wundheitsschmerz; Diarrhoe.

Endogene Feuchtigkeit: Symptome entwickeln sich langsam, immer mit Energie-Leere-Zeichen. Symptome wie oben und reichlich Ausscheidungen, ev. trübe, Hautausschlag mit

288

Blasen; Zunge feucht, ev. geschwollen; Belag dick, ev. körnig; Puls wird als „schlüpfrig" beschrieben.

Ursache: gestörte Balance zwischen Milz-Pankreas, Niere, Lunge führt zu Störung von Transformation, Transport und Reinigung.

Kombination mit Kälte: führt zu Stagnation;

Kombination mit Hitze: führt zu schweren inneren Erkrankungen.

Therapie: Moxa lokal (Hitze ausschließen!)

Akupunktur plus Moxa auf: MP 9, KG 9 (Ausscheidung von Feuchtigkeit); B 20, MP 6, M 36 stärken Qi und MP, dadurch bessere Verteilung und Umwandlung von Feuchtigkeit.

5.5.5 Schleim

■ Auswurf

■ sekundärer pathogener Faktor, „unsichtbarer Schleim", entsteht aus Feuchtigkeit bei herabgesetzter Transformationskraft von MP, N, Lu. Bei Qi- und Yang-Mangel kann MP die Feuchtigkeit nicht mehr transformieren und bewegen, die Niere nicht mehr reinigen und die Lunge kann unreine Säfte nicht mehr zur Niere absenken; es bildet sich Schleim. Schleim verlegt Meridiane und Gefäße, Stagnation und Retention von Qi und Blut sind die Folge. Dadurch weitere Schädigung der Organe, eventuell weitere Schleimbildung.

Schleim kann aber auch durch endogenes Feuer entstehen, durch Yin-Mangel, der die Umwandlung, Verteilung und Ausscheidung der Säfte behindert.

Symptome: Schleim in Meridianen und Gefäßen: weiche Schwellungen (Struma, LKS); Schwere und Taubheit der Glieder; Lunge: Husten mit viel zähem Auswurf

Magen: Völle, Appetitlosigkeit, ev. Übelkeit, Erbrechen mit drückenden Kopfschmerzen (Stirnreif).

Kombination mit Hitze, Kälte, Wind: Schleim und Wind verlegen plötzlich die Meridiane, dadurch Krampfanfälle, ev. Bewußtlosigkeit, Hemiplegie.

Zunge: dicker, schleimiger, ev. körniger Belag

Puls: schlüpfrig

Therapie: wie bei „Feuchtigkeit", speziell KG 12, M 40

5.5.6 Trockenheit

Trockenheit befällt die Lunge, seltenster Faktor.

Symptome: alles trocken: Husten, Mund, Zunge, Lippen (Risse), Nase (ev. Epistaxis), Haut; Opstipation.

Endogene Trockenheit: durch Verlust von Säften, Blut.

Ursache: Flüssigkeitsverlust (Blutung, Diarrhoe, Erbrechen); oder Schädigung des Yin und der Säfte.

Symptome: trocken: Mund, Rachen, Haut, Haar; Jucken wechselnd; Durst, Obstipation, trockener Stuhl; dazu Blutleere: abgemagerte Muskulatur, brüchige Nägel, Sehstörungen.

Therapie: Exsiccose ausschließen; Flüssigkeitssubstitution.

Akupunktur: Lungenmeridian!

5.5.7 Kälte

Yin-Pathogen, N/B
Symptome: Kälteabneigung, Frösteln, Frieren, kalte Extremitäten, reichlich farblose Ausscheidungen (Harn, Schweiß, Fluor), wässrige Diarrhoe mit Nahrungsresten.
Zunge: Körper blaß, Belag weiß
Puls: langsam, tief, gespannt

Innere Kältekrankheit: entsteht aus Yang-Leere: Schwächezeichen, z. B. Zahneindrücke in der Zunge, Zittern, dünner weißer Belag.
Ursache: Kälte stört die Zirkulation von Qi, Yang und Blut in Merdianen und Gefäßen. Qi-Stagnation führt zu Schmerzen. Kälteschmerz (Yin) lokalstabil, tief, bohrend, stark, besser auf Wärme, steife Glieder.
Kombination mit Wind, Feuchtigkeit
Therapie: Moxa auf die indizierten Punkte.

5.5.8 Die „Öffner" – Guan

In die 5-Elemente-Lehre integriert sind auch die verschiedenen „Öffner" (*guan* ist ein Ort, wo sich etwas abspielt), dort zeigen sich Krankheiten, die jeweiligen Sinnesorgane bzw. Sprechwerkzeuge sind aber umgekehrt am anfälligsten auf Störungen im zugehörigen Organ.

Organ	„Öffner" (Guan)	Zeichen im „Öffner"
Leber	im Auge	Ikterus zeigt sich in der Sklera
Herz	in der Zunge	Art und Inhalt der Sprache zeigen Seelen- und Geisteszustand an (Herz = Großhirn), Verwirrtheit bei verminderter Hirndurchblutung
Milz-Pankreas	im Mund – Wangen, Lippen	transportieren die Nahrung; Appetitlosigkeit
Lunge	in der Nase	Nase ist Eintrittspforte für Noxen des Respirationstraktes, Nasenflügelatmen bei Pneumonie, Schluchzen und Nasenfluß bei Trauer
Niere	im Ohr	Innenohrschädigung bei Dialysepatienten

5.6 DIE MUTTER/SOHN-REGEL DER 5-ELEMENTE-LEHRE

Die 5-Elemente-Lehre ist auch ein Balancesystem, in welchem die einzelnen Elemente in einem ganz bestimmten Kräfteverhältnis zueinander stehen. Die Beziehungen zwischen den 5 Elementen sind mannigfaltig. Sie werden oft in einer Art „Atomium" dargestellt, was nicht nur für den Anfänger verwirrend ist.
Am wichtigsten sind die Mutter/Sohn-Regel und die Sohn/Mutter-Regel, die wir hier kurz wiederholen wollen:

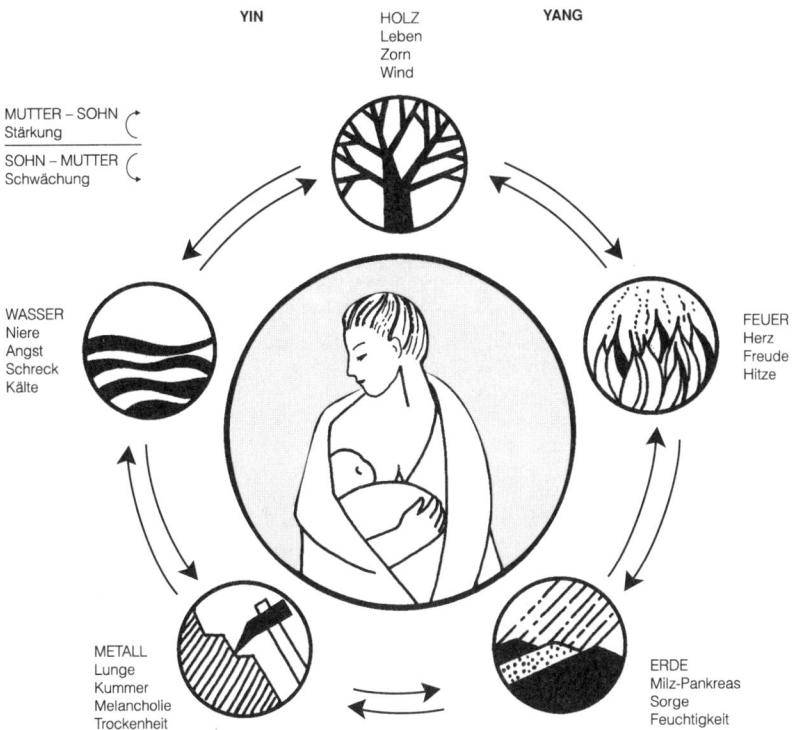

YIN   HOLZ   YANG
Leben
Zorn
Wind

MUTTER – SOHN
Stärkung

SOHN – MUTTER
Schwächung

WASSER
Niere
Angst
Schreck
Kälte

FEUER
Herz
Freude
Hitze

METALL
Lunge
Kummer
Melancholie
Trockenheit

ERDE
Milz-Pankreas
Sorge
Feuchtigkeit

Graphik 110:
Die Mutter/Sohn-Regel

Man sieht, daß es im alten China nicht anders war als heute bei uns: die Mutter bringt das Kind zur Welt und gibt ihm ein Leben lang – daher „Zyklus der Förderung". Ein Kind hingegen nimmt von der Mutter, solange sie lebt. Die Konsequenz ist die Vorstellung der gegenseitigen Förderung und Hemmung für die Akupunktur:

■ Man kann in allen möglichen Zyklen für die 5 Elemente die inneren Organe oder die Emotionen einsetzen und wird zu interessanten Konstellationen kommen. (Kubiena: *Kleine Klassik für die Akupunktur*). Nicht alle dieser Beziehungen sind sinnvoll – das hat der 5-Elemente-Lehre auch schon viel herbe Kritik eingetragen.

■ Ordnungsliebend wie die Chinesen nun einmal sind, haben sie jedem Element auch einen Punkt auf den Meridianen zugeordnet, das sind die sogenannten antiken Punkte an den Extremitäten. Siehe Kapitel „Akupunkturpunkte", S. 57.

■ Für Fortgeschrittene gibt es noch eine spezielle Möglichkeit der Akupunktur: den energetischen Ausgleich zwischen den Meridianen bzw. zwischen den Organen.

■ Ebenfalls für Fortgeschrittene soll auf besondere Möglichkeiten von Tonisierung (Stärkung) und Sedierung (Reduktion) verwiesen werden: Statt den zu behandelnden Meridian selbst kann man auch

stärken durch Stärken der „Mutter"

schwächen durch Stärken des „Sohnes"

Keine schöne, aber eine sehr realistische Vorstellung – je kräftiger der Sohn ist, desto mehr nimmt er der Mutter weg.

Störungen im Gleichgewicht der 5 Elemente führen zu Störungen in der Umwelt. Die TCM überträgt dieses Phänomen aus der Umwelt auf den Menschen, sozusagen aus dem Makrokosmos auf den Mikrokosmos: auf Störungen im Gleichgewicht zwischen

- den inneren Faktoren,
- den einzelnen Organen,
- den Meridianen.

Die Pulsdiagnostik gibt dem TCM-Arzt Aufschluß über den Zustand der einzelnen Organe und v. a. über ihr Verhältnis zueinander. Die Akupunktur ist eine Regulationstherapie. Ihr Ziel ist, Balancestörungen zwischen den inneren Organen über deren äußere Entsprechung, die Meridiane, auszugleichen,

- indem sie den freien Fluß des Qi, das für Energie und Funktion steht, wieder herstellt und
- indem sie durch die Verbindung Organ – Meridian das Organ in der Tiefe über die Oberfläche erreicht.

5.7 Syndrome Qi (Energie und Funktion) und Blut betreffend

QI-SYNDROME

Qi-Mangel
Ursache: Hypofunktion der inneren Organe (Zang-Fu), bedingt durch lange Krankheit, Alter, Fehlernährung, Anstrengung, Stress
Symptome: Blut wird nicht ausreichend bewegt; Schwindel, Sehstörung durch Blutmangel im Kopf; Schweißausbrüche, wenn das Abwehr-Qi zu schwach ist, um die Poren zu kontrollieren, und typisches Schwitzen bei Menopause und Tbc; blasse Zunge, schwacher Puls

Qi-Stagnation:
Ursache: Depressionen, Fehlernährung, Invasion pathogener Faktoren, Trauma
Symptome: Dehnung, Blähung, Schmerz, nicht lokalfixiert. Weitere Symptomatik je nach befallenem Organ

BLUTSYNDROME		
	Leeresyndrom	**Füllesyndrom**
Blut	Gesicht und Lippen blaß, geistig rastlos, kann nicht schlafen, Mangel an Körperflüssigkeit, Nachtschweiß, Muskelfibrillieren, ev. bis zu klon. Zuckungen von Armen und Beinen. *Therapie:* das Blut nähren Westliche Medizin!!!	*BLUTSTASE:* *im Bindegewebe:* lokale Schwellungen und Schmerzen, Meridiane und Collateralen: generalisierte Schmerzen, Empfindlichkeit *im oberen Erwärmer:* stechende Schmerzen in Thorax, Zwerchfell, Schulter, Arm *im mittleren Erwärmer:* Schmerzen Epigastrium, Bauch *im unteren Erwärmer:* Blähungen, Völlegefühl, stechende Schmerzen im Unterbauch, Schmerzen nach Blutstase lokalfixiert, Stuhl ev. schwarz

STRATEGIE DER AKUPUNKTUR-BEHANDLUNG NACH VERSCHIEDENEN KRITERIEN

Wir haben uns bisher mit Symptomen und ihrer Zuordnung befaßt und gesehen, daß die TCM eine verwirrende Fülle von Differenzierungsmöglichkeiten bietet. Jetzt wollen wir praktisch an die Sache herangehen und ein brauchbares Behandlungsprogramm finden.

Die Wiener Schule der Akupunktur ordnet die Symptome gegenüber der TCM vereinfacht nach

- Meridianzugehörigkeit,
- Organzugehörigkeit,
- Modalitäten, das sind Ursachen und Begleitumstände der Erkrankung.

Zweck dieser Vereinfachung ist die Anpassung der TCM-Methoden an unsere moderne Medizin und die leichte Lehr- und Lernbarkeit. Das Konzept hat sich in über 30 Jahren bewährt und wurde 1986 durch die Anerkennung der Akupunktur durch den Obersten Sanitätsrat bestätigt.

1 ZUORDNUNG DER SYMPTOME ZUM MERIDIAN

Welcher Meridian ist betroffen? Wo sind die Schmerzen?
Der Schmerzort führt zum Reizort – behandelt wird über den betreffenden Meridian oder über einen seiner Partner.
Akut: Fernpunkte, je akuter, desto ferner.
Chronisch: mehr lokale Punkte.

2 ZUORDNUNG DER SYMPTOME ZUM ORGAN

Welches Organ ist betroffen? Wo sind die Beschwerden?
Das betroffene Organ führt ebenfalls zum Reizort: die Behandlung erfolgt über den zugehörigen Meridian oder einen seinen Partner.

REGEL IN DER TCM

Bei Erkrankung von Hohlorganen: Alarmpunkt des zugehörigen Meridians und He-Punkt in der Knieregion, d. h. den „normalen" He-Punkt von B, G, M, das sind

B	B 54
G	G 34
M	M 36

und den „unteren He-Punkt" von Dü, 3E, Di; weil ihre He-Punkte um den Ellbogen liegen, haben sie je einen weiteren unteren He-Punkt zugeordnet:

Dü	M 37
3E	B 53 (39)
Di	M 37

Bei Erkrankung von parenchymatösen Organen: Quellpunkt auf dem zugeordneten Meridian und Zustimmungspunkt auf dem Blasenmeridian

3 ZUORDNUNG DER SYMPTOME NACH MODALITÄTEN

Modalitäten sind Begleitumstände, Auslösefaktoren.

3.1 ZUORDNUNG DER SYMPTOME NACH DER WIENER SCHULE

Unter dem Begriff *Modalitäten* subsumiert die Wiener Schule die TCM-Systeme von den 8 Prinzipien und die 5-Elemente-Lehre mit den pathogenen Faktoren.
Was in der TCM auf den ersten Blick ungeheuer kompliziert erscheint, ist in der Praxis relativ einfach: Die Differenzierung nach den 8 Prinzipien ist letztlich nichts anderes als eine Differenzierung in Yin und Yang. Man muß sich nur die Zusammenhänge merken:

Yang	Yin
Fülle	Leere
Hitze	Kälte
Außen	Innen

Alles, was sich als kräftig, aktiv, außen (Haut und Bewegungsapparat), funktionell, heiß bezeichnen läßt, gehört zu Yang: alles, was schwach, langsam, wenig aktiv, psychosomatisch oder organbezogen ist, gehört zu Yin.

Die Begriffe *Fülle/Leere, Hitze/Kälte, Yang/Yin* beziehen sich sowohl auf den Patienten als auch auf die Krankheit, also auf das Krankheitsbild. Die wichtigste daraus abzuleitende Regel lautet:

Man behandelt Yang-Krankheitsbilder mit reduzierenden, sedierenden Techniken, Yin-Krankheitsbilder mit stärkenden, tonisierenden Techniken.

Siehe ab S. 302 „Symptom – Zuordnung – Therapie"

Leider sind aber nicht alle Krankheitsbilder einheitlich. Ein schwacher Patient kann durchaus einmal starke Schmerzen haben – z. B. ein Herpes zoster oder eine Pulpitis bei einem kachektischen Patienten. Umgekehrt kann ein an sich kräftiger Patient durch starke Schmerzen, eitrige Prozesse geschwächt sein. Dann gilt es abzuwägen, was im Vordergrund steht – Yin- oder Yang-Kriterien.

Die Differenzierung nach der 5-Elemente-Lehre setzt die Wiener Schule folgendermaßen in die Praxis um: Krankheitsursachen und Symptome aus der Sicht des Patienten können hinweisen auf

■ äußere pathogene Faktoren z. B. Kälte, Wind, Zugluft,

■ innere pathogene Faktoren z. B. unausgelebte Aggression = „Wind",

■ Schädigung eines „Öffners", d. i. eines Sinnesorgans bzw. Sprechwerkzeugs bzw. der entsprechenden Funktion.

Alle diese Dinge finden wir in der 5-Elemente-Lehre in einem „Funktionskreis" zusammengefaßt. Darunter verstehen wir die Summe aller einem Element zugeordneten Entsprechungen. Dazu gehört auch ein Meridian. Siehe Tabelle S. 238, 239.

Man wird also daran denken, Punkte auf den zugeordneten Meridian oder auf einem seiner Partner in das Programm einzubauen, wenn es sich mit der übrigen Symptomatik vereinen läßt.

3.2 BEISPIELE FÜR BEHANDLUNGSSTRATEGIEN NACH TCM-VORSTELLUNG

3.2.1 Zuordnung der Symptome nach den acht Prinzipien

LEERE – XU

Die TCM ordnet „Leere" dem Yang-Mangel zu, Leere ist also ein Yin-Zustand. Meist handelt es sich daher um ältere Patienten in durch chronische Leiden reduziertem Allgemein- und Ernährungszustand mit einer zusätzlichen akuten Schmerzsymptomatik.

Das Syndrom der „Leere" ist ein Zustand der Hypofunktion mit verminderter Reaktionsfähigkeit des Organismus. Auch auf die Akupunktur ist keine optimale Reaktion zu erwarten. Die TCM sieht einen solchen Zustand als Hypofunktion von Organ- und Meridiansystem und dadurch bedingte multiple Regulationsstörungen in diesen Systemen. Daher müssen wir den Patienten zuerst mit stärkenden, tonisierenden Methoden „aufbauen", ihn schrittweise aus seinem Zustand der Hypofunktion herausholen, erst dann werden wir sein aktuelles Leiden mit Erfolg behandeln können.

Typische Beispiele für diese Konstellation sind Schmerzen im Bewegungsapparat bei chronischen Durchfallsleiden, Lähmungen, Atrophien.

„Fülle" ist ein Yang-Zustand. Wir wissen, daß „Fülle" Hyperreaktion eines kräftigen Organismus, meist bei jungen Patienten, bedeutet.

Ein typisches Beispiel ist die hypertone Krise mit Kopfschmerzen. Es handelt sich dabei meist um jüngere Patienten in gutem Allgemeinzustand, die nur der Kopfschmerz stört. Hier wird zuerst die Schmerzsymptomatik mit reduzierenden Methoden bekämpft und dann erst die Ursache behandelt.

Ein weiteres typischen Beispiel für Fülle-Symptomatik wäre die akute Appendicitis – wobei allenfalls in Notsituationen die Akupunktur in Frage kommt, etwa wenn so ein Fall auf einer eingeschneiten Schihütte auftritt. Auch eine akute Gelenksentzündung gehört hierher – sie gilt bei uns aber nicht als Akupunkturindikation.

KÄLTE – HAN

Wie beim Zustand der „Leere" handelt es sich laut TCM auch hier um einen Mangel an wärmendem Yang. Die Reaktionsfähigkeit des Organismus ist verringert, insgesamt bietet sich uns auch beim Zustand der Kälte das Bild der Hypofunktion. Wir können uns das gut merken, wenn wir uns an den langsameren Ablauf chemischer Reaktionen bei Kälte erinnern.

Die TCM sieht „Kälte" der tiefsten Körperschicht, den Knochen, zugeordnet. Die Therapie wird daher folgendermaßen konzipiert:

- tiefer Stich in Richtung der erkrankten Zone,
- Nadeln länger liegen lassen,
- nur schwaches Deqi-Gefühl auslösen,
- Kombination mit Wärme – am besten Moxa-Therapie.

3.2.2 Traumatisch gestörte Zirkulation im Meridianverlauf

Tritt nach einem Trauma beispielsweise ein Mikrohämatom im Lumbalbereich auf, dann kommt es zu starken Schmerzen. Wir sprechen von posttraumatischem Lumbago, die TCM faßt das Geschehen als Störung im freien Fluß von Blut und Qi (Energie und Funktion) auf. Wieder muß man die gute Beobachtungsgabe der historischen TCM bewundern – was ist denn ein posttraumatischer Lumbago anderes als eine lokale Störung der Zirkulation, der Information, die für „Energie" steht, in Form des Teufelskreises Schmerz – Hinterhorn-Verspannung – und damit der Funktion?

Als Therapie wird empfohlen:

- Meridianendpunkte an den Akren und
- Punkte an den Gelenksbeugen: B 54, beide „bluten lassen", Stich mit Lanzette, einige Tropfen Blut ausrinnen lassen

3.2.3 Ausgeprägte Yin-Organinsuffizienz

Darunter versteht man in der TCM das Unvermögen, Strukturen an ihrem Platz zu halten, also beispielsweise Ptosen innerer Organe, aber auch Prolaps ani und uteri. Wir sprechen salopp von „bindegewebiger Schwäche". Oft sehen wir hier einen Behandlungserfolg erst nach ausgiebiger lokaler Erwärmung mit Moxibustion.

4 DER FAKTOR ZEIT

Der Faktor Zeit ist in zweifacher Hinsicht von Bedeutung:

■ für Art und Ort der Behandlung
■ für Frequenz, Dauer, Zeit der Behandlung

BEDEUTUNG FÜR ART UND ORT DER BEHANDLUNG

■ Bei Akutgeschehen liegt der Schwerpunkt bei den Fernpunkten, d. s.
  a) Punkte in Reflexzonen, Ohr, Mund, Hand, Schädel . . .
  b) Punkte auf den nach der Oben/Unten-Regel korrespondierenden Meridianen oder auf
  dem betroffenen Meridian selbst, v. a. bei Leiden des Bewegungsapparates.
  Es sei in diesem Zusammenhang an M 38 als Fernpunkt bei Schulterschmerzen im
  vorderen Anteil erinnert. Siehe Indikationsteil ab S. 349.
■ bei chronischen, alten Erkrankungen – lokale Punkte und benachbarte Gelenke.

BEHANDLUNGSFREQUENZ, -DAUER UND -ZEIT

Eine Akupunkturserie umfaßt im Durchschnitt 10–15 Sitzungen.
Die einzelne Sitzung dauert 20–30 Minuten.
Bei Therapieresistenz kann man auch an Dauernadeln denken. Bei chronischen rezidivie-
renden Erkrankungen soll eine Wiederholung der Akupunkturserie nach 3–6 Monaten
eingeplant werden.
Bei saisonbedingten Erkrankungen, wie Heuschnupfen, Gastritis, Ulcus, ist es günstig,
4–6 Wochen vor dem erwarteten Auftreten mit der Akupunktur zu beginnen.
Bei akuten, schmerzenden Erkrankungen wie beispielsweise Trigeminusneuralgie, Herpes zoster, Hexenschuß, Koliken, aber auch, wenn es darum geht, Dauerschädigungen
möglichst gering zu halten, wie bei der sog. idiopathischen Facialisparese oder bei Paresen und Sprachstörungen nach Schlaganfall, soll täglich behandelt werden, in China
behandelt man sogar mehrmals täglich.

5 SYMPTOMATISCH ODER KAUSAL?

Gegner werfen der Akupunktur vor, daß sie – wenn überhaupt – dann „nur eine symptomatische Therapie" sei. Sie haben insofern recht, als sich die Regulationstherapie Akupunktur immer an Symptomen, am aktuellen Zustand des Patienten orientiert. In der
Praxis kommt der Arzt aber oft über somatische Symptome an die psychischen oder auch
umweltbedingten Ursachen heran.

Beispiel 1:

Wenn ein Patient in gutem Allgemeinzustand mit einem akuten Cervicalsyndrom oder
einer Lumbalgie kommt, dann werden wir nach eingehender Untersuchung

- zuerst den Schmerz und die Verspannung durch Akupunktur erleichtern,
- dann aber die Ursache dafür abklären und versuchen, sie auszuschalten.

Wir hinterfragen:

- Umweltfaktoren – liegen ungesunde Arbeitsbedingungen vor? Wind, vielleicht Zugluft oder eine Klimaanlage als Auslöser?
- Somatische Erkrankung – liegt vielleicht eine Blockierung der Wirbel vor? Dann müssen wir die Ursache kausal angehen, z. B. durch manuelle Therapie.
- Psychische Störung – ist es vielleicht durch unausgelebte Emotionen zur Verspannung gekommen? Hier empfiehlt es sich, nicht mit der Tür ins Haus zu fallen, erfahrungsgemäß schätzen es Patienten, die mit Schmerzen kommen, nicht besonders, wenn sie der Arzt bei der ersten Untersuchung gleich nach ihren seelischen Problemen oder gar nach ihrem Sexualleben fragt. Sie werden sehen, daß der Patient sich im Rahmen einer Behandlungsserie allmählich öffnet und Ihnen dann auch sein Intimleben erzählt.

Beispiel 2:

Kommt ein Patient mit heftigen Kopfschmerzen in die Praxis und stellt sich heraus, daß die Ursache dafür eine labile arterielle Hypertonie mit deutlicher psychosomatischer Komponente ist, dann

- behandeln wir zuerst symptomatisch den Kopfschmerz,
- in den folgenden Sitzungen versuchen wir kausal die vegetative Symptomatik zu beherrschen und
- empfehlen die Kombination mit Gesprächstherapie, Atemtherapie, Entspannungstechniken wie autogenes Training, Taiji, Qi Gong, usw.

Beispiel 3:

Wenn aber ein Patient mit ausdiagnostizierter Migräne nach vielen Therapieversagern in die Praxis kommt, dann müssen wir von Anfang an versuchen abzuklären, welche Ursachen und Symptome in Sinne der TCM vorliegen.

Zusammenfassend kann man mit dem Wahlslogan eines Wiener Politikers sagen:
Das Wichtige zuerst!

- Bei akuten Schmerzuständen zuerst den Schmerz lindern, dann Ursachen abklären und durch Kombination von Akupunktur und anderen Methoden beseitigen.
- Bei alten, ausdiagnostizierten, therapieresistenten Leiden von Anfang an kausal nach den Regeln der TCM vorgehen.

6 AKUPUNKTUR NACH STANDARDPROGRAMMEN – REGELKREISE NACH BISCHKO/MENG

Prof. Bischko hat seine über 30-jährige Akupunkturpraxis in sehr anschaulicher Art und Weise zusammengefaßt. Diese Zusammenfassung[1] teilt die Syndromenlehre in 100 Regelkreise ein. *Regelkreis* ist ein Begriff aus der Kybernetik, man versteht darunter das funktionelle Zusammenspiel verschiedener Systeme. Auf die Akupunktur und Bischkos Regelkreise übertragen weist der Begriff darauf hin, daß ein Krankheitsgeschehen niemals isoliert gesehen werden soll, sondern daß immer Zusammenhänge zu berücksichtigen sind. „Regelkreis" drückt, in unsere heutige Begriffswelt übertragen, genau das aus, was die TCM versucht: die Integration von Symptomen in Systeme. Ein Regelkreis umfaßt bewährte Punktekombinationen bei einer schulmedizinisch benannten Indikation.

Beispiele:

Regelkreis 1: antispastisch – Le 2, 3, Dü 3, KG 3
Regelkreis 25: Wetterfühligkeit – 3E 15, 3E 5
Regelkreis 26: depressive Verstimmung – H 3, KG 6, ev. B 39
Regelkreis 88: Ischias, typ. Verlauf dorsal – B 31, 49, 50, 54, 58, 60, G 34

7 AKUPUNKTUR IM KLINIKBETRIEB

Obwohl die Akupunktur schon in manchen Ländern anerkannt ist, wird ihre Anwendung in manchen Krankenhäusern nicht gern gesehen. Hier bewährt sich die von den Autoren modifizierte Methode der Kombination von Akupunktur und lokaler Infiltration, etwa im Sinne einer Art Neuraltherapie.
Dabei wird es auch in einem Klinikbetrieb sicher kaum Schwierigkeiten geben, wenn man sich an folgende Regeln hält:

- Man verzichtet bewußt auf die Akupunkturnadel und injiziert statt dessen mit einer ganz normalen Spritze und einer dünnen 20er-Nadel beispielsweise ein Lokalanästhetikum oder eine Kombination aus verschiedenen B-Vitaminen. In einer Sitzung werden 6–8 Punkte je mit ca. 0,1 ccm Flüssigkeit infiltriert.

- Man verwendet wohl Meridianpunkte, aber nur lokal und segmental – also mit unserer modernen Medizin durchaus vereinbar.

---

1 Bischko J., Meng, A.: *Akupunktur für mäßig Fortgeschrittene*. Haug Verlag: Heidelberg, 1978.

8 METHODEN DER PHYSIKALISCHEN MEDIZIN

Es hat sich im Rahmen der TENS (transkutanen Nervenstimulation) bewährt, neben der großflächigen indifferenten auch eine kleinflächige differente Elektrode im Bereich von Akupunkturpunkten anzuwenden. Die Idee, einen physikalischen Reiz auf den Akupunkturpunkt einwirken zu lassen, findet auch bei der Lasertechnik schon Verwendung. Auch andere Methoden der physikalischen Medizin, wie Licht, Ultraschall, Magnetfeld, Wärme, Punktmassage lokal an Akupunkturpunkten appliziert, bringen ebenfalls Erfolg! In China und in geringem Maße auch bei uns wird bereits der Magnetgriffel zur Punktestimulation verwendet.

9 THERAPEUTISCHE RICHTLINIEN

1. Die Akupunktur beeinflußt innere Organe über cutiviscerale Reflexe.

2. Das von einem Meridian versorgte Gebiet kann von jedem Punkt auf diesem Meridian aus beeinflußt werden (radiculär, pseudoradiculär, segmental). Beispiel: Ist bei einer Ischiagie der Blasenmeridian betroffen, dann können Punkte des Blasenmeridians verwendet werden: B 60, B 23, B 31, B 2.

3. Auch von Punkten auf Partnern des betroffenen Meridians kann behandelt werden:

- Rechts/Links-Regel: bei Schmerzen rechts entsprechende Punkte auf dem betroffenen Meridian links. Beispiel: akute Trigeminusneuralgie, Phantomschmerzen.

- Oben/Unten-Regel: Je zwei Meridiane sind entsprechend ihrer anatomischen Korrespondenz an Arm und Bein zu einem Paar gekoppelt. Korrespondierende Meridiane siehe S. 43.
  Schmerzen im Bereich des Dickdarmmeridians beispielsweise können unter Umständen über den Magenmeridian behandelt werden. Beispiel: akute Schulterschmerzen – M 38.

- Oppositionsregel 1: Nach anatomischen Gegebenheiten wirken oft Punkte, die dem Schmerzareal gegenüber liegen. Beispiel: Schmerzen im Bereich des Ellbogens radial (Di 11) – auch Punkte im Ellbogenbereich ulnar (H 3) verwenden.

- Oppositionsregel 2: Die Punkte nahe dem Ende eines Meridians wirken auch auf die Region an seinem Beginn. Beispiel: Dü 3 – Wirkung auf das Auge; B 67 – bei Stirnkopfschmerzen.

- Innen/Außen-Regel: Die nach dem Yin/Yang-Prinzip gekoppelten Meridiane gehören je zu einem Funktionskreis zusammen und zeigen gegenseitige Wirksamkeit. Beispiel: Kopfschmerzen im Bereich des Gesichtsschädels gehören zum Dickdarmmeridian, Lu-Punkte dazu verwenden. Siehe Meridian-Partnerschaften S. 43.

4. Die Therapierichtung: Die TCM geht von der Vorstellung aus, daß Qi (Energie) in den Meridianen in einer bestimmten Richtung, der unserer Punktnumerierung entspricht, verläuft.

Früher dogmatisch, jetzt umstritten ist die Meinung, daß ein Einstich in Flußrichtung tonisierend, gegen Flußrichtung sedierend wirkt.

Wir sollten uns merken: Wir stechen

■ bei Erkrankungen innerer Organe Richtung Rumpf,

■ bei Erkrankungen des Bewegungsapparates Richtung betroffene Region.

5. Sparsamer Einsatz von Nadeln: Es gibt verschiedene Gruppen von Punkten, die mehrere Meridiane gleichzeitig beeinflussen können. Dazu gehören:

■ Kreuzungspunkte (= Treffpunkte mehrerer Meridiane), Reunionspunkte, Gruppen, Lo-Punkte etc.

■ Antike Punkte: 5 Punkte auf jedem Meridian auf den Extremtitäten, zwischen Akren und Ellbogen bzw. Knie; z. B. Quell- und Durchgangspunkte

■ Kardinalpunkte: eröffnen die Extra- oder Wundermeridiane, die mehrere Meridiane miteinander verbinden

Als grobes Behandlungskonzept kann man sich merken:
Je akuter eine Erkrankung ist, desto weiter entfernte Punkte kann man wählen, und umgekehrt: je chronischer ein Leiden, desto näher geht man an den Ort des Leidens heran.

Beispiele:

■ akute Laryngitits: Di 1
  chronische Laryngitis: Di 17

■ Schulterschmerzen:
  hochakut (Stunden):   M 38 kontralateral
  akut (Tage):   M 38 homolateral
  chronisch: Di 15, Di 4
  ganz alt: plus Lu 2

10 ZUSAMMENFASSUNG: SYMPTOM – ZUORDNUNG – THERAPIE

Beispiele für die Behandlung aufgrund von Symptomen – diagnostische und therapeutische Hinweise

PROGRAMMAUSWAHLKRITERIEN	KONSEQUENZ
Betroffener Meridian:	der Schmerzort führt zum Reizort

Betroffenes Organ:
führt zum Meridian über
1. das Organsyndrom
2. allfällige Veränderungen im zugeordneten Meridian
3. Veränderungen an den organspezifischen Alarm-, Quell-, Zustimmungs-, Xi-, He- und unteren He-Punkten – Palpation!
4. in den Reflexzonen Ohrmuschel, Mundschleimhaut, Fußsohle . . .

meist Yin-Meridiane indiziert, Behandlung über den zugeordneten Meridian oder seinen Partner, Nadel in Richtung zum erkrankten Organ stechen
tiefer Stich, Nadeln lange liegen lassen, schwaches Deqi-Gefühl auslösen
chronische Krankheiten der Yin-Organe (parenchymatöse Organe): Quellpunkt des zugehörigen Meridians plus Zustimmungspunkt auf B
chronische Krankheiten der Yang-Organe (Hohlorgane): Alarmpunkt plus He-Punkt bzw. unterer He-Punkt

Modalitäten:

führen zu Behandlungsart, Technik und Intensität

Yin-Krankheitsbilder:
„Leere, Kälte", „Innen"
Allgemeinzustand schlecht, Symptome schwach
chronisch kranke, ältere schwache Patienten, chronische Leiden des Bewegungsapparats, innere und psychosomatische Krankheiten
Hypofunktion, schwache Reaktion

tiefer Stich in Richtung zur erkrankten Region, Nadeln lange liegen lassen, schwaches Deqi-Gefühl auslösen
zuerst Allgemeinzustand heben, dann erst kann Schmerz auf Akupunktur ansprechen
schwacher Reiz, ev. plus Moxa

Yang-Krankheitsbilder:
„Fülle", „Hitze", „Außen"
Allgemeinzustand gut – Symptome heftig, akut
Akut erkrankte, jüngere Patienten mit heftigen Schmerzen meist im Bewegungsapparat, aber auch Koliken
Hyperfunktion, starke Reaktion

mäßig tiefer Stich, Nadel nur kurz liegen lassen, starkes Deqi-Gefühl auslösen; ev. bluten lassen, kein Moxa
sofort schmerzendes Leitsymptom behandeln
starker Reiz

Bei Beteiligung der bioklimatischen Faktoren:
Wind, Wetterwechsel, flüchtige wechselnde Symptome
Hitze – Entzündung, Fieber
Feuchtigkeit – Ödem
Trockenheit, v. a. obere Luftwege
Kälte – als Ursache oder Symptom

an diese Meridiane und Methode denken:

Le/G, 3E

H, Dü
MP, M, Moxa!
Lu, Di
N, B, Moxa!

PROGRAMMAUSWAHLKRITERIEN	KONSEQUENZ
Bei Beteiligung von Emotionen:	
Zorn, Aggression	Le, G
Freude, Hektik	H, Dü
Sorge	MP, M
Kummer, Gram	Lu, Di
Angst, Schreck	N, B
Faktor Zeit:	
Frequenz:	
akutes Leiden, frische Lähmung	anfangs täglich behandeln
chronisches Leiden in den ersten 2 Wochen	2–3 Sitzungen pro Woche
Stabilisierung des Erfolges	1mal pro Woche, Akupunkturserie nach 3–6 Monaten wiederholen
akutes Geschehen, Gelenksschmerzen, Hexenschuß	meist Yang-Meridiane betroffen Fernpunkte im Vordergrund
ganz akut, bis 60 Stunden	Fernpunkte kontralateral auf dem nach der Oben/Unten-Regel korrespondierenden Meridian
akut, 1–2 Wochen	ebenfalls kontralaterale Fernpunkte, aber homolateral
akut, seit mehr als 1 Woche	Fernpunkt auf dem betroffenen Meridian
chronisches Geschehen ab 6 Wochen	lokale Punkte im Vordergrund, auch Punkte auf Yin-Meridianen einbauen
Soziales Umfeld:	endemische Krankheiten äußere pathogene Faktoren, z. B. feuchte Wohnung, Klimaanlage, schwere Arbeit, „sonstige Faktoren"
Lebensgewohnheiten	verweichlicht – abgehärtet?
Diätetik	5-Elemente-Lehre: z. B. Vorliebe für Süßes kann Hinweis auf Störung im MP/M sein Schwäche: N-, B-Punkte einbauen.
Schweißsekretion:	
viel Schweiß bei gutem Allgemeinzustand	Yang-Fülle
Schwitzen ohne Anstrengung bei schlechtem Allgemeinzustand	Yang-Leere
Patient kann trotz „Hitze" nicht schwitzen	Yang-Leere
Nachtschweiß	Yin- und Vitalenergie-(Qi-)Schwäche
kompletter Schweißmangel bei extremer Schwäche	TCM: „Yin und Yang sind am Ende" schlechte Prognose
Schwitzen und Zittern am ganzen Körper	Zeichen einer ernsthaften Störung. TCM: „Der Körper kämpft gegen die Noxen"
Schwitzen am Kopf	TCM: „Hitze aus dem oberen oder mittleren Erwärmer steigt auf", bei schwachen Patienten ein prognostisch schlechtes Zeichen
Temperaturveränderungen u. Schwitzen auf Handrücken	Hinweis auf Störung in Yang-Meridian oder -Organ
Schwitzen auf Handfläche	Hinweis auf Störung in Yin-Meridian oder -Organ

PROGRAMMAUSWAHLKRITERIEN	KONSEQUENZ

Betroffene Region:

Thorax	oberer 3E, Lu, H
Oberbauch	mittlerer 3E, MP, M
Unterbauch	unterer 3E, G, Le, N, B, Dü, Dï
Flankenregion	Le, G
Ellenbogen	Lu
Leistenregion	MP
Kniekehle	N

Schmerzcharakter:

stechend	Blutstauung
herumziehend/Rheuma oder flüchtig	„Wind"-Symptomatik – 3E, G
pochend, rot	„Hitze", Entzündung, absolute oder relative Yin-Leere, dadurch Yang-Fülle
konstante Lokalisation, besser auf Druck und Wärme	meist „Kälte"- und „Feuchtigkeits"- bzw. „Schleim"-Symptomatik und Stauung

Schlaf:

Einschlafstörung	meist Yin-Mangel mit relativem Yang-Überschuß, „Herzsymptomatik" H 7, B 15, PdM
Durchschlafstörungen	Zeit des Aufwachens beachten! 4 Uhr früh – Lunge! Kummer? Depression?
pathologische Schläfrigkeit	Yang- und Energie-(Qi-)Mangel roborierende Maßnahmen, M, MP
„Aufschrecken"	Hypotonie, „Leere"-Zustand mit überschießender Gegenregulation

Stuhl:

	kann auf Störungen in Di, Dü, MP, M, Le, Lu und „Feuerniere" hinweisen
Obstipation	meist bei „Hitze"
Diarrhoe	bei „Kälte", aber auch bei Schwäche mit Hitze

Harn:

	beteiligt: B, N, MP, Lu, 3E
Harn konzentriert, wenig	„Hitze", „Fülle"
Harn viel, hell	„Kälte", „Leere"

XIV

TECHNIK DER AKUPUNKTUR-BEHANDLUNG

Für den optimalen Therapieerfolg ist neben der richtigen Wahl der Punkte auch die richtige Nadelstimulationstechnik entscheidend. Wir wissen schon aus dem Kapitel „Meridianlehre", daß das Deqi-Gefühl dabei eine wichtige Rolle spielt. Deshalb wollen wir uns hier mit 2 Dingen beschäftigen:

■ Was wollen wir erreichen? – Das Deqi-Gefühl.
■ Wie können wir das Deqi-Gefühl auslösen? Stich- und Stimulationstechnik.

1 DAS DEQI-GEFÜHL

In China wird immer versucht, das Deqi-Gefühl auszulösen, wobei dem Deqi mehr Bedeutung beigemessen wird als der Stichtiefe.

WAS SPÜRT DER PATIENT?

Deqi wird wörtlich als „der Reiz kommt an" übersetzt. *De* bedeutet „erhalten, ankommen", im gleichen Doppelsinn wie z. B. ein Brief einerseits ankommt, man ihn andererseits erhält. *Qi* kennen wir bereits als Ausdruck für Vitalenergie und Funktion, hier steht es für „Funktion, Wirkung und reagieren". Deqi heißt also "Ankunft des Qi". Dabei spürt der Patient ein meist bisher unbekanntes lokales Gefühl. „Es sticht" ist kein Deqi-Gefühl! Beschrieben wird das Deqi als Ziehen, „wie bei Muskelkater", Druck, Schwere, Wärme, Paraesthesien, Kribbeln, Spannung, elektrisierend. Das Nadelgefühl kann lokal, aber auch entlang eines oder mehrerer Meridiane empfunden werden. Optimal ist die Ausbreitung in Richtung der erkrankten Region, die Patienten empfinden oft sofort eine Linderung oder Änderung der Symptome.

WAS SPÜRT DER ARZT?

Wenn der Arzt die Nadel einführt, hat er zuerst das Gefühl, daß die Nadel „durch Butter gleitet", bis er plötzlich das Gefühl hat, als ob etwas die Nadel ansaugen würde oder wie ein Fischer, wenn der Fisch den Haken nimmt. Gleichzeitig kann die andere Hand manchmal eine leichte lokale Muskelzuckung, Tonusveränderung, Temperaturveränderung, Schweißsekretion, Gänsehautbildung tasten, und manchmal wird ein roter Hof sichtbar. Die reflektorische Tonuserhöhung ist übrigens der Grund für das Gefühl eines etwas stärkeren Widerstandes im Gewebe und wurde elektromyografisch nachgewiesen.

DAS DEQI BEI UNTERSCHIEDLICHER REAKTIONSLAGE DES PATIENTEN

Das Deqi bei Hyperreaktion, d. h. bei Patienten im Zustand der „Fülle", einem Yang-Zustand. Das Deqi tritt rasch und stark ein. Es handelt sich dabei meist um jüngere Patienten in gutem Allgemeinzustand mit Akutzuständen, d. h. überschießender Reaktion auf eine Noxe.

Das Deqi bei Hyporeaktion, d. h. bei Patienten im Zustand der „Leere", einem Yin-Zustand. Das Deqi tritt verzögert oder überhaupt nicht auf. In so einem Fall sollte man nicht mit aller Gewalt versuchen, ein Deqi auszulösen. Besteht ein so schwerer „Leere"- oder Yin-Zustand, daß der Patient überhaupt nicht reagieren kann, dann ist die Akupunktur kontraindiziert und der Allgemeinzustand muß vorher mit anderen Maßnahmen angehoben werden. Die individuelle Dosierung der Reizstärke und der gezielte Aufbau einer Akupunkturtherapie sind deshalb von eminenter Bedeutung, z. B. bei einem Schwächezustand mit Herpes zoster.

Das „unsichtbare oder verdeckte" Deqi-Gefühl. Nicht immer ist das Fehlen des Deqi ein Hinweis auf Reaktionsstarre. Es gibt Fälle, in denen sich trotz intensiver Bemühungen kein Deqi auslösen läßt, aber dennoch ein guter Therapieerfolg eintritt.

Die normale Reaktion ist ein nicht zu schnelles und nicht zu langsames Auftreten eines mittelstarken Deqi-Gefühls.

PHYSIOLOGISCHE GRUNDLAGEN DES DEQI-GEFÜHLS

Im Kapitel „Meridianlehre" haben wir uns bereits ausführlich damit beschäftigt.
Das unterschiedliche Gefühl des Patienten entsteht durch:

- die Reizung von Periost, Faszien, Muskulatur und Sehnen: Gefühl der Schwere, der Spannung und des Muskelkaters,
- die Reizung von Nerven und Paraesthesien: elektrisierendes Gefühl,
- die Reizung von Gefäßen: Schmerzen.

2 DAS NADELMATERIAL UND DIE VORBEREITUNG ZUR AKUPUNKTUR IN DER PRAXIS

DAS MATERIAL DER NADEL

Gold, Silber oder Stahl; das Material hat nach dem heutigen Wissensstand keine Bedeutung für die Körperakupunktur. In der Wiener Schule der Akupunktur nach Bischko wurden früher goldene Nadeln für die Tonisierung und silberne Nadeln für die Sedierung verwendet. Heute werden Gold- und Silbernadeln hauptsächlich nur mehr in der Ohrakupunktur verwendet. Ihre unterschiedliche Wirkung wird noch immer diskutiert.

Nachdem in China Edelmetallnadeln aus finanziellen und ideologischen Überlegungen jahrelang verpönt waren, sieht man heute wieder vereinzelt ihre Verwendung.

International werden Stahlnadeln mit einer Länge von 1–10 cm und einer Stärke von 0,3 mm verwendet. Am häufigsten ist die 3 cm lange und 0,3 mm starke Nadel im Gebrauch, da man sie für Körper- und Ohrakupunktur verwenden kann. Der Nadelgriff sollte eine gewisse Stärke aufweisen, damit man die Drehung, mit der man die Nadel einsticht, gut ausführen kann.

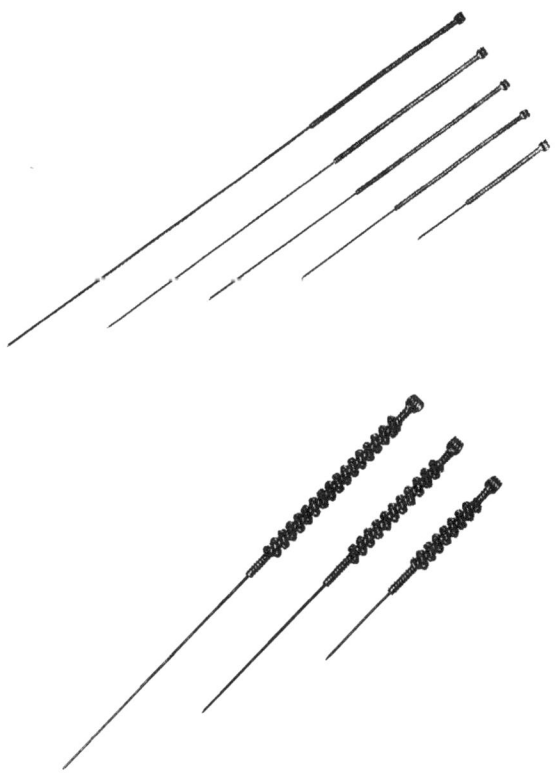

Graphik 111:
Nadeln verschiedener Länge, Dicke und mit verschiedenen Griffen

Auch Einwegnadeln können verwendet werden. Man sollte allerdings darauf achten, daß ihr Stahl nicht zu steif ist und die Nadelspitze nicht zu scharf, da die Nadel sonst wie ein Messer im Gewebe größere Schäden anrichten kann.

Standardgröße der Nadellängen, wobei nur der Nadelschaft ohne Griff einbezogen ist:

Cun	0,5	1	1,5	2	2,5	3	4	5
(entspricht etwa dem englischen Inch)								
mm	15	25	40	50	65	75	100	125
Chin. in#	26	27	28	29	30	32	34	
(entspricht dem englischen Gauge)								
mm	0,45	0,42	0,38	0,34	0,32	0,26	0,23	

Wenn Sie in China Nadeln kaufen wollen, dann sollten Sie wissen, daß die bei uns gängigen Standardlängen chinesisch mit 1,5 Cun bzw. 2 Cun und der Durchmesser mit 30 bzw. 32# bezeichnet sind.

Spezialnadeln:

■ Dreikantnadeln: Wir verwenden sie für den Mikroaderlaß.

■ Dauernadeln: Wir verwenden sie hauptsächlich in der Ohrakupunktur, selten in der Körperakupunktur. Dauernadeln sind einige Milimeter lange, sehr dünne Nadeln, die oberflächlich in den entsprechenden Punkt gestochen werden. Dort werden sie mit Leukoplast oder ähnlichem befestigt und bleiben so bis zu einer Woche in situ.
Anstelle der Dauernadeln kann man auch ein etwa 1 × 1 mm großes Korn, Rapssamen oder Magnetkügelchen verwenden. Sie werden mit einem Pflaster über den Akupunkturpunkt geklebt. Durch Massieren des Korns gegen den Akupunkturpunkt sollte der Patient einige Male am Tag ein Deqi-Gefühl auslösen, um die Wirkung zu verstärken. Die Wirkung von Metallkügelchen oder Dauernadeln kann verstärkt werden, indem sie der Arzt mehrmals wöchentlich mit einem Magneten aktiviert.

DIE VORBEREITUNG ZUR AKUPUNKTUR

Die Lagerung des Patienten während der Behandlung sollte bequem und entspannt sein. Es empfiehlt sich eine liegende Position je nach Behandlungsplan – Rückenlage, Bauchlage oder Seitlage. Die Behandlung im Sitzen verlangt vom Arzt eine strenge Überwachung des Patienten wegen Kollapsgefahr.
Die Nadeln müssen natürlich steril sein und die Punkturstelle muß lege artis wie für eine i. m.- oder i. v.-Injektion vorbereitet sein.

3 DIE STICHTECHNIK

2 Formen werden hier empfohlen:

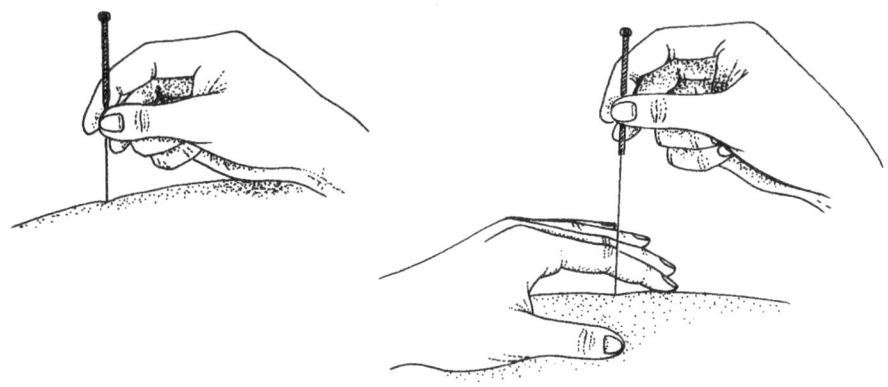

Graphik 112:
Die Einhandtechnik und die Zweihandtechnik

DIE EINHANDTECHNIK

Man hält die Nadel mit Daumen und Zeigefinger und sticht sie blitzartig 2–3 mm tief ein. Unter schwachem Druck und mit einer leichten Drehung wird die Nadel in die Subcutis vorgeschoben, dann erst beginnt man durch Drehen, Heben und Senken der Nadel zu stimulieren und so ein Deqi-Gefühl auszulösen. Die Nadel darf dabei nicht gebogen oder geknickt werden.
Diese Methode hat den Vorteil, daß die Nadel schmerzfrei eingestochen wird, aber sie verlangt große Geschicklichkeit und viel Übung.

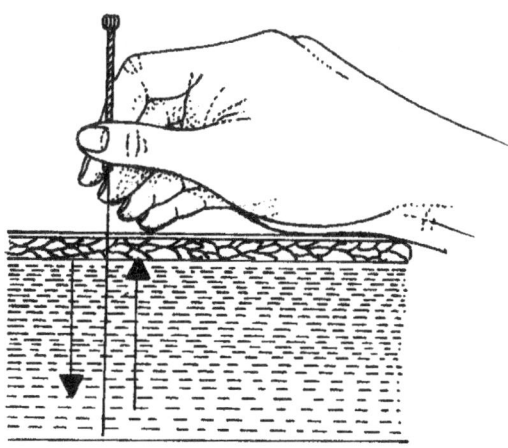

Graphik 113:
Drehen, Heben und Senken der Nadel

Die Nadel wird mit Daumen, Zeige- und Mittelfinger gehalten. Die zweite Hand spannt, drückt, fixiert oder faltet das zu stechende Hautareal. Die Nadelspitze berührt die Haut zunächst leicht, dann wird sie mit einer raschen Hin- und Herbewegung in die Tiefe geführt. Nach Durchdringen der Haut achtet man auf das Deqi-Gefühl.

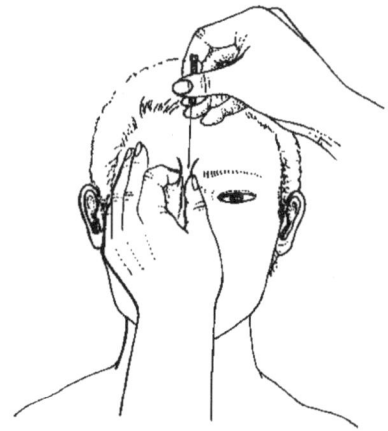

Graphik 114:
Die zweite Hand faltet das Hautareal

DIE EINE-NADEL-MEHRERE-PUNKTE-TECHNIK

In China werden, um Nadeln zu sparen, in bestimmten Fällen mehrere Punkte mit nur einer Nadel erreicht.

Das sogenannte „Durchstechen":

Man geht dabei mit der Nadel von einem Meridianpunkt zu einem anderen, ohne nochmals die Haut zu verletzen. Die Spitze der Nadel darf auf keinen Fall die Haut an einer zweiten Stelle perforieren.

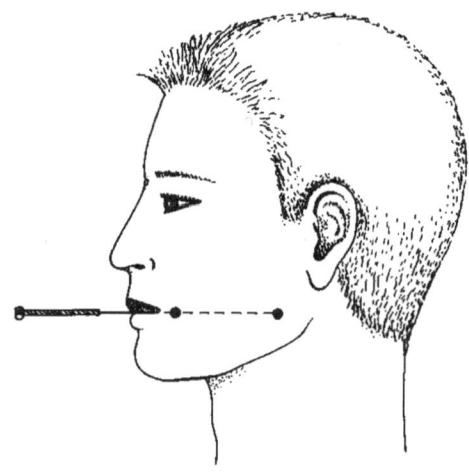

Graphik 115:
Das sogenannte „Durchstechen"

- oberflächliches Durchstechen: subcutan. Beispiele:
akutes Schultersyndrom: von M 38 in Richtung B 57
Kopfschmerzen: von G 8 in Richtung 3E 23
periphere Facialisparese: von M 7 Bi (M 4 ch) in Richtung M 3 Bi (M 5 ch)
Knieschmerzen: von MP 9 in Richtung G 34
- tiefes Durchstechen: auch hier keine 2. Perforation der Haut! Beispiele:
von N 3 zu B 60
von H 3 zu Di 11

Indikation für die Eine-Nadel-mehrere-Punkte-Technik:

- Erweiterung des Wirkungsbereiches der Nadel. Wenn wir die Nadel von B 20 zu B 21 subcutan vorschieben, ist die Wirkung stärker als wenn wir nur einen dieser Punkte verwenden.
- Das Deqi-Gefühl wird intensiver, wenn man 2 Meridiane gleichzeitig erreicht, z. B. von N 3 zu B 60.
- Verstärkte Ausbreitung entlang eines Meridians in Richtung Organ, Beispiel: von KS 6 zu KS 7 erzielt der Stich eine starke Wirkung auf das Herz, insbesondere bei Stenocardie und Arrhythmie.
- Sonderindikation: akute Schmerzen, z. B. M 38 zu B 57 bei akutem Schulterschmerz.

Kontraindikationen für die Eine-Nadel-mehrere-Punkte-Technik:

bei Kindern, alten Menschen, in der Schwangerschaft und wenn der Arzt Anatomie und Stichtechnik nicht beherrscht.

NADELTECHNIK BEI ERKRANKUNG INNERER ORGANE

Dabei muß das Deqi-Gefühl in der Tiefe ausgelöst werden. Man verwendet den tiefen Stich und läßt die Nadel länger liegen. Daß man mit der Nadel tiefgelegene Schichten erreicht, bedeutet nicht unbedingt, daß der Reiz sedierend ist!

HILFESTELLUNG BEI UNGENAUER LOKALISATION DES PUNKTES, STICHRICHTUNG, STICHTIEFE

Die gestochene Nadel bis knapp unter die Haut zurückziehen, die Richtung ändern und nochmals manipulierend in die Tiefe gehen.

WEITERE HILFSMITTEL ZUR VERSTÄRKUNG DES DEQI

Entlang des Meridianverlaufs Massage, Friktionen, Klopfen der Haut, dann nochmals manipulieren. Die Klopftechnik wird in China beispielsweise bei Facialisparese, nach Stechen des Punktes 3E 5, angewendet, um das Deqi bis zum Mastoid (3E 17) zu bringen.

4 EINSTICHRICHTUNG, EINSTICHWINKEL, EINSTICHTIEFE

Oberstes Gebot ist, daß niemals ein inneres Organ, ein Nerv oder ein Blutgefäß verletzt werden darf und daß der Arzt niemals in eine Region stechen darf, ohne über deren Anatomie Bescheid zu wissen. Ohne Kenntnis der entsprechenden Literatur, z. B. *Anatomical Atlas of the Acupuncture Points"* oder Kitzingers Buch: *"Der Akupunkturpunkt – Topographie und chinesische Stichtechnik* dürfte man eigentlich nicht tiefer als einige Millimeter stechen!

EINSTICHRICHTUNG

Ziel ist, die Ausstrahlung des Deqi-Gefühls in Richtung der erkrankten Region zu lenken, also merkt man sich am einfachsten, daß die *Nadelspitze immer in Richtung zur erkrankten Region* zeigen soll. Das gilt für Schmerzen im Bewegungsapparat genauso wie für die Erkrankung innerer Organe.

Beispiel 1: Die Nadelung von Di 11: Wenn wir das Schultergelenk, das Gesicht, die Halswirbelsäule behandeln wollen, richten wir die Nadelspitze nach proximal; wenn wir aber das Handgelenk behandeln wollen, z. B. bei einem Karpaltunnelsyndrom, dann muß die Nadelspitze distalwärts gerichtet sein.

Beispiel 2: Von G 20 richten wir die Nadel in Richtung zum äußeren Gehörgang, wenn es sich um Erkrankungen des Ohres handelt. Haben wir es hingegen mit Beschwerden im Bereich des Unterkiefers zu tun wie bei einer Trigeminusneuralgie, dann stechen wir die Nadel in diese Richtung.

EINSTICHWINKEL

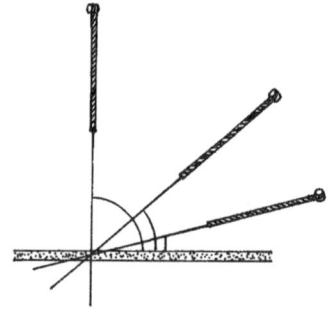

Graphik 116:
Einstichwinkel

Der Einstichwinkel hängt von der unter der Haut gelegenen Struktur ab.

- Der senkrechte Einstichwinkel (90 Grad) kommt v. a. für muskelreiche Regionen in Frage. Hier läßt sich das Deqi-Gefühl meist sehr gut auslösen.
- Der schräge Einstichwinkel von ca. 45 Grad wird v. a. um Gelenksspalten verwendet, z. B. bei der chinesischen Technik der Punktur des Lenkergefäßes.

- Der flache Einstichwinkel von 15–30 Grad kommt dort in Frage, wo die Muskulatur dünn ist oder wo empfindliche anatomische Strukturen darunterliegen, z. B. auf dem Schädel oder über den Intercostalräumen.

EINSTICHTIEFE

Wieder ist hier das oberste Gebot, keine empfindlichen anatomischen Strukturen zu verletzen. Die Stichtiefe wird also bestimmt von folgenden Faktoren:

- Regionale Anatomie – tief stechen kann man in muskelreichen Zonen.
- Die Dicke des subcutanen Fettgewebes ist natürlich auch ein Parameter für die Stichtiefe. Magere Patienten kann man nicht so tief stechen wie dicke.
- Allgemeinzustand – Patienten in gutem Allgemeinzustand vertragen tiefere Stiche als Patienten in reduziertem Allgemeinzustand.
- Alter – Kinder und ältere Menschen muß man oberflächlicher stechen.
- Modalitäten der Krankheit – handelt es sich um eine „oberflächliche Störung", ein äußeres (biao) Syndrom, das sich unter dem Oberbegriff „Yang" einordnen läßt, dann sticht man eher oberflächlich, handelt es sich um eine tiefere Störung, die unter den Begriff „Yin" fällt, wie Erkrankungen der inneren Organe, dann muß man tiefer stechen und das Deqi-Gefühl in der Tiefe auslösen. Ob ein tiefer Stich tonisierende oder sedierende Wirkung hat, hängt wieder von Manipulationstechnik und Verweildauer der Nadel ab.
- Jahreszeiten – Die TCM empfiehlt, im Frühling und Sommer eher oberflächlich zu stechen und Punkte an Kopf und Armen zu wählen, im Herbst und Winter tiefer zu stechen und mehr Punkte in der unteren Körperhälfte auszusuchen. Grund dafür ist die Überlegung, daß der Kopf, die obere Körperregion und die oberflächlicheren Körperschichten wie der Frühling und der Sommer eher dem Yang zugeordnet sind, die untere Körperhälfte und die tieferen Körperschichten wie der Herbst und der Winter eher dem Yin.

5 DIE MANIPULATIONSTECHNIK

5.1 EINFACHE NADELMANIPULATION

Die Nadel wird mit gleichmäßiger Geschwindigkeit aus der oberflächlichen in die tieferen Schichten eingeführt. Man geht nicht mit einem Ruck durch die Schichten, sondern hebt und senkt die Nadel leicht dabei, bis man den oben beschriebenen Widerstand fühlt. Gleichzeitig mit dem Heben und Senken dreht man die Nadel auch leicht hin und her, um kein Gewebe aufzurollen. Die Nadel muß stets frei und beweglich sein.

5.2 ZUSÄTZLICHE TECHNIKEN ZUR AUSLÖSUNG DES DEQI

Tritt kein Deqi-Gefühl ein, muß überprüft und überdacht werden:

- Ist der Punkt exakt lokalisiert worden?
- Weist die Nadel in die richtige Richtung?

■ Ist der Patient vielleicht in einem derartigen Schwächezustand, daß sich gar kein Deqi auslösen läßt?

Lautet die Antwort dreimal „nein", dann lassen wir die Nadel etwa 5–10 Minuten liegen und führen folgende Manipulationen durch:

■ Klopfen und Schnellen des Nadelgriffes,
■ Riffeln = am Nadelgriff kratzen:
   Richtung vom Körper weg = reduzieren, sedieren
   Richtung zum Körper = stärken, tonisieren
■ die Nadel umkippen und wippen,
■ die Nadel blitzartig mit 3 Fingern drehen und schnell unter Spreizen der Finger wieder auslassen – „fliegen",
■ die Nadel mit geringer Exkursion rasch auf- und abbewegen – vibrieren.

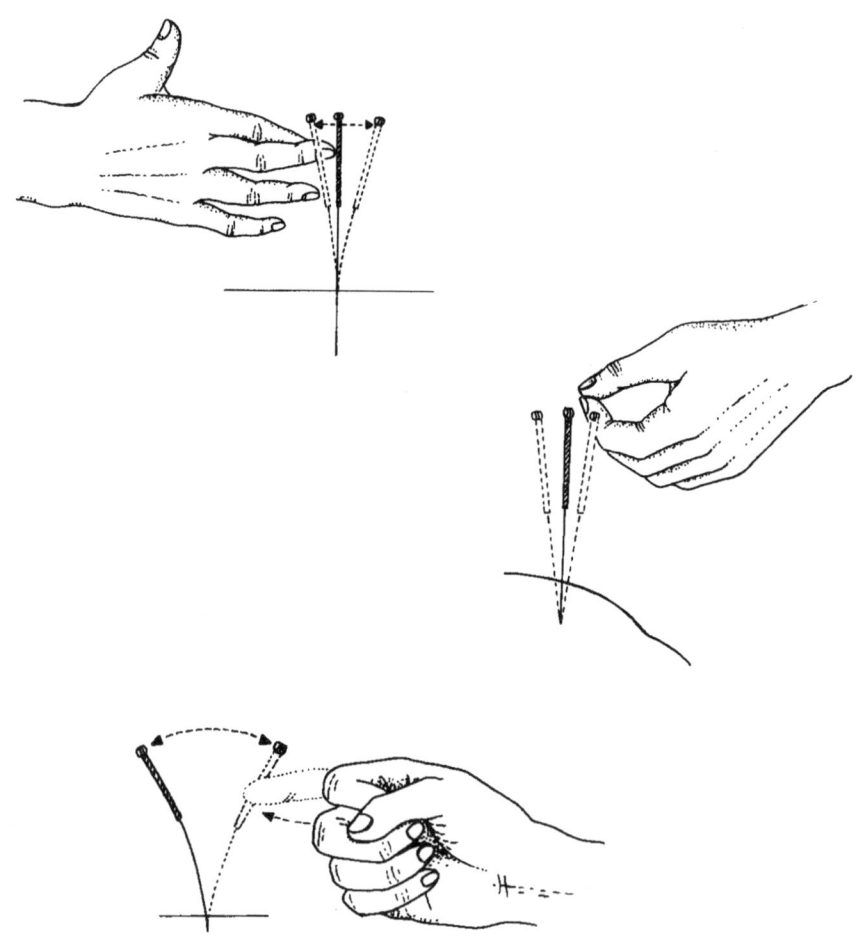

Graphik 117:
Klopfen und Schnellen des Nadelgriffes

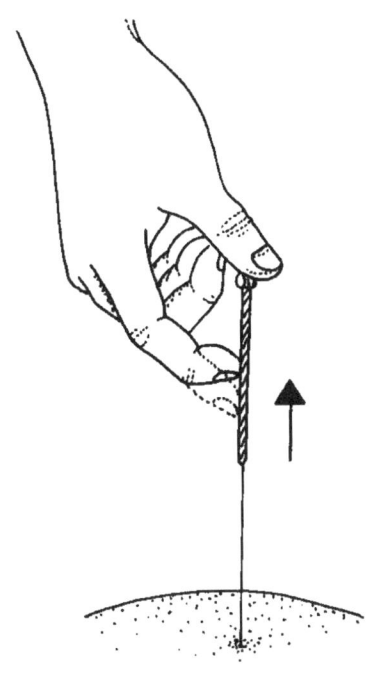

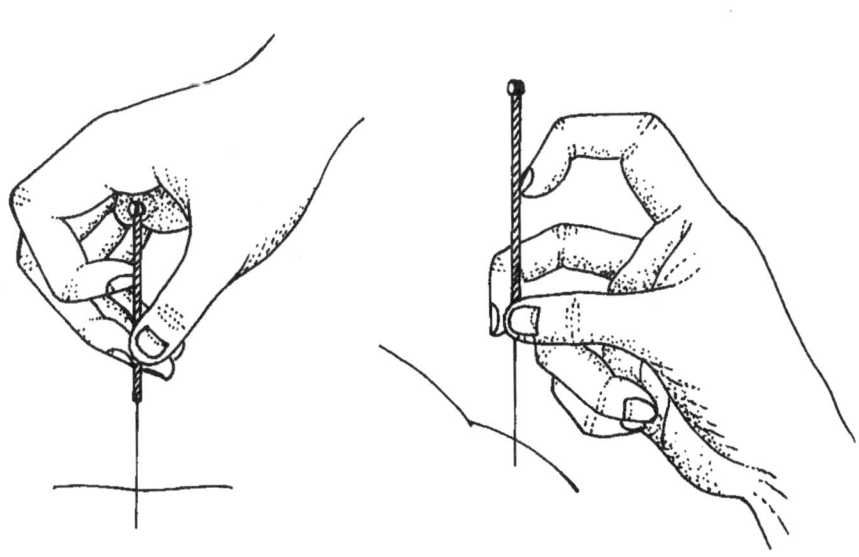

Graphik 118:
Riffeln

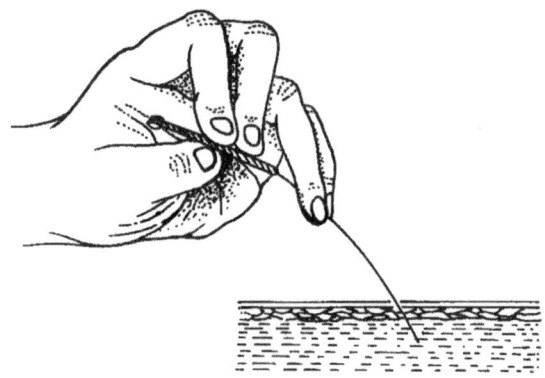

Graphik 119:
Wippen

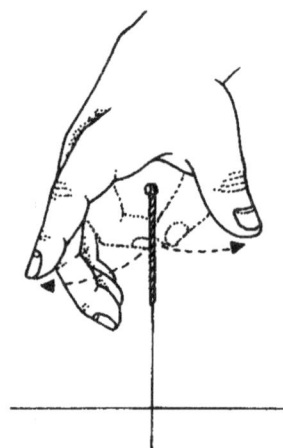

Graphik 120:
„Fliegen"

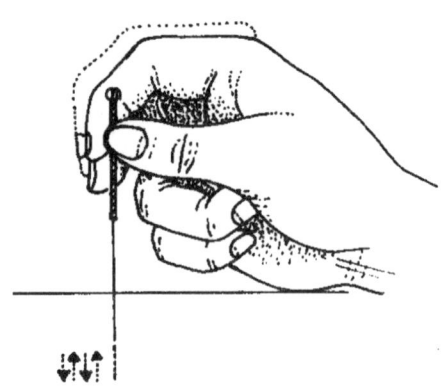

Graphik 121:
Die Nadel mit geringer Exkursion rasch auf- und abbewegen

6 MANIPULATIONSTECHNIKEN ZUR STEUERUNG DER NADELWIRKUNG

Haben wir das Deqi-Gefühl ausgelöst, dann genügt in den meisten Fällen eine zwei- bis dreimal wiederholte Auslösung des „neutralen" Deqi (siehe unten). Es gibt aber Fälle, in denen diese einfache Methode nicht genügt: dann müssen wir tonisieren oder sedieren, die TCM spricht von *bufa* und *xiefa*.

Fa heißt „Methode"; die wörtliche Übersetzung von *bu:* „dazugeben"; von *xie:* „wegnehmen".

Wir haben 3 Möglichkeiten, die Nadelwirkung in der einen oder anderen Richtung zu steuern:

- Reizstärke:
  a) starker Reiz – starkes Deqi: Einsatz bei „Fülle"-(Yang-)Symptomatik
  b) schwacher Reiz – schwaches Deqi: Einsatz bei „Leere"-(Yin-)Symptomatik
- Dauer der Manipulation:
  a) lange Manipulation: starkes Deqi – bei Yang-Symptomatik
  b) kurze Manipulation: schwaches Deqi - bei Yin-Symptomatik
- Verweildauer der Nadeln im Körper:
  a) lange Verweildauer – starkes Deqi – bei Yang-Symptomatik
  b) kurze Verweildauer – schwaches Deqi – bei Yin-Symptomatik

6.1 TONISIERENDE TECHNIK

Bu heißt „tonisieren, dazugeben, stärken"

Gemeint ist damit das Therapieziel einer Stärkung des Organismus bei Mangel- und Leere-Zuständen und Unterfunktion. Das geschieht mit der *Bu-*, der dazugebenden Technik, die in einem schwachen Reiz, der ein schwaches Deqi auslöst, besteht. Der Patient spürt gerade, daß die Nadeln in seinem Körper etwas bewirken. Die Nadelmanipulation ist zart und behutsam.

Verwendet werden relativ dünne Nadeln, die leicht, langsam und behutsam gehoben, gesenkt und gedreht werden. Wenn man dabei an den Begriff „dazugeben, auffüllen" denkt, wird man automatisch die richtige Technik durchführen: der Schwerpunkt liegt dabei auf der Richtung *zum* Körper, als ob man tatsächlich etwas hineinstopfen oder drehen würde: also die Nadel schnell im Uhrzeigersinn drehend senken und langsam wieder gegen den Urzeigersinn drehend etwas zurückziehen. Diesen Vorgang bis zur Auslösung des Deqi in der richtigen Schicht wiederholen.

Verweildauer und Entfernung der Nadeln: die Nadeln bleiben 15–20 Minuten liegen. Achtung: die Nadeln nicht zu lange liegen lassen, denn dies kann den Effekt umkehren und zu einer schwachen Sedierung führen. So kann man sich erklären, warum derselbe Patient nach demselben Programm einmal todmüde und das andere Mal ganz munter ist. Die Einstichstelle wird sofort nach Entfernung der Nadel durch eine kurze Mikromassage verschlossen; „damit kein Qi entweicht", sagt die TCM.

Auch die Moxibustion, mit Akupunktur kombiniert oder allein, ist eine tonisierende Technik.

6.2 SEDIERENDE TECHNIK

Xie heißt „sedieren, wegnehmen, ableiten, abschwächen"
Die beste Benennung ist die wörtliche Übersetzung von *xie,* nämlich „wegnehmen". Die
TCM meint damit das Wegnehmen von überschüssigem Qi, d. h. überschießender Energie
und Funktion, und von *xue* (Blut), damit ist lokal im Segment gestautes Blut, eine TCM-
Ursache für Schmerzen, gemeint. Die sedierende Technik brauchen wir für kräftige Pa-
tienten mit einer akuten, schmerzhaften Erkrankung, wobei insgesamt der Zustand der
„Fülle" und des Yang vorliegt. Meist handelt es sich um akute Schmerzzustände im
Bewegungsapparat oder Entzündungen.
Zur Sedierung werden dickere Nadeln verwendet und in größeren Exkursionen und rascher gehoben, gesenkt und gedreht. Das Deqi-Gefühl soll für einen Patienten gerade noch
erträglich sein.
Richtig ist die Technik dann, wenn man sich den Begriff „wegnehmen" vor Augen hält:
man muß sich vorstellen, daß man etwas aus dem Körper „herausholt": der Akzent liegt
auf der Bewegung vom Körper weg. Also: die Nadel langsam im Uhrzeigersinn drehend
einführen und schnell gegen den Uhrzeigersinn ein Stück zurückziehen, diesen Vorgang
bis zur Erzielung des Deqi in der richtigen Schicht wiederholen.
Verweildauer und Entfernung der Nadeln: die Nadeln nach einigen Minuten entfernen.
Längeres Liegenlassen der Nadel nach einem starken Reiz führt zur Hemmung der psy-
chovegetativen Funktionen, kürzeres Liegenlassen wirkt eher stimulierend.
Die Stichstelle bewußt nicht verschließen, „damit überflüssiges Qi entweichen kann",
sagt die TCM.

OU-ROU-METHODE

Dies ist eine sedierende Sondertechnik. Der Name kommt aus dem Französischen, wir
finden sie bei Bischko beschrieben: Bei Schmerzen in den Fingern, Haeberdenschen
Knötchen usw. wird eine Nadel blitzschnell

■ vom Handrücken Richtung Vola manus

■ an den Enden der Interphalangealgelenksfalten

eingestochen und sofort wieder entfernt, ohne die Stichstelle zu verschließen. So grausam
dies klingt – die Patienten empfinden eine starke Erwärmung und fühlen meist sofort eine
Erleichterung.

6.3 NEUTRALE TECHNIK

Die meisten Patienten brauchen weder die tonisierende noch die sedierende, sondern die
neutrale Technik. Gott sei Dank sind unsere Patienten nicht immer in einem extremen
Leere- oder Füllezustand, sondern viele kommen wegen eines monosymptomatischen
Leidens bei recht gutem Allgemeinzustand. Das ist in China nicht anders als bei uns: Auf
die Frage nach der spezifischen Form bekamen wir meist die Antwort: „neutral".
Die neutrale Technik besteht aus einer wohlausgewogenen Mischung der beiden obigen
Techniken, d. h. man wird die Nadel etwa gleich intensiv hebend, senkend und hin-und-
her-drehend bis zur Auslösung des Deqi einführen.
Verweildauer und Entfernung der Nadeln: die Nadeln 20–30 Minuten liegen lassen und
während dieser Zeit noch ein- bis zweimal bis zu mittelstarkem Deqi manipulieren.

6.4 BESONDERE MANIPULATIONSTECHNIKEN

Die TCM kennt eine Reihe ganz spezieller kombinierter Manipulationstechniken. Auch in China ist die Beurteilung ihrer Wertigkeit unterschiedlich: An den Medizinschulen in Peking, Nanking, Shanghai und Fuzhou wurden uns einige dieser Methoden von dafür berühmten Lehrern demonstriert. Beispielsweise sahen wir innerhalb von Minuten den Anstieg der Körpertemperatur durch die Verwendung einer Methode mit dem poetischen Namen „Feuer, das den Gebirgswald abbrennt". Andere Lehrer hingegen meinten, daß die einfache Differenzierung, wie wir sie bisher vorgenommen haben, reichlich genug sei. Um der Poesie willen seien an dieser Stelle einige Namen angeführt.[1]

„Feuer, das den Gebirgswald abbrennt"

„Die Kühle der Natur einströmen lassen" = xie, eine kühlende, sedierende Technik

„Der weiße Tiger schüttelt sein Haupt"

„Der dunkelgrüne Drache schlägt mit dem Schwanz"

6.5 DER EINSATZ VON TONISIERUNGS- UND SEDATIVPUNKTEN

Eine tonisierende Wirkung wird erreicht:

■ über den Tonisierungspunkt
a) auf dem Meridian selbst
b) auf dem seiner „Mutter" entsprechenden Meridian
c) auf dem nach der „Yin/Yang-Regel" gekoppelten Meridian

Eine sedierende Wirkung wird erreicht:

■ über den Sedativpunkt
a) auf dem Meridian selbst
b) auf dem seinem „Sohn" entsprechenden Meridian
c) auf dem nach der Yin/Yang-Regel gekoppelten Meridian

Siehe auch „Antike Punkte" S. 53 und 5-Elemente-Lehre.

7 EMPFEHLUNG FÜR DIE PRAXIS

Wann welche Technik? werden Sie sich jetzt fragen. Wir versuchen, die chinesischen Krankheitsbegriffe in unsere moderne Sprache zu übersetzen und sozusagen eine Gebrauchsanweisung für die Praxis zu geben.

Schlaffe Parese der Extremenitäten	eher starker Reiz an Fernpunkten: es handelt sich dabei zwar um einen Schwäche-„Yin"-Zustand, der einen schwachen Reiz verlangen würde. Da aber die Sensibilität und lokale Reaktionsfähigkeit herabgesetzt sind, muß stark gereizt werden.

---

1 Genauer ausgeführt finden Sie diese Spezialtechniken bei: Porkert, M., Hempen, C. H.: *Systematische Akupunktur.* Urban & Schwarzenberg: München – Wien – Baltimore, 1985. S. 371.

TONISIERENDE UND SEDIERENDE MANIPULATIONSTECHNIKEN							
Name	Manipulation	Ein-teilung	Bild	Wirkung		Subj. Empfindung	
				Bu	Xie	Ver-stärk.	Ver-mind.
Senken	von der Oberfläche in die Tiefe	rasch		+		+	
		langsam			+		
		drehend		+			
		Ruck, rasch		+			
Heben	von der Tiefe auf die Oberfläche	rasch			±		++
		langsam		+			±
		drehend			+		±
		Ruck, rasch			+		
Drehung	im Uhrzeigersinn (Daumen vor, Zeigefinger zurück – links oben) Gegenuhrzeigersinn 45–90°	im Uhrz.		+		+	
		gegen Uhrz.			+	+	
		hin und zurück		Neutral		+	
Auf und ab	gleich stark, tief auf und ab (stärker als Drehung)	rasch ab langsam auf		+		++	
		langsam ab rasch auf			+	+	
Schnelle Drehung	in eine Richtung schnell drehen	Uhrz.		+		+++	
		gegen Uhrz.			+	+++	
Noch schneller drehen	noch schneller	w. o.	w. o.	w. o.			
Vibration					+	+	
Schnellen				+		+	
Kratzen		↑		+		+	
		↓			+	+	
Verweilen	ohne Manipulation			+			+

Bu = tonisierend
Xie = sedierend

320

Hyperfunktion der Eingeweide Kolik, Asthma bei kräftigen Patienten	tiefer, eher starker Reiz, lange Verweildauer der Nadeln
Hypofunktion der Eingeweide Descensus, Ptose	entweder starker Reiz und Nadeln sofort entfernen oder schwacher Reiz, Nadeln länger liegen lassen
„Oberflächliche" Beschwerden in Haut, Subcutis, Muskel ohne Rötung, also ohne „Hitze" = akute Entzündung wie Pruritus, Par- und Dysästhesien, Gelosen	eher lokale Punkte stark reizen, oder oberflächlicher Reiz und Mikroaderlaß lokal
Starker, anhaltender, auf Druck und Wärme unangenehmer Schmerz – „Yang"	eher stark reizen, tiefer Stich, lokal: kurze Verweildauer, Fernpunkte: Verweildauer 5–10 Minuten
Frösteln, kalte Hände und Füße, dünner Stuhl und viel Harn, Schmerz, bei dem Wärme, Druck angenehm empfunden werden	Fernpunkte: eher starker Reiz lokal: schwacher Reiz, Moxa
Akute Gelenksbeschwerden ohne Rötung	starker Reiz an Fernpunkten, kurze Verweildauer der Nadeln, Ohrakupunktur, aktive und passive Bewegung der betroffenen Gelenke
Akute Gelenksbeschwerden mit Rötung	starker Reiz an Fernpunkten, lange Verweildauer der Nadeln, PCP bei uns keine Akupunkturindikation
Chronische Gelenksbeschwerden	lokale Punkte v. a., mittelstarker Reiz

8 ZUSAMMENFASSUNG: TONISIERENDE UND SEDIERENDE REIZTECHNIKEN

Tonisierend (Bufa)	Sedierend (Xiefa)
schwacher Reiz	starker Reiz
schwaches Deqi auslösen	starkes Deqi auslösen
kurze Nadelmanipulation	lange Nadelmanipulation
„in den Körper hineinstopfen, zudrehen"	„aus dem Körper herausholen, aufdrehen"
kurze Verweildauer der Nadeln im Körper	lange Verweildauer der Nadeln im Körper
Drehung im Uhrzeigersinn (früher Stich in Flußrichtung des Meridians)	Drehung im Uhrzeigersinn (früher Richtung gegen Flußrichtung des Meridians)
nach Entfernen der Nadel sofort Tupfer auf die Stelle	nach Entfernen der Nadel Loch nicht verschließen
Moxa, sanftes Schröpfen ohne Blutaustritt, Laser, sanfte Akupunktur	Schröpfen nach vorheriger Akupunktur und daher Blutaustritt, Elektrostimulation, Ou-Rou

9 ZUSÄTZLICHE STIMULATIONSMETHODEN

9.1 MOXIBUSTION
Kombinierte Phyto- und Wärmetherapie der TCM

Die Moxibustion hat in der TCM einen weitaus größeren Stellenwert als in der europäischen Akupunktur. Nahezu alle Krankheiten, die auch für unsere Begriffe eine Indikation zur Akupunktur darstellen, werden in China mit einer Kombinationstherapie von Akupunktur, Moxibustion, Schröpfkopftherapie und Massage behandelt.

Moxibustion heißt wörtlich übersetzt „Moxa verbrennen" und ist eine Kombination von chinesischer Pharmatherapie und gezielter Wärmebehandlung. *Moxa* ist getrocknetes Beifuß- oder Wermutkraut, lateinisch Artemisia vulgaris. Die Pflanze wächst auch bei uns als Unkraut, v. a. auf Müllhalden und „Gstätten". Wermut wird bei uns als bitterer Tee bei Magen- und Darmerkrankungen und als Appetitanreger in Aperitifs verwendet. Es kommt in China in unterschiedlicher Qualität als „Moxa-Wolle", „Moxa-Zigarre", „Moxa-Schnüre", „Moxa-Kegel" oder „Moxa-Stift" in den Handel.

Die Chinesen unterscheiden eine Moxibustionstherapie von einer *moxibusted therapy,* die entweder nur Wärme appliziert oder andere Kräuter enthält.

EIGENSCHAFTEN VON MOXA-KRAUT

- Physikotherapeutisch: beste gleichmäßige Wärmeproduktion. Einmal entzündet, glost Moxa regelmäßig weiter, besser als Tabak und ohne besondere Aktivitäten zu erfordern, wie sie z. B. beim Rauchen einer echten Zigarre notwendig sind.

- Phytotherapeutisch: In der traditionellen chinesischen Phytotherapie wird den Blättern des Wermuts (auch ohne Verbrennen) eine starke Wirkung auf praktisch alle Systme der TCM zugeschrieben.
  a) Moxa soll besonders Yang beleben,
  b) die Meridiane erwärmen und die Kälte austreiben,
  c) den glatten Fluß von Blut und Lebensenergie fördern,
  d) eine vorbeugende Wirkung gegen viele Krankheiten haben und dadurch lebensverlängernd wirken,
  e) die Antikörperbildung anregen.

APPLIKATION VON MOXA

Direkte Applikation: Brennende Moxa-Kegelchen, wegen ihrer Winzigkeit „Weizenkörner" genannt, werden direkt auf die Haut aufgebracht.

- Ohne Narbenbildung: Man läßt die Kegelchen nur zu ⅔ herunterbrennen und ersetzt sie dann durch frische.

- Mit Narbenbildung: Bei uns kontraindiziert! Die Haut wird zuerst mit Knoblauchsaft oder Vaseline eingerieben, dann erfolgt die direkte Moxibustion mit kleinen Kegeln, die ganz herunterbrennen.

Behandlungsbeispiel: Diabetes mellitus bei einem jungen Mann (nicht bekannt, ob als Folge einer Pankreatitis; Fuzhou, Volkskrankenhaus 1986): Behandelt wurden Punkte im Bereich des Rückens, entsprechend den Zustimmungspunkten für 3E, N und MP.

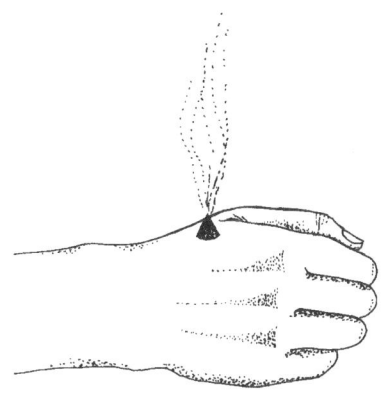

Graphik 122:
Direkte Moxibustion

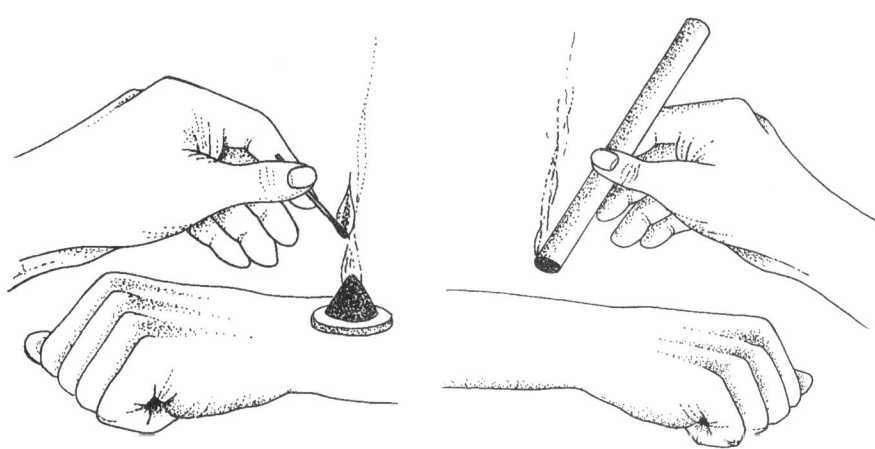

Graphik 123:
Indirekte Moxibustion

Graphik 124:
Moxa-Zigarre

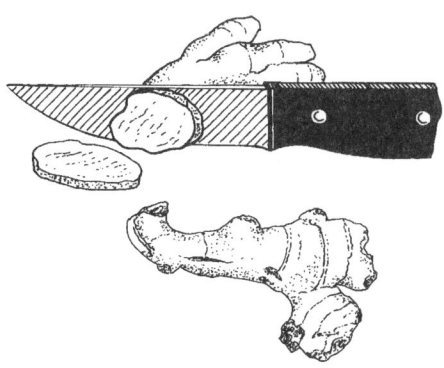

Graphik 125:
Messer schneidet Ingwer

Indirekte Applikation:

- Moxa-Kegel und isolierende Zwischenschicht: Zwischen den Moxa-Kegel, der bis zu 1,2 cm im Durchmesser und 1,5 cm hoch sein kann, und die Haut kommt entweder:
  a) eine 0,5 cm dicke Ingwerscheibe
  Behandlungbeispiele: Impotenz, Fertilitätsstörungen beim Mann (KG 4, N 13, KG 6, B 23); Erkältung (Di 4); Gelenksbeschwerden in Zusammenhang mit Kälte, Feuchtigkeit, Wetterwechsel, z. B. hoher Rückenschmerz (Locus dolendi, z. B. B 15), Yang-Mangel und Kältesyndrome; Magen- und Milz-(= Verdauungs-)schwäche, Übelkeit, Erbrechen, Bauchschmerzen, Durchfall; Asthma (zusätzlich andere Kräuter)
  b) eine 0,5 cm dicke Knoblauchscheibe
  Behandlungsbeispiele: eitrige Dermatosen, Mastitis, Insektenstich, Neurodermitis, Arthritis.
  c) Salz: Der Nabel wird mit Salz gefüllt, darauf kommt der Moxa-Kegel; falls das Hitzegefühl zu groß wird, kommt noch zusätzlich eine Ingwerscheibe unter den Moxa-Kegel.
  Behandlungsbeispiele: Yang-Mangel, Kollaps durch Durchfall; Sexualstörungen, besonders beim Mann; Colitis.

- Moxa-Zigarre: Moxa-Kraut mit oder ohne Beimengung anderer Kräuter wird in Zigarrenform verwendet:
  a) Erwärmung des gewünschten Areals durch wiederholte Annäherung der Moxa-Zigarre, ca. 20 Minuten.
  Behandlungsbeispiele: Lumbalgie (lokale B- oder Hua-Tuo-Punkte), postapoplektische Kniekontraktur (lokal), Malposition des Foetus (B 67), Geburtseinleitung (B 67)
  b) Erwärmung gesetzter Nadeln durch Annäherung und Entfernung der Moxa-Zigarre: die Zigarre wird dabei so lange immer wieder in die Nähe der Nadeln gebracht, bis eine deutliche Rötung des umliegenden Areals eingetreten ist.
  Behandlungsbeispiele: Lumbalgie (lokale B- oder Hua-Tuo-Punkte), Facialisparese (lokale Punkte)
  c) tiefe Erwärmung gesetzter Nadeln durch Aufsetzen von brennenden Moxa-Zigarrenstücken.
  Behandlungsbeispiele: Lumbalgie (lokale Punkte auf dem Blasenmeridian oder Hua-Tuo-Punkte)

- Sonstige Moxa- und Wärmeanwendungen:
  a) Moxa-Box: Holzschachtel mit brennendem Moxa-Kraut: Metallbox mit Moxa- oder Holzkohlenstift.
  Behandlungsbeispiele: Sexualstörungen v. a. beim Mann (KG 6); Lumboischialgie.
  b) Moxa-Hammer: hammerähnliches Metallgebilde mit Löchern im „Hammerkopf". Darin wird Moxa-Kraut verbrannt. Die gewünschte Stelle wird wie mit einem Bügeleisen behandelt.
  Behandlungsbeispiele: männliche Sexualstörungen, Bauchschmerzen

ANWENDBARKEIT IN DER WESTLICHEN MEDIZIN

Indirekte Moxibustion ist bei Müdigkeit und Erschöpfung sowie bei Erkrankungen des Bewegungsapparates gut anwendbar; die riskante, oft narbenbildende Methode der direkten Moxibustion ist bei uns nicht anwendbar.
Indikationen: Erschöpfung, Müdigkeit, Erkrankungen des Bewegungsapparates, intestinale Erkrankungen, Facialisparese und andere Paresen, Hirndurchblutung nach Apoplexie, Kopfschmerzen ... *alle „kalten" Erkrankungen* ...

Kontra Moxibustion:

- Geruch: Nicht jeder verträgt den Geruch des erkalteten Moxa-Rauches, der tagelang in den Räumen bleibt.
- Zeitaufwand: Eine Moxa-Behandlung dauert mindestens 20–30 Minuten. Der Patient darf nicht allein gelassen werden, denn
- es kann zu Verbrennungen kommen.

Kontraindikationen:

- Überschuß- und Hitzesyndrome: Fieber und alle akut inflamierten Erkrankungen; Abdomen und Sakralregion von Graviden
- relative Kontraindikationen: Punkte im Gesicht, am Kopf, über großen Gefäßen oder in der Nähe von Sinnesorganen (z. B. B 1 Augapfel)

Pro Moxibustion:

- der (noch nicht quantifizierbare) phytotherapeutische Effekt des Moxa-Krautes
- direkte tiefe Erwärmung von Akupunktur- und Schmerzpunkten
- Notwendige Zuwendung des Arztes zum Patienten: Patient kann nicht mit brennender Moxa-Applikation allein gelassen werden.
- Geruch, Rauch plus Zuwendung ergeben miteinander eine eigene Aura curae und damit einen starken psychologischen Effekt.

ZUSAMMENFASSUNG

Praktische Nutzanwendung in der westlichen Medizin: *Direkte Moxibustion* ist wegen der Narbenbildung *obsolet*. Indirekte Moxibustion ist *empfehlenswert* (trotz Zeitaufwand und Geruch) bei Energiemangel, Müdigkeit, Sexualstörungen, Kältesymptomatik, Erkrankungen des Bewegungsapparates. Andere Arten der Wärmeapplikation (z. B. Elektro-Moxa, Nadelung plus Lichtkasten oder Profundus) können die Moxibustion nur teilweise ersetzen, weil der phytotherapeutische Effekt und die spezifische Aura curae der Moxibustion fehlen.
Manche Punkte werden besonders für die Moxibustion empfohlen, an anderen ist sie verboten. Sie finden diese bei den entsprechenden Punkten im Kapitel „Meridiane und Punkte."

9.2 DIE SCHRÖPFKOPFTHERAPIE

Schröpfen ist eine Therapieform, wobei auf Akupunkturpunkte oder erkrankte Areale Schröpfköpfe aufgebracht werden und durch Hitze ein Unterdruck an dieser Stelle erzeugt wird. Es entsteht ein Sog und dadruch eine Hyperämie des betroffenen Hautareals.
Früher wurde das Schröpfen in der TCM verwendet, um Blut und Eiter aus pyogenen Infektionen, Hautulcera und Abszessen zu ziehen. Die therapeutische Breite diese Methode wurde in den letzten Jahrzehnten stark erweitert. Es gibt einige ähnliche Effekte von Moxibustion und Schröpftherapie, deswegen werden diese beiden Methoden oft kombiniert.

SCHRÖPFZUBEHÖR

Schröpfköpfe. Es gibt verschiedene Arten:

- 6–10 cm lange Zylinder aus Bambusrohr

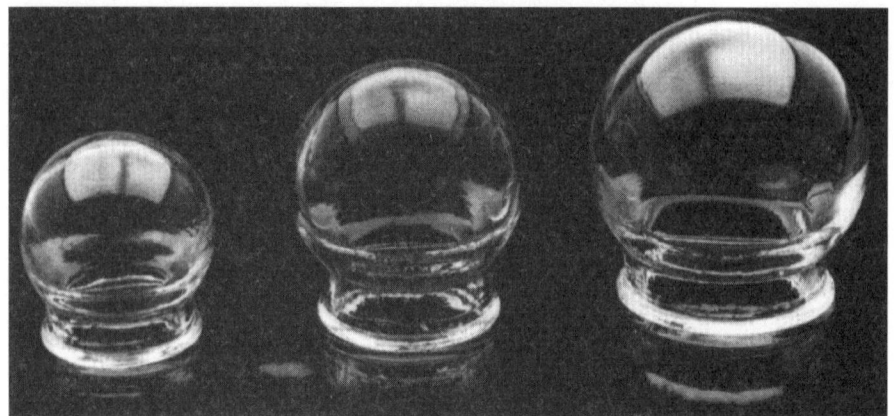

Graphik 126:
Schröpfköpfe

- Keramik-Schröpfköpfe, die allerdings schwer und leicht zerbrechlich sind
- Glas-Schröpfköpfe

Heute werden hauptsächlich Glas-Schröpfköpfe verwendet. Das sind bauchige Glasgefäße mit einer nach unten gerichteten, relativ kleinen Öffnung mit breitem Rand. Diese Gläser gibt es in verschiedenen Größen, und man sollte schon beim Kauf darauf achten, daß die Ränder der Öffnung gerade und glatt sind. Weiters benötigt man 95%igen Alkohol, Watte, Vaseline und eine Kornzange oder einen Fidibus (um den in Alkohol getränkten Wattebausch zu halten).

SCHRÖPFTECHNIK

Der mit Alkohol getränke Wattebausch wird entzündet und mit einer schnellen Bewegung in den Schröpfkopf geführt, danach sofort wieder herausgezogen. Mit einer schnellen Handbewegung, die man einige Zeit üben muß, wird der Schröpfkopf nun auf das zu behandelnde Hautareal aufgebracht. Durch die rasche Erwärmung der Innenluft, dann die Abkühlung und den dichten Verschluß durch die Haut entsteht ein Vakuum, das die Haut in die Öffnung des Schröpfkopfes hineinzieht – lokale Erwärmung und Hyperämie.
Richtig geschröpft wurde dann, wenn eine sichtbare Rötung auftritt, ohne später in einen Bluterguß überzugehen Die Stärke des Vakuums kann durch die Verweildauer der Flamme im Gefäß dosiert werden.

METHODEN

- Einzelschröpfen: nur ein Schröpfkopf wird über einem bestimmten Areal angebracht.
- Linienschröpfen: mehrere Gefäße werden in einer Reihe großflächig aufgesetzt.
- Bewegtes Schröpfen: der Rand wird besonders sorgfältig mit Vaseline eingefettet, der aufgesetzte Schröpfkopf wird mit einer drehenden Bewegung über ein größeres Areal bewegt (flächenhafte Massage).
- Schnelles Schröpfen: der aufgesetzte Schröpfkopf wird nach dem Ansaugen sofort wieder gelöst.

Eine spezielle Form des Schröpfens mit Mikroaderlaß wird in China praktiziert, indem man den Schröpfkopf über Areale setzt, die man zuvor akupunktiert hat. Man kann auch die Dreikantnadel dazu verwenden, eine Läsion an einem entsprechenden Akupunkturpunkt zu setzen. Eine andere Möglichkeit ist, das entsprechende Areal zuvor mit dem Pflaumenblütenhämmerchen (kleines Hämmerchen auf elastischem Stiel, dessen Kopf mehrer kleine Nädelchen trägt) zu beklopfen.

Das Entfernen eines gesetzten Schröpfkopfes: Indem man die Haut vom Gefäßrand wegdrückt, kommt Luft ins Innere des Schröpfkopfes, und er kann abgehoben werden.

INDIKATIONEN

Erkrankungen des Bewegungsapparates, Paresen, posttraumatische Verspannungen . . . *alle Erkrankungen, bei denen man eine lokale Erwärmung und Durchblutungsförderung erreichen will . . .*

Cave:

- nie die Öffnung der Köpfe erwärmen, Verbrennungsgefahr (zuerst an sich selbst üben)
- nie stark behaarte Areale
- nicht über Körperfalten und schlaffen Körperteilen
- nicht über offenen Wunden, Ulcera, Ödemen
- nicht die obere Halswirbelsäule
- nie den Bauch oder das Sacrum von Schwangeren schröpfen

9.3 AKUPUNKTUR MIT ELEKTRISCHER STIMULATION

Statt manuell kann man Nadeln auch elektrisch stimulieren. Entwickelt wurde diese Technik in den 50er Jahren im Zusammenhang mit der Akupunkturanalgesie. Es war notwendig, analgetisch wirksame Punkte über längere Zeit, für die Dauer einer Operation, zu stimulieren. Man übernahm diese Methode in die tägliche Akupunkturpraxis, da sie für den Behandler zeitsparend ist und eine Kontrolle über die Intensität der Stimulation möglich macht.

STIMULATIONSGERÄTE

Verwendet werden niederfrequente Transistor- oder Röhrengeräte, die einen oszillierenden Impuls, der dem bioelektrischen Strom ähnlich ist, aussenden. Üblich sind Spike- oder Rechteckimpulse mit einer Frequenz von 0,1 bis 200 Hertz und einer Ausgangsspannung von 10 Volt. Die Stromstärke beträgt Zehntel- bis Milliampère. Ausgangsspannung und Ausgangsstärke sind so reguliert, daß trotz unterschiedlichem Gewebswiderstand der jeweils eingestellte Strom fließt und daher im Gewebe kein Schaden (elektrolytische Zerstörung) entstehen kann.
Cave: Die Geräte müssen nach Ö-Norm genormt sein.

PHYSIOLOGISCHE GRUNDLAGEN DER ELEKTRISCHEN STIMULATION

In neuesten Untersuchungen wurde festgestellt, daß niederfrequente Ströme (2 Hz) in der Elektroakupunktur Enzephaline und ß-Endorphine, hochfrequente Ströme (100 Hz) hingegen Dymorphine freisetzen. Dymorphine erzeugen eine Analgesie, daher werden für die Akupunkturanalgesie Ströme von 100 Hz und mehr und für die Reiztherapie niederfrequente Ströme verwendet.[1]

BEHANDLUNGSTECHNIK DER AKUPUNKTUR MIT ELEKTROSTIMUALTION

Man setzt die Nadeln und stimuliert manuell, bis ein Deqi auftritt. Dann stellt man den Stromstärkeregler auf Null und verbindet die Nadeln mit den beiden Output-Kabeln. *Cave:* Niemals mit den Elektroden über die Herzachse gehen! Jetzt wählt man die Frequenz und die Impulsart und erhöht dann langsam die Stromstärke, bis der Patient ein Gefühl des Pochens, der Schwere, Taubheit, Ausdehnung empfindet oder eine rhythmische Kontraktion der Muskulatur im betroffenen Areal auftritt. Der Patient sollte keine Schmerzen verspüren und während der Therapie bequem und entspannt gelagert sein. Patienten, auf deren Compliance man vertrauen darf, können die Reizstärke während der Behandlung selbst nachregulieren.

Die übliche Stimulationsdauer beträgt zwischen 5 und 20 Minuten; bei Analgesie, so lange der Eingriff dauert. Danach dreht man den Stromstärkeregler wieder auf Null und klemmt die Elektroden ab. Die Nadeln werden nun noch einige Male manipuliert, um sie dann herauszuziehen.

INDIKATIONEN

- Schmerzzustände wie Trigeminusneuralgie und andere neuralgiforme Schmerzen
- schlaffe Paresen, nach europäischen Autoren auch spastische Paresen; Spezialindikation: idiopathische Facialisparese, Taubheit
- Funktionsstörungen des Magen-Darmtraktes, Gallenblase, Blase und Uterus
- chronische Schmerzzustände (Karzinomschmerz, Gelenksschmerz), Weichteilverletzungen
- Akupunkturanalgesie

Während in der chinesischen Literatur die Epilepsie und Geisteskrankheiten als Indikation für die elektrische Stimulation angegeben werden, gibt die europäische Literatur diese Erkrankungen als Kontraindikationen an.

KONTRAINDIKATIONEN

- Patienten mit Herzschrittmacher oder mit Herzreizleitungsstörungen
- in der Schwangerschaft außer beim Geburtsakt selbst
- bei stark geschwächten Patienten wegen Kollapsgefahr
- europäische Literatur: Epilepsie, Geisteskrankheiten, Schockzustände, Fieber

Vorsicht ist geboten bei der Stimulation von Punkten über der Wirbelsäule und dem Gehirn, man sollte in diesen Regionen eher niedrige Stromstärken wählen. Vorsicht auch bei Kleinkindern!

---

1 Aus einem Referat im Rahmen der ICMART 1990 in Rom von Han Ji-Sheng.

9.4 LASERTHERAPIE

Alles Wissenwerte über Laser finden Sie im *American Journal of Acupuncture* 5/1980, auf den Seiten 279–311 in einem Artikel von Michael Krötlinger: „On the use of Laser in Acupuncture".

HINWEISE FÜR DIE PRAXIS

Laserstrahlen sind gebündeltes Licht. Prinzipiell unterscheidet man zwischen Soft-Laser und Hard-Laser. Gemessen wird die Kraft des Lasers in Watt. Sie merken sich am besten: Für die Akupunktur kommen nur Laserstärken in mW-Größe (bis 50 mW) in Frage, für die Chirurgie Laser ab einer Stärke in ganzen Watt-Dimensionen.
In der Akupunkur sind Laser in Stärken von 2 bis 20 mW gebräuchlich.
Eine weitere Variable ist die Wellenlänge des verwendeten Lichtes, sie ist abhängig vom verwendetem Lasermaterial, wobei wieder unterschieden wird zwischen

- Gas-Lasern: am gebräuchlichsten Helium-Neon
- Flüssig-Lasern: nur für die Laserforschung interessant, können Licht in jeder Farbe produzieren
- Festkörper-Lasern

Für die Akupunktur werden Gas- und Festkörper-Laser verwendet. Nun unterscheidet man weiters zwischen Dioden-Lasern und Röhren-Lasern.
Für die Praxis wichtig ist, ob das empfindliche Spiegelsystem im Griff oder im Kästchen ist. Je nachdem hat nämlich jeder Laser seine Schwachstellen: befindet sich das Spiegelsystem im Griff, dann muß man aufpassen, daß dieser nicht hinunterfällt, sonst ist der Laser kaputt. Bei manchen Lasern ist das System im Kästchen und wird über ein kaltlichtleitendes Kabel zum Griffel geleitet. Hier ist oft das Kabel die Schwachstelle. Weiters sollte man darauf achten, daß der Laserstrahl sichtbar ist oder zumindest durch ein Pilot-Licht angezeigt wird, ob das Gerät arbeitet oder nicht. Auch wenn die Schädigung der Augen von den Vertreiberfirmen bestritten wird, sollte der Arzt eine Schutzbrille benützen.

EINSATZ DER LASERTHERAPIE IN DER AKUPUNKTUR

Prinzipiell werden hier 2 Formen der Anwendung unterschieden:
- Punktbestrahlungen: Der Laserstrahl ersetzt hier sozusagen die Akupunkturnadel. Bestrahlt werden Akupunkturpunkte, entweder indem man den Griffel direkt aufsetzt, oder aus einer Distanz bis zu mehreren Zentimetern Entfernung. Die Punktebehandlung mit Laser kann als sehr milde Methode der Akupunktur bezeichnet werden.
- Flächenbestrahlungen: Aus einiger Entfernung wird das gebündelte Licht großflächig über v. a. dermatologisch veränderte Areale geführt. Das ist mit dem gewöhnlichem Hand-Laser möglich, aber natürlich viel bequemer mit einer „Laser-Dusche" durchzuführen.

LASER-INDIKATIONEN

- statt Akupunktur bei Kindern, schwachen und alten Menschen
- Asthma und Infektanfälligkeit bei Kindern
- Herpes zoster

- Herpes simplex, auch im Genitalbereich – der Herpes verschwindet schnell und komplikationslos
- Gingivitis
- Schmerzen und Irritation durch Zahnprothesen
- Otitis externa und media
- dermatologische Erkrankungen
- Ulcus cruris usw.

KONTRAINDIKATION

- In Regionen des Schädels, wo die Dura direkt unter der Kopfhaut liegt, also über den Fontanellen beim Kind,
- auch beim Erwachsenen kann eine Fontanelle offengeblieben sein, und
- nach Schädelverletzungen ohne plastische Knochendeckung.

SONDERFORMEN DER AKUPUNKTUR

Die wichtigste Form der Akupunktur ist die Körperakupunktur. Darüber hinaus sind schon seit dem Altertum Reflexzonen des Körpers bekannt, in die sich Veränderungen des Gesamtorganismus projizieren, zum Beispiel Zunge, Ohrmuschel, Wange, Auge, Hand und Fuß. Sie wurden damals für die Differentialdiagnose genützt, ebenso wie sich Veränderungen verschiedener Körperregionen an Projektionszonen zeigen, kann man von diesen Projektionszonen aus einen Effekt auf die verschiedenen Körperzonen erzielen.

Auch in China verwendet man heute zahlreiche solche Reflexzonen. Allen diesen Sonderformen der Akupunktur gemeinsam ist *das holographische Prinzip*. Überall finden wir eine Art Homunkulus, jeder Teil unseres Körpers spiegelt den Gesamtorganismus wider, jede einzelne Zelle unseres Körpers trägt die gesamte genetische Information.

Aus Platzgründen beschränken wir uns hier auf eine Graphik des „chinesischen Ohres". (Es gibt auch ein „französisches" und ein „russisches" Ohr.)[1]

OHRAKUPUNKTUR

Vor ca. 40 Jahren entdeckte der französische Arzt und Akupunkteur Paul Nogier, daß sich vom Ohr aus eine Beeinflußung des Gesamtorganismus nachweisen läßt. Nogier baute diese Methode aus. Seine geniale Idee war, die Helix als Projektion der Wirbelsäule zu erkennen. Die weitere Zurodnung der Körperregionen war dann eine Sache der Empirie und Logik.

Die Ohrakupunktur ist v. a. bei akuten, aber auch bei therapieresistenten Schmerzen des Bewegungsapparates im Sinn von „Fernpunkten" eine große Hilfe. Auch in der Suchtbehandlung wird die Ohrakupunktur gern verwendet, v. a. in Form von Dauernadeln oder Kügelchen, die der Patient zur Erzielung des Deqi selbst massieren kann.

---

1 Nähere Informationen finden Sie in der einschlägigen Literatur: Bischko J.: *Sonderformen der Akupunktur*. Haug Verlag: Heidelberg, 1981. König G., Wancura I.: *Neue Chinesische Akupunktur*. Verlag Wilhelm Maudrich: Wien – München – Bern, 1981. Kubiena G., Meng A., Petricek E., Petricek U.: *Reflexzonen, Somatotopien und Extrapunkte in Diagnose und Therapie*. In Vorbereitung.

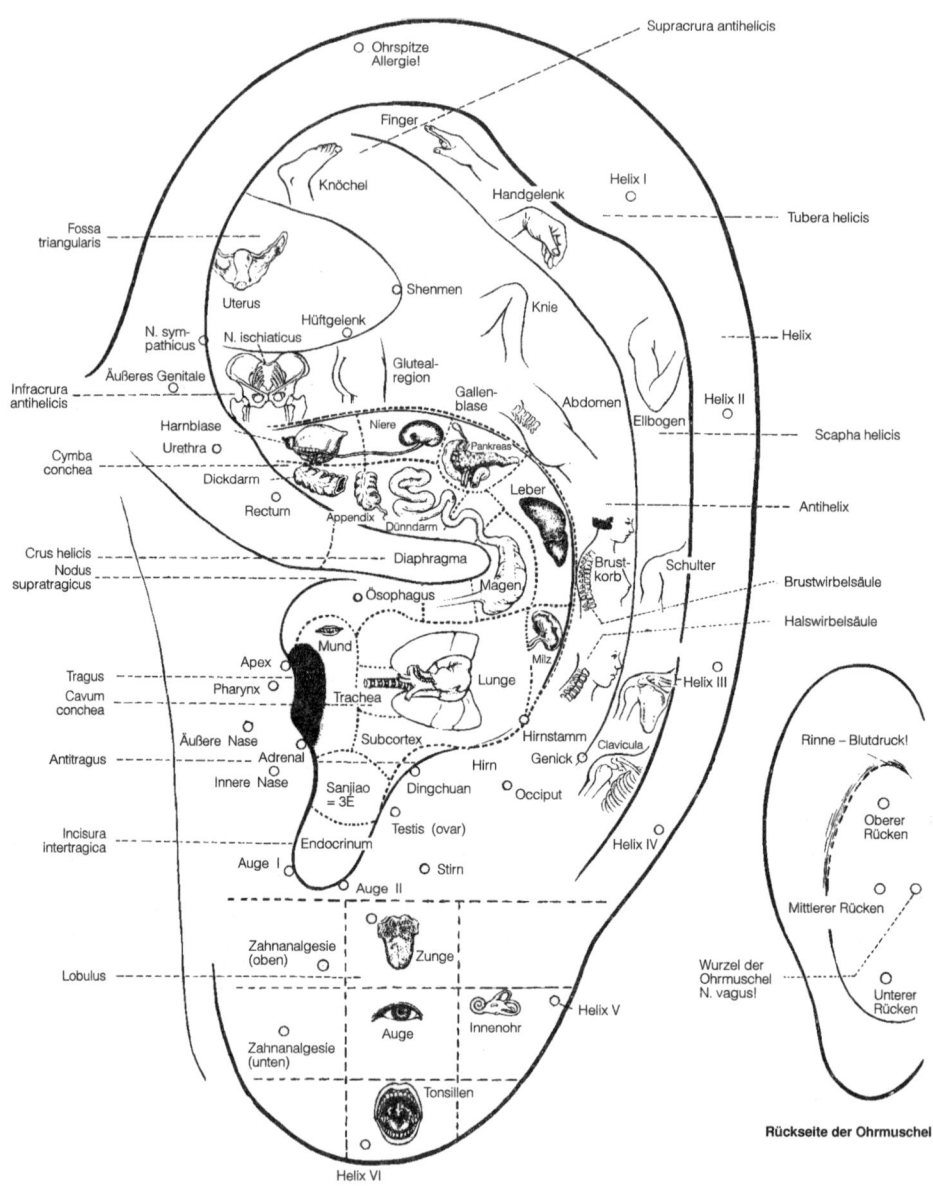

Graphik 127:
Das „chinesische Ohr"

XVI

AKUPUNKTUR-
PROGRAMME

Prinzipiell überlegt man sich zuerst, welcher Meridian, bei inneren Erkrankungen, welches Organ betroffen ist und wählt dann Punkte des entsprechenden Meridians oder dessen Partner, und zwar

- bei akuten Erkrankungen mehr Fernpunkte,
- bei chronischen Leiden mehr lokale Punkte.

Kennt man die TCM-Organlehre und die Entsprechungen der 5-Elemente-Lehre, insbesondere äußere und innere pathogene Faktoren, hat man die Möglichkeit, sie in die therapeutischen Überlegungen einzubeziehen.

In der nachfolgenden Indikationsliste finden Sie sowohl Auflistungen verwendbarer Punkte als auch bewährte Programme. Bitte verwenden Sie nicht kritiklos alle angegebenen Punkte in einer Sitzung, sondern wählen Sie aus, welche für Ihren Patienten mit seiner Krankheit in der aktuellen Situation passen. Bischko gibt insgesamt 14 Nadeln als Obergrenze eines guten Programms an, in China verwendet man nach Möglichkeit noch weniger Nadeln. Ausnahme sind Wirbelsäulenleiden, wobei durch lokale Punkte mehr Nadeln gesetzt werden müssen.

Die Programme und Punktesammlungen stammen aus der praktischen Erfahrung der Autoren, aus der chinesischen und europäischen Literatur, aus Kursen in Europa und China. Wir, die Autoren, befassen uns seit so vielen Jahren mit Akupunktur, daß wir oft selber nicht mehr wissen, woher wir die eine oder die andere Punktekombination haben. Jedenfalls haben wir unsere seit Jahren geführten Aufzeichnungen für die vorliegende Programm- und Punktesammlung ebenso ausgewertet wie unsere praktischen und Kurserfahrungen in West und Ost.

Numerierung der Punkte:

Prinzipiell nach Bischko, chinesisch in Klammer,
Extra-Punkte nach *Chinese Acupuncture and Moxibustion.*

AUGE

■ Lokale und Fernpunkte: um das Auge liegt eine Vielzahl von Punkten, die aus Überlegungen bezüglich der Lokalisation verwendet werden. Auch andere Punkte der „Kopfregion" und Fernpunkte der betreffenden Meridiane mit besonderer Schleimhaut- und Lymphabflußfunktion werden genadelt.

■ TCM: das Auge gilt in der 5-Elemente-Lehre als „Öffner" der Leber – also Funktionskreis Le/G: man muß aber bedenken, daß alle Leber/Gallenblasenstörungen alle anderen Organe stören und umgekehrt.

Blepharospasmus und Tic: B 1, 2 Extra 5, G 1, M 1 (M 8), M 2 (M 7), Dü 18, G 20.
Fernpunkte: Dü 3, KS 6, MP 4
Bischko: Dü 19, B 12, G 3, PdM, Di 4, B 60 und lokal

Blutungen am Augenhintergrund: B 10, G 20, Di 4 Akupunktur und Moxa, lokal: B 1, G 1, M 4 Bi (M 1 ch)
Extra 5 Yuyao (beim Blick geradeaus senkrecht über der Pupille in der Augenbrauenmitte)

Conjunctivitis: G 20, Taiyang, B 1, 3E 20, Di 14
Di 20 und Allergiepunkte am Ohr
Bischko: Dü 3, Dü 4, B 1, B 2, B 6, B 10, PdM
einige der 8 Stoffwechselpunkte B 54, B 58, Di 2, Di 3, Di 4, Le 13 auswählen! Nicht alle stechen!

Allergische Conjunctivitis: B 2, Taiyang, Di 11 oder B 1, B 2, Di 11, Allergiepunkt auf dem Ohr

Dakryoadenitis (Tränendrüsenentzündung): G 20, B 1, Taiyang, Di 4, 3E 5
Bischko: Dü 5, Dü 7

Farbenblindheit: Die Farbschwäche gilt in China als besonders gute Akupunkturindikation!
College für TCM, Fuzhou, VR China 1989:
Es handelt sich um eine Erbkrankheit, daher Punkte des Nieren- und Gallenblasenmeridianes
a) Ohrakupunktur: Leber, Niere, Shenmen
b) Körperakupunktur: abwechselnd 3 Programme:
1. Extra 1 Taiyang (in der Schläfengrube), B 2, G 37
2. G 20, M 2, M 36
3. G 1, B 1, Le 3
M 5 (M 2), B 1, 3E 23, Di 14, G 37, Di 4

Glaukom: Anfall G 14, 17, 19, 20, 21, Le 2, 3
chin.: G 20, Taiyang, PdM, Di 4,
Lu 11
3E 17, G 12
Bischko: M 44, Dü 7, Dü 8

Hordeolum: Di 4, Dü 3
chin.: 3E 10, Di 4, Dü 1 (bluten lassen)
B 2 (bluten lassen)
Bischko: lokal PdM, B 2, G 1, M 2 Bi (M 5 ch), Extra 5 Yuyao

Hornhautentzündung:	B 1, G 20, G 41, PaM 100 Kö/Wa in der dorsalen Mitte der Daumen-Interphalangealgelenksfalte
Kurzsichtigkeit:	M 5 Bi (M 2 ch), Extra 5 Yuyao, B 1, B 2 (von B 2 nach Extra 5 Yuyao durchstechen, G 20, M 4 Bi (M 1 ch) B 2, 3E 23, M 5 Bi (M 2 ch), Di 4
Nachtblindheit:	B 1, B 18, M 36 B 2, 3E 23, N 3, M 5 Bi (M 2 ch) G 20, B 1, G 37 (Lo)
Nystagmus:	PaM 8 = Extra 7 Qiuhou (lateral von M 4 Bi (M 1 ch), auf dem Orbitalrand auf einer Senkrechten durch den lateralen Irisrand) B 1
Opticusatrophie:	G 20, G 37 (Lo)
Ptose des Oberlides:	B 2, Extra 5 Yuyao, 3E 23 MP 10 M 43 (Gesichtsödeme Moxa) G 39, B 62 G 38
Schielen:	Di 4 G 20, B 1
Strabismusoperation:	Akupunkturanalgesie B 1, G 1, M 5 Bi (M 2 ch) Nadel in Richtung Di 20 vorschieben Dü 3

HALS-NASEN-OHRENBEREICH

■ Lokale und Fernpunkte
a) mit Schleimhautwirkung
b) mit Lokalbezug zum Ohr

■ TCM: die oberen Luftwege gehören in der 5-Elemente-Lehre zum System Lu/Di – daher insbesondere Punkte auf diesen Meridianen und deren Partnern nach der Oben/Unten-Regel M/MP, denen eine besondere schleimlösende Wirkung zugeschrieben wird.
Das Ohr gilt als „Öffner" der Niere. Die zugeordneten Körperschichten sind die Knochen – das Innenohr liegt im Felsenbein, dem härtesten Knochen des Körpers.
Die Drehbewegung gehört zum System Leber/Gallenblase, daher soll man bei Schwindel und Meniere Le- und G-Punkte und Punkte auf dem nach der Oben/Unten-Regel korrespondierenden 3E-Meridian nicht vergessen.
Hören ist auch eine intellektuelle Leistung – daher bei Schwerhörigkeit an das LG, eröffnet über Dü 3, denken!

Dhysphagia spastica:	Lu 11, M 10, Le 2, 3, G 2, 3, Di 4
Heiserkeit:	Meng: Di 18, KS 5, Di 4 KG 23, H 5, Di 4 Lu 7, M 9, N 3

Hypersalivation: M 7 Bi (M 2 ch), Di 4
LG 26, M 3 Bi (M 6 ch), Di 4
KS 8

Laryngospasmus: KG 22, Di 18, Di 4
KG 23, Extra 3 Shanlianquan – 1 Cun (1 DB) über KG 23, das
median in der Kinnhalsfalte bei zurückgeneigtem Kopf liegt
Lu 7

Laryngopharyngitis: Di 4, Lu 10, M 44
Lu 11, N 3, Extra 4 Erjian (Ohrspitze = Allergiepunkt)
Di 1, B 10

Laryngitis chron.: Lu 11, B 1, B 12, G 2, 3, M 10

Meniere: KG 6, Dü 18, G 3, B 2, B 10
Schädelakupunktur: Zone des Innenohrschwindels und Zone
der Koordination des Gehens
Le 3, G 1, PdM oder Extra 6 Sishencong (4 Nadeln um
LG 20), 3E 21, 3E 17 oder G 20, N 8, KG 6
Meng: LG 20, KS 6, Le 3
          G 20, Le 3, KS 6
          oder H 5, 7, G 3, B 8, LG 19, LG 16

Nasenbluten: G 20, 3E 21, 3E 10
LG 23, LG 13
Lu 3, Di 20, Di 4
M 44, Di 4
Di 10 – Moxa, B 10
LG 26, Di 20, Di 4
Lu 11, LG 20
KS 6, Le 3

unstillbares Nasenbluten: B 64

Otitis media: 3E 17, G 20, Dü 19
Fernpunkte Di 4, 3E 5
3E 21, 3E 17, G 8

Otitis media chron.: Lu 7, N 8 oder N 3

Schwerhörigkeit: 3E 21, Dü 18, G 3, 17, 19
KS 6, 7
Bei Altersschwerhörigkeit Durchblutung und Hirnleistung för-
dern! Zusätzlich Dü 1, Extra 6 Sishencong, KS 6, KG 6, 3E 21
oder Dü 3 und B 62
Punkte vor dem Ohr: 3E 21, Dü 19, G 2
G 2, 3, 8, 20, 3E 17, 21
Bischko: KG 6, Dü 5, M 18, G 3, 20, B 2, 10, 3E 21
          Dü 5, M 18, G 3, B 2, B 10, G 20
          M 1 Bi (M 8 ch), G 1, PdM, B 1, B 7, 3E 21
          N 2, N 6, Le 13, Di 2, 3, 4

Taubheit der Kinder: Die Aufmerksamkeit wird gebessert.
Dü 19, 3E 17, G 43, LG 20
Dü 19, 3E 17, 3E 5
von 3E 21 zu G 2 Nadel über Dü 19 durchstechen
3E 17, 3E 3
Dü 3, LG 20, G 20, 3E 21

Tinnitus:	1. Ohr: 3E 21, 3E 17, G 20
	2. Durchblutung: 3E 22, 3E 17, G 17
	3. vegetativer Ausgleich: B 10, G 20, KG 15, KG 6, LG 19, LG 20
	Bischko: 3E 21, Dü 18, G 3, 17, 19
	KG 6 oder 7
	G 3, 17, 19, Dü 18, 3E 21, KS 6, 7
	Meng: Dü 19, 3E 17, 3E 5
	3E 21, 3E 17, N 5, N 3
	3E 21, Dü 19, G 2, G 8, 3E 17, Extra 6 Sishencong
	N 6, M 36
	Kubiena, China: KS 6, MP 6, 3E 17
	oder KS 6, MP 6, M 36
	Hypertonie: N 1, Le 2, 3E 17, G 2, eine Woche hindurch täglich, dann 7 Tage Pause, dann M 36, N 3 ev. B 23. Lokale Punkte nur notwendig, wenn keine wesentliche Besserung eingetreten ist.
	Hypotonie: China: Pharmatherapie wirkt besser als Akupunktur. Di 11 zu H 3 durchstechen, MP 10, M 36; Dü 19, 3E 21
Trismus:	M 2 Bi (M 7 ch), Di 4, M 3 (6)
	Extra 2 Taiyang, Di 4
	Dü 18 allein!
	Dü 17, 18
	Di 4, Dü 18, M 2 Bi (M 7 ch), 3E 17
Tonsillitis:	Lu 11, Lu 10
	KG 22, Di 11, Di 4
	Extra 4 Erjian (Allergiepunkt am Ohr) bluten lassen
	Di 4, Dü 17, Lu 11, M 36
	Di 4, Lu 7, 3E 17, Dü 17, G 20, B 10
Peritonsillarabszeß:	1. Analgesie für Incision Di 4 und KS 6
	2. Therapie: wie Tonsillitis, dazu bei Trismus Dü 18, wegen Eiterung 3E 5
Globusgefühl, Fremdkörpergefühl im Hals:	N 6, Lu 7, KS 6, KG 17, 22 Bi, 23 chin., M 10, LG 13
	neuraltherapeutisches Abspritzen der Thyroidea
Polyp der Nase:	Di 4, Di 20, 3E 17, Dü 18
Rhinitis allergica:	Di 4, 19, 20, B 1, 2, PdM, G 3
	Di 1, 2, 3, KG 17
	Lu 9, B 13, Di 4, Dü 20, LG 20, PdM, Extra 4 Erjian (Allergiepunkt am Ohr)
	Bischko: Di 19, PdM, B 1, 2

Rhinitis vasomotorica, allergica, Sinusitis frontalis et maxillaris, Anosmie:

    1. schleimhautbezogene Punkte: Di 4, 19, 20, Dü 3

    2. gefäßbezogene Punkte: 3E 22, KS 6, Lu 7

    3. segmentbezogene Punkte: B 10, G 20, LG 13, 3E 15, 3E 17

    4. Punkte gegen Schleimhautschwellung: Lu 7, 3E 17, Di 20
        Rhinopharynxpunkt im Fornix des Gehörgangs

    5. sekretolytisch: Di 20, PdM, B 2, M 6 (3), M 40

    Meng: LG 23, PdM, Di 20, Di 4

        PdM, Di 19, Di 20, Di 4

        Di 20, M 36

        Schnupfen: Di 4 ev. Moxa, B 2, Di 20, PdM

    Bischko: Heuschnupfen: B 1, 2, G 3, PdM, Di 2, 3, 4, 19, 20

Verlegte Nase:	LG 23, Di 20, Di 4
	B 7, Di 20, Di 4
	G 20, Di 20
	3E 17, Rhinopharynxpunkt im Fornix des Gehörganges
	Di 4, Di 20, Dü 18

Sinusitis:	immer Di 4 (ev. Moxa) und LG 20
akut:	immer 3E 17, Rhinopharynxpunkt am Ohr
chronisch:	immer Lu 7

frontalis: plus B 1 oder 2, PdM, G 14, B 10
maxillaris: M 5 Bi (M 2 ch), Dü 18, Di 20, B 10, G 20
ethmoidalis: LG 20, Di 20, PdM
Kubiena: Kopflichtkasten über die liegenden Nadeln
Meng: Di 4, G 20, Di 20,
  B 2, B 7 (in Höhe von LG 20), Di 20, Tayang

bei starkem Schwitzen:	N 7
bei Fieber:	Di 11, Di 4, LG 13, G 20
mit Husten:	Lu 7, B 12–13
mit Halsschmerzen:	Lu 11 (bluten lassen)

Schwindel:	siehe auch Meniere!
	G 20, Taiyang, KS 6
	G 20, LG 20, N 3
	Le 3, LG 20
	Le 4, G 38
	B 18, LG 9 Moxa
	3E 17, G 43
	Extra 6 Sishencong, KS 6, KG 6, G 39

338

ZAHN-, MUND- UND KIEFERERKRANKUNGEN

Die Zähne selbst sind wie die tiefe Körperschicht Knochen dem Organ Niere zugeordnet. Magen- und Dickdarmmeridian, im Yang-Ming zusammengefaßt, stehen in lokaler Beziehung zu allem Geschehen im Mund, daher tragen sie die wichtigsten therapeutischen und analgetischen Punkte. Magen und Milz-Pankreas öffnen sich im Mund. Im Mund befindet sich der ganze Homunkulus als somatotrope Projektion, wie von Voll und Gleditsch beschrieben.
Die gesamte Zahnheilkunde wurde von E. Petricek in *Die Akupunktur in der Zahnheilkunde* ausführlich abgehandelt.

Kiefergelenksbeschwerden: Lokale und regionale Punkte: 3E 21, Dü 17, 18, Di 18, M 2 Bi (M 7 ch), G 2, 20
Fernpunkte: Di 4, Dü 3, B 62, 63
rheumatisches Geschehen: 3E 5
psychischer Faktor: KG 15, LG 20, M 36, H 3
Muskulatur: G 34, G 36, G 39
entkrampfend: Le 2, 3, 6 (Xi- und Durchgangspunkt)

Entzündung der Mundhöhle: Laser lokal
KS 8
M 7 Bi (M 4 ch), Di 4, KG 23

Ulcera der Mundhöhle: Laser lokal
M 7 Bi (M 4 ch), Di 11, M 36
KG 23, Di 5, H 5
Ulcera und Aphthen gelten als Ausdruck von „Herz-Feuer", besonders an der Zunge. Auswählen aus Di 4, KG 24, M 7 Bi (M 4 ch), LG 26, M 44, MP 3, 4, I u 5

Stomatitis: Di 4, Dü 3, B 58

Stomatitis aphthosa: auswählen aus: Di 4, M 36, B 23, 54, 58, Le 9, KG 12, 6
Bischko: Di 1, 2, 3, 4, N 4
Foetor ex ore: KS 6, 7

Zahnschmerzen: Di 1 = Meisterpunkt der Zahnschmerzen
M 44, Di 4, B 60, N 3 = Spezialpunkt für Zahnschmerzen

Oberkiefer: Extra 2 Taiyang (Schläfengrube), M 2 Bi (M 7 ch), Dü 18, LG 26

Unterkiefer: M 3 Bi (M 6 ch), M 44, KG 24

Zahnfleischbluten: Di 11 moxen

Parodontose: ist nur Symptom einer Störung der Organe Niere, Leber, Magen oder Milz-Pankreas (Parodontose immer bei Diabetes!)
Gegen den Knochenabbau B- und N-Punkte: B 11, 23, N 3, 7, 10 dazu G 30
Di 4, KS 6, H 3, Lu 7, M 36, M 44, KG 15, LG 19, B 10, MP 4, Le 9

TRIGEMINUSNEURALGIE

URSACHEN IN DER MODERNEN MEDIZIN

Lokale Ursachen: Herdgeschehen; tote Zähne, beherdete Zähne, ostitische Herde im Kieferknochen, Kieferzysten, Kiefergelenkserkrankungen, chronische Tonsillitis, Resttonsillen, Tonsillennarben, Nebenhöhlenerkrankungen, chronische Otitis, Zustände nach Mastoidoperationen

Gestörte fernliegende Organe als Ursachen: Leber-, Gallenerkrankungen, auch nach operativen Eingriffen; Magen-, Darmerkrankungen, Resorptionsstörungen nach operativen Eingriffen im Magen-Darmbereich

Basistherapie: nach Möglichkeit Sanierung der Ursache. Oft besteht durch Resorptionsstörungen ein Vitamin- und Spurenelementmangel, der der Substitution bedarf. Ansonsten schwere Analgetika, Tegretol und neurochirurgische Eingriffe.

URSACHEN IN DER TCM

Gilt u. a. als Wind-Erkrankung, wobei Kälte oder Hitze mit eine Rolle spielen können. Besonders die Emotionen, die inneren Faktoren aus der 5-Elemente-Lehre, spielen eine Rolle.

Die Trigeminusneuralgie ist ein gutes Beispiel für die differenzierte Diagnostik der TCM:
- Der Puls ist schnell, die Zunge leicht belegt, die Trigeminusneuralgie gilt wegen der Lokalisation als Yang-Ming-Erkrankung (Di/M)
- Wegen ihres anfallsweisen Auftretens spricht die TCM auch von einer Erkrankung „durch aufsteigendes Feuer der Leber."
- Der Patient ist gereizt, durstig, obstipiert. Es bestehen Oberbauchbeschwerden, Müdigkeit, Mundgeruch
  Puls: der Leberpuls ist hart und schnell
  Zunge: die Zunge ist gelblich belegt, der Geschmack ist bitter
- durch „aufsteigendes Feuer" des Magens: Schleimhaut gerötet, aufgelockert
  Zunge: rot, trocken
- durch „Schwäche des Yin": der Patient ist abgezehrt, schläft schlecht, durstig, gerötete Wangen, hat Dauerschmerzen
  Puls: fadenförmig schnell
  Zunge: rötlich

Akupunktur bei Trigeminusneuralgie:

1. Ast: B 2, Extra 5 Yuyao (Mitte der Augenbraue), 3E 5
2. Ast: M 8 Bi (M 5 ch), M 3 (M 6 ch), LG 26, Di 4
3. Ast: M 5 Bi (M 2 ch), Extra 8 Jiachenjiang (über dem Foramen mentale), M 44

Im Schmerzanfall: v. a. Fernpunkte, Ohrakupunktur, lokale Akupunkturpunkte kontralateral
Im Intervall: Fernpunkte und Lokalpunkte homolateral

1. Ast: mehr parietal: 3E 5, G 14, G 39, G 41, LG 20, Extra 1 Taiyang, 3E 21, 3E 22, M 1 Bi (M 8 ch), G 1, 3, G 20
mehr frontal: Di 4, B 1, 2, 4, PdM, B 10

2. Ast: M 44 oder M 38, M 36, M 2 Bi (M 7 ch), M 5 Bi (M 2 ch), Dü 18, Di 20, LG 26, G 20, 3E 17

3. Ast: M 44, 38, 36, Di 4, M 5 Bi (M 2 ch), M 3 Bi (M 6 ch), M 6 Bi (M 3 ch), G 2, 3E 21, KG 24

Symptomatische Punkte der Trigeminusneuralgie:

„Wind": G 20, Di 4, LG 16
„Feuer" der Leber: M 44, Le 3 (G 34, 38)
Schwäche: MP 6, N 3

Hypoglossusparese: G 20, KG 23, PaM 20, Extra 9 Jinjin Yugue (an den Zungenvenen neben dem Frenulum Linguae)

Facialisparese: G 20, B 10, 3E 17, Di 4, G 13, B 2, M 2 Bi (M 7 ch), M 7 Bi (M 4 ch), 3E 23
Meng: Taiyang, M 2 Bi (M 7 ch), M 3 Bi (M 6 ch), M 6 Bi (M 4 ch), G 20 E-Stimulation, Sägezahnform, 15–20 Min.
Mimische Muskulatur, Geschmacksstörung im vorderen Zungenabschnitt: Taiyang, KG 23, Di 20 (in Richtung B 1 vorschieben)
Hyperaesthesie der kranken Seite: Di 20, 3E 5
Geschmacksverlust: 3E 17, Di 20, 3E 5
Abducensparese: G 20, Taiyang, 3E 23
Dü 5, M 18, G 3, B 2, 10, G 20
M 1, G 1, PdM, B 1, 7, 3E 21
N 2, 6, Le 13, Di 2, 3, 4

KOPFSCHMERZ

ÄTIOLOGIE DES KOPFSCHMERZES

- extracranielle Gefäßkrämpfe – Vasokonstriktion

- intracranielle Gefäßkrämpfe: periodisch auftretend mit deutlichem Anfang und Ende, meist einseitig, oft mit Übelkeit, oft mit visueller Aurea (Sicht, Flimmern) einhergehend

- vaskulärer Kopfschmerz vom Migränetyp, vertebragener Kopfschmerz, Kopfschmerz bei Hyper- oder Hypotonie, dadurch hypoxaemische Zustände, Cerebralsklerose, posttraumatischer Kopfschmerz

- Kopfschmerz bei Neuritiden, Neuralgien im Kopf- und Gesichtsbereich

- Kopfschmerz in Verbindung mit Stoffwechselstörungen und bei Mangelzuständen, z. B. Störungen im Mineralstoffwechsel

Schmerz-lokalisation*	Ausstrahlung	Fernpunkte	lokale Punkte
Vorderkopf	Gesichtsschädel	M 36, M 44 Di 4	B 1, 2; PdM, G14
„Yangming-Kopfschmerz"		M 41, B 60, Dü 3	Extra 1 Taiyang
Di/M		Di 4; Lu 7	LG 20, 22, 19
	Auge, Braue	Le 3, (G 41)	G 14
	Nacken über	B 60, 62	B 10, G 20
	Scheitel (= Blasenmeridian) Schläfe	Dü 3, 4	LG 19, 20, 23
Schläfe „Shaoyang-Kopfschmerz"		G 44, 43	G 3, M1 Bi (M 8 ch) Extra 1 Taiyang
		3E 5, G 41	G 3, 8, 14, 17, B 8
3E/G		G 40, 43	B 1, 2, M 1 Bi
	Stirne	B 60, 64, 67 M 41	(M 8 ch), G 14 ‘ LG 23, 19, 20
	Scheitelhöhe	Le 2, 3, 13	G 14, Extra 5 Yuyao
	Auge, Braue	Le 2, 3	zu B 2 durch-stechen
	Hinterkopf (oberhalb Ohr/„Reifen")	B 60, 64, 67 G 41, 3E 5	B 10, G 20, 3E 17 G 8, 20
Hinterkopf Nacken „Taiyang-Kopfschmerz"		Dü 3, B 60	B 10, G 20
Dü/B		B 62, 67	LG 13, 16, 20
	Schläfe	3E 5, G 41	Extra 1 Taiyang, G 3
	Auge, Braue oberer	G 41, Le 3	G 14, Extra 5 Yuyao
	Rücken	Dü 3, B 60	LG 13, B 11, 13, 15
Scheitel-höhe		Le 3, Lu 7	LG 19, 20, 13
		Di 4, Dü 3,	Extra 6 Sishencong
		G 40, 39,	G 20, 17
		MP 4, Di 11	Extra 1 Taiyang
		N 1	B 8, G8

* „Betroffener Meridian"

Schmerzen im Schädelinneren: LG 20, G 20, Le 3
Schmerzen im ganzen Kopf: LG 4, Di 4, Extra 1 Taiyang
Auswählen! So wenige Punkte wie möglich stechen!

Kopfschmerzen, Kriterium „Modalitäten" – Begleiterscheinungen, Auslösefaktoren

Nausea, Vomitus	M 36, KS 6
Hypotonie, Schwäche	M 36, MP 6, 9, 12, B 23, PdM, Le 3, 8, 9, KG 4, 6, KS 6
Allgemeine Kreislaufschwäche	KS 6, N 8, M 36, KG 6, LG 4
Hypertonie	MP 6, 9, KS 6, Le 3
	Le 3 + KS 6, 7, N 3, B 23; Le 3, B 18
Nervosität	Extra 6 Sishencong
	H 7 und B 15; H 3, H 5; KG 15/LG 19 oder 20

Schlafstörung durch Hypotonie bei gleichzeitiger Reizbarkeit M 36; B 10, G 20
N 27 links
H 7, KS 7

Schlafwandeln	LG 14, Di 4, Le 3, H 5
Schlafsucht	G 23, 24; M 18, MP 5
Alpträume	H 3, KG 6, B 39, KG 17, M 44
Überforderung	M 36, KS 6, H 7
Hormonelle Einflüsse	MP 6, B 31, 32; LG 16, 4, N 11, G 3, KG 4
Depressive Verstimmung	H 7 und B 15, H 3

(Cave echte endogene Depressionen) Lu 9, Lu 7; Di 4 (pers. Beobachtung), M 36, MP 6;
KG 6, KG 15/LG 20; B 39, 17, N 27 li.

Wetterfühligkeit	3E 15; G 41, 37, 39; 3E 5
Schwindel	hypoton: siehe Hypotonie, sonst bzw. zusätzlich: 3E 23, G 8, G 41; KS 6, MP 6 (als Kreuzungspunkt der drei unteren Yin-Meridiane); KG 6

Augenbeteiligung, visuelle Probleme, Ausstrahlung in Auge, Braue, Flimmerskotom G 41,
Le 3, G 14, Extra 1 Taiyang

hyperämisch (kann nicht liegen, roter Kopf) LG 4, KS 7, Le 3, N 1

„Längs- und Querdurchflutung" des Schädels PdM – LG 16 (Hypophysenwirkung)
G 3 oder Extra 1 Taiyang
B 2–B 10 oder G 20

Sinusitis	siehe HNO
Tonsillen	3E 15, LG 13, G 20 (Segment C 4, 5)

Auswählen! Nicht alle möglichen, sondern so wenig Punkte wie möglich stechen!

Bei Vorliegen von Multimorbidität: Kardinalpunkte:

Dü 3	Wirkung auf Psyche, Nacken
B 62	Wirkung auf Apoplexie, Lendenregion
3E 5	rheumatisches Geschehen
G 41	gynäkologische Krankheiten, Gelenksbeschwerden, Augenbeteiligung, lateral
Lu 7	Hemikranie, Stauungen, Sinusitis
KS 6	Übelkeit, Erbrechen

HERZ-KREISLAUF

Dem Herzen sind in der TCM der Kopf und der obere Thoraxabschnitt zugeordnet. Außer Herz-Kreislauferkrankungen gehören zum Organsyndrom des Herzens Konzentrationsstörungen, Gedächtnisstörungen, Schlafstörungen, psychosomatische und Sprachstörungen. Da das Herz das wichtigste Organ ist, beeinträchtigen Erkrankungen des Herzens alle anderen Organe und umgekehrt.

Palpitationen: Auswählen! An die Kombination Quellpunkt, Zustimmungspunkt H 7, B 15 denken!
H 3, 5, 6, 7, KS 4, 6, KG 14, 17, B 15
Bischko: Palpitationen nervös: H 5, 7

Schmerzen in der Herzgegend: H 7, KS 4, 6, KG 14, 15, 17, B 15

Angina pectoris: H 6, 7, KS 6, MP 4, KG 17

Tachycardie: H 7, 8, KS 4, 6

Vorhofflimmern: nur im Notfall: KS 6, 7, H 5, 7, B 15

Arrhythmien: KS 6, H 5, 8, B 15

Anämie: Kreislaufstörung: LG 4, 13, B 17, 18, 38 (Gaohuang 4. BWD), G 39, M 36, MP 9, KS 6
Bischko: B 38, B 17, H 9, KS 9

Rheumatische Cardiopathie: H 7, KS 4, 6, Lu 7, B 15, 16

Cor pulmonale, Stauungen: B 13, 15, KS 6, Lu 7, 9, MP 6, KG 21, 22

GEFÄSSE

Hypertonie: bei Hypertonie und Hypotonie nur unterschiedliche Reiztechnik: KS 6, MP 6
H 7, KS 7, G 20, Le 2, 3, Di 11, M 36, MP 6, 9, KG 12, PdM, N 2

Hypotonie: H 9, KS 6, 9, Le 3, M 36, KG 12, PdM

Höhenkrankheit: KS 6, LG 26

Hitzschlag:
leichter Fall: LG 13, Di 11, KS 6
schwerer Fall: LG 26, N 1, B 54, Extra 24 Shixuan bluten lassen
mit Muskelspasmen: Di 4, 11, obere Extremität
B 57, G 34, Le 3 untere Extremität
Nadeln bis zu einer ½ Stunde liegen lassen

Sonnenstich: H 7, B 54 bluten lassen, KS 6, 9, LG 20, 26, M 36

Akrozyanose: Lu 5, KS 6 und lokal an den Fingern an der volaren Seite stechen
oder Dü 3, 3E 4 oder 3E 5, Di 4

LUNGE

Noxen, wie Wind, Kälte, Essen und übermäßiges Trinken, Emotionen, Übermüdung und Erschöpfung schwächen Energie, Funktion und damit das Zusammenspiel von Lunge, Niere und Milz-Pankreas.

LUNGE			
	Lokale Punkte	**Fernpunkte**	**Anmerkungen**
Basiskombination:	B 13, B 17 KG 17, Lu 1, 2, M 13, N 27	Lu 9 Lu 7	bei chronischen Prozessen eher bei aktuten Prozessen
Schwäche der Lunge	Extra 14[1]	M 36, Di 4, Lu 9	
Schwäche von MP	B 20	MP 6, M 36, Le 13	Patient pastös, träge, müde
Schwäche der Niere, Leere-Typ	KG 6, B 23 B 13, KG 17	N 3, MP 6, KS 6	Patient blaß, mager, ängstlich, kalter Schweiß
Stauungen Fülle-Typ	LG 13 Bi (LG 14 ch) Extra 14+, KG 17, KG 22, B 13	Lu 9, 7 M 40, MP 6	viel Sputum, Patient blaurot, rasselt
Rückenschmerzen bei pulmonalen Prozessen	B 12		Moxa, Hitze-Symptomatik ausschließen!
Hustenreiz	M 10, Di 18, Dü 17, 3E 17, N 27, B 11, KG 21 Bi (KG 22 ch)	3E 5, 3E 15, Lü 11, Lu 7	
Husten mit starkem Auswurf	B 13, KG 17, N 27 LG 13 Bi (LG 14 ch)	M 40, KG 12, Lu 7 od. Lu 5, nicht beide gleichzeitig	Schleim – daher Moxa
Sinubronchiales Syndrom	Di 19, 20, PdM B 20, B 13, Ex- tra 14[1]		
Zwerchfell	B 17		
Pneumonie	KG 17, B 17, 13, N 27, Lu 1, 2	Lu 7, G 40, M 40, Di 4, 11, LG 13 KS 6, M 36	Akupunktur selbstverständlich nur adjuvant neben Antibiotika etc.
akute Bronchitis	LG 13, Dü 17, KG 22, KG 17, B12, 13	Lu 5, 7, Di 4, M 40 Lu 10	
Kurzatmigkeit	KG 17, B 17	KG 6, Lu 5, M 36, KS 6	

+ Extra 14 Dingchuan = Asthmapunkt

	Lokale Punkte	Fernpunkte	Anmerkungen
LUNGE: ASTHMA			
Basisprogramm	KG 17, B 13, 3E 15, B 11, Extra 14+, B 39	Di 4, 2, 3, Dü 3, Le 3	Bei Asthma ist besonderes Augenmerk auf chronische Erkrankungen im Tonsillenbereich zu legen.*
spastische Komponente	B 17, Extra 14[1]	Le 2, 3, Di 4	
psychische Komponente	KG 15, B 13, 15, N 27	H 3, 5, 7, M 36, LG 20	
allergische Komponente	Le 13, Lu 1, 2	Dü 3, Di 2, 3, 4, B 23, B 54; Allergiepunkt am Ohr	
entzündlich	LG 13	Di 4, 11, 20, PdM, B 1, 2	
Hustenreiz	M 10, Di 18, Dü 17, 3E 17, N 27, B 11, KG 21 (22)	3E 15, 3E 5, Lu 11, Lu 7	chronisches entzündliches Gewebe der Tonsilla palatina, das oft bis ins Spatium paraepiglotticum reicht*

* Man erkennt chronische Erkrankungen im Tonsillenbereich leicht an der lividen Verfärbung des Gaumenbogens. Bei Palpation der Tonsillenregion lassen sich diese schlecht darstellen und sind nicht verschieblich, die Region fühlt sich derb an. Oft kommt eitriges Sekret oder Tonsillenpfröpfe bei leichtem Druck aus den Lakunen. Oft sind die Tonsillen athropisch und kaum darstellbar. Interessant ist, daß besonders die sehr tief sitzenden Tonsillen asthmatische Beschwerden machen. Der chronische Reiz des Spatiums paraepiglotticum führt zum chronischen Reizhusten und in weiterer Folge zum asthmatischen Erscheinungsbild. Auch Tonsillennarben und Tonsillenreste können dieses Erscheinungsbild auslösen.

+ Extra 14 Dingchuan = Asthmapunkt

BEWEGUNGSAPPARAT

Bei den Erkrankungen des Bewegungsapparates handelt es sich nach Auffassung der TCM um relativ oberflächliche Erkrankungen, die der Akupunktur gut zugänglich sind. Besonderes Augenmerk gilt der Lokalisation der Beschwerden.

WIRBELSÄULE

Chronische Erkrankungen innerer Organe projizieren sich über den Viscerocutanreflex im entsprechenden Segment der Wirbelsäule, und umgekehrt kann der Cutivisceralreflex

■ Erkrankung innerer Organe,

■ Akupunktureffekte bewirken.

Für die Akupunktur erinnern wir uns an die Regel: Je akuter, desto mehr Fernpunkte, je chronischer, desto mehr lokale Punkte. Siehe auch S. 293.

	Lokale und regionale Punkte	Fernpunkte	Anmerkungen
Basisprogramm	entsprechend der Schmerzlokalisation Punkte auf LG, Huatuo-Linie, B	B 59, 60 Kardinalpunkte: Dü 3 und B 62	
akutes Geschehen		spezielle Fernpunkte „Akutpunkte"; (Kö/Wa)	
chronisches Geschehen			Moxa entsprechend den kalten Zonen = bei chronischem Geschehen kommt es durch Lymphstau zum Flüssigkeitsstau im Gewebe, dadurch zur Minderdurchblutung und Gelosebildung. TCM: „Stagnation der Meridianzirkulation".
Cervicalsyndrom	LG 13 Bi (14 ch) LG 16, B 10, G 20, 3E 15, Dü 9, 10, 11, 13	Di 4, Dü 3, 3E 5, B 23, G 34, MP 10	Immer auf Herdgeschehen im Gesichtsschädel achten!
Schmerz bei Nikken (Ja-Sagen), medial vom inneren Scapularand entsprechend innerem B-Ast, LG	LG 13 Bi (LG 14 ch), B 10, 11, 12	B 60, 62 Akutpunkt: Dü 3	
lateral vom inneren Scpularand (entsprechend äußerem B-Ast)	G 20, Dü 9, 10, 11 B 36, 37	Dü 3 Akutpunkt: Dü 6	
seitlich und bei Drehung (Nein-Sagen)	G 21, 3E 15, 16 Dü 15	G 41, 3E 5 Akutpunkt: G 39	
chronisches Geschehen	lokale Behandlung im Vordergrund	3E 5, G 41, B 23, G 34, MP 6	
Cervicobrachialgie	G 20, G 21, B 10, 3E 15, H 1, Di 14, 15, LG 13 (LG 14)	3E 5, Di 4, 11	
chronisch	LG 13 Bi (LG 14 ch), Dü 11	Di 4 moxen oder schröpfen	Auf Herdgeschehen im Kopfbereich achten!
Torticollis spasticus	LG 13 Bi (LG 14 ch), 16, B 10, G 20, 21 3E 15	Dü 3, Le 3, G 39, 3E 5, 6	Infiltration der Ansatzstellen des M. sternocleidomastoideus mit Lokalanästhetica
Lumbosacralbereich	B 23, 25, 31, 32 LG 2, 3, G 26–30	LG 13 Bi (LG 14 ch), B 60	Auf Beschwerden in Darm und Urogenitale achten!

	Lokale und regionale Punkte	Fernpunkte	Anmerkungen
Schmerzen durch oder mit Kälte	LG 3, B 23, 31 moxen oder schröpfen		
Schmerzen bei Vorbeugen, medial	LG 2, 3, 4	LG 13, 25, B 60 Akutpunkte: Dü 3, B 62	
über dem Sacroiliacalgelenk	B 25 bis 28, 32, 50	Akutpunkt: Dü 3	
Drehbewegung, Beckenkamm	G 26–28	Akutpunkt: 3E 3	
Ausstrahlung in Leiste Schmerzen bei Drehen	G 30, B 49, B 31 bis 34 je nach Druckschmerz	G 34	
Querschnittsläsion, -lähmung	Huatuo-Linie oder B-Meridian, E-Stimulation, im gelähmten Areal	wichtig G 34, M 36, MP 6, Le 3	unter- und oberhalb der Wirbelverletzung Nadeln setzen
Thoraxschmerzen ventral	universell: KG 17 je nach Schmerzlokalisation z. B. Schmerz bei KG 17 bei KG 14, 15	KS 6 oder Lu 7 H 7, KS 6	Gelosebildung und vorgetäuschter Präcordialschmerz im Bereich von und unter M 18 (5., 6. ICR) können von einer Wirbelblockade D 4, D 5 ausgehen
dorsal	je nach Schmerzlokalisation Punkte auf Huatuo-Linie, B-Meridian	Quellpunkte der Meridiane der betroffenen Zustimmungspunkte verstärken die Wirkung!	Manuelle Therapie der Wirbelsäule nie ohne Röntgen! Immer erst nach Akupunktur oder Neuraltherapie, da dann die Muskulatur entspannt und die Manipulation leicht ist
lateral	je nach Schmerzlokalisation G 23, 24, B 14 bis 21; B 35 bis 45 Bi M 14, 15, 16, MP 17 bis 21 KS 1, 2, H 1	G 39, 41 Akutpunkte: G 34, 3E 6; KS 6, 8	Bei der Wahl von Fernpunkten daran denken, daß im seitlichen Thoraxbereich Yin-Meridiane der Hand beginnen, Yin-Meridiane des Fußes enden, z. B. Quellpunkte!
Rippenschmerzen stark, durch Atmen und Husten	KG 12, Le 13, 14 G 24, B 17 bis 22 oder Huatuo-P.	MP 9, M 40 oder G 34/3E 6 G 34/Le 3 G 40/Le 5	

	Lokale und regionale Punkte	Fernpunkte	Anmerkungen
Parese	Dü 4, Di 4, 10, 11, 16; KS 7	LG 13, 3E 15, M 36	Bei zentralen Paresen, z. B. nach Hemiplegie, Unfall: Schädelakupunktur und E-Stimulation
Testpunkte für Lähmung	KS 6, Di 4, 10; Dü 3, 9; 3E 5		Bis zum Deqi stechen; Erfolgsaussichten bei erhaltener Sensibilität bessern.
Scapula	Dü 9 bis 14	Dü 3, B 62 oder Akutpunkt: B 54 Bi (B 40 ch)	

	Lokale und regionale Punkte	Fernpunkte	Anmerkungen
	Di 14, 15, 16, 3E 14, 15, DÜ 9, 10, LG 13, Lu 2 Extra: „Schulterpunkte"	je nach betroffenem Meridian und Stadium (akut – chronisch) universell: M 38	Bei Schulterschmerzen rechts an Gallenblase denken!
Schmerzen vorne, Bereich von Lu 2 (Schürzenband!)	Di 13, 14, 15, 16 Lu 2	Akutpunkte: M 38, MP 9	
vorne, Bereich von Di 15, Vorheben des Armes	wie oben, Lu 2 nur wenn chronisch	Akutpunkt: M 38	
hinten, im Bereich von 3E 14, Arm bis zur Horizontalen heben	3E 14, 15, G 21, Dü 10, 15	3E 5 Akutpunkt: G 34	
hinten, im Bereich von Dü 10, 11, Arme über Brust verschränken	Dü 10, 11, 3E 14, 15, B 35, G 20	Dü 3, Akutpunkt: B 54	
chronisches Geschehen	lokale Punkte im Vordergrund	Di 4, Dü 3, 3E 5, B 23	Die Fernpunkte werden relativ näher zum Schmerzort gewählt! B 23 – Nebenniere!
Cervicobrachialgie			siehe Wirbelsäule

	Lokale und re-gionale Punkte	Fernpunkte	Anmerkungen
Ellbogen radial, im Bereich von Di 11	Di 10, 11, 12; 3E 10, KS 3, H 3	Di 4, Lu 7 Akutpunkt: M 35	Regional wählt man nach einer der Oppositionsregeln auch Punkte auf der anderen Seite des Gelenkes, also bei radialem Schmerz auch ulnare Punkte!
ulnar, im Bereich von H 3	H 3, Dü 8, KS 3; Di 11	Dü 3, KS 6 Akutpunkt: N 10	
chronisches Geschehen	Moxa lokal!		Herdgeschehen!
Fossa olecrani, im Bereich von 3E 10, Drehbewegung!	3E 10, H 3, Di 11 3E 5	G 34 Akutpunkt: G 33	
Tendovaginitis Unterarm	je nach Lokalisation die nächsten Meridianpunkte wählen betroffen meist KS: KS 6; 3E 5	Punkte auf Partner nach Oben/Unten-Regel!	Auf Herdgeschehen im Kopfbereich achten!
chronisch		3E 5 moxen	
Handgelenk ulnar	H 7, Dü 5	Akutpunkt: B 62	
radial	Lu 9, Di 5	Akutpunkt: M 42, 43	
nach Gipsabnahme	3E 4, Dü 5, Di 5		
Algien der Hände	Lu 9, 3E 3, Di 4 oder „Kranz" um das Handgelenk Di 5, 3E 4, Dü 5, H 7, KS 7, Lu 9, 3E 5		
Schnellender Finger	Ou-Rou-Technik; betroffenen Meridian		
Raynaudsche Erkrankung	Di 4, KS 6, 7, 8, H 7, 8; Dü 3 tief stechen	H 1, Di 11, G 30, 34, Le 3	KS 6 in Richtung 3E 5 stechen!
Digitus mortuus	wie Raynaud, Meridiane des betroffenen Fingers beachten		

	Lokale und regionale Punkte	Fernpunkte	Anmerkungen
Thrombangitis obliterans		Huatuo-Punkte von C 6 bis D 3; Di 11 zu H 3 durchstechen; KS 6, Lu 9	
Schreibkrampf:			siehe psychische Störungen

siehe psychische Störungen

UNTERE EXTREMITÄT

	Lokale und regionale Punkte	Fernpunkte	Anmerkungen
Parese	B 54, 58, 60, 62; M 36; G 30, 34, 37, 38; MP 6; Le 2, 3	LG 3, 4; B 23; bzw. entsprechend dem betroffenen Segment auf LG, Huatuo-Linie oder B	
Testpunkte bei Paresen	B 54, 58, 60; G 34, 38; M 36; Le 3	Deqi auslösen!	bessere Resultate bei erhaltener Sensibilität
Ischialgie hinten – beugen!	G 30 B 50, 51, 54, 58, 60, 62, LG 3	Dü 3 oder 6 LG 20 oder 26	
lateral Drehbewegung	G 30, 31, 34, 39, M 36, B 60, LG 3		
chronisches Geschehen	G 30 Moxa	LG 3 Moxa oder nadeln, schröpfen	

KNIEGELENK

	Lokale und regionale Punkte	Fernpunkte	Anmerkungen
Gonarthrose	B 54, M 36, G 34, L 9 MP 9; Knieaugen	G 41, MP 6, 3E 5	Regional wählt man nach einer der Oppositionsregeln auch Punkte auf der anderen Seite des Gelenkes.
lateral	wie oben	Akutpunkte Di 15, 3E 14	
medial	wie oben		
chronisches Geschehen	M 36, MP 9 Moxa		

	Lokale und regionale Punkte	Fernpunkte	Anmerkungen
	B 58, 60, 62, M 41, N 3, 6; G 40, MP 5; Le 3		
Rheumatisches Geschehen	G 34, 38, 40, 43 MP 9	B 23, 3E 15	oft Focus im Tonsillenbereich
Durchblutungsstö- rung, Claudicatio intermittens	MP 5, 6, B 54, 57, 58, 60, G 34, 40; Le 2, M 32, 36	Le 12	
Ulcus cruris:			siehe Haut
Varizenschmerz	MP 5, 6, 9; B 60 M 31, 36; Le 2, 12		
Thrombangitis obliterans		Huatuo-Punkte, LG 2 bis LG 4; G 34, MP 9	
Arthritis der klei- nen Gelenke	B 23; G 30, 38, 41; Ou Rou	3E 5; Di 4	
Bindegewebige Schwäche, pa- stös, Zellulitis	G 30, 32, 33, 34; MP 5, 6; M 31		diätetische Maßnahmen, Ein- schränkung der Kohlehydrate
Lymphstauung	Lu 7; M 12; MP 5, 6, 9; B 58; und an- dere lokale Punkte		

HAUT

Bei den dermatologischen Erkrankungen ist insbesondere die Lokalisation der betroffenen Meridiane zu beachten. Die Haut gehört als Schicht zu den Organen Lunge und Dickdarm.
Bischko spricht von Ausscheidungsfolge: „Was nicht über die Lunge ausgeschieden werden kann, muß über den Darm ausgeschieden werden, ist dies nicht ausreichend, muß die Haut die Funktion Ausscheidung übernehmen." Bei einer Störung dieser Ausscheidefolge erkrankt die Haut.

Meridianpunkte, die bei Hautkrankheiten immer wieder Verwendung finden:

■ Lungenmeridian: bei Stauungen, zur Unterstützung der Ausscheidung, Entgiftungsfunktion, Trockenheit als äußerer Faktor – trockene Ekzeme. Lu 5, 7, 9

■ Dickdarmmeridian: Di 2, 3, 4 als Stoffwechselpunkte. Di 11 bei lokalen Affektionen und als Tonisierungspunkt des Meridians

■ Milz-Pankreas-Meridian: Aktivierung der Abwehr und des Gewebsflusses, bei Stauungen. MP 6, 9, 10

■ Magenmeridian: zur Aktivierung des Energiehaushalts und Förderung der Verdauung. M 21, 25, 36

- Gallenblasenmeridian: Assimilierung der festen und flüssigen Nahrungsbestandteile, Regulierung der Bau- und Wehrenergie und Spasmolyse. G 20, 30, 34, 37, 38, 39

- Lebermeridian: als Stoffwechselpunkte, gegen Pruritus und spasmolytisch, Symptom der Flüchtigkeit (Wind) – Urticarie. Le 3, 6, 8, 9, 13

- Blasenmeridian: als Stoffwechselpunkte, zur Schmerzausschaltung, für den Energiehaushalt und als Träger der Zustimmungspunkte der betroffenen Organe. Rückenpunkte auf B und Huatuo-Linie bei Herpes zoster. B 10, 11, 13, 20, 23, 47, 54, 60

- Nierenmeridian: zur Steigerung der körperlichen Abwehr. N 2, 3, 6

Die Ho-Punkte werden besonders dann empfohlen, wenn sie, was oft der Fall ist, im betroffenen Gebiet liegen.

Akne: Auswahl aus den Stoffwechselpunkten, B 54, 58, N 2, 6, Le 13, Di 2, 3, 4 und Di 11, Lu 5, Dü 3
je nach Lokalisation:
Gesicht: Lu 5
Lippen: M 45
Nase: PdM
Hals: Dü 3
Schädel: Di 4, 11, Lu 5
Rücken: B 62
Achselhöhle: G 38, 40, 43, KS 1
obere Extremität: Di 11
untere Extremität: G 30

mit Schmerzen: B 13
mit Juckreiz: B 13, Di 11, B 16
mit Schwellung: Lu 7, M 36
mit Eiterung: KG 9, 3E 5

Allergie: KS 6, N 6, Le 9, MP 10, Allergiepunkt am Ohr bluten lassen
Meng: LG 13, Di 11, MP 6, Di 15 Moxa

Akne rosacea: Di 20, PdM, und lokale Punkte LG 25 (Nasenspitze)

Alopecia areata: Lu 7, 9, M 36, N 3, Le 3
B 39, 23, LG 13
Lu 7, 9, M 36/4 I, N 2, Le 3

Erythema nodosum: MP 10, 9, B 23
M 36, G 39, MP 6

Erysipel: Phlegmone: LG 11, B 54 oder LG 12, B 54 oder G 30, B 54, MP 9

Ekzem: Di 4, Di 10, G 30
Meng: LG 13, Di 11, MP 6, Di 15 Moxa
Bischko: Di 4, 11, B 54, N 2, B 47, Dü 3, Di 2, 3, Le 13

Folliculitis: G 20, LG 13, Di 11, LG 13, B 11, B 54, 3E 5, MP 10, Lokalisation!

Fußpilzerkrankung: N 3, Extra 40 Bafeng = 4 Punkte auf jedem Fußrücken, ½ Cun (1 Kleinfingerbreite) hinter den Interdigitalfalten

Herpes zoster: 1. Segmentalpunkte auf der Huatuo-Linie oder entsprechende Zustimmungspunkte auf dem Blasenmeridian, Alarmpunkt *und* Nadeln oder Xyloneuralquaddeln (Petricek) zwischen die Effloreszenzen.
Thoraxseite: G 39, 40, 41, 43
obere Körperregion: KS 7
Schmerz Rücken, Bein, Kopf: B 62, G 41
2. Laser total
3. Magnetfeldtherapie

Furunkulose:	Di 2, 3, 4, Lu 7, 9, B 13, 11, 62, LG 10, LG 12, KS 4
Neurodermitis:	H 3, 5, B 23, 47, 54, 58, N 2, G 3, 20, Le 13, Lu 5, 7, Di 4, 11, M 21, 23, MP 10, 6, KG 13, 14
	Meng: Di 11, MP 10, 6, H 5 und lokal. Zustimmungspunkte bluten lassen.
	Perioral: Di 2, 3, 4, 11, PdM, Lu 5, B 7, G 3, B 54, G 30
Nässende Dermatose:	B 47

Pruritus:

akut:	B 54, G 43, Le 6, LG 16, Le 5
chronisch:	Le 9, B 54
Pruritus genitalis:	3E 4, Ursache behandeln, Candida, Parasiten, Ernährungsallergie usw.
	Meng: Di 11, MP 6, MP 10
	Bischko: Le 5, 9, Di 11, B 13, B 54, KG 3, B 31, B 30

Psoriasis:	N 2, B 54
	B 65, M 36
Lymphadenitis:	LG 10, B 54
	Hals: 3E 17, Lu 7, G 41
	Axilla: G 21, KS 3, G 39–43, KS 1
	Inguinale: MP 10, Le 3 und lokale Punkte
Panaritium:	Lu 11, 9, B 54
	Lu 9, 3E 5, Di 4, Dü 3
	Lu 4 (4 cm unter der Achselfalte, Schmerzen an der Innenseite des Armes)
Urticaria:	in Meridiankreislauffolge je nach Modalität auswählen:
	Dü 3, B 12, 13, 17, 54
	N 7
	G 20, 30, 31, 34, 43
	Le 3, 5
	Di 4, 11
	M 36, 32
	MP 6, 10
	LG 13
Ulcus cruris:	MP 6, falls nicht das Ulcus dort lokalisiert ist, dann ausweichen auf benachbarte Punkte), Le 8, M 36, MP 10
	Le 8, M 36 und lokal
	M 36, G 34, B 57, 58, MP 5 und lokal um den Rand des Ulcus
Warzen: Veruccae vulgares:	mit dünner Stahlnadel senkrecht bis zur Basis der Warze durchstechen. Bei mehreren größeren Warzen behandelt man 1–2, die anderen verschwinden von selbst. In China wird dazu die rotglühende „Feuernadel" blitzschnell eingestochen und entfernt.
Starke Antihistaminwirkung:	Di 4, Di 11 bluten lassen
	B 13, B 54 bluten lassen

PSYCHISCHE STÖRUNGEN

In der TCM können alle Organe durch Emotionen geschädigt werden. Am öftesten betroffen sind Herz, Leber, Milz-Pankreas (siehe Kapitel „Pathogenese", S. 247 ff.).

Psychisch ausgleichende Punkte: H 3, 5, 7; Dü 3; B 13, 15, 17, 18, 20, 31; N 6, 27; KS 6, 7, 8; G 20, B 10, Le 2, 3; Lu 11; Di 4; M 36, 44, 45; MP 1, 6; LG 11, 14 ch = 13 Bi; LG 15, 16, 18, 19, 20, Extra 6 Sishencong
KG 6, 12, 14, 15, 17
„Bellergal der Akupunktur": Bachmann/Bischko KG 15, LG 20

Reizbarkeit: B 38 Bi (Gaohuang) = B 43 ch, Le 2, 3; LG 20, G 20
N 3, B 23; Extra 13 Anmian, NP 27, 28
MP 1, 2, 6
M 36, Le 2, LG 11

Reizbarkeit und Antriebsmangel: MP 2, 4, 5, 6, 9; Le 9, B 39 Bi = B 44 ch Shentang
KG 6, MP 6, KS 6, H 7, B 15

Konzentrationsschwäche: LG 20, Extra 6 Sishencong, PdM
KS 6, KS 9 (bei Hypotonie), M 36, H 3, 5, ev. H 7 + B 15

Angst: Angst gehört zur Niere!
Auswählen aus H 3, 5, 7; B 15, N 8, 27, KS 6, 9, M 36, 44; LG 20; KG 14, 15

Angst bei Nacht: M 44, 45, KS 6, 9 (bei Hypotonie), N 6, B 62, LG 20

Nervosität: Lu 9, LG 20, B 62, H 3, H 7
B 15, B 39 (38) Bi Gaohuang (B 43 ch); KG 15, LG 20; H 3, 7, B 15, M 36, KG 6
N 27

Entwicklungsstörungen: B 39 Bi, Di 4, LG 6a Bi (LG 7 ch), LG 9 Bi (LG 10 ch), LG 10 Bi (LG 11 ch), LG 11 Bi (LG 12 ch), LG 13 Bi (LG 14 ch)

Anorexie: H 7, KS 6, MP 6, KG 6, Le 3 oder
auswählen aus: M 36, H 3, 5, 7, KG 12, 13, 15, LG 20, N 27, Di 4, Dü 3, M 25, Le 13

Stottern: auswählen aus: Tenk: KG 23, KG 24, Di 4, M 36, Le 3, G 20, LG 11, 14 (15 ch)
H 4, 5, KS 6
ev. dazu: M 7 Bi (M 4 ch); ev. LG mit Dü 3 eröffnen!

Schreibkrampf: H 7, Dü 3, 4, KS 7, 3E 4, 5, Di 4, Di 10
KG 15, H 3, LG 20

Schlaflosigkeit: Schlaf ist eine Funktion des Herzens, zu berücksichtigen sind Ursache und Begleitumstände wie Angst, Unruhe, Reizbarkeit, Nervosität.

Basisprogramm 1: H 7, B 15; dazu LG 20 oder PdM, MP 6 oder M 36, Extra 13 Anmian

Basisprogramm 2:	nach Bischko: N 6, LG 20, B 62
mit Hypotonie:	auswählen! M 36, B 10, G 20; N 3; KS 6, KG 6
mit Hypotonie und Reizbarkeit:	Überforderung: wie das obige Programm, aber statt KS 6 nehmen Sie KS 7, H 7
mit pastöser Blässe:	MP 2, MP 6
Antriebslosigkeit:	M 36, B 38 Bi (B 43 ch), KG 6, KS 6

Nervöse Erschöpfung und Geisteskrankheit: LG 13 ch (LG 12 Bi)
H 5, 7, KS 6, Di 4, LG 20
KG 6, KG 15
MP 6, 9, B 38 Bi (B 43 ch), Di 4, M 36
Meng: in aufeinanderfolgenden Sitzungen abwechselnd
stechen:
1. LG 15, KS 6, H 7
2. H 7, MP 6
3. LG 20, LG 12, B 18 Moxa (Zustimmungspunkt der
Leber)

Schlafsucht: MP 10, N 6, Di 4
LG 13, Di 11, M 36

Viel Träumen: B 15, H 7, Le 3
H 7, MP 6, M 36
M 44, 45, MP 1 auch Moxa

Schwacher psychischer Zustand: KG 4, M 36, LG 4
KG 6, M 36, B 23

Schock, Bewußtlosigkeit: LG 26
die 12 Jing-Punkte, insbesondere H 9, KS 9,
LG 20, LG 26, N 1
Nell: falls keine Nadel zur Hand, auf N 1 mit der Faust klopfen
LG 20, KS 8, KG 4

Gemütserregung: N 6, 7, M 36, H 7, B 62, LG 20, Lu 5

Hysterie: H 7, H 6, N 1, N 6, B 15, B 10
H 8
Meng: LG 26, KS 6
Hysterische Blindheit: G 20, Extra 1 Taiyang
Hysterische Taubheit: G 20, 3E 17
Hysterische Aphonie: KG 22, KG 23
Hysterische Lähmung: Di 4, 11, G 20, MP 6
Hysterische Amenorrhoe: MP 6, M 29
Hysterische Atembeschwerden: B 13, Lu 7
Hysterischer Vomitus: KG 12, M 36

Hektische Unruhe: (Blutdruck!) psychisch sedierende Wirkung: H 5, 7, M 36,
G 37, N 27 links

Innere Unruhe: Lu 9, LG 20, B 62

Melancholie:	Depression: Cave endogene Depression! Nur stationär zu behandeln – Suizidgefahr bei Verschlechterung bzw. in der dysphorischen Besserungsphase. Siehe auch Schlaflosigkeit, Kopfschmerz. H 3, 7, B 15 M 36, MP 6 KG 6, KG 15 + LG 20 Di 4, KS 6, B 10, G 20
Neurasthenie:	wird laut Pschyrembel definiert als „Nebeneinander von pathologischer Erregbarkeit der psychischen Funktionen und pathologischer Erschöpfbarkeit". Vielzahl von wechselnden Symptomen in Bewegungsapparat und Eingeweiden, ausgelöst durch unausgelebte Emotionen. Indikation für Akupunktur mit Kardinalpunkten – wenig Nadeln! bzw. für die Kombination Zustimmungspunkt + Quellpunkt auf dem Meridian des hauptsächlich gestörten Organs, dazu psychisch und physisch roborierende Punkte. Beispiele nach Meng: KS 6, H 7, M 36 KS 6, G 20, M 36 KS 6, N 7, Extra 1 Taiyang, PdM Sonstige Neurasthenie-Punkte: B 10, 14, 15, 18; B 39 Bi (B 44 ch) H 4, 6, MP 6, Di 4
Vegetative Dystonie:	H 3, 5, 7, KG 6, 15, LG 9, KS 6 + M 36, KS 9, Di 4, MP 6
Algien:	Bischko: Hauptpunkte B 60, 59, herumziehende Schmerzen G 30, Le 2, 3, spastisch
rheumatisch:	3E 5, B 23, 3E 15, G 30
Kälte:	3E 15
wechselnde Schmerzen:	G 38, 40, 43 oder N 6, 3E 10
Zahnschmerzen:	Di 1, 4, Dü 17, 18, M 6 Bi (M 3 ch), M 7 Bi (M 4 ch), M 8 Bi (M 5 ch), M 3 Bi (M 6 ch), M 1 Bi (M 8 ch), 3E 17, 23, Le 6
Intercostalschmerz.	KS 7, (B 60, H 3)
Herpes zoster:	Di 4, 10, 11, 3E 5, KS 7 und lokal
Gelenksschmerzen und tiefe Schmerzen im Knochen:	MP 2, 3, 4, N 3, 7
Lumbalgien:	B 31, 54, 58, 60
Ischias:	B 31, 32, 33, 34, B 50, B 60
obere Extremität:	Di 10, 11, 15
Arm:	Di 13, 14, Dü 9
Unterarm:	Dü 7, 3E 5, Lu 7, Di 10
Finger:	Dü 5, 7, Lu 11
Beine:	Oberschenkel: G 30, Le 12, M 32 Mitte: B 54, G 32, B 58, G 37, 38 tief: B 60, 62, N 1, 6 Fußrücken: MP 5, Le 2, N 7
Epileptische Anfälle:	nur im Notfall, sonst unter fachärztlicher Kontrolle
Grand mal:	LG 1, Dü 3, PdM, Extra 6 Sishencong, KG 12, KS 6, LG 26, M 40, MP 6
Petit mal:	H 7, KS 6, MP 6
posttraumatisch:	G 20, KG 15, KG 22, KG 6, H 7, Extra 6 Sishencong, Dü 3, B 62

Kompressionssyndrom des Rückenmarks: LG 13, LG 12 (D 1), B 11, B 25

Myelitis akut: G 20, B 10, LG 13, LG 6 (D 12), G 33 (Kniegelenk außen)

Thrombosierung der Hirngefäße: G 20, KG 23, 12, 22, KS 6
Hirnbasis: G 20, KG 23, Le 3, LG 26
A. carotis interna: G 20, LG 23, 20, 19

Commotio cerebri: G 20, KS 6, H 7
Extra 6 Sishencong
Extra 1 Taiyang, LG 23, Di 4

Contusio cerebri: KG 12, Extra 6 Sishencong
M 1 (8), KS 6, G 20, LG 23, Di 4, Le 3

Encephalitis Spätfolgen: G 20, Di 11, G 34
LG 15, G 39, Le 9

Hemiplegie: siehe auch Paresen!
obere Extremität: Di 15, 11, 3E 5, Di 4
untere Extremität: G 30, 31, 34, B 54, Le 3

Hirnödem: LG 20, LG 26, G 20, Extra 1 Taiyang

Muskelatrophie, siehe auch Paresen:
obere Extremität: 3E 5, Dü 4, 3E 15
untere Extremität: B 58, G 34, 30

Schwitzen:
zu viel: PaM 51 (1 Cun lateral von LG 14)
N 7, Dü 3
KG 6, N 7
Di 4, N 7
B 23, Dü 3
nächtliches Schwitzen: LG 13, Di 4, H 6
LG 13, Dü 3, LG 20, B 18 – Moxa

Sex-Schwäche: M 30, 36, N 6, KG 4, 6
LG 4, 16
KG 1, 2, B 31, LG 1, 2

Progressive spinale Muskelatrophie: Keine Indikation bei uns! nur in China!
G 20, LG 13, 7, 6, LG 4, H 1, H 3, G 36, B 54

Paralysis agitans: LG 20, 21, G 20, KG 23

Blasenlähmung: KG 6, 4, 3, M 26–30
MP 6 2–3 cm tief stechen, Nadel manipulieren oder elektrisch
reizen. G 20 in Richtung Kehlkopf stechen, 30 Minuten manipulieren – sympathicotone Wirkung.
bei Hemihypaesthesie: zuerst gesunde Seite behandeln, dann LG 26
Armlähmung: Lu 5 tief stechen (2–3 cm)
Beinlähmung: B 54 tief stechen

Hemiparese:	Meng 1985: akut somnolent, kaum ansprechbar: LG 26, 20
	Die 10 Akrenpunkte an Finger und Zehen anstechen, ev.
	bluten lassen oder die 12 Tingpunkte stechen.
	N 1 mit starkem Reiz
	Nach 10 Tagen:
	Di 15, 11, 10, 4, 3E 5
	G 30, M 31, G 34, MP 6, M 36, G 39, Le 3
	Täglich 4–5 Punkte pro Sitzung. 30 Minuten 1x manipulie-
	ren. Nach 5 Tagen 2 Tage Pause, dann neuen Behand-
	lungszyklus anschließen.
	Vormittags, nachmittags Heilgymnastik
	Nordchina: bei akuter und chronischer Hemiplegie
	KS 6, LG 26, MP 6 als Hauptpunkte
	B 54, Lu 11, H 5 als Nebenpunkte

Querschnittlähmung traumatisch: Punkte am LG und Blasenmeridian oberhalb und unter-
halb der Läsion
Fernpunkte nach den Ausfallserscheinungen wählen
Elektrische Stimulation

Reisekrankheit:	Le 13, 14, N 21, M 21
	KG 6, 12, 17
	B 21, KS 6, M 36, M 44
Reizblase:	KG 3, 6, M 36, MP 6, Le 3, M 30, N 11
Reizbarkeit:	M 36, Le 2, LG 11 (D 4)
Epilepsie:	B 2, 8, G 20, KG 15, LG 20, 11
Krampfkrankheiten:	Bischko: B 2, 8, G 20, KG 15, LG 11, 20
	Kubiena: alle Blasenpunkte auf der behaarten Kopfhaut,
	Dü 3, B 62

MAGEN-DARM-TRAKT

Die Funktion der Verdauung hängt vom harmonischen Zusammenspiel von Milz, Pankreas, Magen und Leber ab. Besonderen Wert legt die TCM auf die „Richtung des Qi", in
diesem Fall „Funktion" der Organe. Besonderes Augenmerk wird der korrekten Richtung
des eher aufsteigenden Milz-Qi und des eher im Sinn der Peristaltik absteigenden Magen-
Qi geschenkt. Nebst der ungestörten Funktion von Dünn- und Dickdarm müssen das Herz
als übergeordnetes Organ und die Lunge, die ja für die Verteilung von Flüssigkeit und Qi
verantwortlich ist, in Ordnung sein. Wir wissen ja, daß eine cardiale Decompensation oder
Lungenerkrankungen u. a. zur Appetitlosigkeit führen. Sie werden unten sehen, daß
hauptsächlich Punkte des M, MP, Le, KS, KG und LG verwendet werden. KS, um die bei
Störung jedes inneren Organes gestörte Herzfunktion zu korrigieren, KG und LG einerseits wegen ihrer segmentalen Bezüge, andererseits wegen ihrer umfassenden Steuerungs-
funktion.

Erbrechen, Übelkeit:	Hauptpunkte: KS 6, M 36; Le 14, 15, M 18, MP 4 KG 22, 12, 15, 16 Meng: KG 12, MP 4
Saurer Geschmack:	M 36
Bitterer Geschmack:	G 38 (Sedativpunkt)
Haematemesis:	KS 4, M 34, 36 G 34 Akupunktur nur im Notfall bzw. adjuvant
Sodbrennen:	KG 12, 21 (22) M 12
Singultus:	Singultuspunkt in der Mamillarlinie in Höhe des 7. ICR Le 2 Moxa KG 12, 22, N 19 (gleiche Höhe wie KG 12), M 21 LG 26, B 17, KS 6, 8 Bischko: B 17, 39, M 12, 21 (Achtung: Singultus bei peritonalen Reizzuständen.)
postoperativ:	oft erst nach einiger Zeit auftretend, hängt meist mit der Narbenbildung zusammen; ist am besten mit Abspritzen der Narben im zugehörigen Segment zu behandeln.
Spasmolyse:	Le 2, 3, Di 4, Dü 3 Extra 26 Zhonghui Mitte der dorsalen Falte des distalen Fingergelenkes des Mittelfingers
Magenschmerzen:	B 21, KS 6, Le 3, 13, Di 4, M 21, 34, 36, MP 4, KG 12, 13, LG 5, 7 bei Dyspepsie, Enteritis zusätzlich drucksensible Punkte auswählen
Neurose:	B 18, 21, Le 3, M 36
Meteorismus:	KS 6, M 25, 36, 37, MP 1, 2, 3, 6, 15, KG 6, 9, 10, 11, 12, 13, N 19, 20, M 21, 22
Magenkrämpfe:	KG 7, 12, 13, B 21, MP 2, 3, 14, N 16, 17, Le 2, 3, Di 4, Dü 3, M 34, 36
Magenkrämpfe mit Durchfall:	MP 4, M 25, Di 3, 4, 6
Dyspepsie:	M 44, KG 12, MP 4, KS 6, M 25, 36 Punktur und Moxa, KG 11
Ulcus ventriculi:	KG 12, 13, 15, M 21, 23, Le 13, B 17, 20, 21, M 36, 41, 45, Dü 6, Le 2, 3 B 60, 64, N 2 bei Schmerzen, Müdigkeit, Angst
Ptose des Magens:	KG 12, M 21, 25, 26, 27, 28, (M 36 links), KG 6, Le 13 KG 8 = Nabel moxen: elektrische Reizung von vier Nadeln um den Nabel, beiderseits M 25, oben und unten im gleichen Abstand
Hyperacidität:	M 45
Hypersekretion:	MP 3

Hypacidität:	M 41, 42
Hyperemesis gravidarum:	Hauptpunkt KS 6 Le 13, 14, N 21, B 21, M 21
Inappetenz:	M 36, 42, Le 13, N 17, LG 7 Zhongshu (LG 6a Bi), Extra 26 Zhonghui
Reflux-Oesophagitis:	KG 12, 13, 15, 21 (22), M 21, B 17, 21
Oberbauchbeschwerden:	KG 12, 13, 14, M 21, 25, 45, Le 13, B 18, 19, 20, 21
Gastritis:	MP 4, Le 3, KG 7, 12, KS 6, M 36, B 21 siehe auch Hyper-, Hypacidität

Gastroenteritis:	Meng: KS 6, KG 12, M 36
	     oder KS 6, B 54 bluten lassen
	     oder KS 9, H 9 bluten lassen
	     oder KS 9, B 54 bluten lassen
	Bischko: Dü 3, 8, Le 2, 3, 8, Di 4, KG 4, MP 4, 6

Durchfälle:	B 33 Moxa, N 16 Moxa, G 34, Le 9, Di 4, Di 10, M 25, 34, 36, 37, 39 KG 4, 6, 9, KG 9–1 (5 Cun über dem Nabel)
Akute Enteritis:	(Feuchtigkeit, Hitze) G 34, Di 4, 11, M 25, 36, 37, 44, MP 10, LG 4
Pylorusstenose:	N 21, KS 6, M 36, KG 12, Le 3
Ileitis terminalis:	Di 4, KG 15, 13, M 21, 25, 39, Le 13, G 28
Enterocolitis:	N 8, Le 3, M 25, 39, MP 4, 6, 9, 15, LG 3, 4 mit Erbrechen KS 6, MP 4, KG 12
Chronische Enteritis:	M 25, 36, 37, MP 3, 6, B 20 bis 23 Moxa[1]
Colon:	Di 4, KG 4 In China wird bei vielen Formen der Colitis der Nabel mit Salz gefüllt, darauf eine Ingwerscheibe gelegt und darauf ein Moxa-Kegel angezündet oder Ingwer und Moxa auf KG 6 oder Moxa-Box auf den Unterbauch. China 1986: „Zusammenbruch des Qi des Dreifachen Erwärmers" M 25, KG 5, KG 10, Moxa wie oben
Colitis ulcerosa:	
chronisch:	Dü 3, B 17, 20, 23, 25, Le 3, 13, Di 4, M 21, 25, 37, KG 12, 13, 15
bei starken Schmerzen:	M 34, MP 1, 2 Moxa

---

1 Bei therapieresistenter Enteritis liegt oft starker Befall mit Sproßpilzen, Candida vor. Ursache: Fehlernährung, inkorrekte Antibiotikatherapie, Kontrazeptiva: Die „Pille" führt zu einer Auflockerung von Bindegeweben und Schleimhäuten und ist dadurch Wegbereiter für die Besiedelung mit pathogenen Keimen und Pilzen. Es kommt zum Spurenelementmangel, vor allem von Zink, Kalium, Magnesium, Germanium.

| *akut:* | B 39, MP 4, 5, 6, KS 6, LG 20, N 8 |
| *bei Kälteeinwirkung:* | MP 4 |

Obstipation: Di 4, 10, 11, Dü 3, M 25, B 25, N 15 (in Höhe von KG 7)
spastisch: Le 2, 3
atonisch: Le 9, G 34, M 36, KG 4, 6

Spasmen des Darmes: Dü 3, 8, N 8, Le 2, 3, Di 4, KG 4

Analschmerz: B 65, Lu 6 Moxa, LG 1, 2

Ptosis recti: B 27, 31, 35, B 49 Bi (54 ch), 57, LG 1, 3, 6, 20
Nadel und Moxa

Haemorrhoiden: wie bei Ptose

Fissura ani: LG 1, B 65

ERKRANKUNGEN DER BAUCHSPEICHELDRÜSE

Diabetes mellitus: Bei uns keine Akupunkturindikation; wird in China mit Akupunktur und Moxa behandelt.
H 7, B 20, 21, 23, KS 6, 3E 4, Le 2, M 36, MP 2, 3, 5, KG 10,
12, LG 23
China 1986; Tuina (chin. Massage) B 20 bis B 23, M 36, MP 6
  dazwischen von Thorax bis Bein manipulieren
  und/oder 1x täglich scarifizierendes Moxen mit „Weizen-
  korn" auf je 2 von 3 Punkten B 18, 20, 23 und korrespondierende Punkte auf dem LG

Akute und chronische Pankreatitis: B 19, 20, Le 13, M 21, 36, MP 2, 3, 4, KG 12
  Bischko: G-, Le-, MP-Punkte.
schlechte Verdauung mit Leberbelastung: Le 6, 9, 13, B 18, 21, M 36

Mangelnde Pankreasfunktion und Müdigkeit: MP 2, 3, N 8, B 20

GALLENERKRANKUNGEN

Gallenblase: B 19, G 34, 40 (Zustimmungspunkt, He-Punkt, Quellpunkt)
G 14 und G 34 sind druckempfindlich bei Gallenleiden

Gallenkolik: B 18, 19, G 14, 34, 37, 38, 43, Le 2, 3, 14, KG 12

Cholecystitis: B 18, 19, Le 3, 6, G 23, 24, 34, 37, 38, 40, KG 12, Extra 39
Danangxue

Gallensteine: G 38, 40, B 18, 19, Le 13
Spasmen: Le 2, 3, G 14, 37, 38

„Gelbsucht":	B 19, M 36, KG 12, LG 9, KS 8
Spasmolyse:	Dü 3
chronische Hepatitis:	Auf jeden Fall Einmalnadeln verwenden! B 18, 19, Le 2, 3, M 36, N 1, KG 8, 12

UROGENITALTRAKT

Die TCM spricht bei Erkrankungen im Bereich des Urogenitaltraktes auch von Erkrankungen der unteren der 3 Erwärmungen beziehungsweise des unteren 3E. Hauptsächlich verwendet werden Punkte auf den Meridianen B, N, Le, M, MP, KG und LG. Entweder handelt es sich um eine typische Organsymptomatik des Urogenitaltraktes wie Störungen der Menstruation, Kohabitation, Ausscheidung, oder um Symptome mit dem Charakteristikum von Kälte und Schwäche. Die Sexualkraft wird in der TCM praktisch der Lebenskraft gleichgesetzt.

Eine typische Erkrankung dieses Bereiches ist die Lumbalgie mit sexueller Schwäche und Kältegefühl (siehe Bewegungsapparat). Als weitere Leitsymptome für diesen Bereich gelten Inkontinenz – die Wandlungsphase von B/N ist das „Bewahren" –, kalter Schweiß, kalte Extremitäten, Ödeme und gestörtes Einatmen. Übrigens rechnet die TCM auch den Darm ab der Flexura lienalis zur Niere bzw. zum unteren 3E.

Stärkung der Niere:
Kombination Quellpunkt/Zustimmungspunkt N 3, B 23
B 28, 47, M 29, 30, MP 6, KG 2, 3, 4, LG 3, 4

Zystitis:
B 23, 28, 32, 49, N 2, 3, 11, M 36, MP 6, 9, Le 2, 3, KG 3, LG 3

Harnwegsinfekt:
B 32, Le 8, MP 6, KG 3

Schmerzen in der Harnröhre: N 12 (Reunion mit LG, Penis und Scrotalschmerz), KG 3,
Le 4, 9; Moxa

Harnretention:
B 28, 54, Le 10, M 36, MP 6, 9, KG 3, 4, 6, LG 4

Incontinentia urinae:
B 23, N 3, 4, 10, 11, M 36, 44, 45, MP 6, 9, KG 2 Moxa, KG 3,
4, 15, LG 3, 20

Enuresis nocturna:
Le 1, 9, M 36, 44, H 3, MP 6, KG 3, B 67
bei abnormer Schlaftiefe:
Lu 5 Moxa, B 22, 23, 32, 62, N 6, M 29, 36, MP 6, G 20, KG 2,
3, 4, 6, LG 3

Dysurie:
N 7, G 25, B 65

Hämaturie:
H 7, LG 4, M 34 Moxa

Ödeme:
B 20, 23, Lu 7, Di 16, MP 9, M 36, 43, KG 5, 9, 11, KG 8 Nabel-Moxa
Gesichts- und Lidödeme:
M 43, G 16

Harnverhaltung nervös:	H 9, B 15, 64, N 2
	oder auswählen aus: B 48, 50, 52, 67, Le 4, 10, M 28, MP 6, 9
bei Hysterie:	KG 4, N 1, 2, B 15, LG 20
Pollakisurie:	B 63, 64, N 3, 12, Le 9 Moxa, MP 6, M 29, KG 2, 3, 4
Polyurie:	B 12, 23, 47, KG 4, Schädel und Ohrakupunktur – Hypophysenwirkung
Nierenkolik:	Dü 3, B 23, 67, N 3, 4, Le 2, 3, 13, M 30, G 25, 34
Nierensteine:	B 23, G 25. Cave: Bei vorhandenen, aber „stummen" Nierensteinen kann Akupunktur, die wegen irgendeiner anderen Indikation durchgeführt wird, eine Nierenkolik auslösen!
Nephritis, Pyelonephritis:	B 22, 23, 47, 58, N 3, 7, 3E 9, G 25
Impotenz:	B 23, 35, 38, 47, N 11, KS 6, MP 6, KG 2, 4, 6, LG 3, 4
	China: Impotentia generandi: 5 x 3 Moxa-Kegel auf Ingwer auf KG 3; MP 6 bei Impotentia coeundi mit nächtlichen Pollutionen, Kreuzweh, Schwäche und Kurzatmigkeit
	TCM: Nierenschwäche und relatives Leberfeuer (Leberpuls stärker als die anderen Pulsqualitäten) kein Moxa, aber Akupunktur mit Elektrostimulation: abwechselnd KG 4, MP 6 und N 3, 5, B 23
	Stimulation der Energie der 5 Organe: Le 10, MP 9, M 36
Spermatorrhoe:	Dü 3, B 23, 32 Moxa, KS 6, MP 6, KG 2, 4, 12, LG 3, 4, 26
Entzündung des Scrotums:	MP 6, 9, 10, M 36, Le 3, 10, B 54, B 23, 28, 33, 34
Orchitis:	Le 4, M 28, 29, MP 6, 12, B 31 bis 34, G 27, 29, KG 4 und ein Extrapunkt, nicht in der Zusammenfassung beschrieben bei Kö/Wa als PaM 46 = 3 Cun (4 QuF) lateral von KG 4
Prostatitis:	B 54, Le 3, MP 6, KG 3, 4, LG 1

Menstruationsstörungen

Dysmenorrhoe:	B 31, N 13, 14, 15, G 26, 27, 28, M 26, MP 4, 6, 8, KG 3, 4
	Bischko: B 67, N 6, 13, KG 3
Kreuzschmerz:	B 31
Metrorrhagie:	G 3, MP 6, 8, 9, B 39 Bi (B 44 ch), KG 6, Psyche
Amenorrhoe:	B 31, 34, N 11, M 29, 30, MP 6, 7, KG 2, 3, 4, 6, LG 3, 4, 5
plötzlich auftretend, sekundäre Amenorrhoe:	KG 4, 7, MP 6, M 30
Unregelmäßige Regelblutung:	KG 3, 4, M 36, MP 6, 10
Endometritis:	M 30, MP 6, B 22, KG 4, 7
Fluor:	
akut:	B 31, N 3, G 26, 34, M 29, 30, MP 6, 9, KG 4, 6, 7
chronisch:	N 8, 11, KG 4

Uterusschwäche:	M 30, N 8, B 60
Descensus uteri:	KG 4, MP 6, LG 20, Extra-Punkte, in der kurzen Zusammenfassung hier nicht beschrieben, bei Kö/Wa PaM 47 Weibao Uterusschutz, 6 Cun (8 QuF) lateral von KG 4
Retroflexio uteri:	N 6, Le 1, M 28 nadeln + Moxa, M 36, KG 3, 12
Vaginismus:	MP 6, KG 3, 6
Unfruchtbarkeit der Frau:	KS 6, KG 7 nadeln + Moxa KG 3, 4, M 36, MP 6 nadeln + Moxa
Pruritus vulvae:	Le 3, 5
Pruritus ani:	LG 20, 21, B 32
Adnexitis:	B 23, 32, M 28, 29, 30, MP 6, 10, KG 3, 4

Geburt

Hauptpunkt: B 67 Moxa
sonstige Punkte: B 60, N 6, Le 1, MP 1, 5, N 6, 8
Eröffnungsphase: Le 3
Austreibungsphase: G 34
Einleitung der Geburt: B 67, MP 1, MP 4, 5–10 Minuten versuchen; falls kein Erfolg, andere Methode wählen
Geburtsbeschleunigung: N 6, B 60, 67, Di 4, MP 6, LG 3

Wenden des Embryo:	Moxa auf B 67 (Moxa-Zigarre annähern)
Abnorme Fötuslage:	(China 1979) Moxibustion von B 67 1× täglich 15 Minuten, in der 29.–34. Schwangerschaftswoche. Der Fötus dreht sich in 90% der Fälle nach 1–4 Behandlungen. ■ Die Atmung ist normal. ■ Die Pulsamplitude und Hauttemperatur steigen. ■ Die Pulsfrequenz steigt nicht an. ■ Der Blutdruck bleibt gleich. ■ Die Herzfrequenz des Fötus steigt an. ■ Anstieg der 17 Hydroxycorticosteroide und 17 Ketosteroide im Urin. ■ Freies Plasmacorticosteron vor und nach der Moxibustion zeigt ähnliche Veränderungen. Die Kindesbewegungen und Uteruskontraktion beginnen etwa 1 Stunde nach der Moxa-Behandlung und dauern 12–24 Stunden an.
Abgang einer Totgeburt:	KG 4, Di 4, MP 6
Verzögerte Plazentalösung:	G 21, LG 3, Di 4, MP 6
Eklampsie:	LG 20, N 1, KS 6, Le 3
Mangelhafte Laktation:	G 21, 37, 41, KG 17, N 1, MP 12, 18, M 18
Mastitis acuta:	KS 6, KG 17, Dü 1, 3, 11, G 21, Le 14, M 36
Milchdrüsenschmerzen:	wie Milchmangel und KS 6, 7, Dü 11

VERSCHIEDENES

Struma:	KG 22, 3E 17, Di 4, M 10, B 11
	3E 17, H 1, Lu 5
Stromunfall:	LG 26, KS 6, KS 9
	LG 26, Di 4, Le 3
Vergiftungen durch Kohlenmonoxyd:	LG 25 (Nasenspitze), Di 4
	G 20, LG 26, KS 6
Erste Hilfe beim Ertrinken:	LG 26, KG 1, KS 9
	LG 26, Le 3, N 1

INFEKTIONSKRANKHEITEN

Grippe:	LG 13, Di 4, Di 11 Fieber
	G 20, Lu 11 (Lu 11 etwas bluten lassen)
Keuchhusten:	Lu 5, Di 4
	KG 22, KG 17
	PaM 51 (Asthmapunkt), M 40
	LG 11, B 12 Moxa
	Lu 11, Di 1
	Lu 10, B 13
Masern:	LG 13, KS 6
Mumps, Parotitis epidemica:	Lu 11, M 6 Bi (M 3 ch), 3E 15, 17, Di 4
	PaM 10 (Allergiepunkt) – bluten lassen
Fieberkrämpfe:	Di 11, Di 4, G 34, B 57, Le 3

NARKOSE, ANALGESIE

Zahn, Kiefer:	Di 1, 4, M 44
	KS 6, M 2 Bi (B 7 ch), M 3 Bi (B 6 ch), M 6 Bi (B 3 ch), M 7 Bi (B 4 ch), M 8 Bi (B 5 ch)
	Di 4, 3E 6 Ohr-Region d. Kiefers und Niere.
	Das Deqi-Gefühl muß erreicht werden. 5 Minuten vor Beginn des Eingriffs stechen, Nadel in Bewegung halten oder elektrisch stimulieren. Auch über die transcutane Nervenstimulation ist ein analgetischer Effekt möglich.
Appendektomie:	4 Punkte:
	Le 10 oder M 35 rechts
	MP 10 rechts M 36 rechts
	MP 6 rechts Di 4 beidseitig
	M 36 rechts KS 6 beidseitig
Tubenunterbindung:	MP 10 beidseitig
	MP 6 beidseitig
	Le 10 beidseitig

Strumektomie:	KS 6, KS 5, Di 4
	Ohr Fossa navicularis
	Thalamuspunkt
	je eine Nadel rechts und links vom Hautschnitt mit elektrischer Reizung
Tonsillektomie:	Di 4, Lu 11
	Di 4, KS 6
Thoraxchirurgie:	3E 8, 3–4 cm tief
	Di 4, KS 4, 6
	Ohr Shenmen
	Thalamuspunkt von hinten schräg nach vorne stechen
Sectio caesarea:	MP 6
	Appendixpunkt
	2 Nadeln parallel zum Hautschnitt
	1 Querfinger seitlich der Mittellinie
	elektrisch stimulieren
	Anlaufzeit 15–30 Minuten
Geburt:	Ohr (Nadel vom Kniepunkt zum Uteruspunkt vorschieben)
	MP 6
	Di 4
	Di 11 wenn Blutdruck ansteigt
	B 31 beidseitig mit elektrischer Stimulation

Akupunkturanalgesie in China um 1985

Anwendungsbereiche:

Strumektomie
Craniotomie
HWS Bandscheibenoperation
Zahnbereich
Sectio caesarea
Lobektomie

Die Patienten, die für die Akupunkturanalgesie geeignet sind, werden vorher ausgesucht und getestet. Es wird eine Kombination von Akupunktur und Basisnarkose angewendet.

Geburtserleichterung: B 31 beidseits elektrisch stimulieren. Die Frequenz soll geändert werden. Zuerst 15 Minuten 100 HZ, dann 50 HZ, auch die Intensität wird geändert.

AKUPUNKTUR UND BLUTBILD

Wirkung auf das weiße Blutbild: LG 21 (1½ cm vor LG 20) Befehlspunkt der Hirnrinde

Subcorticale Zentren:

B 10 Befehlspunkt für vorderen Hypothalamus
G 20 Befehlspunkt für hinteren Hypothalamus
LG 14 (auf C 3) bei nach hinten gebeugtem Kopf in einer deutlichen Vertiefung
Befehlspunkt des Rückenmarks
LG 14 führt zur Leukozytose.
Neutrophile verhalten sich gleich.
Monozyten: es kommt zu Vermehrung bei Punktur von B 10, G 20
B 10 vermindert die Leukozytose – erhöht die Monozyten
bei akuter Infektion: LG 14, B 10, G 20
B 47 Wirkung auf Nebenniere, bes. bei Allergien und Antikörperbildung
M 9 Thyroidea wirksam
Alle Punkte mit endokriner Wirkung werden tonisiert.
N 9 verbessert anzestrale Energie
G 39 aktiviert Knochenmark
Le 14 aktiviert Leberfunktion
Le 13 aktiviert Milzfunktion
MP 2 aktiviert Milzfunktion

LITERATURVERZEICHNIS

Bergsmann O., Meng A.: *Akupunktur und Bewegungsapparat – Versuch einer Synthese.* Haug Verlag: Heidelberg, 1982.

Bischko J.: *Akupunktur für mäßig Fortgeschrittene.* Textband. 2. Aufl., Haug Verlag: Heidelberg, 1978.

Bischko J.: *Einführung in die Akupunktur.* 13. Aufl., Haug Verlag: Heidelberg, 1983.

Bischko J.: *Sonderformen der Akupunktur.* Haug Verlag: Heidelberg, 1981.

Bischko J., Kitzinger E., Nissel H.: *Akupunktur für weit Fortgeschrittene.* Haug Verlag: Heidelberg, 1985.

Bräutigam W., Christian P.: *Psychosomatische Medizin.* 2., verb. Auflage; Georg Thieme Verlag: Stuttgart, 1977.

Cheng Xinnong (Hg.): *Chinese Acupuncture and Moxibustion.* Foreign Language Press: Beijing, 1987.

De la Fuye: *Traité d'Acupuncture.* Librairie de France: Paris, 1956.

Feucht G.: *Die Geschichte der Akupunktur in Europa.* Haug Verlag: Heidelberg, 1977.

Fujian College of Traditional Chinese Medicine, Fuzhou. Kursskripten 1986, 1988, 1989.

Fu Weikang: *Die Geschichte der chinesischen Akupunktur und Moxibustion.* Haug Verlag: Heidelberg, 1977.

Gao Shiguo: *Zhenjuxemingjie.* Verlag f. Wissenschaft und Technik: Heilungsjiang, 1982.

Gleditsch J.: *Mundakupunktur.* WBV Biologisch-Medizinische Verlagsgesellschaft: Schlorndorf (BRD), 1979.

Gruber M.: *Akupunkturausbildung in der Volksrepublik China.* Haug Verlag: Heidelberg, 1979.

Han Ji-Sheng: *Recent advances in the study of mechanisms of acupuncture-analgesia.* Referat und Abstract, IV world congress of scientific acupuncture „ICMART", 17.–20. April 1990, Rom, 1990.

Heine H.: „Anatomische Struktur der Akupunkturpunkte". *Deutsche Zeitschrift für Akupunktur* 2/1988, 31. Jg., 26–30.

Jellinger K.: „Neuere biochemische Aspekte über Schmerzvermittlung und Akupunkturanalgesie". *Deutsche Zeitschrift für Akupunktur* 4/1984, 27. Jg., 77–93.

Kampik G.: *Propädeutik der Akupunktur.* Hippokrates Verlag: Stuttgart, 1988.

Kellner G.: „Bau und Funktion der Haut". *Deutsche Zeitschrift für Akupunktur* 1/1966, Bd. 15, 1–31.

Kitzinger E.: *Der Akupunkturpunkt, Topographie und Stichtechnik.* Maudrich Verlag: Wien – München – Berlin, 1989.

Kitzinger E., Kubiena G.: „Akupunkturkurse in der Volksrepublik China". *Der praktische Arzt*, 1988, 582, 42. Jg., 807–813.

Kleber J.: *Traditionelle Chinesische Medizin.* Verlag Müller und Steinicke: München, 1989.

König G., Wancura I.: *Neue Chinesische Akupunktur.* 3. Aufl., Maudrich Verlag: Wien – München – Bern, 1981.

König G., Wancura I.: *Praxis und Theorie der Neuen Chinesischen Akupunktur.* Band I, Maudrich Verlag, Wien – München – Bern, 1979.

Krötlinger M.: „On the Use of Laser in Acupuncture". *American Journal of Acupuncture* 5/1980, 297–311.

Kropej H.: *Propädeutik der chinesischen Akupunktur.* Haug Verlag: Heidelberg, 1977.

Kropej H.: *Systematik der Ohrakupunktur.* Haug Verlag: Heidelberg, 1976.

Kubiena G.: *Akupunktur bei Asthma, allergischen und dermatologischen Erkrankungen.* Haug Verlag: Heidelberg, 1987.

Kubiena G.: „Akupunktur bei Kopfschmerzen". In: *Kopfschmerzen. Zur Diagnostik und Therapie von Kopfschmerzformen außer Migräne.* H. Tilscher, Wessely P., Eder M., Porges P., Jenkner F. L. (Hg.); Springer Verlag: Berlin – Heidelberg – New York – London – Paris – Tokyo, 1988.

Kubiena G.: „Akupunktur bei Migräne – Eine Dreijahresstudie mit den Patient(inn)en der Ambulanz des Ludwig-Boltzmann-Institutes für Akupunktur in Wien 1976–1978". *Deutsche Zeitschrift für Akupunktur* 5/1985, 28. Jg., 4–14.

Kubiena G.: „Akupunktur und peripherer Schmerz". *Deutsche Zeitschrift für Akupunktur* 5/1986, 29. Jg., 104–111.

Kubiena G.: „Erkenntnisse aus einer Dreijahresstatistik des Ludwig-Boltzmann-Institutes für Akupunktur in Wien". *Deutsche Zeitschrift für Akupunktur* 5/1986, 29. Jg., 113–120.

Kubiena G.: *„Kleine Klassik für die Akupunktur. Grundlagen der Traditionellen Chinesischen Medizin für den Akupunkteur.* Haug Verlag: Heidelberg, 1989.

Kubiena G.: *Moxibustion. Abstract des Mitgliedertreffens der Wiener Internationalen Akademie für Ganzheitsmedizin.* Kurhotel Oberlaa, 1988.

Kubiena G.: *Praxis der Akupunktur in Zahlen.* Haug Verlag: Heidelberg, 1987.

Kubiena G., Pauser G.: „Akupunktur bei peripheren Schmerzzuständen". In: *Schmerzstudien 7; Nervenschmerz.* Ch. Lücking, U. Toden, M. Zimmermann (Hg.). Gustav Fischer Verlag: Stuttgart – New York, 1988.

Kubiena G., Pauser G: *Akupunktur zur Behandlung von Schmerzen bei peripheren Nervenläsionen. Der Anästhesist.* 34. Band, Springer Verlag: Berlin – Heidelberg – New York – Tokyo, 1985.

Maresch O.: „Das elektrische Verhalten der Haut". *Deutsche Zeitschrift für Akupunktur* 2/1966, Bd. 15, 33–50.

Meng A. C. L.: *Akupunktur für mäßig Fortgeschrittene.* Band II. Haug Verlag: Heidelberg, 1978.

Meng A. C. L.: *Akupunktur für mäßig Fortgeschrittene.* Bildband, 2. Aufl., Haug Verlag: Heidelberg, 1988.

Meng A.: „Akupunkturtherapie bei Kausalgie". In: *Schmerzkonferenz, ein Handbuch für Therapie, Pathogenese und Klinik des Schmerzes.* Dr. D. Gross, Prof. Dr. G. Thomalske und Prof. Dr. E. Schmitt (Hg.). Gustav Fischer Verlag: Stuttgart – New York, 1989.

Meng A.: All China Society of acupuncture and moxibustion: *The first national Symposium on acupuncture and moxibustion and acupuncture anesthesia.* Peking, 1979.

All China Society of acupuncture and moxibustion: *The second national Symposium on acupunkture and moxibustion and acupuncture anesthesia.* Peking, 1984.

Meng A.: *The first world confenrence on acupuncture and moxibustion.* Zhang Xiangtong (Hg.), Springer Verlag: Berlin – Heidelberg – New York – Tokyo, 1986.

Meng A.: „Die Akupunktur und chinesische Massage". *Erfahrungsheilkunde* 3/1986, 140–145.

Meng A.: *Die Akupunkturtherapie im heutigen China.* Haug Verlag: Heidelberg, 1977.

Meng A., Exel W.: *Die Heilkunst der Chinesen.* Orac Verlag: Wien, 1984.

Meng A.: *Die traditionelle chinesische Massage, Tuina-Therapie.* Haug Verlag: Heidelberg, 1988.

Nissel H., Schiner E.: *Akupunktur – eine Regulationstherapie.* Facultas Verlag: Wien, 1989.

Pauser G.: „Neurophysiologie und Neurobiochemie als Grundlage der Akupunkturanalgesie". *Deutsche Zeitschrift für Akupunktur* 5/1979, 22. Jg., 107–111.

Pauser G., Gilly H., Steinbereithner K.: „Neurophysiologische Untersuchungen zur Objektivierung der Akupunkturanalgesie". *Deutsche Zeitschrift für Akupunktur* 5/1977, 20. Jg., 123–126.

Petricek E.: *Die Akupunktur in der Zahnheilkunde.* Haug Verlag: Heidelberg, 1977.

Petricek E., Zeitler H.: *Akupunkturtafeln.* Haug Verlag: Heidelberg, 1980.

Porkert, M.: *Lehrbuch der chinesischen Diagnostik.* Verlag f. Medizin: Dr. E. Fischer: Heidelberg, 1976.

Porkert M., Hempen C. H.: *Systematische Akupunktur.* Urban & Schwarzenberg: München – Wien – Baltimore, 1985.

Wühr E.: *Quintessenz der chinesischen Akupunktur und Moxibustion.* Deutsche Ausgabe: Verlagsgesellschaft f. TCM: Kötzing/Bayr. Wald, 1988.

Richter K., Becke H.: *Akupunktur: Tradition, Theorie, Praxis.* VEB Verlag Volk und Gesundheit: Berlin, 1989.

Tenk H.: *Problematik der Akupunktur in der Kinderheilkunde.* Haug Verlag: Heidelberg, 1977.

The Cooperative Group of Shandong Medical College and Shandong College of Traditional Chinese Medicine: *Anatomical Atlas of Chinese Acupunctur Points.* Shandong Science and Technology Press: Jinan (China), 1988.

Toldt C., Hochstetter F.: *Anatomischer Atlas.* 2 Bände. Hg. v. Krmpotic-Nemanic J.; 27. Auflage. Urban & Schwarzenberg: München – Wien – Baltimore, 1979.

Tilscher H., Eder H.: *Reflextherapie.* Hippokrates Verlag: Stuttgart, 1989.

Sobotta J.: *Atlas der Anatomie des Menschen.* 2 Bände. Hg. v. Staubesand J.; 19. Auflage. Urban & Schwarzenberg: München – Wien – Baltimore, 1988.

Wancura I.: *Praxis und Theorie der Neuen Chinesischen Akupunktur.* Band 2, Maudrich Verlag: Wien – München – Bern, 1983.

Wang Xuetai, Zhenjuxue Shouce: *Handbuch der Akupunktur.* Volksgesundheit Verlag: Peking, 1962.

WHO, Regional Office for the Western Pacific, Manila: *Standard Acupuncture Nomenclature*. 1988.

Zeitler H.: *Akupunkturtherapie mit Kardinalpunkten*. Haug Verlag: Heidelberg, 1981.

Zeitler H.: *Einführung in die Schädelakupunktur*. Haug Verlag: Heidelberg, 1977.

Zeitler H.: *Meridiane, ihre Punkte und Indikationen*. Verlag Friedrich Vieweg u. Sohn: Braunschweig – Wiesbaden, 1983.

Zhenjuxue Jianbian: *Einführung in die Akupunktur*. Peking, Chinesische Akademie für TCM, Volksgesundheit Verlag: Peking, 1957.

Register der Fachausdrücke

Register der Indikationen

378